Serge K. D. Sulz
Mentalisierungsfördernde Verhaltenstherapie

CIP-Medien

Serge K. D. Sulz

Mentalisierungsfördernde Verhaltenstherapie

Entwicklung von Affektregulierung, Selbstwirksamkeit und Empathie

Mit einem Geleitwort von Michael Linden

Psychosozial-Verlag

Bibliografische Information der Deutschen Nationalbibliothek
Die Deutsche Nationalbibliothek verzeichnet diese Publikation
in der Deutschen Nationalbibliografie; detaillierte bibliografische Daten
sind im Internet über http://dnb.d-nb.de abrufbar.

Originalausgabe

E-Mail: info@psychosozial-verlag.de
www.psychosozial-verlag.de

Umschlagabbildung: Paul Klee, *Hauptgedanke*, 1930
Umschlaggestaltung und Innenlayout nach Entwürfen von Hanspeter Ludwig, Wetzlar
ISBN 978-3-8379-3116-7 (Print)
ISBN 978-3-8379-7798-1 (E-Book-PDF)

Inhalt

Geleitwort

Ein Kennzeichen der Verhaltenstherapie (VT) ist, dass sie in stetiger Weiterentwicklung theoretische Erweiterungen erfährt. Entgegen der immer wieder zu hörenden Behauptung, dass man sich derzeit in der »dritten Welle« der Verhaltenstherapie befinde, mit einer Integration von Verhaltenstherapie und psychodynamischer Theorie, befindet sich die VT inzwischen selbst bei grober Zählung in der dreizehnten Welle und das ohne jeglichen Rückgriff auf psychodynamische Konzepte. Zu nennen sind u. a.:

1. klassisches Angstkonditionieren und Expositionsverfahren (inkl. DER u. v. m.),
2. Operantes Konditionieren und Verhaltensaktivierung durch Pleasant Events,
3. Sozialpsychologie, Coping und soziales Kompetenztraining (inkl. IPT),
4. Selbstkontrollpsychologie und Selbstmanagement,
5. Attributionspsychologie und kognitive Therapie (inkl. Schematherapie),
6. Emotionspsychologie und Skillstraining,
7. Bindungspsychologie und therapeutische Beziehung,
8. Klassische Differentialdiagnostik und störungsspezifische Therapiemodule,
9. Entwicklungspsychologie und Biografie-orientierte Therapie,
10. Biologische Konstitution und Körpertherapie,
11. Akzeptanz- und Achtsamkeitsbasierte Psychotherapie (mit Neuerfindung des autogenen Trainings),
12. Positive Psychologie und Wellbeing-Therapie,
13. Kulturpsychologie und kultursensitive Therapie.

Jeder dieser Entwicklungsschritte, die seit 1950 jeweils im Abstand von fünf bis zehn Jahren zu verzeichnen waren, hat die VT um wichtige Therapiemethoden erweitert. Dazu gehört auch, dass auf jeder neuen Entwicklungsstufe vielfältige Therapievariationen hinzukamen. So kennen wir ca. ein Dutzend verschiedener Expositionsverfahren oder noch mehr kognitive Strategien, die alle mehr oder weniger dieselbe Wirksamkeit haben. Verhaltenstherapie kann nun so gekennzeichnet werden, dass Therapeuten eine Mikroverhaltensanalyse machen, in der alle vorgenannten Aspekte gleichzeitig zusammenfließen (Stimulus, Reaktion, Emotion, Kognition, Coping, Organismus, Verhalten, Konsequenz, Ressource usw.), um darauf aufbauend einen personalisierten Behandlungsplan aufzubauen unter Nutzung aller VT-Techniken (Exposition, Verhaltensaufbau, Modifikation von Kognitionen, Skillstraining, Ressourcenaufbau usw.).

In diese Entwicklung ist auch das vorliegende Buch einzuordnen. Es gibt Anregungen, wie Mentalisierung und Achtsamkeit in den verhaltensanalytisch geleiteten therapeutischen Prozess integriert werden können. Es finden sich umfangreiche Informationen zu den neurobiologischen wie psychologischen Grundlagen. Es wird beschrieben, wie Mentalisierung und Achtsamkeit aufbauend auf dem SORK-Schema in ein individualisiertes technisches Vorgehen übersetzt werden können.

Das Buch von Serge K. D. Sulz zur Mentalisierungsfördernden Verhaltenstherapie ist ein Muss für jeden, der Verhaltenstherapie nicht nur an der Oberfläche verstehen will.

Prof. Dr. Michael Linden

Vorwort

Schon das Therapiebuch *Strategische Kurzzeittherapie* (Sulz 1994) war ein Brückenbau zwischen Verhaltenstherapie und Psychodynamischer Psychotherapie, wobei die Bedeutung der Emotionsregulation schon deutlich früher aufgezeigt wurde (Sulz 1987). Damals war der Schwerpunkt, die unbewussten Strategien der »autonomen Psyche« zu erkennen und sie von ihrer Dysfunktionalität zu befreien. Die zu dieser Zeit erstmals formulierte affektiv-kognitive Entwicklungstheorie (siehe auch Sulz 2017b) ging von der misslungenen Befriedigung folgender zentraler Bedürfnisse in der Kindheit aus: Willkommensein, Geborgenheit, Sicherheit, Liebe, Aufmerksamkeit, Verständnis und Wertschätzung. Sie können als Bindungsbedürfnisse und Selbstwertbedürfnis zusammengefasst werden. Hinzu kamen die Autonomiebedürfnisse (vor allem Selbstständigkeit und Selbstbestimmung) und die Homöostasebedürfnisse (keine ängstlichen oder Angst machenden bzw. wütend machenden oder missbrauchenden Eltern). Das Kind versucht mit diesen misslichen Umständen bestmöglich umzugehen und bedient sich dazu einer Überlebensregel, die ihm hilft, so mit den Eltern umzugehen, dass es möglich wird, einigermaßen heil durch die Kindheit zu kommen. Die im Erwachsenenalter dysfunktional werdende Überlebensregel entspricht dem inneren Arbeitsmodell von Bowlby (1975). Eine weitere Folge fehlender Bedürfnisbefriedigung ist die Entwicklungsstagnation. Während ein Kind ab drei Jahren bei einer sicheren Bindung beginnen würde – entsprechend der immer mehr verfügbaren kognitiven Kompetenzen infolge der Reifung des Präfrontalen Cortex (PFC) – sich und seine Welt gedanklich zu begreifen, gelingt das bei unsicher gebundenen Kindern nur partiell. Sie lernen nicht, ihre Affekte zu regulieren. Entweder bleiben diese unangemessen heftig oder sie werden zu sehr unterdrückt. Außerdem bauen sie keine Theory of Mind (Theorie des Mentalen) auf, die ihnen helfen würde, ihr eigenes Verhalten und das der anderen auf innere Intentionen und Bedürfnisse zurückzuführen. Diese metakognitive Entwicklung bleibt aus, das Kind kann nur unzureichend seine Affekte reflektieren, kann nicht verstehen, warum und wozu sich andere so verhalten wie sie es tun. Ihm gelingt kein Perspektivenwechsel, der es ihm ermöglichen würde, sich in den anderen hineinzuversetzen und Mitgefühl zu haben. Aus dem Mangel an metakognitiver Entwicklung ergaben sich drei erste Therapieziele:

1. Bindungssicherheit (vorderst in der therapeutischen Beziehung)
2. Selbstwertstärkung (vor allem durch Selbstwirksamkeitserfahrung)
3. Entwicklungsstagnation aufheben (dafür aus der gebietenden und verbietenden dysfunktionalen Überlebensregel eine neue Erlaubnis gebende Lebensregel machen), soll eine funktionale Affektregulierung ermöglichen und eine realitätsgerechte Theory of Mind (Theorie des Mentalen) (die eine erfolgreiche und befriedigende Beziehungsgestaltung möglich macht)

Es lässt sich somit feststellen, dass die Strategische Kurzzeittherapie (SKT) in ihren Grundzügen bereits eine Mentalisierungsfördernde Verhaltenstherapie (MVT) war. Vonseiten der Verhaltenstherapie ist damit schon ein Brückenkopf gebaut. Die Mentalisierungsbasierte Therapie (MBT) sieht sich selbst als Brückenkopf (Fonagy et al. 2008; Allen & Fonagy 2009; Allen 2010; Schultz-Venrath 2015; Taubner 2015; Taubner, Fonagy & Bateman 2019). Wir können deshalb an der Brücke weiterbauen. Vonseiten der Verhaltenstherapie ist zweierlei zu tun:

a) Den metakognitiven mentalisierungsfördernden Aspekt noch mehr ins Zentrum rücken.
b) Die Bewusstseinsprozesse so begleiten und fördern, dass Affekte samt ihrer Herkunft und der aus ihnen entstehenden Intention (Handlungsimpuls und Handlungsziel) deutlich spürbar bleiben während sie von Patient und Therapeut[1] gemeinsam reflektiert werden.

Bei diesen beiden Aspekten kann die MVT nicht einfach der MBT folgen, obwohl auch sie dasselbe verfolgt. Mit der MVT soll ein wesentlicher Schritt weitergegangen und der Gefühlsfokus durch ein Emotion Tra-

1 Aus Gründen besserer Lesbarkeit wird im gesamten Buch auf eine gegenderte Schreibweise verzichtet und nur die maskuline Form verwendet. An dieser Stelle wird ausdrücklich darauf hingewiesen, dass immer alle Geschlechter angesprochen sind.

cking (beginnend mit Achtsamkeitsübungen) sorgfältig und systematisch bearbeitet werden. Das Emotion Tracking ist eine Adaptation des Microtrackings von Albert Pesso (1969, 2008a, b sowie Pesso & Perquin 2008). Anschließend wird dabei geholfen, die persönliche Theory of Mind (Theorie des Mentalen) zu elaborieren.

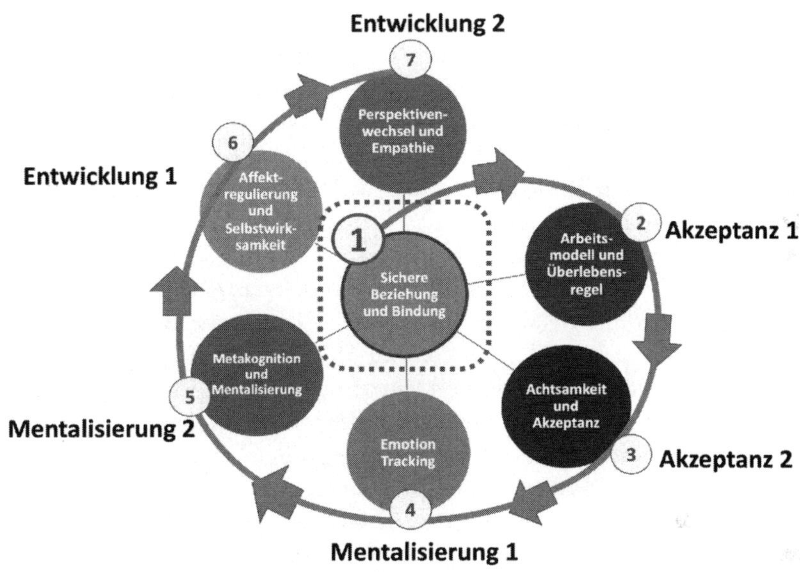

Abb. 1: Sieben Therapiestrategien (Module) der MVT

Abbildung 1 zeigt die zentralen Therapiestrategien der MVT. Sie beginnt mit dem Aufbau einer sicheren Bindung und selbstwertstärkenden Beziehung. Dann wird anhand der Biografie die kindliche Überlebensstrategie als heute dysfunktional gewordene Überlebensregel offengelegt und durch eine Erlaubnis gebende Lebensregel ersetzt, die keine Gebote und Verbote mehr enthält. Mit Achtsamkeit werden die Emotionsprozesse in den Fokus der Aufmerksamkeit geholt und mit dem Emotion Tracking reflektiert. Nach symptomtherapeutischen und kompetenzfördernden Interventionen wird die Stagnation der Entwicklung behoben, indem der Schritt von der nicht-mentalisierten (impulsiven oder affektiven) Stufe auf die mentalen Stufen (zunächst Ursache und Wirkung von Verhaltensweisen erkennend und später durch Perspektivenwechsel Empathie empfindend) gefördert wird.

Bei dieser Brückenkonstruktion ist stets das Zusammenfinden von metakognitiv-behavioraler und psychodynamischer Seite (MBT) Richtung gebend. Das kann nur gelingen, wenn eine Theory of Mind existiert, die die andere Seite mitdenkt. Dann kann Kommunikation gelingen und die Einladung, über die Brücke zu gehen und einen ersten Besuch abzustatten, wird attraktiv.

Abschließend soll noch ein kurzer Blick auf neue Entwicklungen des Mentalisierungsansatzes geworfen werden. Ulrich Schultz-Venrath hat in knapp zwei Jahrzehnten das Mentalisierungskonzept in Deutschland bekannt gemacht (Schultz-Venrath 2015, 2021; Schultz-Venrath & Felsberger 2016; Staun 2017; Diez Grieser & Müller 2018; Rottländer 2020) und auch klinisch und wissenschaftlich weiterentwickelt. Im Vordergrund stand zunächst die Gruppentherapie (Schultz-Venrath & Felsberger 2016), die die erfolgreichsten Wirksamkeitsnachweise erbringen konnte. Es folgten die Kinder- und Jugendlichentherapie (Diez Grieser & Müller 2018) und die Körperarbeit (Schultz-Venrath 2021). Das störungsspezifische Herangehen wurde 2017 mit der Depression begonnen (Staun 2017) und wird 2022 fortgeführt mit Borderline-Störung und Psychosen.

Schultz-Venrath (2021) weist auf eine vor allem für psychosomatische Erkrankungen und Persönlichkeitsstörungen bedeutsame Erweiterung des MBT-Moduskonzepts hin. Er greift den Vorschlag von Diez Grieser und Müller (2018) auf, die als allerersten Modus den Körper-Modus vor dem Äquivalenzmodus in der kindlichen Entwicklung als sehr hilfreiche Heuristik empfehlen. Betrachtet man den Körper-Modus als ersten prämentalistischen Modus, so wird dieser als prä- und postnatal bis zum neunten Monat anhaltende Unabgegrenztheit von Körper und Psyche sichtbar. Der Säugling ist umfänglich mit dem eigenen Körper beschäftigt. Dabei ist die Unterscheidung von Körper-Sein und Körper-Haben von Bedeutung. Ersteres entspricht dem Körper-Modus. Die Haut als Körpergrenze und Kontaktorgan (Berührung) spielt dabei eine besondere Rolle. Schultz-Venrath (2021) berichtet über viele klinische Beispiele. Therapeutisch relevant ist die Schwierigkeit, mit einem Patienten, der sich im Körper-Modus befindet, rein sprachlich zu kommunizieren. Wie die Kunst der Kommunikation mit solchen Patienten gelingen kann, ist Gegenstand der neuesten Publikation von Schultz-Venrath (*Mentalisieren des Körpers*, 2021).

Die zentrale Bedeutung der Therapie mit Gruppen haben Schultz-Venrath und Felsberger (2016) herausgearbeitet. Es wird deutlich, dass die Einzeltherapie viele für die Mentalisierungsförderung notwendige Prozesse nicht hervorbringen kann. Es bedarf aber einer besonderen Art der Gruppenleitung, um dies zu ermöglichen, die sich von herkömmlichen psychodynamischen Gruppenleitungen sehr unterscheidet.

In der mentalisierungsbasierten Depressionsbehandlung wird Mentalisierungseinbrüchen nachgegangen, sodass der Patient sich in einem prämentalistischen Modus wiederfindet (Staun 2017). Es werden wirksame Interventionen beschrieben, die diese Einbrüche überwinden helfen.

Besonders in der Paartherapie wird der ständige Wechsel zwischen mentalen und prämentalistischen Modi offenkundig (Rottländer 2020) und es gibt zahlreiche Interventionsmöglichkeiten, die Interaktionsprozesse der Partner auf einen mentalen Modus zurückzubringen, in dem Affektregulierung wieder gelingen kann.

Eine segensreiche Erweiterung ist die Mentalisierungsbasierte Therapie bei Kindern und Jugendlichen (Diez Grieser & Müller 2018). Die psychische Entwicklung des Kindes besteht im Wesentlichen aus Mentalisierung. Deren vielfältige Störung kann in behandlungsbedürftige Symptombildungen münden. Die Autoren zeigen, wie die Perspektive des Mentalisierungsansatzes neue wirksame Therapiemöglichkeiten hervorbringen kann. Bei Kleinkindern steht die Arbeit mit den Eltern im Vordergrund.

Teil I

Theorie

1 Neurobiologie[2]

Gehirn, Körper und Embodiment

Analog zu Alan Schores *Neurobiologischer Theorie der Psychodynamik* (2009) und Klaus Grawes *Neuropsychotherapie* (2004) baut die MVT ihre Störungs- und Therapietheorie auf den Erkenntnissen der Neurobiologie auf. Die Neurobiologie ist eine der drei Säulen Mentalisierungsfördernder Therapien. Für ihr Verständnis ist deshalb Wissen über das menschliche Gehirn hilfreich. Wichtig sind vor allem der Präfrontale Cortex (PFC), das limbische System und das Default Mode Network (DMN). Diese Kenntnisse werden benötigt für das Verständnis der Verschiedenartigkeit des emotionalen und des kognitiven Systems, der Abfolge der Entwicklungsstufen, der Entstehung der Theorie des Mentalen/Theory of Mind sowie der somatischen Marker.

Im Vordergrund steht die Tatsache, dass die Funktionen des limbischen Systems von Geburt an verfügbar sind. Sie sind im Normalfall automatisiert und nicht bewusst und bilden Verknüpfungen nach dem Prinzip der Assoziation. Das heißt, die zeitliche, räumliche oder symbolische Nähe und Ähnlichkeit sorgt dafür, dass sie im Arbeitsspeicher gleichzeitig aktiviert und verfügbar sind. Das ist exakt das Prinzip des klassischen und operanten Konditionierens. Dies wird durch die Verbindung von zwei Neuronen besiegelt. Wird künftig das eine aktiviert, so findet zugleich eine Aktivierung des zweiten statt. Das Assoziationsprinzip hilft uns bei der schnellen Orientierung, es kann jedoch keine Kausalitäten identifizieren. Kausales Denken ist erst möglich, wenn der PFC des Kindes mit vier Jahren funktionsfähig wird. Ab diesem Zeitpunkt haben wir dank unseres Cortex ein zweites psychisches System, das uns hilft Vorgänge auf der bewussten Ebene zu reflektieren, Entscheidungen zu treffen, Ziele anzustreben und Wege zu finden, diese Ziele auch zu erreichen.

---

2 Dieses Kapitel wurde verändert und stark gekürzt entnommen aus Sulz (2017b, S. 13ff.).

Eine weitere wichtige Eigenschaft unseres Gehirns ist, dass Körper und Geist zusammen repräsentiert sind (z. B. in der Insula), sodass innere Bilder oder Filme ganze Handlungen im Als-ob-Modus simulieren und so Emotionen entstehen, die präzise Signale der emotionalen Bedeutung eines Geschehens sind. An dieser Integration ist der cinguläre Cortex als übergeordnetes integrierendes Zentrum beteiligt. 95 % der Aktivität unseres Gehirns erfolgt im DMN (Ruhestandardnetzwerk), das heißt, so lange wir nicht durch die Außenwelt oder durch eigene Aktivitäten abgelenkt sind, erfolgt hier die »Hauptarbeit« der psychischen Verarbeitung des Erlebten.

1.1 Gehirnstrukturen

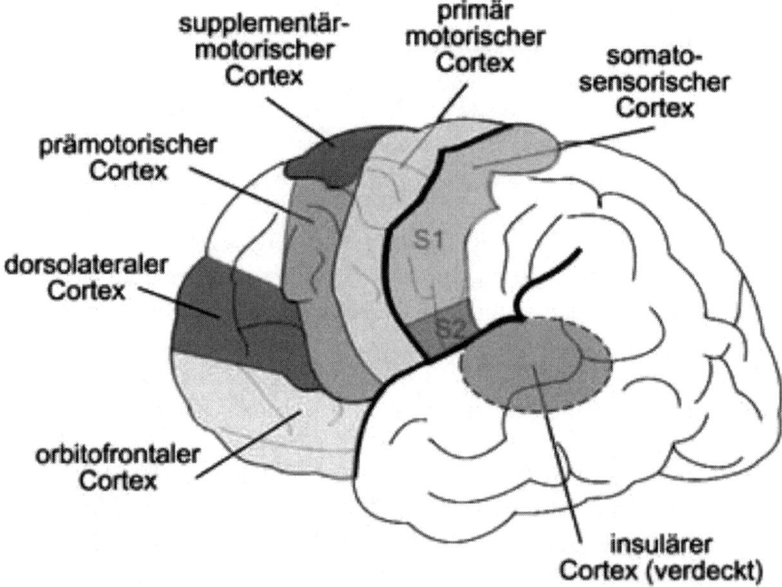

Abb. 2: Der Cortex: Rindenareale, die an der kognitiven und emotionalen Verarbeitung von Wahrnehmungen beteiligt sind (aus Sulz 2017b, S. 21)

Was macht unser Gehirn, während wir wahrnehmen, erinnern, denken, fühlen und handeln? Und wie ist unser Körper in diese Prozesse eingebunden? Zunächst erfolgt die Wahrnehmung äußerer Objekte und Ereignisse durch unsere sechs spezialisierten Sinnessysteme (Sehen, Hören, Riechen, Schmecken, Tasten und Gleichgewicht). Hinzu kommt der siebte Sinn – die Wahrnehmung aller Geschehnisse und Zustände in allen Bereichen unseres Körpers. Hoch entwickelte Nervenbahnen leiten die Empfindungen der Sinneszellen über den Thalamus zu den sensorischen Arealen in der Großhirnrinde (visueller, auditiver, rhinaler und somatosensorischer Cortex). Diese primären Rindenareale geben die Informationen zur Weiterverarbeitung an benachbarte sekundäre (visuelle, auditive, rhinale und somatosensorische) Areale weiter. In diesen Arealen entsteht aus den elektrischen Impulsen im visuellen Cortex ein Bild, im auditiven Cortex gehörte Stimmen, Klänge, Melodien und Geräusche, in den olfaktorischen Feldern die Geruchswahrnehmung und in den somatosensorischen Arealen die vielfältigen Wahrnehmungen des Körpers. Diese Areale liegen im Wesentlichen in Occipital-, Parietal- und Temporallappen (Hinterhaupt-, Scheitel- und Schläfenlappen). Dort werden auch die sinnesbezogenen Erinnerungen gespeichert. Schädigungen der sekundären Rindenfelder verhindern bei Wahrnehmung eines bekannten Stimulus ein Wiedererkennen (Agnosie).

1.1.1 Assoziationsareale

Die konstruierten sinnesspezifischen (unimodalen) Repräsentationen der Außenwelt und des Körpers werden in den Assoziationsarealen, die Informationen aus mehreren Sinnesmodalitäten erhalten, weiterverarbeitet. Sie sind aber nicht der Ort der zusammenfassenden polymodalen ganzheitlichen Repräsentation des Gegenwartserlebens der eigenen Person und der Umwelt. Vielmehr besteht eine ganzheitliche, alle Sinnesinformationen integrierende Wahrnehmung durch die gleichzeitige Aktivität von Neuronenverbänden verschiedener Areale.

1.1.2 Präfrontaler Cortex (PFC)

Im Frontal-(Stirn-)Hirn werden die situativen Wahrnehmungen ausgewertet (Assoziationsareale) und beantwortet (motorische Areale). Besondere psychologische Bedeutung hat der Teil des Frontalhirns, Präfrontaler Cortex genannt (s. Abb. 2) – das ist der Bereich vor den motorischen Arealen, die sich unmittelbar vor dem Sulcus centralis befinden –, der den Frontal- vom Parietallappen trennt. Der PFC ist dafür zuständig, dass aus einer wahrgenommenen Situation das bestmögliche intentionale Handeln resultiert. Er entwickelt sich erst nach der Geburt und ist mit vier bis fünf Jahren voll funktionsfähig. Er dient der Affektregulierung und Verhaltenssteuerung.

1.1.3 Dorsolateraler PFC

Der dorsolaterale PFC ist zuständig für die vernunftbezogene Handlungsauswahl und -entscheidung (Vorstellung – Plan – Entscheidung). Von hier aus können die prämotorischen Areale aktiviert werden. Diese wiederum aktivieren den primären motorischen Cortex, das motorische Supplementärfeld sowie die subkortikalen motorischen Kerne der Basalganglien, damit eine koordinierte Bewegung oder Handlung entsteht.

Um bewusste Denkprozesse zu ermöglichen, ist eine Aufmerksamkeitsfokussierung erforderlich, die den Wahrnehmungs- und Denkinhalt ausreichend lange im Bewusstsein lässt und zugleich andere konkurrierende Themen hintanstellt. Dies ist die Funktion eines Arbeitsgedächtnisses: Menschen mit Schädigungen des dorsolateralen präfrontalen Cortex können die zeitliche Abfolge von Ereignissen nicht erinnern und Aufgaben nicht erledigen, bei denen sie sich merken müssen, welche Handlungen sie schon ausgeführt haben und welche noch nicht.

1.1.4 Orbitofrontaler PFC

Eine Handlung muss jedoch nicht nur der Außenwelt gerecht werden, sondern auch inneren Zielvorstellungen und Motiven. Also wird der orbitofrontale PFC eingeschaltet, der die Konsequenzen der intendierten Handlung bezüglich ihres Beitrags zur Bedürfnisbefriedigung überprüft, auch hinsichtlich der Erfüllung persönlicher Werte. Patienten mit Schädigung des orbitalen PFC können Erwartungen der sozialen Gemeinschaft und die längerfristigen sozialen Folgen ihres Handelns nicht berücksichtigen. Sie handeln deshalb impulsiv und egoistisch. Und sie begeben sich wider besseres Wissen in gefährliche Situationen.

1.1.5 Ventromedialer PFC

Der ventromediale PFC ermöglicht die Abstimmung mit assoziierten emotionalen Erinnerungen in schwierigen zwischenmenschlichen Situationen – vor allem negativer Art –, um eventuell dabei zu helfen, dass eine aversive Erfahrung nicht wiederholt wird. Er wirkt auf das autonome Nervensystem mit seinen vegetativen und emotionalen Vorgängen. In der frühen Entwicklung der Selbstrepräsentanz ist der ventromediale PFC von entscheidender Bedeutung, da hier das Erleben der Mutter beziehungsweise Bezugsperson mit mütterlicher Funktion erfolgt, das durch oftmalige Wiederholung Tag für Tag und Monat für Monat zur Entstehung einer Repräsentanz des Selbst führt. Das Selbst wird also durch die oftmalige dyadische Begegnung in der nahen Beziehung gebildet. Ein solcher intensiver dyadischer Austausch kann zum Beispiel in einer Kita nicht erfolgen, da sich dort oft mehr als vier Kinder eine Bezugsperson teilen müssen (Bauer 2015). Ohne diesen Austausch kann kein Selbstsystem entstehen. Auch später noch führt das Vergegenwärtigen der nahen Bezugsperson zu exakt den gleichen neuronalen Aktivierungen wie das Vergegenwärtigen der eigenen Person.

1.1.6 Cingulärer Cortex

Der cinguläre Cortex, eine Hirnwindung oberhalb des Balkens (dieser verbindet die beiden Hemisphären), hat koordinierende Funktion bezüglich Denken und Motivation, er stellt Konzentration her und ermöglicht Entscheidungen. Zu seinen Funktionen gehört die emotionale Bedeutungsgebung von Schmerzerfahrungen. Läsionen des Gyrus cinguli führen dazu, dass die Schmerzempfindung zwar bleibt, ihre emotionale Bedeutung jedoch erlischt. Dadurch sind gelernte Schmerzbewältigungs- oder -vermeidungsstrategien nicht mehr verfügbar.

Die Areale des PFC, die an der Antwort auf ein Erlebnis beteiligt sind, haben um ein Vielfaches mehr neuronale Verbindungen untereinander als nach außen zu anderen Regionen des Gehirns. Das bedeutet, dass intensiver Austausch und sorgfältige Abstimmung stattfinden. Man kann sagen, dass der PFC inklusive des cingulären Cortex Ort des Bewusstseins, menschlicher Intelligenz und Persönlichkeit ist. Hier sind übergeordnete Systemaufgaben und die exekutiven Funktionen beherbergt. In der Nachbarschaft liegen die für die Sprache und die Motorik zuständigen Areale.

Das Bewusstsein erfasst aber nur einen kleinen Teil der kortikalen Verarbeitungsprozesse, es sind vor allem diejenigen, für die automatisierte, stereotype Reaktionen nicht ausreichen, weil konzentrierte Wahrnehmungs- und logische Denkprozesse erforderlich sind, um einer Situation gerecht zu werden. Trotzdem ist das Ich mit seinen bewussten Funktionen nur Erfüllungsgehilfe der im Wesentlichen unbewusst waltenden Psyche. Libet (1978) sowie Haggard und Eimer (1999) konnten zeigen, dass zum Beispiel der bewusste Akt des Wollens, einen Finger zu bewegen, eindeutig erst dann erfolgt, wenn der Körper bereits angefangen hat, die Bewegung in Gang zu setzen.

Da aber nicht nur sachliche Aspekte bei der Handlungsentscheidung eine Rolle spielen, sondern die Kriterien der Bewertung einer Situation, der Angemessenheit einer Handlung und der Bedeutung der zu erwartenden Konsequenzen der Handlung emotionaler Natur sind, besteht eine enge Interaktion mit dem limbischen System.

1.1.7 Hippocampus

Um die Bedeutung einer erlebten Situation erfassen und begreifen zu können, werden auch Gedächtnisinhalte benötigt, die einen Vergleich der jetzigen Situation mit früheren Erfahrungen zulassen und erfolgversprechende Handlungsmöglichkeiten zur Auswahl stellen. Für den Abruf der Erinnerungen aus dem episodischen (biografischen) Gedächtnis wird der Hippocampus eingesetzt, ein älterer Teil des Cortex, der sich an der medialen Seite des Temporallappens befindet. Er ist auch zuständig für die Konsolidierung des expliziten Gedächtnisses (Übergang vom Kurzzeit- ins Langzeitgedächtnis), etwa für Gedächtnisinhalte zur räumlichen Orientierung oder kontextuellen Einordnung situativer Erlebnisse.

Dem berühmten Patienten Henry M. fehlte nach einer Operation auf beiden Seiten des Gehirns der Hippocampus. Ihm blieb der semantische Teil seines expliziten Gedächtnisses (allgemeines Wissen) erhalten, während die Bildung eines neuen episodischen (biografischen) Gedächtnisses verloren ging. Er erkannte Menschen nicht mehr, die ihn am Vortag betreut hatten, und erkannte auch sich selbst im Spiegel nicht mehr, wohl aber auf Fotos aus früheren Jahren. Während die endgültige Speicherung von expliziten Gedächtnisinhalten in den Assoziationsarealen des Cortex erfolgt, ist das implizite Gedächtnis für sensomotorisches Lernen unter anderem im Cerebellum (Fertigkeiten) und Striatum (feste Reiz-Reaktions-Beziehungen, die zum Beispiel durch Konditionierung entstehen) lokalisiert. An der Bildung des impliziten Gedächtnisses ist die Amygdala wesentlich beteiligt. Sie ist zuständig für die assoziative Verknüpfung von emotional bedeutsamen Ereignissen mit Aspekten der Situation, in der dieses Ereignis auftritt. Patienten mit Amnesien waren trotz des weitgehenden Verlusts ihres expliziten Gedächtnisses in der Lage, assoziativ zu lernen. Das implizite Gedächtnis kann mit dem Repetition-priming-Test geprüft werden, bei dem Patienten eine Liste von Wörtern, ohne die Aufgabe, zu lernen, zum Lesen erhalten, anschließend werden Wortfragmente zum Ergänzen vorgegeben. Die Amnesiepatienten können diese Aufgabe sehr gut lösen, obwohl sie sich an die Wortliste nicht mehr erinnern können (Cohen & Squire 1980; Eichenbaum & Cohen 2001).

Förstl (2002) weist darauf hin, dass der Vorgang des Wiedererinnerns ein aktiver Prozess ist, der eine Destabilisierung der Gedächtnisinhalte mit sich bringt und einen erneuten Lernakt zur Rekonsolidierung erfordert: »Gedächtnisinhalte […] werden in diesem Prozess um- bzw. neu geschrieben« (ebd., S. 185). Dies ist ein für die Psychotherapie sehr bedeutsamer Sachverhalt, da die laufende Umschreibung von Gedächtnisinhalten den affektiv wirksamen Anteil von Erinnerungen verändern kann.

1.1.8 Amygdala

Die bereits genannten Regionen Gyrus cinguli und orbitofrontaler Cortex zählen zum limbischen System, ebenso der Hippocampus und auch die Amygdala, die zuständig ist für die Initiierung von Angst-, Flucht- und Vermeidungsverhalten bei Gefahr. Bevor die Information über einen Sinnesreiz das Großhirn erreichen kann, ist sie längst auf kurzem Wege vom Thalamus an die Amygdala weitergereicht worden, wo sie auf Bedrohlichkeit für den Menschen untersucht wird (LeDoux 1998, 2001). Jeder Mensch hat in seinem Leben eine große Zahl von individuell bedrohlichen Situationen erlebt und einige bleiben durch assoziative Verknüpfung beziehungsweise durch klassische Konditionierung gefährlich, sodass seine Amygdala Alarm auslöst. Dies führt dazu, dass der Hypothalamus Corticotropin ausschüttet und so das Stresssystem aktiviert, sodass die Hypophyse ACTH in die Blutbahn gibt und in der Nebennierenrinde Cortisol gebildet wird, das den Körper auf Kampf- oder Fluchthandlungen vorbereitet. Zugleich übermittelt die Amygdala dem ventromedialen PFC die Gefährlichkeit der Situation.

1.1.9 Mesolimbisches System

Handelt es sich um eine Situation, die die Chance birgt, durch ein instrumentelles Verhalten Erfolg oder Bedürfnisbefriedigung zu erreichen, wird das mesolimbische System aktiviert, das, vom ventralen Tegmentum im Mittelhirn ausgehend, Dopaminausschüttung im Nucleus accumbens im basalen Vorderhirn hervorruft und in den PFC projiziert. Nach Panksepp (1998) ist das mesolimbische System ein Erwartungs-Verhaltensmotivations-System. Erfolgversprechendes Verhalten wird aktiviert, gelernt und in der nächsten gleichen Situation wieder gezeigt. Werden positive Gefühle erwartet, so wird die Amygdala gehemmt. Dieser Erwartungsmechanismus ist auch an der Entstehung von Sucht beteiligt. Panksepp (ebd.) postuliert zudem ein Wutsystem: Amygdala, Hypothalamus, Stria terminalis, die beide miteinander verbindet, und das dorsale periaquäduktale Grau (PAG) im Hirnstamm sind am Erleben und am Ausdruck von Wut beteiligt. Wut hemmt die Aktivität der Amygdala.

Zur Wechselwirkung zwischen Emotion und Gedächtnis führen Pritzel et al. (2003) aus, dass die zeitliche Aufeinanderfolge und der räumliche Kontext beim Verständnis einer Erfahrung und beim Versuch, einer Situation optimal handelnd zu begegnen, eine große Rolle spielen. Bereits erlebte Situationen müssen deshalb unter diesen Aspekten im episodischen Gedächtnis gespeichert sein. Ein gegenwärtiges Ereignis erhält einen »Ich-Bezug«, indem sich Informationen bündeln aus

- der Körperperipherie,
- der situativen Aufmerksamkeitshaltung,
- den Sinnesreizen aus der Umwelt und
- der Erinnerung früherer Erfahrungen.

Der Hippocampus sorgt für die räumliche und zeitliche Ein- und Zuordnung von Inhalten des episodischen Gedächtnisses (autobiografisches Gedächtnis). Die Amygdala fügt diesen Inhalten die emotionale Erlebensdimension hinzu, indem sie Erregungen des autonomen Nervensystems (vegetative Komponenten einer Emotion), des Hypothalamus (Stress, Emotionsreaktion und -ausdruck) und der Formatio reticularis (allgemeines Arousal) mit der erlebten Situation fest im Gedächtnis verknüpft. Sie ist dadurch ein wichtiger Bestandteil des episodischen Gedächtnisses. Die Amygdala sorgt für eine hohe Lernfähigkeit emotional bedeutsamer, insbesondere bedrohlicher Erfahrungen. Mit der emotionalen Erregung nehmen die Konzentration und die Gedächtnisleistung zunächst zu. Bei sehr großem, stressvollem Arousal nehmen beide wieder ab (umgekehrte U-Funktion). Wo Hippocampus und Amygdala zunächst zusammenwirken, um eine schwierige Situation bestmöglich zu bewältigen, dominiert der Einfluss der Amygdala bei starkem Stress. Sie nutzt nur noch ihre eigenen groben, einfachen Gefahrenschemata und lässt differenzierende Kontextinformationen aus dem Hippocampus außer Acht. Alle Aufmerksamkeit und Energie müssen auf die Gefahr gerichtet sein, und dieser muss mit instinktiven Kampf-Flucht-Mechanismen begegnet werden.

Ein Patient ohne funktionsfähige Amygdala wurde von Bechara et al. (1996, 2000) mit einem Patienten verglichen, dessen Hippocampus ausgefallen war. Ersterer wusste genau über den noxischen Stimulus[3] Bescheid, zeigte aber keine Angstreaktion. Der zweite Patient reagierte mit Angst, konnte diese aber nicht zuordnen. Grawe (2004) weist darauf hin, dass dies ein Beispiel einer Angstentstehung unter Ausschluss des Bewusstseins ist.

Für die Aufgabe der Amygdala, den Menschen vor bedrohlichen Ereignissen zu schützen, ist es sehr wichtig, rechtzeitig Hinweise im Gesicht eines Gegenübers zu erkennen. Adolphs et al. (2000) haben die Bedeutung der Amygdala für die emotionale Bewertung von Gesichtern untersucht. Sie zeigten Patienten mit beidseitigem oder einseitigem Verlust der Amygdala und auch gesunden Kontrollpersonen 50 vertrauenserweckende und 50 misstrauisch machende Gesichter auf Fotos. Nur Patienten mit beidseitigem Ausfall der Amygdala konnten die Gesichter nicht identifizieren, bei denen Misstrauen angebracht wäre.

1.1.10 Default Mode Network (DMN)

Einige vernetzte Gehirnareale werden aktiv, wenn der Mensch zwar wach und bei Bewusstsein ist, aber nichts Bewusstes tut, sich weder gedanklich, wahrnehmend oder handelnd auf die Außenwelt konzentriert und

3 Bei diesen Experimenten erhält ein Proband zum Beispiel immer dann einen leichten elektrischen Schlag, wenn ein Symbol, zum Beispiel ein Dreieck in roter Farbe erscheint. Wenn die Amygdala funktioniert, entsteht Angst als konditionierte Reaktion schon dann, wenn das rote Dreieck erscheint.

sich dieser fokussierend zuwendet, noch sich innerlich auf ein bestimmtes Thema konzentriert (Raichle 2010). Die Aktivitäten dieser vernetzten Areale wurden von Neuroradiologen zunächst als störendes Hintergrundrauschen abgetan, bis man schließlich feststellte, dass ihre »intrinsische« Aktivität 95 % der Aktivitäten des Gehirns ausmacht. Diese Aktivität ist koordiniert und entspricht sehr langsamen Hirnwellen mit einer Frequenz von nur zehn pro Minute. Es handelt sich hierbei um das Default Mode Network (DMN). Die vernetzten Areale des DMN befinden sich auf beiden Gehirnhälften:

a) Medialer temporo-parietaler Cortex mit dem temporo-parietalen Übergang (u. a. Selbst-Andere-Unterscheidung, Emotionsregulation, an der Organisation der Theory of Mind beteiligt)
b) Precuneus (liegt medial vor dem Cuneus = visueller Cortex, u. a. an der Organisation der Theory of Mind beteiligt)
c) Posteriorer cingulärer Cortex (PCC) (u. a. episodische Erinnerung, an der Organisation der Theory of Mind beteiligt)
d) Medialer präfrontaler Cortex (MPFC) (u. a. soziale Wahrnehmung, Kontextualisierung und an der Organisation der Theory of Mind beteiligt)

Neben diesem übergeordneten Netzwerk gibt es spezialisiertere untergeordnete Netzwerke, zum Beispiel das visuelle, sprachliche, auditorische und somatomotorische Netzwerk.

Raichle (2010) vergleicht die Aktivität der Hirnareale mit Musikern eines Orchesters. Der Dirigent ist das DMN. Das Ergebnis ist also die Aktivität jedes einzelnen Areals, die miteinander kommunizieren, interagieren und insbesondere vom DMN orchestriert werden. Dadurch entsteht eine abgestimmte Gesamtaktivität des Netzwerks. Es ist am aktivsten beim Nichtstun, Tagträumen und Gedanken-schweifen-Lassen.

Da sowohl fokussierende Aufmerksamkeit als auch konzentrierte Achtsamkeit in der Meditation die Aktivität des DMN reduziert, scheint es wirklich dem zu entsprechen, was unser Gehirn macht, wenn wir es nicht bewusst und gezielt beanspruchen. Es geht dann ungestört seiner Arbeit nach, im Sinne einer Selbstorganisation (vgl. Haken & Schiepek 2005), also ohne Steuerung durch ein übergeordnetes System.

Davanger und seine Mitarbeiter (Xu et al. 2014) haben non-direktive von konzentrierter Meditation beziehungsweise Achtsamkeit unterschieden. Sie wirken gegensätzlich auf das DMN ein. Konzentrierte Meditation verhindert das Abwandern von Gedanken und das Tagträumen und verringert deshalb die DMN-Aktivität. Non-direktive Meditation, die das Kommen und Gehen von Gedanken und Erinnerungen erlaubt, erhöht die DMN-Aktivität (auch über das beim Nichtstun und Ruhen schon sehr hohe Aktivitätsniveau hinaus) (ebd.).

Dass das DMN ein Bewusstseinsnetzwerk ist, das an den Wachzustand gebunden ist, zeigt, dass es mit zunehmender Schlaftiefe seine Aktivität reduziert und einige zu ihm gehörende Areale (Hippocampus und PFC) sogar ausgeklinkt werden (Sämann et al. 2011). Dann übernimmt stattdessen das gegenläufige Netzwerk (ACN = anticorrelated network) im Schlaf die Regie.

Die hierarchische Dominanz des DMN über sensorische und motorische Netzwerke könnte allerdings auch im Falle einer Hysterie beziehungsweise eines Konversionssyndroms oder einer Dissoziativen Störung dazu führen, dass ein untergeordnetes Netzwerk oder Areal inaktiviert wird und eine entsprechende Funktionsstörung hervorruft, zum Beispiel psychogene Lähmung (Noll-Hussong 2015).

Wenn wir die Aktivitäten des impliziten und des expliziten Systems betrachten, so könnte es sein, dass das DMN auch deren Zusammenwirken orchestriert, wodurch es nicht nur ein Entweder-oder gibt, sondern ein »Und«. Ohne diese Koordination ist ein Mensch entweder nur impulsiv, emotional, spontan, ungeduldig, abhängig von einer Führung, oder er ist souverän, planend, zielorientiert, denkt logisch, findet Problemlösungen, hemmt seine Impulse, handelt effektiv. Das Gehirn hat ja in den ersten zwei Lebensjahren nur das implizite System (limbisches System) zur Verfügung und kann erst mit vier bis fünf Jahren zuverlässig auf das explizite System (PFC) und dessen kognitive beziehungsweise exekutive Funktionen zurückgreifen. Die soziale Entwicklung des Menschen bleibt aber nicht auf diesem noch egozentrischen, die Welt für eigene Bedürfnisse benutzenden Modus stehen, bei dem zwar schon eine Theory of Mind vorhanden ist, aber noch keine reife Empathiefähigkeit. Ein weiterer Entwicklungsschritt, so wie Piaget (1978, 1995) und Kegan (1986) es beschrieben haben, führt dazu, dass der Mensch ein im wörtlichen Sinne soziales Wesen wird. Er kann eine zwischenmenschliche Perspektive einnehmen, sich in andere hineinversetzen, mitfühlen und die Beziehung vor Eigeninteressen stellen. Dies ist auf Aktivitäten des medialen präfrontalen Cortex zurückzuführen, der auch Bestandteil des DMN ist. Damit können wir auch von neurobiologischer Seite das Zwischenmenschliche als Zusammenwirken des emotionalen und kognitiven Systems im Dienste der Beziehungen zu anderen Menschen interpretieren. Ein solches System hat zum Beispiel Paul Gilbert (2010, 2014) als Grundlage von Empathie und Mitgefühl postuliert.

1.2 Die Psyche ist Gedächtnis

Sowohl unser Denken als auch unser Gedächtnis sind überwiegend nichtsprachlich. So wie wir Wahrnehmungsbilder erschaffen, entstehen auch Erinnerungsbilder – Bilder, die die damalige äußere Welt und in dieser uns als mental-körperliche Wesen beinhalten. Dadurch sind Erinnerungen die Verkörperung unserer Vergangenheit. Zu jeder Erinnerung gehört eine räumliche Zuordnung unseres Körpers zu der erinnerten Szene, gehört ein spezifischer Körperzustand, der proprio- und interozeptiv wahrgenommen wurde, gehört ein Körper, der in Bewegung war und handelte. Diese Körpererinnerung birgt unser damaliges Fühlen und Denken und die ganze Bedeutung jener Situation. Sie ist damit der Schlüssel zur Vergangenheit. Unser Gegenwartskörper ist zugleich Gedächtnis. So wie wir gehen und stehen, welche Haltung unser Körper einnimmt, wie er diese ändert, ist er das Ergebnis unserer Erinnerungen. Wir können also sagen, dass unser Gedächtnis stärker bestimmt, wie unser Körper in der Gegenwart ist und reagiert als die momentanen Geschehnisse in der Außenwelt. Die Hirnforschung belegt durch zahlreiche klinische Beobachtungen und systematische Untersuchungen diese den Körpertherapeuten selbstverständlichen Sachverhalte (Damasio 1995, 2000, 2003).

1.3 Der Körper als zentrales Medium des Erlebens, Erinnerns und Handelns

Damasios Gefühlstheorie

- Primäre angeborene Emotionen nutzen Schaltkreise mit Amygdala, Hypothalamus, anteriorem Gyrus cinguli, basalem Vorderhirn und Hirnstamm.
- Sekundäre gelernte Emotionen beziehen präfrontalen und somatosensorischen Cortex mit ein.
- Somatische Marker sind körperliche Empfindungen, die sich aus

dem Mitreagieren des Körpers beim mentalen Durchgehen einer Handlung ergeben.

- Die mentale Antizipation einer Handlung umfasst neben dem Ablauf auch deren Wirkung und spätere Folgen.
- Dieses emotionale Ergebnis eigenen Handelns ruft wiederum körperliche Reaktionen hervor, die angenehm oder unangenehm sein können.
- Angenehme somatische Marker motivieren zur Handlung.
- Unangenehme somatische Marker führen zur Hemmung einer Handlung.
- Der ventromediale präfrontale Cortex schickt die Information aus dem mentalen Durchspielen zum Beispiel eines emotionalen Austauschs mit einer Bezugsperson an den somatosensorischen Cortex und die Insula.
- Deren Rückmeldung in einer Als-ob-Schleife vergleicht erlebte und antizipierte Körperzustände,
  - fügt emotionale und autonom-vegetative Emotionsinformationen aus der Amygdala hinzu,
  - berücksichtigt kognitive Informationen und verändert diese aufgrund des Verarbeitungsergebnisses,
  - sodass eine Entscheidung für ein zielgerichtetes Handeln entsteht, dessen emotionale Konsequenzen durch die Rückmeldung von somatischen Markern antizipatorisch evaluiert wurden.

Damasio (1995) unterscheidet ebenso wie LeDoux (1998) die primären angeborenen Gefühle der vitalen egozentrischen Person von den sekundären familiär-gesellschaftlich-kulturell vermittelten Gefühlen des Menschen, die individuell biografisch erworben werden. Gefühle machen sich der Psyche und dem Bewusstsein dadurch bemerkbar, dass sie einen charakteristischen körperlichen Zustand, der angenehm oder unangenehm sein kann, vermitteln und dadurch die emotionale Bedeutung eines Objekts (eines realen Ereignisses, einer Erinnerung oder einer Fantasie/Idee) zur Geltung bringen. Das Gefühl entsteht aus dem Abgleich des im Ereignis, der Erinnerung oder der Fantasie Vorgefundenen mit dem von der Psyche beziehungsweise dem Organismus Benötigten (Bedürfnis, Wert, Präferenz). Durch die Koinzidenz mit dem Körperzustand entsteht assoziativ eine Markierung des Objekts im Gedächtnis, die Damasio als

»somatischen Marker« bezeichnet. Sie ist Bestandteil der sekundären Gefühle.

Der kortikale Verarbeitungsprozess erfolgt im PFC. Er enthält Areale, die eine sorgfältige Kartierung sämtlicher geistiger und Körperprozesse erstellen. Sie erhalten diese Informationen aus dem limbischen System und aus den primären und sekundären Rindenfeldern. Außerdem beherbergt der PFC die Kriterien zur homöostatischen Optimierung des persönlichen Lebens, hervorgegangen aus der affektiv-kognitiven Verarbeitung sämtlicher leidvoller und freudiger Erfahrungen des bisherigen Lebens, ähnlich wie der Hypothalamus oberste Zentrale der Steuerung der biologischen Homöostase ist. Die Orte dieser übergeordneten Verarbeitung sind unter anderem die Konvergenzzonen, in denen die Repräsentationen aus den sinnesspezifischen Arealen zusammengebracht werden. Wissen über die Objekte der Außenwelt wird im dorsolateralen PFC, Wissen über den eigenen Körper und das soziale Eingebundensein im ventromedialen PFC zusammengetragen. Insbesondere in letzterem findet nach Damasio eine dreifache Verknüpfung statt: Situationen mit Körperzuständen und mit deren Effektoren.

Damasio (1995) unterscheidet zwei Arten von somatischen Markern:

a) wenn der Körper miteinbezogen ist und reale Körpersignale im Gehirn eintreffen,
b) wenn der Körper nicht miteinbezogen ist und keine Körpersignale entstehen.

Letzteres ist ein Als-ob-Aktivitätsmuster im PFC. Denn die Körperreaktionen werden nur im Gehirn durchgespielt, zum Beispiel bei der Antizipation der Folgen eines Handlungsimpulses. Diese symbolische Verarbeitung ist ein intelligenter und ökonomischer Prozess der Psyche. Wenn aber die assoziativen Verknüpfungen aus der Kindheit resultieren und zu einer völlig anderen Subjekt-Objekt-Wechselwirkung gehören, als dies dem heutigen Erwachsenen und seiner realen heutigen Welt entspricht, dann kommen wir unmittelbar zu den Themen der Psychotherapie.

Der Körper kann für die Dimension der Bewertung von Bedeutungen der Objekte und Ereignisse der Außenwelt als der wesentliche Lieferant der hierzu benötigten Informationen betrachtet werden:

> »Wenn das Gehirn zunächst dazu entwickelt wurde, das Überleben des Körpers im engeren Sinne zu sichern, dann schickten sich die geistbegabten

> Gehirne, sobald sie auf der Bildfläche erschienen, zunächst an, den Körper zu vergeistigen. Und in dem Bemühen, das Überleben des Körpers so gründlich wie möglich zu sichern, ist die Natur, so vermute ich, auf eine höchst wirksame Lösung gestoßen: die Außenwelt durch die Veränderungen zu repräsentieren, die sie im Körper hervorruft, das heißt, die Umwelt dadurch zu repräsentieren, dass sie immer, wenn eine Wechselwirkung zwischen Organismus und Umwelt stattfindet, die ursprünglichen Repräsentationen des Körpers modifiziert« (ebd., S. 306).

Damit sind Kartierungen, die in den somatosensiblen Rinderfeldern S1 und S2 sowie in der Insel erfolgen, der biochemischen, viszeralen Aspekte ebenso gemeint wie des Bewegungsapparats und der Haut. Die Insel ist ein Teil des Cortex, der außen von Temporal- und Parietallappen verdeckt wird, lateral der Capsula externa und des Nucleus lentiformis liegend. Die Insel fasst Kartierungen von Körpersignalen zu einem Körperbild zusammen, das in die bewusste Selbstwahrnehmung integriert ist. Innere Bilder sind nicht statisch, sondern können als »Film im Gehirn« Vergangenheit, Gegenwart und Zukunft mit Entstehungsbedingungen und Handlungskonsequenzen so durchspielen, dass emotionale und Als-ob-Körperzustände durchgespielt werden, die zu bewussten angenehmen oder unangenehmen Gefühlen führen, die dem denkenden Geist als Entscheidungsgrundlage dienen können.

Mit der eigentlichen Sinneswahrnehmung wird der Körper zugleich als eigener Körper mitsamt seinen Veränderungen wahrgenommen, die währenddessen geschehen. Das Gehirn erhält nach Damasio eine doppelte Botschaft: einerseits den Inhalt der Sinneswahrnehmung, also Informationen über das Objekt – das Gesehene, Gehörte oder Geschmeckte. Andererseits entsteht innerhalb des Körpers am Ort des Eintreffens des Sinnesreizes ein Körpersignal, das Informationen über den Körper und seine Empfindungen während der Wechselwirkung mit dem Objekt enthält. Das ist bei taktiler Wahrnehmung über die Haut unmittelbar einsichtig, trifft beim Hören und Sehen jedoch auch zu: Ich sehe etwas und empfinde zugleich, dass ich mit meinen Augen sehe. Diese zweite Botschaft wird uns allerdings nicht bewusst (d. h., wir sind uns des Körpers nicht bewusst) und bleibt somit im Hintergrund.

Nicht nur die sensorischen Signale sind hierbei bedeutsam. Auch die Signale über die motorischen Aktionen werden hinzugefügt, die Bewegung unseres Körpers im Raum, in der Außenwelt. Die Kartierungen des bewegten Körpers werden so gemeinsam mit den sensorischen Repräsentationen des Körpers zur Selbstwahrnehmung. Diese hilft von Moment zu Moment immer wieder einen Identitätsbegriff zu rekonstruieren. Erinnerungen über Körpererfahrungen, die die bisherigen Begegnungen mit der Außenwelt repräsentieren, sowie Intentionen und Pläne über künftiges Handeln (als »Gedächtnis für die mögliche Zukunft«) ergeben nach Damasio (ebd., S. 317) unsere Vorstellung von Identität und Selbst und damit von unserer Subjektivität, die sich in den Konvergenzzonen des PFC bildet. Diese Vorstellung ist über lange Zeit konstant, obwohl sie durch jede neue Wahrnehmung gestört wird und sich neu bilden, »wiederhergestellt« werden muss. Sie ist eine Vorstellung vom Objekt und vom Selbst, das mit dem Objekt interagiert. Hierzu wird keine Sprache benötigt. Die zugehörigen Geschichten können ohne Sprache »erzählt« werden.

1.3.1 Die Bedeutung der Motorik und der Imitation

Die traditionelle Trennung von perzeptiven und motorischen Aspekten muss angesichts neuer Forschungsergebnisse aufgegeben werden. Um aus einem Sinnesreiz eine Wahrnehmung werden zu lassen, ist neben dem sensorischen ebenso der motorische Apparat notwendig. »Wir sehen mit den Händen, Armen und Beinen.« Zunächst ergaben Untersuchungen zum Imitations- beziehungsweise Modelllernen (Rizzolatti et al. 1999), dass nicht die beobachtete, eventuell fehlerhafte Bewegung oder Handlungsdurchführung gelernt wird, sondern die Handlungsabsicht. Im Rahmen des ideomotorischen Prinzips wird zunächst eine Vorstellung der Absicht einer Handlung gebildet und eine Antizipation der Konsequenzen dieser Handlung (Bekkering et al. 2000).

Bahnbrechend war in diesem Zusammenhang die Entdeckung der Spiegelneurone (mirror neurons) durch Rizzolatti et al. (1999). Bei Untersuchungen mit Mackacken, einer Affenart, stellten sie fest, dass bestimmte motorische Neurone besonders stark feuern, wenn die Affen anderen Affen oder Menschen bei einer Handlung zusehen, die sie anschließend selbst ausführen sollen (hier: nach einer Nuss greifen), selbst dann, wenn die Handlung zum Teil durch eine Stellwand verdeckt war. Diese Neurone befinden sich in der Nachbarschaft des Broca-Sprach-Areals, weshalb beim Menschen eine Bedeutung für Sprechen und Sprache vermutet wird. Denn Imitationslernen und Verstehen der (sprechenden) Handlung des Gegenübers ist ein zentraler Bestandteil des Sprechenlernens in der Kindheit. Außerdem liegt nahe, wie Bauer (2002) ausführt, dass die Mutter-Säugling-Interaktion (Bonding = Prägungsbindung) wesentlich auf der Aktion der Spiegelneurone sowohl bei der Mutter als auch beim Kind basiert. Die raschen Antworten in den »cycles of interaction«, die mimisch, stimmlich und durch Hautkontakt entsprechend dem Reaktionsvermögen des Säuglings ablaufen, sind so auch neurobiologisch nachvollziehbar. Rizzolatti und Mitarbeiter (1999) weisen auf die zentrale Bedeutung der Spiegelneurone für das Verstehen der Handlungen anderer Menschen hin. Ihre »direct matching hypothesis« besagt, dass eine Handlung des Gegenübers dann verstanden wurde, wenn diese eine Resonanz im motorischen System des Beobachters hervorgerufen hat. Dieser Mechanismus nutzt das »motorische Wissen« des Beobachters. Es gibt empirische Hinweise, dass dies auch bei Handlungen abläuft, die beim Beobachter empathische Emotionen hervorrufen, zum Beispiel aggressive Handlungen (Carr et al. 2003). Allerdings sind in diesem Fall das limbische System und die Insula maßgeblich beteiligt. Während die motorischen Spiegelneurone das Erkennen von willkürlichem Verhalten ermöglichen, sind die limbischen Spiegelneurone für das Erkennen von affektivem Verhalten zuständig und helfen so beim zwischenmenschlichen emotionalen Austausch, auch im Sinne von Mitgefühl und Empathie: »Ich fühle, was Du fühlst« (Bauer 2015).

1.3.2 Der Körper als Bühne des Gefühls und des Bewusstseins

Die Hirnforschung legt nahe, dass der Körper das Orchester ist, mit dem unsere Psyche unsere Emotionalität spielen lässt. Und zugleich die Bühne, auf der unsere Gefühle tanzen und singen. Ohne Körper gäbe es keine Gefühle. Unsere Wahrnehmung dieser Tänzer, Sänger und Musiker sind dann unsere Gefühle. Natürlich befiehlt unsere Psyche dem Körper, die dem Gefühl entsprechenden Zustände einzunehmen und Prozesse ablaufen zu lassen, so wie der Dirigent seinen Musikern befiehlt, der Choreograf seinen Tänzern und der Regisseur seinen Schauspielern. Und doch gibt es nichts zu sehen und zu hören ohne die Akteure auf der Bühne. Unsere Psyche ist zugleich Zuschauer und Zuhörer, auf die Musik, Tanz und Spiel einen großen Eindruck machen. Sie ist ganz erfasst von dem Treiben auf der Bühne und prägt es sich gut ein. Eingetaucht in die Welt der Emotionen färben diese ihr Erleben und Befinden in großem Ausmaß. Wendet sich der Blick der Psyche nun der zweiten Bühne zu, die eigentlich ihre Gefühle ausgelöst hat – der Außenwelt –, so hat sie zwar primär keinen Einfluss auf deren Dramaturgie, aber sie erlebt das Außenwelt-Drama durch ihre Gefühle verändert, ausgestattet mit der sicheren Bewertung ihrer Emotionen, mit ihrer Hilfe den einzelnen Personen und deren Verhalten die Bedeutung gebend, die ihr ihre Gefühle geben. Die Psyche entwirft einen Plan für ihr Verhalten im Improvisationstheater der Außenwelt. Die Idee zu diesem Plan kommt aus der Kiste, in der die Kostüme für bestimmte Rollen lagern. Einige Rollen drängen sich angesichts der emotionalen Bedeutung der Situation auf. Eine wird ausgewählt, diejenige, die bei allen bisherigen Theateraufführungen die größten Erfolge erzielte. Doch ohne Probe geht es nicht. Mental wird jetzt das geplante Rollenverhalten durchgespielt, alles wird in einem mentalen Szenario so erlebt, als ob es Wirklichkeit wäre. Und dazu wird natürlich wieder die Bühne der Gefühle zu Hilfe genommen. Die Vorstellung, so und so zu handeln, lässt den Körper tanzen, singen, musizieren und spielen. Körperzustände und -aktivitäten schaffen eine Emotion, die von der Psyche wahrgenommen, als somatischer Marker eine klare Botschaft zugunsten oder zuungunsten des geprobten Rollenverhaltens vermittelt. Entwickeln sich daraus angenehme Gefühle, entsteht eine Handlungsmotivation, sind es unangenehme Gefühle, wird dieses Verhalten vermieden. Wenn keine Vermeidung möglich ist, wird es halbherzig oder zaghaft ausgeführt, mit entsprechend wenig positiver Wirkung.

Die zentrale Bedeutung des Körpers im Hier und Jetzt impliziert auch, dass die wichtigsten Erfahrungen des Menschen von seiner Geburt an bis in die Gegenwart überwiegend als körperliche Erinnerung gespeichert sind. Das heißt, dass sowohl das implizite als auch das explizite episodische Gedächtnis in großem Ausmaß ein körperliches Gedächtnis ist. Wenn die entsprechenden Erfahrungen noch nicht sprachlich verankert sind, können diese Gedächtnisspuren nicht über den kognitiv-sprachlichen Top-down-Weg in Erinnerung gerufen werden. Sie müssen Bottom-up wachgerufen werden. Hierzu eignet sich der Therapieraum als dritte Bühne, auf der der Körper sich so vorfindet, bewegt und in Beziehung tritt, dass ein Wiedererkennen und Erinnern früherer Szenen und Beziehungsmuster möglich wird. Körpertherapeuten wissen, dass dieses Wiedererkennen mit einem oft intensiven schmerzlichen Gefühl beginnt, woraufhin die Situation der Kindheit erinnert wird, in der die betreffende schmerzliche Erfahrung gemacht wurde. An diesem Punkt angekommen, gehen Körpertherapeuten verschiedene Wege. Auf alle Fälle ist ihre leibhaftige, schützende oder unterstützende Präsenz in diesem Moment eine korrigierende emotionale Erfahrung, die ein erster Teilschritt des Heilungsprozesses ist. Die zeitliche Kontiguität des schmerzlichen Erinnerns mit der wohltuenden Begleitung sorgt dafür, dass die durch den Erinnerungsvorgang destabilisierte Gedächtnisspur nicht mehr so ausschließlich negativ im Gedächtnis abgelegt wird. Wenn an diese Stelle auch noch das (körperlich im Hier und Jetzt erlebte) Bewusstsein tritt, nicht selbst an dieser Vergangenheit schuld gewesen zu sein, sondern eigentlich das Recht auf eine Befriedigung kindlicher Bedürfnisse gehabt zu haben, kann diese schmerzliche Kindheitserinnerung nicht mehr ganz so deformierend auf das Selbstgefühl einwirken.

1.3.3 Die Verkörperung der Psyche

Bereits die Sprache verrät wie Physisches mit Psychischem vermischt ist:

- Ich begreife ...
- Ich unterstütze ...
- Ich nähere mich ...

Entwicklungspsychologisch ist verständlich, dass das Selbst des Neugeborenen zu einem großen Teil ein körperliches Selbst ist. Ohne das Körperliche gibt es kein Selbst. Noch viel mehr als unsere Gedanken sind unsere Gefühle körperlich. Und unsere Erinnerungen an frühere Erlebnisse sind szenisch-sinnlich-körperlich, nicht sprachlich-kognitiv. Unser Gehirn fügte alle Informationen zusammen und schafft so in der Insula eine innere und eine äußere Als-ob-Welt. Dadurch wird unser Selbst-Erleben, unsere Identität, unser Blick in die Zukunft bestimmt (Damasio 2003). Nur ein kleiner Teil dieser Informationen gelangt in unser Bewusstsein, nur so viel, wie wir benötigen, um eine Situation so zu bewerten, dass ein erfolgversprechendes Handeln resultiert.

Unser Gedächtnis ist also zu einem großen Teil ein körperliches Gedächtnis und unser Erleben wird zu einem großen Teil durch das bestimmt, was unser Körper wahrnimmt und tut. Körperwahrnehmungen und -erinnerungen sind deshalb eine unverzichtbare Quelle, wenn es darum geht, das zu verstehen, was einen Menschen in seinem Erleben und Verhalten ausmacht (vgl. Sulz 2005, 2007, 2010b). Unser Erinnern geht vom Körper aus: Was unser Körper wo, mit wem und wie erlebt hat, welche Emotion, welches Handeln und welche Gedanken die Erinnerung ausmachen. Diese Komponenten haben sich zu einem komplexen motivationalen Schema zusammengefügt, zum Beispiel: »Der Vater steht in der Küche, in der ich gerade einen wertvollen Krug fallen ließ, als riesig erscheinender Mann vor mir, löst Todesangst in mir aus. Ich denke: Nichts wie weg. Er packt mich, hebt mich hoch und lässt mich wieder fallen, ich halte meine Arme schützend über meinen Kopf und krümme mich zusammen, noch bevor der erste Schlag mich trifft.«

Ein erster Blick in die therapeutische Praxis kann dies veranschaulichen: Auch in der Erinnerung ist das Erleben zu einem großen Teil ein körperliches, und die Aufmerksamkeit auf den Körper zeigt, dass dieser das alte Erlebnis am eindrücklichsten wiedergibt. Wenn ein Erlebnis nicht mit so einer Wucht in die Erinnerung tritt, kann es sein, dass die bewusste Erinnerung zunächst sehr spärlich Informationen über das Geschehnis gibt. Das Beobachten des Therapeuten der während des Berichts des Patienten auftretenden Körpersignale als »somatische Marker« im Sinne von Damasio (2003) führt zu dem inneren Bild, das erinnert oder vergegenwärtigt wird. Wenn vom Patienten mit großer Disziplin vernunftgemäß über den Konflikt mit seiner Vorgesetzten berichtet wird: »Ich weiß ja, was ich kann, und sie wird gut auf mich eingehen.« Und wenn gleichzeitig das Gesicht und die Körperhaltung des Patienten verraten, dass viel Bekümmernis, Sorge und Angst da sind, kann der Therapeut entweder einfach die Aufmerksamkeit auf die Körperprozesse lenken, sie benennen oder sie vom Patienten schildern lassen, oder wenn er sich ziemlich sicher ist, deren psychische Korrelate (Gefühle) aussprechen: »Sie machen sich Sorgen.« Die Antwort des Patienten kann zum Beispiel sein: »Sie hat solche Situationen meist benutzt, um mich fertig zu machen.« Der Therapeut kann noch einen Schritt zurückgehen, das dahinterstehende Bedürfnis erfassen und empathisch rückmelden: »Sie hätten stattdessen jemanden gebraucht, der sieht, wie gut das schon ist, was Sie machen, und der weiß, wie viel Sie dafür investiert haben.« Kaum ist so eine Rückmeldung ausgesprochen, ist wieder ein mächtiger somatischer Marker im Gesicht des Gegenübers zu erkennen – ein Aufleuchten der Augen, eine Freude, so als ob es gerade geschehen wäre. Denn wieder hat die Insula eine Szene erschaffen, in der eine Person kommt und genau das gibt, was so sehr ersehnt und gebraucht wird. Diese Szene wird im Als-ob-Modus auch körperlich empfunden, emotional erlebt und der resultierende Zustand wird wiederum körperlich durch die somatischen Marker gezeigt.

1.3.4 Der Körper in der Psychotherapie

Die neurobiologische Forschung ist auf eine erstaunliche Weise exakt die wissenschaftliche Basis der Körpertherapie geworden. Ständig kommen neue Berichte, die durchgängig das therapeutische Vorgehen der Körpertherapie untermauern. Noch erstaunlicher als die zahlreichen Bestätigungen ist das Ausbleiben von Forschungsberichten, die Konzeption und Vorgehen der Körpertherapie infrage stellen, ihren Horizont als zu eng oder ihren Ansatz als zu peripher beschreiben würden.

Die Veränderung dysfunktionalen Denkens, wie es in der kognitiven Therapie praktiziert wird, kann nicht geschehen, ohne dass die assoziierten Gefühle verändert werden (Sulz & Lenz 2000; Sulz 2004). Und die psychotherapeutische Arbeit mit Gefühlen ist untrennbar mit Körperarbeit verbunden. Entscheidend für eine wirksame Therapie ist, dass ein profundes Verständnis der prägenden Erfahrungen der frühen Kindheit ab Geburt vorhanden ist, wie es von der Säuglingsforschung und der Bindungsforschung vermittelt wird. Es ist das Wissen um soziale Beziehungen und deren Verkörperung. Außerdem das Wissen um die Notwendigkeit positiver Beziehungserfahrung für die Reifung des kindlichen Gehirns, das die interpersonelle Wechselwirkung benötigt, um dispositionelle Reaktionsweisen entwickeln zu können.

Untersuchungen zur Gesichtswahrnehmung rücken die supervisorische Aufmerksamkeit auf das Gesicht des Therapeuten, der seine Übertragungs- und Gegenübertragungsreaktionen keineswegs für sich behalten kann und, da sie ihm in der Fülle nicht bewusst sind, nicht spürt, welche Wirkungen diese auf den Patienten haben. Hier reichen Reflexion oder Assoziation nicht, der Therapeut muss mit der Kamera/dem Smartphone aufgenommen werden, ergänzend dazu auch das Gesicht des Patienten. George Downing (2004) hat in einem Vortrag darauf hingewiesen, dass das Wechselspiel der Mimik und damit auch der Gefühle zwischen Patient und Therapeut oft nur durch die Slow-Motion-Technik entdeckt werden kann.

Hilfreich erscheint neben dem von Körpertherapeuten postulierten Körpergedächtnis vor allem das Konzept

- der vollständigen Repräsentation des Körpers in der Insula,
- der ganzheitlichen Simulation von künftigen Szenarien, die zu einer treffsicheren Antizipation der Körperantwort auf den inneren Film führen und so als somatische Marker zu der für den Menschen bestmöglichen Entscheidung führen,

- des körperlichen Spiegelns (Mitreagierens und Mitfühlens) als Mittel, um das Handeln des anderen Menschen zu verstehen und zu imitieren.

Im Dialog mit dem Patienten werden somit stetig Informationen auch über körperliche Prozesse, Haltungen, Impulse, Handlungstendenzen und Handlungen einbezogen. Die Aufmerksamkeit des Therapeuten sollte nie vom Körpergeschehen wegführen.

1.3.5 Embodiment

Tschacher und Storch (2012, S. 261) beschreiben die Bedeutung von Embodiment für das Verständnis der Psyche so:

> »Die Depression findet schließlich als letztes Glied einer angenommenen Kausalkette ihren Ausdruck in der Erscheinung einer auch nonverbal niedergeschlagen wirkenden Person mit charakteristischer Körperhaltung, Mimik, Gestik, Stimmlage und motorischer Verlangsamung. Diese angenommene Abfolge ist die typischerweise in der Psychologie und Psychiatrie reflektierte: Eine Reihe von Ursachen und Reizen wird psychisch verarbeitet, daraus entsteht ein Verhalten und/oder ein Emotionszustand, der sich verbal und nonverbal im Körper ausdrückt (etwa im Gangmuster: Michalak et al., 2009). Die körperliche Reaktion, der körperliche Gefühlsausdruck, das körperliche Verhalten werden als Resultate psychischer Prozesse angesehen. Unter Berücksichtigung von Embodiment stellt sich neu die Frage, ob diese Abfolge nicht auch umgekehrt werden kann. Und tatsächlich gibt es in der psychologischen Forschung eine große und wachsende Zahl von Befunden hierfür. Wegbereiterin solcher Embodimentforschung war die Sozialpsychologie, deren Experimente diese umgekehrte Abfolge belegen: vom Körper zur Psyche! Wenn (aus irgendwelchen Gründen) eine gewisse Körperhaltung, Mimik oder Gestik realisiert ist, kann sich eine entsprechende psychische Verarbeitung nachträglich einstellen (Niedenthal, Barsalou, Winkielman, Krauth-Gruber & Ric, 2005). Studien belegten die Wirkung von Embodiment also auf folgende Weise: Es wird eine Körperhaltung oder Muskelanspannung erzeugt, die üblicherweise an den Ausdruck von bestimmten Emotionen und Affekten gekoppelt ist. Im Experiment wird dieser Körperzustand aber unbemerkt oder unter einem Vorwand (einer Legende) hervorgerufen. Dann wird untersucht, ob sich dennoch

> diejenigen psychischen und emotionalen Veränderungen einstellen, die zum verdeckt erzeugten Körperzustand passen.«

Wir müssen heute davon ausgehen, dass ein Verständnis psychischer Prozesse ohne Einbeziehung des Körpers vor allem als vorgeschaltete Instanz oder zuerst ablaufenden Prozess nicht möglich ist. Die Wechselwirkungen sind so vielfältig und die Befunde so überzeugend, dass wir nicht mehr davon ausgehen können, die alte Teilung des Verhaltens in die vier Komponenten kognitiv-emotional-körperlich-handelnd vom bisherigen Verständnis eines Parallelprozesses, der auch mitläuft, aufrechtzuerhalten (vgl. Sulz 1986; Hauke 2013; Hauke & Dall'Orcchio 2015).

Fuchs (2012, S. 16) stellt dem »neurobiologischen Reduktionismus« den Embodimentansatz entgegen: Der Geist sitze nicht im Gehirn, er sei nicht lokasierbar, sondern verteile sich über Gehirn, Körper und Umwelt. Seine These ist deshalb: »Menschliche Subjektivität ist verkörperte Subjektivität« (ebd.). Er unterscheidet:

1. Interaktion von Gehirn und Körper (basales Selbst)
2. Interaktion von Gehirn, Körper und Umwelt (ökologisches Selbst)
3. Verkörperte Intersubjektivität (soziales Selbst)

Zu 1: Jedem Bewusstseinszustand liegt ein leibliches Selbsterleben zugrunde, das Lebendigkeit oder Lebensgefühl ausmacht (Damasio 2000; Panksepp 1998). Affekte sind auch keine mentalen Zustände, sondern entstehen aus der Interaktion von Gehirn und Körper.

Zu 2: Fuchs verweist auf den Gestaltkreis von Weizsäckers (1986), der besagt, dass Wahrnehmung davon abhängt, dass und wie man sich bewegt und dass Bewegungen wiederum von der Wahrnehmung abhängen.

> »Das Gehirn stellt mit seinen Netzwerken nur die ›offenen Schleifen‹ bereit, die aber erst durch den Körper und durch passende Situationen und Gegenstände der Umwelt zum jeweiligen Funktionskreis geschlossen werden, zu unserem bewussten Erleben und Handeln. Die systemische Einheit von Organismus und Umwelt zeigt sich auch in der subjektiven Erfahrung. Beim geschickten Werkzeuggebrauch, etwa beim Klavierspielen oder Autofahren schließen sich die Instrumente dem eigenen Leib an« (zit. n. Fuchs 2012, S. 19).

Zu 3: Von Geburt an ist das Köperschema des Säuglings intersubjektiv. Wahrnehmung und Bewegung sind eins. Er bildet seine Selbstrepräsentanz, indem er sich im anderen wahrnimmt – durch Imitations- und Resonanzprozesse. Es gibt kein Selbst ohne andere. Es gibt nur ein Selbst mit anderen: das soziale Selbst. Das Spiegelneuronensystem kann dadurch genutzt werden, dass es in einen »gemeinsamen Interaktions- und Bedeutungsraum« (ebd.) eingebettet ist. Die ständigen Mutter-Kind-Dyaden führen zu »implizitem Beziehungswissen« (Stern 1992) als »wissen, wie man miteinander umgeht« (Fuchs 2012, S. 19). Im Lauf des weiteren Lebens wird das Gehirn zu einem »sozial und kulturell konstituierten Organ« – als Beziehungsorgan (ebd., S. 20). Eine Störung des Embodiments kann zu einer Schizophrenie als Disembodiment führen.

2 Theorien des psychischen Systems[4]

Da jeder Mensch seine ganz persönliche Lerngeschichte hat, entwickelt er auch eine einmalige Persönlichkeit, eine unverwechselbare Art, mit seinen Gefühlen umzugehen, zu denken und zu handeln. Also muss sich der Therapeut damit beschäftigen, wie sein Patient zu dem Menschen geworden ist, als der er heute vor ihm steht. Ohne diese Kenntnis kann er nicht verstehen, warum genau dieser Mensch zu genau diesem Zeitpunkt genau diese Symptomatik entwickelte.

Mit der kognitiven Wende in der Verhaltenstherapie (Beck 1979) wurde deutlich, wie sehr implizite (automatische) und explizite (bewusste) Gedanken Lernerfahrungen beeinflussen. Zugleich begann die Diskussion, ob es eine ganz andere Art der Erfahrung gibt, die nicht über Konditionierungsprozesse abläuft. Liotti und Reda (1981, S. 235) betonen, dass Psychoanalyse und Verhaltenstherapie epistemologisch auf dem gleichen Prinzip gründen: dem Gedächtnisprinzip der Assoziation (ähnliches wird im Gedächtnis verknüpft und abgerufen: das implizite System). Der kognitive Ansatz ist dagegen probabilistisch und teleologisch, er nimmt als Grundmechanismus der Entstehung menschlichen Verhaltens die Bildung von Hypothesen, Erwartungen und Einstellungen an. Neuere Theorien berufen sich auf aktuelle Erkenntnisse der Neurobiologie und umfangreiche psychologische Forschung.

4 In dieses Kapitel ging in Auszügen das Kapitel über duale Theorien psychischer Systeme ein (Sulz 2017b, S. 51ff.).

2.1 Die sozial-kognitive Lerntheorie zur Selbstwirksamkeit nach Bandura

Bandura (1977) hat zum einen durch seine umfangreiche Forschung dazu beigetragen, dass die frühe Verhaltenstheorie und -therapie nicht nur bei klassischem und operantem Konditionieren geblieben ist, sondern das Lernen am Modell als einen mächtigen Prozess der Aneignung von kognitiven und Verhaltenstendenzen hinzugefügt hat. Das wahrgenommene Verhalten der Modelle wird als Schema im Gedächtnis gespeichert, um es in der betreffenden Situation für sich selbst verfügbar zu haben. Das durch das Modell Gelernte kann manchmal erst mit einer Verzögerung von Jahren zur Anwendung kommen.

Zum anderen hat er mit seiner sozial-kognitiven Lerntheorie den Blick erweitert: vom Individuum, das Umweltreizen ausgesetzt ist und auf diese reagiert, zur Person-Umwelt-Einheit, bei der eine gegenseitige Beeinflussung stattfindet – die Umwelt reagiert auch auf das Individuum. Ob ein über Modelllernen angeeignetes Verhalten ausgeübt wird, hängt von den Erwartungen ab:

1. Ergebnis- oder Konsequenzerwartungen geben Auskunft über das, was bei diesem Verhalten herauskommen wird, wie die Umwelt darauf reagieren wird.
2. Kompetenzerwartung signalisiert, ob man glaubt, über die notwendigen Fähigkeiten zu verfügen, die für das konkrete Verhalten benötigt werden.
3. Selbstwirksamkeitserwartung (perceived self-efficacy) schätzt ein, wie wirksam oder effektiv man selbst sein wird, wenn man dieses Verhalten ausübt. Das kann sich auf eine konkrete Situation beziehen, kann aber auch eine globale situationsübergreifende Erwartungshaltung sein, durch die man sich charakterisiert. Sie kann nur durch die Wechselwirkung mit der Umwelt entstehen.

2.2 Die Kognitive Theorie nach Beck

Beck (1979) hat in Abgrenzung von der Psychoanalyse prinzipiell bewusstseinsfähige Kognitionen als in der Therapiesitzung sehr gut zugängliches und veränderbares Material aufgegriffen. Psychogenetisch fängt es mit impliziten Grundannahmen über das Funktionieren der sozialen Welt an, die Kinder im Vorschulalter durch ihre Erfahrungen mit Eltern und der Erwachsenenwelt aufbauen. Diese Grundannahmen bestehen aus einem *Selbstbild*, zum Beispiel: »Ich brauche die Zuneigung meiner Eltern«, und einem *Weltbild*, zum Beispiel: »Eltern mögen mich nur, wenn ich tue, was ihnen gefällt«, sowie den Wechselwirkungen zwischen Selbst und Welt, zum Beispiel: »Wenn ich Nein sage, ist Mutter beleidigt« oder »Wenn ich Ärger zeige, wird Vater sehr wütend«.

Damit sie hilfreich sein können, müssen sie in Situationen, in denen eine Gefahr negativer Reaktionen der Eltern besteht, aktiv auf das eigene Verhalten einwirken. Dies gelingt mit *kognitiven Schemata*, die einen Zusammenhang mit konkreten Situationen herstellen und in diesen aktiviert werden. Sie zeigen sich in *automatischen Gedanken*, induzieren negative Gefühle und verhindern so, dass zum Beispiel der Wunsch geäußert wird, vom Essenstisch aufzustehen und mit den Freunden draußen zu spielen. Diese Grundannahmen sind (dem dichotomen Denken des frühen Kindesalters entsprechend) häufig übergeneralisiert, wodurch sie oft falsche Vorhersagen machen, also zu oft warnen. Aus dysfunktionalen Schemata werden dysfunktionale automatische Gedanken, was schließlich zu einer typisch depressiven negativen Sicht des Selbst, der Welt und der Zukunft führen kann.

2.3 Das Konstrukt der autonomen Psyche

Menschen haben zwei sehr verschiedene psychische Systeme zur Verfügung: das emotionale System (limbisches System) und das kognitive/rationale System (PFC). Das emotionale System ist autonom in dem Sinne, dass es dem rationalen System nicht unterstellt ist, welches willkürlich ist, also bewussten Entscheidungen folgt (Sulz 1994, 2017b).

> »Wir können, wenn wir ehrlich zu uns selbst sind, behaupten, dass die wesentlichen Weichenstellungen unserer Lebensgestaltung nicht das Ergebnis bewusster rationaler Entscheidungen waren, sondern dass unsere *›autonome‹ Psyche* ohne unser bewusstes Zutun für uns entschieden hat, so wie unser Körper im Wesentlichen autonom, das heißt ohne von uns willkürlich gesteuert zu werden, für sich sorgt. Betrachtet man die somatische Homöostase des Menschen, so wird sie durch das autonome Nervensystem und autonome biochemische Prozesse aufrechterhalten. Im

> Dienste dieser autonomen Regulation wird schließlich das willkürliche Nervensystem aktiviert, die Großhirnrinde übernimmt den Auftrag, zum Beispiel Hunger oder Durst zu stillen. Der Mensch wird schließlich motorisch aktiv. Er bewegt sich in der physikalischen Außenwelt. Sein Verhalten hat instrumentelle Funktion: Es dient als Instrument der Nahrungs- oder Flüssigkeitsbeschaffung. D. h., was unsere körperlichen Belange betrifft, ist unser willkürliches motorisches Verhaltenssystem lediglich Erfüllungshilfe unseres autonomen Systems. Warum sollte es ausgerechnet bei der psychischen Homöostase anders sein? Versuchen wir unser gewohntes Denken beiseite zu lassen und die ›psycho-somatische‹ Analogie nachzuvollziehen: Die autonome Psyche reguliert sich homöostatisch. In unser Bewusstsein gelangt nur dann etwas, wenn wir den ›Auftrag‹ erhalten, das psychische Fließgleichgewicht unter Zuhilfenahme der physikalischen und sozialen Außenwelt wiederherzustellen. Wenn dies nicht erforderlich ist, sorgt die autonome Psyche ohne unsere bewusste Wahrnehmung für sich durch Selbstregulation. Die bewusste Psyche ist im Größenverhältnis zur autonomen Psyche lediglich die Spitze des Eisberges und ihr Funktionsniveau ist relativ gesehen ähnlich primitiv wie die eines 2-jährigen Kindes im Vergleich zum Erwachsenen« (Sulz 1994, S. 20).

Versuchen wir dies auf ein Beispiel zu übertragen. Eine junge Frau hatte einen gewalttätigen Vater. Als Erwachsene hat sie inzwischen drei Partnerschaften mit Männern gehabt, die sie handgreiflich aggressiv angriffen. Wie kommt es, dass die anfangs sehr aufmerksamen und liebevollen Männer sich als Aggressoren entpuppten und sie das nicht frühzeitig merkte? Weshalb und wozu fand diese unbewusste Partnerwahl statt? Die autonome Psyche der jungen Frau »weiß« genau, was sie will und »braucht«, nämlich einen Mann, der Merkmale unkontrollierter Aggressivität aufweist – sicher noch andere wichtige Merkmale, aber unter denen leidet sie nicht, sie kann also nicht so deutlich von ihnen berichten. Die autonome Psyche erkennt den geeigneten Mann. Sowenig wie zum Beispiel Eltern ihre Kinder mehr als unbedingt nötig aufklären, sowenig gibt die autonome Psyche verzichtbare Information an die bewusste »Willkür«-Psyche weiter. Sie gibt nur Folgendes weiter: Verheißung von Wunscherfüllung und Realisierung von Glücksfantasien mit dem und durch den auserwählten Mann. So viel, dass Sich-verliebt-Fühlen und Verliebt-Reagieren ausreichen, um den Mann für sich zu gewinnen.

Wozu der Mann wirklich benötigt wird, weiß die junge Frau jetzt besser nicht. Denn sie würde sonst ebenso wenig bereitwillig funktionieren, wie das aufgeklärte Kind. Der psychisch gesunde Mensch kann sich auf seine autonome Psyche verlassen. Sie wird ohne sein bewusstes Tun die psychische Homöostase besorgen, wird ihn zuverlässig informieren und auch steuern. Umgekehrt wird er sich mit seiner bewussten Psyche so verhalten, dass das Fließgleichgewicht nicht gestört wird.

Inwiefern ersetzen beim Menschen Gedanken nonverbale Lernprozesse? Die Antwort liegt in der Beantwortung der Frage: Denkt unsere autonome Psyche? Wenn sie denkt, wie ist die Logik ihrer Denkprozesse, ihre Intelligenz? Hat die autonome Psyche eine Sprache? Wenn ja, wie ist die Struktur ihrer Sprache? Nur wenn völlige Übereinstimmung von Logik und Sprache vorhanden sind, können wir unsere Denkart auf die autonome Psyche übertragen. Nur dann können wir unsere bewussten Kognitionen probatorisch als primär verhaltenssteuernd setzen. Da unsere Erkenntnisse nicht so weit reichen, können wir diese Annahme nicht aufrechterhalten. Es bleibt die Alltagserfahrung, dass Gedanken mindestens sekundär unser Leben und Verhalten sehr stark beeinflussen, ja dass eine ständige gegenseitige Beeinflussung von Denken und Fühlen besteht, sodass Gedanken, Gefühle und Handeln als Bestandteil einer komplexen Gesamtreaktion betrachtet werden müssen (multimodales Verhalten nach Lazarus 1978), bei der noch die körperlichen Vorgänge miteinbezogen werden müssen.

Um einen typischen automatischen dysfunktionalen Gedanken nach Beck (1979) in seiner Herkunft verstehen zu können, werden Informationen über die Bedürfnislage eines Menschen benötigt. Der Gedanke »Sie wird mich ja doch wieder ablehnen« ist einerseits eine Wahrscheinlichkeitsaussage aufgrund bisheriger Erfahrungen. Andererseits gibt er Auskunft über das motivationale Anliegen: Er birgt die Hoffnung auf Erfüllung des Bedürfnisses, angenommen, aufgenommen und akzeptiert zu werden, außerdem birgt er die Furcht, dass dieses Bedürfnis frustriert wird.

Derzeit dominieren in der Theoriebildung Zwei-System-Theorien beziehungsweise duale Theorien beim Versuch, die menschliche Psyche zu verstehen. Es ist von großer Wichtigkeit, diese Zweiteilung der menschlichen Psyche zu verstehen, um in der konkreten Begegnung mit einem Patienten erkennen zu können, wie der Widerstreit dieser beiden Selbstanteile zur Symptombildung führte und was therapeutisch getan werden kann, um das Symptom verzichtbar zu machen (Sulz 2017b).

2.4 Die Pesso-Boyden-System-Psychomotor-Theorie (PBSP) nach Pesso und Pesso-Boyden

Albert Pesso und seine Frau Diane Pesso-Boyden entwickelten von der profunden Körperkenntnis der Tänzer herkommend eine Emotionspsychologie (Pesso 1969), die sehr große Übereinstimmungen mit heutigen Emotionstheorien und dem heutigen Erkenntnisstand der Neurobiologie hat und die durch diese geradezu bestätigt wurde. Ihre Ausführungen sind für die Psychotherapie äußerst bedeutsame Ergänzungen zu den Aussagen der bisherigen Theorien. Vom Körper und dessen Bewegungen ausgehend unterscheiden sie:

- reflexhafte Bewegungen
- emotionale Bewegungen
- willkürliche Bewegungen

Da es sich um eine Emotionstheorie handelt, ist Bewegung auch symbolisch zu verstehen. Die Ausgangspunkte bilden somit die drei Hirnbereiche Hirnstamm, limbisches System und PFC.

Vernachlässigen wir vorübergehend die angeborene Reflexhaftigkeit des Hirnstamms, so gelangen wir zu einer dualen Theorie der menschlichen Psyche und können Pesso und Pesso-Boyden zu der Liste dieser Theorien hinzufügen mit den beiden Systemen: direkt emotional und willkürlich. Letzteres steht unter der Kontrolle des »Piloten« als übergeordneter Steuerungszentrale, die bewusste Entscheidungen trifft und dafür sorgt, dass diese umgesetzt werden.

Eine Emotion kommt sowohl körperlich als auch psychisch zum Ausdruck. Das Gefühl wird wahrgenommen und endet in Befriedigung, wenn das von der Emotion ausgelöste Bedürfnis befriedigt wurde, oder in Frustration, wenn es unbefriedigt blieb. Jede Emotion rührt von einem Bedürfnis her und die Psyche erwartet oder »unbewusst ersehnt« (Pesso & Pesso-Boyden 1994, S. 12) eine für das Bedürfnis und die Emotion spezifische Antwort der Bezugsperson. Was die richtige, befriedigende Antwort auf einen bestimmten Ausdruck ist, ist in einer angeborenen Matrix des Menschen angelegt. Er bringt die Passung von Emotionsausdruck und Antwort mit auf die Welt. Die Psyche weiß vorher, was sie braucht, und erwartet, was sie braucht. Den Vorgang der Bedürfnisbefriedigung nennen Pesso und Pesso-Boyden Akkommodation, der aber nichts mit Piagets Begriff zu tun hat. Wenn Kinder ideale Eltern hätten, so würden diese perfekt akkommodieren. Die völlige Akkommodation setzt aber die richtige Zeit (Altersstufe des Kindes) und die richtige Beziehung (Mutter bzw. Vater) voraus. Befriedigung in einem späteren Alter beziehungsweise durch andere Personen (Großmutter, Freund) bringen die angeborene Erwartung und ihre Akkommodation nicht zur völligen Passung, auch wenn sie ziemlich oder sehr befriedigend sind. Wie stark die Psyche auf eine perfekte Passung reagiert, ist beeindruckend. Körper und Psyche verändern sich innerhalb einer Sekunde vollkommen. Wer gerade noch extrem angespannt und wachsam war – mit einem entsprechend angespannten Körper –, lässt diese Anspannung los und ist erleichtert bei der ersehnten Wunscherfüllung angekommen. Die angeborenen Tendenzen oder Strebungen des Menschen sind:

a) Freude am Leben
b) Befriedigung von Grundbedürfnissen
c) Sinn des Lebens
d) Verbundenheit mit Menschen

Statt Freude wird im realen Leben Schmerz erfahren, statt Befriedigung Frustration, statt Sinn Verzweiflung und statt Verbundenheit Entfremdung.

Um ein Leben, das diesen basalen angeborenen Lebenstendenzen (der »genetischen Natur« [Pesso & Pesso-Boyden 1994, S. 39]) des Menschen gerecht wird, führen zu können, sind folgende Aspekte erforderlich:

1. Erfüllung der Grundbedürfnisse nach Platz, Nahrung, Unterstützung, Schutz, Grenzen.
2. Integration der Polaritäten, die sonst auseinanderdriften.
3. Entwicklung von Bewusstsein, um den Sinn des Lebens zu erkennen.
4. Entwicklung des »Piloten«, um bewusst und verantwortlich zu handeln.
5. Verwirklichung unserer Einzigartigkeit und Entwicklungsmöglichkeiten.

Dies ist dem Wachstumskonzept von Rogers (1961, 1989) sehr ähnlich. Ein Mensch versucht, egal in welche Welt er hineingeboren wird, seine genetische Natur durch obige Prozesse zur Verwirklichung zu bringen. Dazu sucht er intuitiv Situationen und Interaktionen auf, die diese Verwirklichung erwarten lassen, indem sie Bedürfnisse befriedigen, Hilfe bei der Integration der Polaritäten (genetisch: Spermium vs. Ei, neurologisch: linke vs. rechte Gehirnhälfte bzw. limbisches System vs. PFC, sensorisch-motorisch: Wahrnehmen vs. Bewegen, Verhalten: Abgeben vs. Empfangen, symbolisch: männlich vs. weiblich) anbieten, die Entwicklung des Bewusstseins unterstützen, die Entwicklung des »Piloten« fördern und die Einzigartigkeit des Menschen würdigen und fördern (Pesso & Pesso-Boyden 1994, S. 84; Fischer-Bartelmann 2000, S. 83). Damit die Polaritäten integriert werden können, ist es notwendig, dass eine zweifache Integration durch die Eltern vorliegt: dass sie sich zum einen als Paar in ihren Gegensätzlichkeiten lieben und annehmen und zum anderen ihr Kind in seinen Polaritäten lieben und annehmen. Andernfalls muss das Kind sich im ersteren Fall auf eine Elternseite schlagen und im zweiten Fall eine Seite von sich selbst ablehnen (links- vs. rechtshemisphärisch, spontan emotional vs. rational willentlich, sensorisch vs. motorisch, Geben vs. Nehmen, Austeilen vs. Empfangen). Fehlt die liebende und liebevolle elterliche Begleitung beim Versuch der Integration der Polaritäten, kommt es zu Angst oder Scham und die Entfaltung zum Beispiel der eigenen Männlichkeit oder Weiblichkeit wird blockiert. Durch den frühen Verlust eines Elternteils, zum Beispiel des Vaters, entsteht eine Lücke, die das Kind zu füllen versucht, indem es zum Beispiel zum »magischen omnipotenten inneren Vater« wird (Pesso & Pesso-Boyden 1994, S. 108; Fischer-Bartelmann 2000, S. 107) – dieses »als ob es real« Vater wäre.

Wenn bereits der erste Schritt des Prozesses nicht möglich ist, weil Grundbedürfnisse nicht befriedigt werden, bleibt die Entwicklung stecken. Es entsteht eine Suchhaltung, die nur darauf ausgerichtet ist, diese Grundbedürfnisse doch noch zu befriedigen. Der Blick auf die Menschen der Gegenwart erfolgt automatisch durch die implizite Prüfung, ob diese Person frustrieren wird, wie es in der Kindheit erlebt wurde. Oder ob sie endlich die unbefriedigten Bedürfnisse erfüllen wird. Geeignet erscheinende Personen und Situationen werden unbewusst und intuitiv aufgesucht (Erzieher, Geistliche, Vorgesetzte, Partner, Freunde), obwohl es nicht deren Aufgabe sein sollte, das im Nachhinein zu geben, was in der Kindheit so schmerzlich vermisst wurde. Das kann dazu führen, dass diese Beziehungen aufgrund dieser Bedürftigkeit einen unguten Verlauf nehmen. Und wir wissen, seit Freud den Wiederholungszwang beschrieben hat, dass oftmals genau diejenigen Personen gewählt werden, die genauso frustrierend sind, wie es die eigenen Eltern waren (die Suchformel lautet: Such dir Menschen, die dich anfänglich genauso unglücklich machen werden wie deine Eltern und hoffe, dass sie bald dazu übergehen, dich glücklich zu machen, so wie du es von deinen Eltern gebraucht hättest).

Manche suchen die Erfüllung ihrer frustrierenden Kindheitserfahrungen in Kunst, Kultur, Wissenschaft etc. Pesso und Pesso-Boyden (1994) betonen die Gesetzmäßigkeiten einer dreiphasigen Entwicklung:

- Phase 1: Eltern müssen die Grundbedürfnisse in der konkreten Interaktion befriedigen, zum Beispiel dem Kind einen realen physischen Raum einrichten.
- Phase 2: Eltern müssen die Grundbedürfnisse symbolisch befriedigen, das heißt einen festen Platz in ihrem Herzen einräumen.
- Phase 3: Erst dann ist es an der Reihe, sich selbst das zu geben, was es als Kind von den Eltern bekommen hat. »Erst wenn ich erleben durfte, wie Eltern mir Fürsorge gaben, kann ich es ihnen nachtun und mir selbst Fürsorge geben, so wie sie es taten.« Selbstfürsorge braucht eine Geschichte von Fürsorge in der Beziehung zu und durch die richtigen Bezugspersonen im richtigen Alter. Erst wenn dies geschehen ist, kann und soll zur Selbstfürsorge übergegangen werden. Der Mensch geht jetzt so gut mit sich selbst um, wie die Eltern mit ihm umgegangen sind.

Übereinstimmend mit der Säuglingsforschung wird davon ausgegangen, dass Selbst, Selbstwahrnehmung und Selbstbild sowie Körperbewusstsein und Körperbild durch das Spiegeln und das Feedback der Eltern sowie deren mit Worten benennen und in Sprache fassen ab Geburt stattfinden. So entsteht Bewusstsein.

Der »Pilot« als übergeordnete koordinierende und exekutive Instanz fasst alle äußeren und inneren Informationen zusammen und trifft selbstständig und selbstverantwortlich bewusste Entscheidungen. Damit sich ein fähiger »Pilot« beim Kind entwickeln kann, müssen die Eltern ihn eigene Entscheidungen ausprobieren lassen, ihm Selbstbestimmung und Freiraum einräumen. Das können nur wenige Eltern im erforderlichen Ausmaß.

Pesso und Pesso-Boyden (1994) unterscheiden vier Teilsysteme: Sensing, Feeling, Acting und Thinking. Den Prozessverlauf unterteilen sie so: Energie → Aktion → Interaktion → Bedeutung → Internalisierung. Ein innerer psychischer energetischer Zustand wie ein unbefriedigtes Bedürfnis mobilisiert den Körper zu einer Aktion und zur Suche der Möglichkeit, das Bedürfnis zu befriedigen. Sobald ein Objekt gefunden ist, kommt es zur Interaktion, die der Psyche die Bedeutung (der Bedürfnisbefriedigung) gibt und sie als Erinnerung abspeichert und integriert. Für nicht zu befriedigende Bedürfnisse wird schließlich keine Energie mehr aufgebracht und sie gehören nicht mehr zum Leben.

- *Energie* zeigt sich auf drei Ebenen: Physiologisch als *Empfindung*, im Verhalten als *prämotorische Spannung* und psychisch als *Emotion*. Um sie zu erfassen, muss deshalb die Wahrnehmung auf alle drei Ebenen gerichtet werden.
- *Aktion* ist eine Handlung oder *Bewegung*, deren »Form« und Gestalt durch die Energie des Bedürfnisses bestimmt wird, ebenso wie ihr *Ausdruck*.
- *Interaktion* als *Ziel*, auf das die Aktion ausgerichtet ist, findet durch die Antwort der anderen Person statt. Das unbefriedigte Bedürfnis, das durch die Aktion zum Ausdruck gebracht wird und in der Aktion eine spezifische Form hat, wird von der anderen Person befriedigt, sodass ihr *befriedigendes Verhalten* zur *Passform* wird – exakt zur Form passend. Dieser Vorgang wurde »erwartet«, »antizpiert« (Pesso & Pesso-Boyden 1994, S. 144; Fischer-Bartelmann 2000, S. 143).
- *Bedeutung* erlangt diese Interaktionserfahrung an der Grenze und Berührungsfläche zwischen Selbst und Bezugsperson durch die bewusste Wahrnehmung, Vergegenwärtigung und Reflexion, sodass eine Übersetzung in *bewusste, verbal-symbolische und deskriptive* Begriffe erfolgt.
- *Internalisierung* befriedigender Interaktionen und Beziehungen geschieht einerseits durch die Körpererfahrung und das Körpergedächtnis, andererseits *durch die symbolische Qualität der Bedeutung*, die angereichert ist mit *Worten, Bildern und szenischem Erleben, in denen das Selbst* im richtigen Alter durch die richtigen Bezugspersonen die passgenaue Befriedigung erfahren hat. Durch die Internalisierung werden die Erwartungen an künftige Begegnungen, Interaktionen und Beziehungen festgelegt.

Die aus der PBSP-Theorie abgeleitete PBSP-Therapie beziehungsweise Pesso-Therapie wird bei Pesso und Perquin (2008) und Schrenker (2008) beschrieben (vgl. auch Sulz, Schrenker & Schricker 2005). Der Bindungstheorie und dem Mentalisierungsansatz ist Kapitel 3.4 »Fonagys Theorie der Mentalisierung« gewidmet.

3 Entwicklungstheorien

3.1 Entwicklung der Emotionen und der Emotionsregulation

Holodynski (2006, S. 83) nennt vier Aspekte der emotionalen Entwicklung in der Kindheit:

a) Es entstehen neue Emotionen, die Zahl der Emotionen nimmt zu.
b) Die Häufigkeit und die Intensität von Emotionen nimmt ab.
c) Es kommt zur »Desomatisierung«, indem Ausdruck und Körperreaktionen schwächer werden und eventuell nicht mehr sichtbar sind, während sie mental als bewusste Gefühle repräsentiert sind.
d) Es entsteht die Fähigkeit Emotionen in ihrer Intensität, Dauer und auch in ihrer Qualität zu regulieren – teilweise durch reflexive und durch volitionale Emotionsregulation.

Sroufe (1996) geht davon aus, dass bei der Geburt noch keine eigentlichen Emotionen vorhanden sind, sondern nur Vorläufer (precursor emotions). Im ersten und zweiten Lebensjahr ist die Emotionsregulation noch interpersonal, das heißt, dass die Bezugsperson, in der Regel die Mutter, die beim Baby auftretende Emotion reguliert, also das tut, was die kindliche Emotion verlangt, sodass das Kind sich beruhigen kann. Sie ist so sensibel, dass sie prompt kontingent in Sekundenschnelle reagiert und zugleich mimisch dem Kind die Emotion spiegelt. Dieses Wechselspiel ist biologisch und genetisch vorgegeben. Die kindliche Emotion hat in diesem Alter noch die Funktion, die Mutter dazu zu bewegen, das Kind emotional zu versorgen (Papousek & Papousek 1987; Gergely & Watson 1999). Dies wird in der von Fonagy et al. (2008) formulierten teleologischen Entwicklungsstufe sehr deutlich.

Obwohl mit zwei Jahren der Spracherwerb beginnt, kann das Kind seine Sprache noch lange nicht nutzen, um seine Emotionen zu steuern. Aber es wird aktiv, handelt selbst aus seiner Emotion heraus und reguliert diese über sein Handeln. Es wendet sich weniger mit seiner Emotion an die Mutter. Selbstregulierende Emotionen wie Scham, Stolz oder Schuldgefühl helfen ihm dabei. Allmählich lernt es, dass es vorteilhaft ist, andere Menschen zu berücksichtigen und nicht nur auf die sofortige Bedürfnisbefriedigung hin zu steuern.

Luria (1961) stellte fest, dass ein zweijähriges Kind das tun kann, was man ihm sagt. Es kann aber in diesem Alter noch nicht die Anweisung befolgen, etwas Bestimmtes nicht zu tun. Drei- bis vierjährige Kinder können sprachlichen Selbstinstruktionen folgen und daraufhin etwas tun, aber sie können Selbstinstruktionen noch nicht zu Hilfe nehmen, um eine Handlung zu unterlassen. Ihnen gelingt die kortikale Hemmung noch nicht. Das gelingt erst mit fünf bis sechs Jahren. Dies ist das Alter, das Piaget (1978) für seine Entwicklungsstufe des konkret-logischen Denkens festlegt, und es entspricht dem Entstehen von Mischels (1972, 2004) Wenn-dann-Verhaltenssignaturen, mit denen das Kind den Kontext festlegt, in dem es ein Verhalten zeigt, zum Beispiel: »Wenn die Ampel grün zeigt, gehe ich los« oder »Wenn die Ampel auf Rot steht, bleibe ich stehen.« Holodynski (2006) weist darauf hin, dass das auch für soziale Kontextbedingungen gilt. Das heißt, das Kind stimmt sein Verhalten mit anderen Menschen ab. Zudem hat das Kind in diesem Alter den Als-ob-Modus (vgl. Fonagy et al. 2008) für Als-ob-Spiele zur Verfügung, in denen Emotions- und Handlungsregulation praktiziert werden, sodass sie später für die reale Welt zugänglich sind.

3.1.1 Entwicklung der Bedürfnisse

Mit der Entwicklung des Kindes entwickelt sich auch seine Bedürfnisstruktur. Zu Beginn des Lebens ist das Bedürfnis da, willkommen auf der Welt, bei den Eltern und später symbolisch im Herzen der Eltern zu sein. Pesso (2008a, b) nennt das »Bedürfnis nach Platz«. Einmal auf der Welt steht das Bedürfnis nach Geborgenheit im Vordergrund, getragen von der Mutter, die Wärme ihres Körpers spürend. Das Kind, sobald es Laufen gelernt hat, braucht eine schützende Umgebung, eine mütterliche oder väterliche Bezugsperson, die Sicherheit gibt und zuverlässig da ist, wenn das Kind seinen neuen Lebensraum erkundet. Es folgt das Bedürfnis, etwas zu können, etwas selbst zu machen und sich dadurch fähig zu fühlen. Schließlich nimmt das Kind die elterlichen Bezugspersonen als eigenständige Menschen wahr, mit denen es in Beziehung steht, und es braucht ihre Zustimmung und Liebe. Als ein mit immer mehr Qualitäten und Fähigkeiten ausgestattetes Wesen braucht es dann die Beachtung und Aufmerksamkeit der Eltern. Hat das Kind eigenes Denken, eigene Interessen und Vorlieben entwickelt, die sich von denen der Eltern unterscheiden, so braucht es deren Verständnis und Empathie. Für das, was das Kind nun kann, braucht es die Wertschätzung, die Bewunderung und das Lob der Eltern und Bezugspersonen. Mit dem eigenen Willen geht auch das Bedürfnis nach Selbstbestimmung und Freiraum für die eigene Entfaltung einher. Bald wird aber auch das Grenzen-Setzen erforderlich, da ältere Kinder erproben müssen, wo ihre Grenzen sind. Das dürfen Eltern nicht scheuen. Trotzdem braucht das Kind auch ihre Förderung bei dem, was es gerade lernt und sich aneignet, und da, wo es sich etwas noch nicht zutraut, ist es wichtig, es zu fordern. Das Bedürfnis nach einem Vorbild, jemand zum Idealisieren entsteht bei diesem Werdegang. Die Eltern müssen die Intimsphäre des Kindes einhalten. Zugleich müssen sie mit dem richtigen Feingefühl und altersgemäß das Bedürfnis nach Zärtlichkeit befriedigen und dürfen die erotischen Bedürfnisse des Kindes nicht mit der Erwachsenenerotik verwechseln. Die Tochter braucht die väterliche Spiegelung ihrer Entwicklung zur Frau vom Vater ebenso wie der Sohn von der Mutter.

3.1.2 Entwicklung der Ängste

Auch die Entwicklungsbedingtheit der zentralen Ängste beziehungsweise Grundängste wird im Kapitel 4.1.2.4 »Zentrale Angst« behandelt, weshalb sie hier nur kurz hinsichtlich der Entwicklung geschildert werden sollen.

Menschen fürchten am meisten wieder das zu verlieren, was ihr höchstes Gut ist, und das ist oft das, was sie erst kürzlich erworben haben. Nach der Geburt ist ihre Existenz ihre Errungenschaft. Das Gegenteil ist nicht der Tod, sondern die Vernichtung. Die früheste Grundangst ist deshalb die Vernichtungsangst. Wenn das Kind gehen kann, bekommt es ein Gespür dafür, dass weggehen und sich von der Bezugsperson trennen möglich ist, ebenso, dass sich die Bezugsperson von ihm trennen kann. In der Zeit des Aufbaus der Bindung (8. bis 18. Monat) ist deshalb die Trennungsangst beziehungsweise die Angst vor dem Alleinsein die dominierende Grundangst. Zwischen drei und vier Jahren erwirbt das Kind die Fähigkeit, seine Impulse zu hemmen und zu kontrollieren, und auch die Kompetenz, das Verhalten der Bezugspersonen zu steuern, sodass sie gern tun, was das Kind möchte und braucht. Deshalb ist die Angst vor Kontrollverlust die zentrale Angst dieses Alters. Es kann die Angst sein, die Kontrolle über sich zu verlieren oder die Angst, die Kontrolle über die Situation oder über das Verhalten des anderen zu verlieren. Wenn der Schritt vom egozentrischen, auf Bedürfnisbefriedigung achtenden Wesen hin zum sozialen Wesen getan ist, indem die zwischenmenschliche Beziehung vor den egozentrischen Bedürfnissen rangiert, wird die Angst vor Liebesverlust und vor Ablehnung zur Grundangst. Wenn das Kind sich später wieder aus der nahen Zweisamkeit gelöst hat und mithilfe einer eigenen stabilen Realitätstheorie die soziale Welt gedanklich, aber auch durch Umgangsregeln ordnet, wird die Angst vor Chaos (Verlust dieser Ordnung) und damit auch vor Gegenaggression eines anderen wichtig. Parallel dazu entwickelt sich die Angst vor Hingabe, die das vorübergehende Aufgeben von Ordnung und Regelung bedeuten würde.

3.1.3 Entwicklung des kausalen Denkens

Das logische Denken in konkreten Situationen, also noch nicht in abstrakten Zusammenhängen, ist vielleicht die wichtigste Errungenschaft in den ersten Lebensjahren. Für Verhaltenstherapeuten ist wichtig, dass logisches Denken als Fähigkeit nicht erlernt wurde, sondern sich entwickelt hat. Kognitive Verhaltenstherapeuten sind auf das logische Denken als Fähigkeit angewiesen, um ihre Patienten auf eine ökonomische Weise behandeln zu können. Denn therapeutische Tätigkeit besteht nicht mehr im Konditionieren, sondern im Einsatz kausalen Denkens, um die negativen Folgen bisherigen Verhaltens und die positiven Folgen neuen Verhaltens realistisch einschätzen zu können. Und darin, die Patienten zur Entscheidung für ein neues Verhalten zu motivieren, auf die natürlich das neue Verhalten folgen muss. Im engeren Sinne sind sie mehr kognitive Therapeuten als Verhaltenstherapeuten. Das anschließende Lernen am Erfolg beruht zu einem Teil auf kontingenter Verstärkung, zum anderen Teil auf der Bestätigung, dass die erwarteten Folgen des Verhaltens (im Sinne von Grawes Konsistenztheorie und Piagets Assimilationskonzept) richtig sind. Die Bedeutung dieser Entwicklungen, die allesamt auf der relativ späten Entwicklung des

PFC (und sicher auch des Sprechenlernens) beruhen, lässt sich an den umfangreichen Studien von Mischel (2015) festmachen.

Mischels Experimentenreihe erzeugte bei Kindergartenkindern einen heftigen inneren Konflikt, da sie wählen mussten zwischen einer sehr verlockenden Süßigkeit (Marshmallows), die die Kinder unbedingt sofort haben wollten, und der doppelten Menge, die sie nur dann bekamen, wenn sie einige Minuten warten konnten. Mischel und seine Mitarbeiterinnen und Mitarbeiter waren verblüfft, wie groß die Vorhersagekraft der Fähigkeit zu warten auf die soziale und schulisch-berufliche Entwicklung im Erwachsenenalter war:

> »Vorschulkinder, die beim *Marshmallow Test* länger auf die Belohnung warteten, wurden Jahre später als Jugendliche folgendermaßen beurteilt: Sie zeigten mehr *Selbstkontrolle* in frustrierenden Situationen, sie waren nicht so anfällig für Verlockungen, sie ließen sich weniger leicht ablenken, wenn sie sich zu konzentrieren versuchten; sie waren intelligenter, selbstbewusster und zuversichtlicher, und sie vertrauten ihrem Urteilsvermögen. Unter Stress gerieten sie nicht so schnell in Panik wie diejenigen, die Belohnungen nicht zu lange aufschieben konnten, und sie verloren auch nicht so schnell die Fassung, waren nicht so leicht aus dem Konzept zu bringen und verfielen nicht so oft in unreife Verhaltensmuster. Ebenso konnten sie besser voraus denken und planen, und bei hinreichender Motivation waren sie zielstrebiger. Außerdem waren sie achtsamer, in höherem Maße zu rational-logischem Denken fähig und vernünftigen Argumenten aufgeschlossen, und ließen sich durch leichte Rückschläge nicht aus der Ruhe bringen« (Mischel 2015, S. 38, Hervorh. i. O.).

Hinzu kommen noch zahlreiche analoge Befunde. Dass die frühe Steuerungsfähigkeit im Kindergartenalter anhaltende Wirkungen auf das Erwachsenenleben hat, mag man kaum glauben, zum Beispiel dass es zwischen 25 und 30 Jahren besser gelingt,

- langfristige Ziele zu verfolgen,
- Drogen zu vermeiden,
- ein höheres Bildungsniveau zu erreichen,
- einen geringeren Body-Mass-Index zu haben,
- belastbarer und anpassungsfähiger bei der Bewältigung interpersoneller Probleme zu sein und
- nahe Beziehungen aufrecht zu erhalten.

Auch die Gehirne unterscheiden sich noch im Erwachsenenalter: Frühere Steuerungsfähigkeit (Belohnungsaufschiebung) geht einher mit

- einer größeren Aktivität der Areale des PFC, in denen Problemlösen, kreatives Denken und Impulssteuerung erfolgen → bessere mentale Impulsbremse
- einer geringeren Aktivität des ventralen Striatums bei der Exposition durch verlockende Stimuli (Lustsuche, Suchtverhalten) → weniger Antrieb bei verlockenden Anreizen

Wenn die Süßigkeiten sichtbar auf dem Tisch lagen, schafften es die Kinder durchschnittlich weniger als eine Minute, der Versuchung standzuhalten. Waren sie unter einem Tablett versteckt, schafften sie es zehnmal so lange.

Wer sich traurig fühlt oder »schlecht drauf« ist, gibt der Lust auf Süßes schneller nach. Depressive Menschen und solche mit chronischen negativen Gefühlen wählen häufiger sofort verfügbare, geringwertigere Süßigkeiten als attraktivere, aber erst später erreichbare.

> »Im Alter von drei Jahren konnten die meisten Kinder die Frage nicht verstehen und wussten nicht, was sie sagen sollten. Vierjährige verstanden unsere Frage, entschieden sich jedoch systematisch für die schlimmste Strategie: Sie wollten, dass die Belohnungen während der Aufschubphase offen sichtbar vor ihnen liegen und sie wollten über sie nachdenken, sie betrachten, und sich vorstellen wie gut sie schmecken würden. Gefragt, warum sie es so wollten, antworteten sie ›sie sind so lecker‹.
>
> Ältere Kinder konzentrierten sich auf die Nachteile des sofortigen Klingelns und die Vorteile des Wartens. Sie erkannten, dass es ihnen half, sich auf die Wahl zu konzentrieren und sie zu wiederholen: ›wenn ich warte, bekomme ich die beiden Marshmallows, aber wenn ich läute, bekomme ich nur einen.‹ […] Die meisten Kinder schienen bis zum Alter von etwa zwölf Jahren nicht zu erkennen, dass kühle Gedanken nützlicher sind als erregende, heiße Gedanken« (ebd., S. 55f.).

Im PFC ist das kühle System des logischen Denkens angesiedelt. Dieses ist nicht schnell auslösbar, es reagiert relativ langsam – Überlegen braucht Zeit. Es reift nur allmählich und kommt erst ab vier bis sechs Jahren zum immer effektiver werdenden Einsatz. Im limbischen System liegt das heiße System der Emotionen und Impulse. Es ist schnell auslösbar, reagiert reflexhaft, spontan und erzielt sofortige Wirkungen wie Befriedigung oder Spannungsreduktion. Es ist von Geburt an funktionsfähig. Große Bedürfnisse und großer Stress aktivieren dieses System.

Kinder unter vier Jahren verfügen nur selten über das kühle System. Sie können aber in einfachen Situationen ihre Aufmerksamkeit auf ein Ziel konzentrieren und Impulse hemmen, die sie von der Zielerreichung abhalten, indem sie zum Beispiel eine einfache Wenn-dann-Aussage anwenden: »Wenn das Licht rot ist, bleib stehen, wenn das Licht grün ist, kannst Du gehen.« Mit 12 Jahren ist es bei fast allen Kindern verfügbar – mit individuellen Unterschieden.

Mischels Arbeitsgruppe verwendete als extrem große Verlockung eine Clown-Box – eine sprechende Wunderschachtel, die für alle Kinder größte Verführungen anbot. Als Gegenmittel wurde ihnen folgendes angeboten:

> »Du könntest folgendes tun: wenn die Clown Box Bzzt von sich gibt und der Clown dich auffordert, ihn anzusehen und mit ihm zu spielen, kannst du einfach deine Arbeit anschauen, nicht ihn, und sagen: ›Nein, ich kann nicht, ich arbeite.‹ Und wenn du es sagst, dann tu es auch. Er sagt: ›Schau her‹, und du sagst: ›Nein, ich kann nicht, ich arbeite.‹« (ebd., S. 249).

Mit diesem Wenn-dann-Umsetzungsplan konnten die Kinder 1,5-mal so gut bei ihrer Arbeit bleiben und ließen sich fünfmal weniger durch den Clown ablenken. Dass all diese späteren kognitiven und steuernden Fähigkeiten erst durch die Erfahrung einer sicheren Bindung zuverlässig entwickelt werden und dies noch im Erwachsenenalter einen eklatanten Entwicklungsvorsprung bedeutet, weist auf die grundlegende Bedeutung der Bindungssicherheit hin.

Gollwitzer, Gawrilow und Oettingen (2010) untersuchten die Wirkung solcher Wenn-dann-Umsetzungspläne bei verschiedenen Personengruppen und Lebenssituationen (Prüfungsvorbereitung, Essverhalten, ADHS etc.). Sie stellten fest, dass die Umsetzungspläne wirksam sind, wenn sie automatisiert wurden. Das heißt, dass dann nicht mehr der PFC das Verhalten in jeder Situation neu steuern und kontrollieren muss, sondern sich ein neues automatisches Verhalten gegen das primäre impulsive und unkontrollierte Verhalten durchgesetzt hat – reflexhaft gesteuert durch das limbische System, also das heiße System. Nun steht also das heiße System im Dienste des kühlen Systems. Das neue Verhalten ist sofort reflexhaft verfügbar.

McClure et al. (2004) konnten in einer weiteren Studie mit der funktionellen Magnetresonanztomografie vorhersagen, ob die Entscheidung eines Probanden zugunsten sofortiger Belohnung oder Belohnungsaufschub ausfallen würde. Im letzteren Fall fand sich hohe Aktivität im lateralen PFC der linken Gehirnhälfte. Die Entscheidung zugunsten sofortiger Belohnung ging mit einer Verminderung der Aktivität dieses Gehirnareals einher, das heißt, durch die Aktivität des heißen Systems wurde das kühle System gehemmt. Das Umgekehrte kann aber ebenfalls der Fall sein: dass die Aktivierung des kühlen Systems zur Hemmung des heißen Systems führt. Gelingt einer großen Verlockung eine starke Aktivierung des heißen Systems, so wird gleichzeitig das kühle System gehemmt, sodass die langfristigen Folgen unbedeutend werden.

Mischels (2015) zahlreiche Studien mit Kindern im Vorschulalter weisen eindeutig darauf hin, dass das menschliche Gehirn zum Zeitpunkt der Geburt noch nicht ausgereift ist. Zum Beispiel beginnen sich einige für unsere therapeutischen Betrachtungen wichtigen psychischen Prozesse erst mit drei Jahren zu zeigen, mit fünf Jahren sind sie erst voll ausgebildet. Was ein Kind mit fünf Jahren kann, hat es zu einem guten Teil nicht erst gelernt, es hat sich entwickelt. Zwar ergibt sich die Individualität eines Kindes, wenn man es mit gleichaltrigen vergleicht, zu einem großen Teil – neben seinen vererbten Merkmalen – aus den frühen Kindheitserfahrungen, die fördernd oder hemmend gewesen sein können. Jedoch ist die lernende Formung der Persönlichkeit erst dann möglich, wenn sich eine Erlebens-und Verhaltensbasis entwickelt hat. Dieses Thema kann man einerseits als Dialektik Vererbung versus lernende Erfahrung, andererseits mit Entwicklung und Lernen als Gegenpole betrachten. So wie sich die Wissenschaft in Hinsicht auf Vererbungsdetermination versus Umwelteinfluss auf den Erkenntnisstand hin entwickelt hat, dass beides gleichermaßen von Bedeutung ist, indem es von der Umwelt abhängt, ob und in welchem Ausmaß es zu einer Genexpression kommt, müssen wir auch hinsichtlich entwickeltem versus gelerntem Verhalten akzeptieren, dass beides bedeutsam ist. Allerdings sträuben sich hier noch viele kognitiv-behaviorale und psychodynamische Wissenschaftler gegen die Berücksichtigung des Entwicklungsaspekts. Sie sind veränderungsorientiert und konzentrieren sich auf das zu Verändernde. Dabei vernachlässigen sie leicht das Entwickelte, also das, was vorhanden und eine Ressource ist. Wer also problemorientiert bleibt, hat keinen sicheren Blick für das, was als Ressource genutzt und ausgebaut werden kann beziehungsweise wie der Entwicklungsstand ist und was als nächstes entwickelt werden kann. Vor allem bei Kindern im Vorschulalter lässt sich erkennen, dass nicht zu früh rein kognitive Veränderungen angestoßen werden dürfen, solange sich die dafür notwendigen Entwicklungen nicht eingestellt haben.

Für die Psychotherapie sind zwei Entwicklungsstufen besonders wichtig. Das ist einerseits die AFFKET-(impulsive)-Entwicklungsstufe, die durch das limbische System, die Affekte, Impulse und Reflexe gekennzeichnet ist. Alles, was Mischel über das sogenannte heiße System schreibt, ist eine treffende Charakterisierung der impulsiven (AFFEKT-)Entwicklungsstufe. Emotionen und Impulse können noch nicht willentlich beeinflusst werden. Andererseits ist die nächsthöhere Stufe, die souveräne Stufe (DENKEN-Stufe) bedeutsam, da sie die Fähigkeit zur Affektregulierung und Impulssteuerung gibt. Sie ist gekennzeichnet durch den PFC, konkretlogisches Denken und die Fähigkeit, Bedürfnisbefriedigung aufzuschieben, um dadurch das eigene Verhalten und das Verhalten anderer gezielt zu beeinflussen. Das logische Denken wird so weit elaboriert, dass eine Theory of Mind beziehungsweise Theorie des Mentalen entsteht, die Verhaltensweisen auf innere Intentionen und Motive zurückführt und zwar sowohl eigene als auch die anderer Menschen.

Die erstaunliche Vorhersagekraft des Marshmallow-Tests lässt daran denken, dass es sich bei der Regulierung von Affekten und Impulsen um ein Entwicklungsthema handelt. Wer den günstigsten Zeitpunkt einer optimalen Entwicklung des PFC verpasst, muss quasi lebenslange Defizite in seiner Impulskontrolle und Affektregulierung in Kauf nehmen. Insofern ist die Impulsregulierung ein Thema der Frühpädagogik und der Kinder- und Jugendlichenpsychotherapie sowie der Familientherapie, aber weniger ein Thema der Erwachsenentherapie. Trotzdem gibt es eine sehr große Zahl von Patienten, die bei hoher Intelligenz und beruflichem Erfolg in bestimmten Situationen ihre Gefühle nicht steuern können. Bei den einen beherrschen die Gefühle das Bewusstsein und das Handeln. Bei den anderen hat sich eine generelle Hemmung der Gefühlswahrnehmung und des Gefühlsausdrucks etabliert, sodass sie ihre Gefühle nicht nutzen können, um zwischenmenschliche Situationen zu meistern. Trotzdem hilft in der Therapie die Heuristik der Entwicklungsstufen sehr weiter, um Menschen dabei zu helfen, zu einer wirksamen Affektregulierung zu kommen, sodass sie befriedigende Beziehungen gestalten und aufrechterhalten können.

Mischels Konzept der Wenn-dann-Signatur der Persönlichkeit entspricht den Beobachtungen der Entwicklungstheoretikern, die bei einer allgemein guten Weiterentwicklung der Psyche besondere Kontexte sehen, in denen die Fähigkeiten und Ressourcen einer höheren Entwicklungsstufe nicht verfügbar sind (Sulz 1994: Entwicklungslöcher). Das heißt, ein Mensch hat nicht in allen Lebensbereichen einen guten Entwicklungsstand erreicht, sondern die Entwicklung seiner Emotionsregulation in für ihn schwierigen Konstellationen und Kontexten ist zurückgeblieben oder fixiert. Wenn wir verstanden haben, was Entwicklung ist, können die notwendigen Entwicklungsschritte nachgeholt werden. Dabei kann es nicht nur um einzelne ganz konkrete Verhaltensweisen gehen, sondern der Mensch wird in dem betreffenden Kontext ein anderer Mensch, sein Selbst begibt sich in einen anderen, weniger entwickelten Modus. Der gerade noch bedachte und gelassene Mann wird zum Beispiel zum engstirnigen aggressiven Rechthaber. Die gerade noch zuversichtliche selbstbewusste Frau wird zu einem kopflos-panischen Etwas. Nicht nur einzelne Verhaltensweisen haben sich verändert, der ganze Mensch hat sich verändert. Wenn wir das Konzept des Selbstmodus um den Entwicklungsaspekt erweitern, dann entspricht ein maladaptiver Selbstmodus einem früheren Entwicklungsmodus. Der Interventionsfokus ist dann die Entwicklung.

Noch einmal zusammengefasst:

1. Die neurobiologische Basis der Entwicklung der Emotionsregulation und der Impulskontrolle ist die Reifung des Gehirns, speziell des PFC unter anderem mit seiner das limbische System modulierenden und hemmenden Wirkung.
2. Die psychologische Basis der Entwicklung (von der impulsiven AFFEKT- zur souveränen DENKEN-Stufe) ist die Fähigkeit konkret-logisch zu denken und eine Theory of Mind aufzubauen, sodass die Gegenwart mit Vergangenheit und Zukunft verknüpft, menschliches Handeln auf Beweggründe zurückgeführt und auf Bedürfnisbefriedigungen gerichtet verstanden werden kann.
3. Die Plastizität des Gehirns ermöglicht es der Umwelt, auf die Entwicklung in vielfältiger Weise einzuwirken – sowohl entwicklungshemmend als auch entwicklungsfördernd. Die zwischenmenschliche Umwelt ist die einbindende Kultur (Kegan 1986), die der Entwicklung des Individuums Raum gibt und Grenzen vermittelt. Entwicklung geschieht in Wechselwirkung mit ihr.
4. Anfangs besteht noch eine Gegnerschaft zwischen Impulsseite (Pferd) und Willensseite (Reiter). So lange in jeder Situation der Wille mit viel Energieaufwand dafür sorgen muss, dass das Pferd tut, was der Reiter will, ist abzusehen, dass der Wille erlahmt und das Pferd doch tut, wonach ihm ist. Erst wenn klare unumstößliche

Wenn-dann-Regeln nicht mehr vom Reiter ausgehen, sondern vom Pferd übernommen und automatisch eingehalten werden, ist das Ziel erreicht.

3.1.4 Theory of Mind als Metakognition und Mentalisierung

Metakognition ist das Reflektieren über Gedanken und Denken, in einer weiter gefassten Definition aber auch ein Reflektieren über Gefühle, Bedürfnisse und Beziehung (Flavell 2011). Damit wird Metakognition zum Synonym für Theory of Mind und für Fonagys Begriff der Mentalisierung (Fonagy et al. 2008). Statt von Mentalisierung kann auch von Theory of Mind oder von Metakognition gesprochen werden.

Theory of Mind ist das Reflektieren über innere, nicht beobachtbare mentale (motivationale, emotionale und kognitive) Zustände und Prozesse anderer Menschen mit dem Ergebnis, dass deren Handeln vorhergesagt werden kann (Premack & Woodruff 1978; Flavell 2011; Leslie 2000). Auch eigene Bedürfnisse, Wünsche, Gefühle, Gedanken werden als solche identifiziert und als Prädiktoren eigenen Verhaltens gewertet.

Bereits im ersten Lebensjahr findet »soziales Referenzieren« statt. Das ist der rückversichernde Blick des Kindes zur Mutter, mit dem es deren Affekt erfasst. Bezugnahmen des Kindes auf die von der Mutter gezeigten Gefühle werden von manchen Forschern als beginnende Empathiefähigkeit interpretiert. Bei Dreijährigen lässt sich ein Eingehen auf den emotionalen Zustand der Bezugsperson eindeutig erkennen. Allerdings halten sie ihr eigenes Denken noch für die objektive Wahrheit, die sie nicht relativieren können, indem sie vergegenwärtigen würden, dass sie das ja nur gedacht haben und es in Wirklichkeit anders sein kann. Ab drei (eher mit vier bis fünf) Jahren kann das Kind zunehmend besser anderen Menschen Intentionen zuschreiben und deren Verhalten auf diese beziehen.

Als Kriterium einer entwickelten Theory of Mind gilt, dass ein Kind in der Lage ist, zu erkennen, dass es zwei verschiedene Sichtweisen der Realität geben kann und eine davon falsch sein kann. Erst mit vier bis fünf Jahren sind Kinder so weit. Nun beginnen sie, die Sichtweise der anderen Person und deren Intentionen gedanklich nachzuvollziehen und in ihrem Denken und Handeln zu berücksichtigen. Neben Wünschen und Absichten werden auch Überzeugungen der anderen Person als handlungsleitende Faktoren relevant. Das impliziert, dass es verschiedene und auch falsche

Überzeugungen über die Realität geben kann. Für eine treffende Vorhersage des Handelns einer Person ist es wichtig, zu berücksichtigen, von welcher eventuell falschen Überzeugung oder Interpretation der Realität sie bei ihren Entscheidungen ausgeht. Mit dem False-Belief-Test[5] wird diese Fähigkeit erfasst (Wimmer & Perner 1983).

Neben dem Erkennen falscher Überzeugungen ist die Fähigkeit, Täuschungen und Lügen zu erkennen beziehungsweise selbst zu täuschen oder zu lügen, eine Errungenschaft der kognitiven Entwicklung, die mit der Fähigkeit, eine Theory of Mind zu entwickeln, einhergeht (Sodian 2007). Die Theory of Mind kann sich noch im Schulalter und über das ganze Erwachsenenalter hinweg weiterentwickeln und differenzieren. Auch bei Ironie und Witz findet ein spielerischer Umgang mit der Wahrheit statt, der im Vorschulalter noch nicht möglich ist. Sodian (2007) spricht von »Theory of Mind zweiter Ordnung«.

Bischof-Köhler (2010) weist auf die für die Theory of Mind wesentliche mit vier Jahren verfügbare Fähigkeit des Zeitverständnisses hin: Vorher-Nachher-Vergleich, Reihenfolge von Ereignissen, Zeitdauer und Zeitraum. Sie betont die große hochsignifikante Korrelation der Theory of Mind mit dem Zeitverständnis, wobei das Alter auspartialisiert wird. Die Autorin sieht zudem in der eng mit der Theory of Mind assoziierten Fähigkeit zur »mentalen Zeitreise« und Zukunftsplanung ein Specificum Humanum, das bei Menschenaffen nicht nachgewiesen werden kann. Diese Fähigkeit besteht darin, künftige Bedürfnisse zu antizipieren und Vorsorge zu treffen, damit diese dann befriedigt werden können und zwar in einem jetzigen Zustand, in dem dieses Bedürfnis nicht aktiviert ist (vgl. auch Mischel 2015; Gilbert 2006). Dies geht einher mit der mit vier Jahren beginnenden Fähigkeit, das eigene Verhalten einer expliziten bewussten »exekutiven Kontrolle« zu unterziehen, sodass zum Beispiel Wunscherfüllungen aufgeschoben werden können. Sowohl die Entwicklung der exekutiven Handlungskontrolle als auch die der Theory of Mind gehen mit der Entwicklung des PFC einher. Bischof-Köhler (2010) berichtet von Untersuchungen, die belegen, dass Theory of Mind und Zeitverständnis einen kompetenten Umgang mit eigenen Bedürfnissen ermöglichen und umgekehrt, dass sie für diesen erforderlich sind. Die Autorin weist darauf hin, dass nun aber

5 Ein Kind versteckt ein Spielzeug in Kiste A, ein zweites Kind versteckt es dann in Kiste B. Wenn das erste Kind zurückkommt, wo wird es sein Spielzeugt vermuten und suchen – Kiste A oder Kiste B? Jüngere Kinder vermuten Kiste B, was falsch ist.

auch im Denken und Fühlen des Kindes das Bewusstsein der eigenen Geschlechtsidentität und derjenigen von Vater und Mutter wirksam ist. Außerdem bedeutet Familie nun nicht mehr unabgegrenzte Symbiose, sondern das Zusammenleben eigenständiger Persönlichkeiten.

Untersuchungen mit autistischen Kindern (Baron-Cohen, Leslie & Frith 1985) legen nahe, dass diese keine funktionale Theory of Mind entwickeln können. Bildgebende Verfahren zeigen, dass das gedankliche Arbeiten mit der Theory of Mind vor allem mit Aktivitäten des medialen PFC sowie dem anterioren cingulären Cortex, dem Sulcus temporalis superior und den Temporallappen beidseits einhergeht. Dies entspricht dem expliziten Charakter der hierbei erfolgenden bewussten gedanklichen Abläufe.

Lockl et al. (2004) konnten in einer Längsschnittstudie zeigen, dass die Sprachentwicklung einen starken Einfluss auf die Entwicklung der Theory of Mind hat, während umgekehrt eine gut entwickelte Theory of Mind nicht auf die Güte der Sprachentwicklung schließen lässt. Dass diese aber auch implizite, nicht bewusste Anteile haben kann, zeigen Untersuchungen, bei denen knapp dreijährige Kinder, die Theory of Mind-Aufgaben vom False-Belief-Typ sprachlich noch falsch beantworteten, mit ihren antizipierenden Blickbewegungen die richtige Lösung erkannten. Ihr implizites System war also schon weiterentwickelt als ihr explizites System (Clements & Perner 2001). Das Wissen ihres impliziten Systems war für ihr explizites System oder ihre Exekutive noch nicht verfügbar.

Oerter (2010) weist darauf hin, dass wenngleich viele kognitive Leistungen sehr früh, teils schon im ersten Lebensjahr rudimentär vorhanden sind, vieles sich erst nach dem Grundschulalter so entwickelt, dass es den sozialen Erfordernissen des Erwachsenenlebens genügt. Nicht nur die Frage, wann im Leben etwas erstmals vorkommt, bestimmt den Entwicklungsstand, sondern auch die Frage, in welchem Alter eine Fähigkeit ausgereift ist und auch, wie viel Prozent der Kinder, Jugendlichen und Erwachsenen überhaupt nicht über sie verfügen. Ihr Denken bleibt überwiegend dem Wissenspool und der Funktionsweise des episodischen Gedächtnisses und des impliziten Informationsverarbeitungssystems verhaftet. Das episodische Gedächtnis bewahrt Erlebtes und Erfahrenes auf und vergleicht neue Ereignisse mit diesen konkreten Erinnerungen beziehungsweise mit daraus gebildeten Verallgemeinerungen und Stereotypen. Es führt ökonomischerweise zu implizit und assoziativ aufgrund von Ähnlichkeit erschlossenen »Handlungsempfehlungen«, die ohne weiteres Überlegen übernommen werden können. Dagegen beruhen wissenschaftliche Theorien auf dem semantischen oder deklarativen Gedächtnis, dessen Erinnerungen ins Bewusstsein geholt werden und expliziter gedanklicher Verarbeitung zugänglich sind.

Auch die »dramatischen« Veränderungen des Frontalhirns im Jugendalter mit einer Abnahme der grauen und einer Zunahme der weißen Substanz gehören dazu, sodass wir nicht alle wesentlichen Veränderungen möglichst nahe am Zeitpunkt der Geburt lokalisieren. Die Theory of Mind ist eine intuitive, vorwissenschaftliche Theorie. Ab der Sekundarstufe entwickeln Kinder und Jugendliche wissenschaftliche Theorien. Erforderlich dafür ist, dass sie ihre bisherigen Theorien aufgeben und einen instabilen Übergang in Kauf nehmen, bis sie ihre wissenschaftliche Theorie etabliert haben. Zum Beispiel muss das intuitiv naheliegende geozentrische Weltbild (die Erde ist eine Scheibe) zugunsten des anti-intuitiven heliozentrischen Weltbilds aufgegeben werden. Oerter (2010) geht davon aus, dass intuitive Theorien dem Menschen genetisch mitgegeben werden, da sie von großer Bedeutung für sein Überleben sind (vgl. auch Gigerenzer 2008). Oerter (2010) weist darauf hin, dass die Menschen abertausende von Jahren ohne wissenschaftliche Theorien existieren konnten, ohne Gefahr zu laufen, auszusterben. Deshalb sei das menschliche Gehirn zwar fähig, wissenschaftliche Theorien zu formulieren, aber dazu sei Bildung zwingend erforderlich. Eine zwar heute nicht mehr als zwingend notwendig erachtete, aber doch sehr förderliche Bedingung ist das formallogische abstrakte Denken, wie es Piaget und Inhelder (1980) postuliert haben.

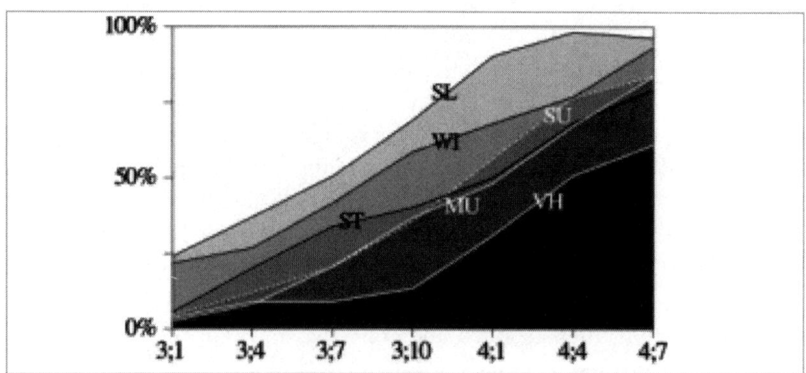

Abb. 3: Entwicklung in Übergängen statt in Stufen (Entwicklung der Theory of Mind dauert zwei Jahre) (aus Bischof-Köhler 2010, S. 32)

Neben den beiden Irrtümern Piagets, kognitive Funktionen seien erst sehr spät verfügbar und die Entwicklung erfolge in sprunghaften Stufen (s. Abb. 3), hält Oerter (2010) auch die Relativierung der Aussage, dass das formal-logische Denken die höchste Form sei, für korrekturbedürftig. Unter anderem sei relativistisches Denken eine Überwindung des Dogmatismus, indem konstatiert wird, dass es mehrere Theorien geben kann, die einen Sachverhalt gleich gut erklären. Aber auch das dialektische Denken hält er für eine Höherentwicklung, indem sie die Option eröffnet, These und Antithese einer Synthese zuzuführen. Das Jugendalter bringt mehr Bewusstheit, die mit emotionalen Krisen verbunden sein kann, und auch mehr Selbstbewusstsein mit Überschätzung der eigenen Fähigkeiten und Unterschätzung von Risiken. Die Entwicklung der Identität folgt wiederum einer Dialektik: übernommene, diffuse und erarbeitete Identität, deren Vorstufe das Moratorium ist (Marcia 1980).

3.2 Piagets Theorie der kognitiven und affektiven Entwicklung

3.2.1 Kognitive Entwicklung

Piaget hat mit seinen Untersuchungen zur Entwicklung des Kindes auch die Basis gelegt für therapierelevante Betrachtungen der Kognitionen bei Kindern. Therapeuten sprechen ständig von den Erfahrungen des Kindes mit seinen Eltern und übersehen dabei, dass die kindliche Psyche allein aufgrund ihrer noch unzureichend entwickelten Denkstrukturen elterliches Verhalten gar nicht so erfahren kann, wie dies einer erwachsenen Psyche möglich wäre. Piaget konnte zeigen, dass im Lauf der biologischen Reifung der kindlichen Psyche vier kognitive Entwicklungsstadien abgrenzbar sind (Piaget 1978, 1995; vgl. auch Kegan 1986, S. 58). Selbst wenn wir es vorziehen, Entwicklungslinien ohne abgrenzbare Stufen als Entwicklungsprinzip zu postulieren (Abb. 3, siehe hierzu Vozzola 2014), lassen sich die Veränderungen entlang dieser Linien durch Piagets Stadieneinteilung veranschaulichen:

- 0 bis 2 Jahre: Sensumotorische Intelligenz

  Zunächst nur reflexhafte Reaktionen, die schließlich koordiniert werden können, dann instrumentelle Handlungen, für die bald Mittel zur Zweckerfüllung gefunden werden können. Es folgt Ausprobieren und Suchen nach neuen Mitteln und Zuhilfenahme bildlicher Vorstellungen.

- 2 bis 5 Jahre: Symbolisches Intuitives Denken
  Schlussfolgerungen mit Bildern und Symbolen, magisches Denken ohne Unterscheidung von Vorstellung und Fantasie.
- 6 bis 10 Jahre: Konkret-operatives Denken
  Auf konkrete Gegenstände bezogen ist eine logische Schlussfolgerung sowie kategoriale Klassifikation möglich.
- Ab 11 Jahre: Formal-operatives Denken
  Schlussfolgerungen über Denkinhalte; alle formalen Denkoperationen sind verfügbar.

Kegan (1986) betont, dass diesen vier Stufen von Piaget auch vier kognitive Modelle über das Funktionieren der (physikalischen) Welt entsprechen. Um ein Kind zu verstehen, muss man sein Weltmodell beziehungsweise sein Weltbild kennen und über dessen Grenzen Bescheid wissen. Kegan führt diese Grenzen aus:

1. In der sensumotorischen Ebene hat das Kind keine Reflexe, denn es »ist« seine Reflexe und Empfindungen. Seine Psyche ist noch eingebunden in seine Empfindungen und reflexhaften Handlungen. Sie sind das Subjekt, das Selbst. Es existiert noch kein Objekt, keine Außenwelt.
2. Der Übergang zur zweiten (voroperativen) Ebene schafft eine Lösung aus diesem Eingebundensein, das heißt eine Differenzierung: Was früher Subjekt war, wird jetzt Objekt der Wahrnehmung, das Kind »hat« jetzt Reflexe und Empfindungen. Jetzt »ist« das Kind seine Wahrnehmung. Sie ist das Subjekt. Das heißt, das Kind kann seine Wahrnehmungen noch nicht relativierend betrachten. Wenn sich Wahrnehmungen ändern, so ändert sich die Welt. Das Kind verlässt sich völlig auf seine Wahrnehmung, sie definiert die Realität. Das Kind ist eingebunden in seine Wahrnehmung. Kegan nennt als Beispiel ein vierjähriges Kind, das von einem Wolkenkratzer herunterblickt und überzeugt ist, dass die Menschen klein wie Ameisen geworden sind.
3. Die dritte (konkret-operative) Ebene der Entwicklung ermöglicht es dem Kind, seine Wahrnehmungen zu betrachten. »Die Menschen da unten sehen aus, als ob sie so klein wie Ameisen wären.« Die Welt hat sich nicht verändert, nur die Wahrnehmungen haben sich verändert. Das Kind kann zwischen den beiden Wahrnehmungen der verschieden groß aussehenden Menschen wechseln (Reversibilität). Dies ist ihm al-

lerdings nur im Bereich des Konkreten möglich. Es ist eingebunden in das wahrnehmbare Konkrete. Daher fehlt ihm die Fähigkeit, komplexere Handlungs- oder Problemlösungspläne zu bilden, es löst Aufgaben eher durch Ausprobieren.

4. Die vierte (formal-operative) Ebene ist Ergebnis eines weiteren Differenzierungsschrittes. Das Kind löst sich aus dem Eingebundensein und wechselt ins Konkrete. Es kann abstrahieren, sich Gedanken über Abstraktes machen, über Vorstellungen, losgelöst von der realen physikalischen Welt.

Kegan (1986, S. 64) sieht jede der Ebenen beziehungsweise Stufen Piagets als Ergebnis eines bestimmten Subjekt-Objekt-Gleichgewichts, das entstanden ist aus einem wechselnden Prozess der *Differenzierung* (sich lösen aus dem alten Eingebundensein) und *Integration* (Beziehung eingehen zu dem Teil der Welt, der gerade noch Teil des Selbst war). Kegan geht davon aus, dass die Weiterentwicklung zur nächst höheren Stufe dadurch notwendig wird, dass das Kind mit seiner alten Art die Welt nicht mehr begreifen kann, das heißt keine *Assimilation* einer Erfahrung mehr in sein Weltbild möglich ist. Es entsteht eine *Krise*, die Welt kann nicht mehr erfasst werden. Die Krise ist nur überwindbar durch Änderung des Selbst- und Weltbildes, und dies geschieht durch Weiterentwicklung zur nächst höheren Ebene eines neuen Subjekt-Objekt-Gleichgewichts. Der Vorgang der Anpassung des Selbst- und Weltbildes an die Realität heißt *Akkommodation*. Da diese Anpassung aber Instabilität bedeutet, wird sie möglichst vermieden.

Piaget sieht Entwicklung als die Aktivität der *Äquilibration*, als Wechselspiel zwischen Assimilation und Akkommodation, deren Ergebnis Adaptation ist. Kegan sieht darin auch das Wechselspiel zwischen Selbsterhaltung (Assimilation) und Selbstveränderung (Akkommodation). Er sieht Piagets Stufen als Stadien der Bedeutungsentwicklung, in welcher jeweils neu definiert wird, welchen Teil das Kind zum Selbst und welchen zum Objekt erklärt, mit dem es in Beziehung tritt. Entwicklung ist für ihn die Veränderung vom Eingebundensein hin zur Beziehung.

3.2.2 Affektive Entwicklung

Bei Piagets (1981) Versuch eines Stufenmodells der emotionalen Entwicklung fallen die zahlreichen Termini der Wertorientierung zur Beschreibung der

Entwicklung der Gefühle auf. Er unterscheidet eine zunächst selbstbezogene von einer nachfolgenden zwischenmenschlichen Entwicklung der Gefühle:

➢ Selbstbezogene Gefühle:
   1. angeborene Instinkte und Triebe (1.–3. Monat)
   2. erste erworbene Gefühle: Freude, Trauer, Lust/Unlust, Zufriedenheit/Enttäuschung (4.–7. Monat)
   3. Gefühle zur Steuerung von instrumentellem Verhalten, Erfolgs- und Misserfolgsgefühle (8.–20. Monat)

➢ Zwischenmenschliche Gefühle:
   4. basale zwischenmenschliche Gefühle, moralische Gefühle (3.–7. Lebensjahr)
   5. eigene Moral und eigenständige moralische Gefühle (8.–11. Lebensjahr)
   6. Idealistische Gefühle, auf das Kollektiv der Menschheit bezogen (12.–15. Lebensjahr)

Tab. 1: Stadien/Stufen der kognitiven und emotionalen Entwicklung (Sulz 1994, S. 96)

Alter (Jahre)	**Piagets kognitive Phasen**	**Kohlbergs Phasen des moralischen Urteils**	**Kegans Phasen der Selbstentwicklung**	**Piagets emotionale Phasen**
0–2	sensumotorisch		einverleibend	Instinkte und Triebe
2–5	vor-operativ (symbolisches, intuitives Denken)	Orientierung an Strafe und Gehorsam	impulsiv	zwischenmenschliche Gefühle
6–10	konkret-operativ	Zweckdenken, selbstbezogen	souverän	eigene moralische Gefühle
ab 11	formal-operativ (Beginn)	Übereinstimmung mit anderen	zwischenmenschlich	idealistische, kollektive Gefühle
ab 18	formal-operativ (voll entwickelt)	Orientierung an der Gesellschaft	institutionell	
Erwachsen		Orientierung an Prinzipien	überindividuell	

Vergleicht man in Tabelle 1 die emotionale Entwicklung mit der kognitiven und moralischen, so scheint sich eine Verschiebung um zwei Stufen zu ergeben. Während zum Beispiel zwischenmenschliches Denken und Handeln erst mit sechs bis zehn Jahren dominiert, spielen zwischenmenschliche Gefühle schon ab zwei Jahren eine große Rolle. Die Gefühlsentwicklung scheint vorauszueilen und es dauert noch Jahre bis Gefühle und Gedanken sich zu einer stabilen affektiv-kognitiven Bedeutungsgebung zusammengefügt haben. Zugleich kann die Phasenverschiebung zwischen kognitiver und emotionaler Entwicklung zu derjenigen Spannung führen, die schließlich über die nächste Krise zur Akkommodation und Weiterentwicklung auf die nächst höhere Entwicklungsstufe drängt.

Lane und Schwartz (1987) haben Piagets Theorie übernommen und um die Erweiterung von Werner und Kaplan (1963) ergänzt und auf die Untersuchung der Alexithymie (= Gefühlsblindheit) angewandt (vgl. Subic-Wrana et al. 2001). Sie haben die Sprachentwicklung einbezogen und gehen davon aus, dass symbolische und sprachliche Darstellungen nicht nur die Funktion haben, eine Wahrnehmung oder ein gedankliches Konstrukt wiederzugeben, sondern auch eine Welt zu konstruieren, die bekannt, explizit und klar verständlich wird. Damit hat Symbolisierung eine Struktur und Schema bildende Funktion. Die Darstellung einer Emotion ist ein Weg, um eine kognitive Struktur der Emotion abzubilden.

3.3 Kegans Theorie der Emotions- und Beziehungsentwicklung

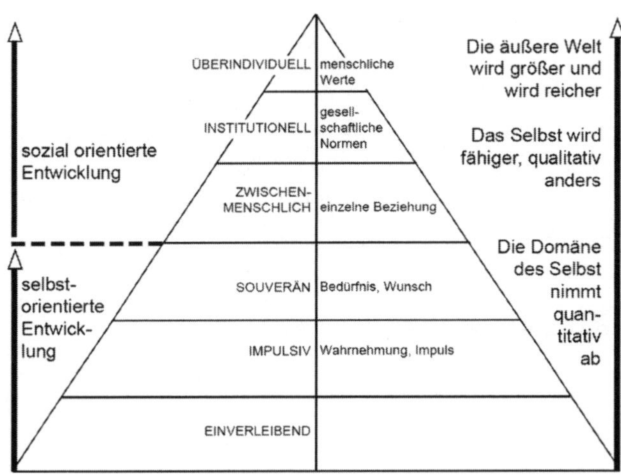

Abb. 4: Entwicklungsstadien der affektiv-kognitiven Bedeutung des Selbst und der Welt (Sulz 1994, S. 120)

Analog zu diesen Stufen der Entwicklung der Wertorientierung hat Kegan (1986) allgemeine Entwicklungsstufen des Selbst beschrieben (vgl. Abb. 4 und Tab. 2). Er versteht seine Theorie als Neo-Piaget'sche Objektbeziehungstheorie, deren Aussage über die Entwicklung von Affekt und Denken hinausgeht und den gesamten Menschen in seiner interpersonellen Entwicklung erfasst.

3.3.1 Stadium der Einverleibung (Stufe 0)

Alle Empfindungen werden beim Neugeborenen dem eigenen Körper zugeschrieben, diesem assimiliert, einverleibt. Umgekehrt ist der Organismus eingebunden in seine Empfindungen und Reflexe, es gibt keine Außenwelt, kein vom Selbst getrenntes Objekt. Das Selbst ist seine Reflexe und Empfindungen (Tab. 2).

3.3.2 Stadium des impulsiven Gleichgewichts (Stufe 1)

Das Selbst zieht sich zurück auf seine Wahrnehmungen und Impulse, die die Reflexe vermitteln und koordinieren. Damit werden Reflexe und Bewegungen zum Objekt. Das Selbst ist seine Impulse und seine Wahrnehmung. So kann ein Kind bitterlich weinen, weil sein blaues Auto in der Dämmerung grau geworden ist und sich über die Maßen freuen, dass es wieder blau geworden ist, nachdem die Mutter das Licht angemacht hat. Das Kind kann noch nicht zwei Wahrnehmungen in Beziehung setzen, es kann auch noch nicht zwei Gefühle zusammenbringen. Daher kann es Ambivalenz nicht ertragen und versucht, diese durch Aggression und Wutausbrüche zu beenden. Ebenso wenig kann es seine Impulse kontrollieren. Verlangt seine Umwelt dies von ihm, so entsteht Wut; es sei denn, wütende Eltern induzieren Angst, die die Wut wegwischt.

3.3.3 Stadium des souveränen Gleichgewichts (Stufe 2)

Das Kind kann seine Impulse steuern und kontrollieren und empfindet dies als seine Fähigkeit, Einfluss zu nehmen. Es ist bemüht, seine Umwelt zu kontrollieren. Wo dies nicht gelingt, ist es misstrauisch. Projektionen werden zur Orientierung in der Welt zu Hilfe genommen. Der andere Mensch ist bedeutsam als Quelle der Bedürfnisbefriedigung. Es besteht eine Notwendigkeit, die Folgen des eigenen Handelns vorhersehbar zu machen, damit *Angst* minimiert wird und die eigenen Bedürfnisse befriedigt werden. Das Kind »ist« seine Bedürfnisse, es kann Frustrationen noch nicht innerlich verarbeiten.

3.3.4 Stadium des zwischenmenschlichen Gleichgewichts (Stufe 3)

Nun werden die zwischenmenschlichen Beziehungen zur Struktur des Selbst. Die Bedürfnisse werden zum Objekt, koordinierbar und integrierbar in gegenseitigen zwischenmenschlichen Beziehungen. Bedürfnisse und Gefühle können kommuniziert werden. Da das Selbst in diese Beziehungen eingebunden ist, kann es diese nicht reflektieren. Es »ist« die jeweils einzelne Beziehung, mal die eine, mal die andere. Das heißt, es besteht noch keine abgegrenzte, kontinuierliche Identität. Das Selbst ist noch verschmolzen in der zwischenmenschlichen Beziehung. Dies kann auf den anderen Menschen einen ihn verschlingen wollenden Eindruck machen. Harmonie ist wichtig. Ärger stört diese, darf also nicht sein, höchstens Traurigkeit, Verletztheit oder Insuffizienzgefühl. Das Selbst ist seinen an die zwischenmenschliche Beziehung gerichteten Erwartungen und Verpflichtungen ausgeliefert. Ohne den anderen Menschen ist die eigene Person nicht komplett. Er wird benötigt, um ein Gefühl eines vollständigen Selbst haben zu können.

3.3.5 Stadium des institutionellen Gleichgewichts (Stufe 4)

Nun kann das Selbst Beziehungen »haben« und zwar verschiedene (Tab. 2). Es erhält und bewahrt dadurch seine Identität. Die neu entstandene Struktur des Selbst bringt die Möglichkeit, sich als von anderen verschiedene Person zu erleben. Interpersonelle Konflikte werden verinnerlicht, Ambivalenz kann toleriert, Gefühle können reflektiert und gesteuert werden. Das Selbst ist nun eine Institution, die Rollen, Normen, Selbstkonzept und Selbstkontrolle verwaltet und hierzu ein Rechtssystem, das gesellschaftliche System und ein Wertsystem installiert. Das Kind hat sich befreit vom Eingebundensein in die Beziehungen. Die Zuneigung der anderen ist nicht mehr bestimmend für das Schicksal des Selbst. Die neue Unfreiheit besteht im Eingebundensein in der Verwaltung und Organisation des Selbstsystems, welche notwendigerweise ideologisch sind. Gefühle entstehen nicht mehr unmittelbar aus dem Erleben der Beziehung (»Magst du mich noch?«, »Ist unsere Beziehung noch intakt?«), sondern aus der erfolgreichen Steuerung der Beziehungen (»Gelang es mir, die wechselseitigen Interessen zu steuern?«, »Ist mein Management der Beziehungen oder des Berufs noch intakt?«). Um als Institution funktionsfähig zu sein, müssen intensive Gefühle (Zuneigung, Erotik) oder Gefühle, die die Anpassungsfunktionen erschweren (Zweifel am Leistungsprinzip), abgewehrt werden. Es muss immer Konfliktfreiheit hergestellt werden. Andernfalls ist das Gleichgewicht dieser Entwicklungsstufe gefährdet.

3.3.6 Stadium des überindividuellen Gleichgewichts (Stufe 5)

Die Loslösung von der institutionellen Organisation des Selbst und seiner Beziehungen zur sozialen Bezugsgruppe beziehungsweise zur Gesellschaft führt zum Individuum, das über diese Organisation reflektieren kann. Es wird frei, um Beziehungen einzugehen, in denen beide Partner ihre Individualität bewahren (Kegan 1986, S. 147). Das Selbst »ist« auch nicht mehr sein Beruf oder seine Berufsrolle, Leistung bestimmt nicht mehr das Selbstgefühl. Kritik kann angenommen werden. Es kann zwischen verschiedenen Teilen des Selbst gewechselt werden, Konflikte zwischen diesen toleriert werden. »Individualität fördert nicht Abgeschlossenheit und Selbstkontrolle, sondern sie ermöglicht, dass wir uns anderen hingeben können« (ebd., S. 148).

Tab. 2: Kegans Phasen (Stufen) der kognitiv-affektiven Bedeutungsentwicklung (Sulz 1994, S. 122f.)

Phase: Mensch:	**0 einverleibend**	**1 impulsiv**	**2 souverän**	**3 zwischenmenschlich**	**4 institutionell**	**5 überindividuell**
einbindende Kultur		Familie	Familie, Schule, Freunde	Familie, Schule, Freunde	Gesellschaft	Menschheit
eingebunden in … (ist …)	Empfindung, Bewegung	Wahrnehmung, Impuls	Bedürfnis, Wunsch	einzelne Beziehung	gesellschaftliche Norm	menschliche Werte
kann handhaben, umgehen mit …		Empfindung, Bewegung	Wahrnehmung, Impuls	Bedürfnis, Wunsch	einzelne Beziehung	gesellschaftliche Norm
wird gereizt durch … (ohne einen Sinn dafür zu haben)	Wahrnehmung, Impuls	Bedürfnis, Wunsch	einzelne Beziehung	gesellschaftliche Norm	menschliche Werte	
nimmt noch nicht wahr … (kann nichts damit anfangen)	Bedürfnis, Wunsch	einzelne Beziehung	gesellschaftliche Norm	menschliche Werte		
hat Angst vor …	Vernichtung, Existenzverlust	Trennung	Kontrollverlust, Verlust der Bezugsperson	Ablehnung, Liebesverlust	Hingabe, Abhängigkeit	realen Gefahren
seine Gefühle	Bindungsgefühle, Hoffnung, Sicherheit	Zweifel, Scham, Wille, kann Gefühle nicht zusammenbringen	Misstrauen, Angst	Trauer, Verletzlichkeit, Insuffizienz, kann Gefühle aussprechen	Gefühle werden reflektiert und gesteuert	

Phase: Mensch:	0 **einverleibend**	1 **impulsiv**	2 **souverän**	3 **zwischenmenschlich**	4 **institutionell**	5 **überindividuell**
Ambivalenz	wird noch nicht erlebt	wird nicht erlebt	kann erlebt, aber noch nicht ertragen werden	kann erlebt, aber noch nicht ertragen werden	wird toleriert	
Aggression		Wut bei Frustration	Wut bei Frustration	Wut wird unterdrückt	wird verwaltet	
Beziehungen dienen …	der Identität	dem Impuls	der Bedürfnisbefriedigung	der Verschmelzung noch nicht	der Verwaltung ist vorhanden	
Geburt …		des Objekts	der Rolle	abgegrenzt der Gemeinschaft	des Gesetzes	der menschlichen Ethik
Betonung der …		Integration	Differenzierung	Integration	Differenzierung	Integration
Charakteristika:		Kann nicht stillsitzen, wechselt von einem Ort zum anderen. Kurze Aufmerksamkeitsspanne. Verhalten ist nicht vorhersagbar. Sprache begleitet die Interaktion. Fantasien und Fantastisches bewegen das Kind. Gedanken sind öffentlich. Orientiert sich am Urteil äußerer Autoritäten. Berücksichtigt die Folgen seines Handelns. Intensive Beziehung zu den Eltern.	Bleibt bei der Sache, bleibt beim Thema. Sprache ist entscheidend für Kommunikation. Konkrete Dinge, Realität beschäftigt das Kind. Gedanken sind privat. Orientiert sich am eigenen Vorteil. Berücksichtigt die Absicht des Handelns. Weniger intensive Beziehung zu Eltern. Kann zwei Impulse zu zwei Zeiten in Beziehung setzen. Internalisierung, Identifizierung, Wettbewerb, Kompromiss.	Erwartungen anderer und Verpflichtungen ihnen gegenüber sind beherrschend. Ärger ist störend, Harmonie wichtig. Kann auf andere verschlingend wirken.	Internalisierung von Konflikten möglich. Sie müssen aber sofort gelöst werden. Installation eines Rechtssystems und eines gesellschaftlichen Systems. Zuneigung der anderen ist nicht mehr bestimmend. Ideologisierung. Intensive Gefühle (Erotik, Zuneigung) stören die Organisation des Selbst. Unangepasste Tendenzen werden abgewehrt.	

Die Altersangaben von Kegans Entwicklungsstufen sind für den erfahrenen Psychotherapeuten ebenso wenig nachvollziehbar wie für empathische Eltern. Die Erfahrungen mit Kindern und Patienten zeigen, dass eher Piagets Altersangaben zur emotionalen Entwicklung zutreffen. Einen Ausweg aus diesen Differenzen bieten obige Betrachtungen zum Auseinanderklaffen der emotionalen und der kognitiven Entwicklung. Dies bedeutet, dass derjenige, der mehr das emotionale Verhalten betrachtet, die früheren Altersangaben für richtig hält, während derjenige, der die kognitiven Leistungen beurteilt, Kegans Altersangaben zustimmen wird. Zum Vergleich seien die Altersangaben in Tabelle 3 noch einmal gegenübergestellt:

Tab. 3: Stufen der emotionalen und moralischen Entwicklung

	Emotional-motivational (Piaget 1981)	**Moral/Wertorientierung (Kegan 1986)**
1. einverleibend	bis 1 Jahr	bis 2 Jahre
2. impulsiv	bis 2 Jahre	bis 5 Jahre
2. souverän	bis 3 Jahre	bis 10 Jahre
4. zwischenmenschlich	bis 7 Jahre	ab 11 Jahre
5. institutionell	Vorpubertät	ab 18 Jahre
6. überindividuell	ab Pubertät	Erwachsenenalter

Diese Altersverschiebung zeigt zugleich das Spannungsfeld zwischen affektiver und kognitiver Entwicklung.

Zusammenfassend ist Kegans »Neo-Piaget'scher« Ansatz eine Übertragung der »Konstruktions- und Entwicklungstheorie« Piagets auf die Entwicklung des Selbst und seiner Beziehungen zu anderen Menschen. Entwicklung heißt, der andere wird immer weniger mit einem selbst verwechselt. Damit bekommt Piagets Entwicklungstheorie die Bedeutung einer Objekt-Beziehungstheorie. Mit Anpassung

> »meine (ich) damit einen aktiven Prozess der Auseinandersetzung zwischen Selbst und Umwelt, der zu einem zunehmend besser organisierten Verhältnis zwischen ihnen führt. Die bessere Organisation zwischen Selbst und Umwelt wird erreicht, indem sich das Selbst immer stärker von der Umwelt löst und dabei zunehmend mehr Aspekte der Umwelt integriert« (Kegan 1986, S. 155).

Entwicklung ist die immer wieder neue Erschaffung des anderen (ebd., S. 189). Die Eltern als anfänglich einzige »einbindende Kultur« müssen sowohl zeitgemäß Halt geben, als auch Widerspruch leisten.

Das Grenzen-Setzen, der dem Kind entgegengebrachte Widerspruch, muss stadiengerecht sein, das heißt genau die Kontrolle, die das Kind im nächsten Stadium mit größter Sicherheit selbst übernehmen kann (Selbstkontrolle): autoritatives statt autoritäres Grenzen-Setzen. Für das Kind ist bedrohlich, wenn die Eltern das, was es *ist,* ablehnen (das autonome Ich der jeweiligen Stufe), dann kann es zum Beispiel nicht die Folgen seiner Impulse erfahren und auch nicht lernen, sie zu kontrollieren.

Psychotherapeutisch wichtiger als die Tableaus der stabilen Stufen beziehungsweise Stadien sind die *Übergangsphasen.* Eine Übergangsphase stellt zwei Selbst dar, das alte und das neue; so entsteht bei Entscheidungen ein Gefühlswirrwarr (vgl. Tab. 4).

Tab. 4: Phasenübergänge in der kognitiv-affektiven Bedeutungsentwicklung (Sulz 1994, S. 128f.)

Phase: **Mensch:**	**0** **einverleibend**	**1** **impulsiv**	**2** **souverän**	**3** **zwischenmenschlich**	**4** **institutionell**	**5** **überindividuell**
Beim Übergang von der vorausgehenden Phase muss aufgegeben werden:		das Objekt, die Welt als Teil des Selbst	das Gleichsein, Engverbundensein, neu: Verschiedensein	die Kontrolle über die Umwelt	die Permanenz von Liebe in der Beziehung, in Kauf nehmen von Ablehnung	entfällt
Hilfestellung zum Hineinfinden in die neue Phase: Bestätigung durch …	Körperliches Halten und Verfügbarsein	Zulassen intensiver emotionaler Beziehung und Rivalitäten	Anerkennung der Selbstständigkeit und Kompetenz	Zulassen des Selbstopfers zur Stützung der Beziehung	Fördern der Unabhängigkeit und Berufs-/Berufungsbezogenheit	entfällt
Hilfestellung 1 zum Verlassen der Phase: Widerspruch, Grenzen setzen durch …	Nicht mehr jedes Bedürfnis sofort befriedigen. Entfernung und Eigenwilligkeit gewähren	Verantwortung für Gefühle übertragen, Herauslösen aus der Ehebeziehung, in die Schule gehen müssen	Fordern von Rücksichtnahme und Zuverlässigkeit	Herauslösen aus der verschmelzenden Beziehung, Verschiedenheit des eigenen Denkens und Fühlens zeigen	Ablehnung einer verwalteten Art des Umgangs miteinander in der Beziehung	entfällt

Phase: **Mensch:**	**0** **einverleibend**	**1** **impulsiv**	**2** **souverän**	**3** **zwischenmensch-lich**	**4** **institutionell**	**5** **überindividuell**
Hilfestellung 2 zum Verlassen der Phase: in der Nähe bleiben durch … (Verständnis, Versöhnung)	Trennung als widerruflichen Verlust erleben lassen (kein entweder Bindung oder endgültige Trennung)	Beziehungsangebot (nicht verschmelzend) unaufdringlich erhalten	Außerfamiliäre emotionale Beziehung (mein bester Freund) zulassen, sodass kein Entweder-oder entsteht	Bezugsperson lässt das Herauslösen aus der verschmolzenen Beziehung zu	Soziale Gemeinschaft und Staat lassen die Relativierung ihrer Normen durch ethische Werte zu	entfällt
Entwicklungshemmung durch … (Zurück-, Festhalten)	Aversive Gefühle des Kindes schnell beseiti-gen: wird abhängig	Intensive Gefühle des Kindes ausnutzen für eigene Bedürfnisse	Übertriebene Kultivie-rung egozentrischen Verhaltens	Ständiges Abverlan-gen von Selbstopfern unter Androhung von Liebesverlust und Ablehnung		entfällt
Entwicklungshemmung durch … (Wegstoßen)	Nicht verfügbar sein, sein Gefühl aggressiv beantworten, Ver-lassen des Kindes	Abweisen des im-pulsiven emotionalen Kindes	Zu frühes Fordern von Rücksichtnahme und Zuverlässigkeit	Zu frühes Abweisen der verschmelzenden Beziehungssuche		entfällt

Gefühle entstehen beim Verlassen eines Gleichgewichts; sie sind für Kegan besonders bedeutsam zur Herstellung des Gleichgewichts als Empfindung von Entwicklung. Emotion wird aus der wörtlichen Bedeutung heraus verstanden: »Ex« und »Motion«, aus der Bewegung heraus. Dabei spielt das schmerzliche Gefühl des Verlustes von Gleichgewicht eine große Rolle. Den kognitiven Prozess beim Übergang zur nächsten Stufe beschreibt Kegan (1986) folgendermaßen:

> »Ich mache Erfahrungen in der Welt, die im Rahmen meiner gegenwärtigen Organisation der Wirklichkeit keinen Sinn ergeben. Eine Zeit lang ›prüfe‹ ich meine ›Theorie‹ (meine Form der Bedeutungsbildung) gemäß dem Prinzip: ›wenn die Tatsachen meine Theorie nicht stützen, geht das zu Lasten der Tatsachen‹; diese Haltung ist mit dem Begriff der Assimilation gemeint und in psychodynamischen Theorien mit dem Begriff der Abwehr. Erst wenn Erfahrungen auftauchen, die durch innerhalb des Systems stattfindende Anpassungsvorgänge nicht mehr assimiliert werden können (indem ich zusätzliche *Implikationen* meiner Bedeutung erkenne), fühlt sich das System selbst bedroht, da es auf die Grenzen und Schwächen seiner *Grundannahmen* aufmerksam wird« (S. 225).

Nach Kegan besteht die Grenze jeder Entwicklungsstufe darin, dass der andere (die Welt) in einer stufenspezifischen Hinsicht mit dem eigenen Selbst verwechselt wird: auf der impulsiven Stufe als unabgegrenzter Bedürfnisbefriediger, auf der souveränen Stufe als zu kontrollierender Bestandteil des Selbst-Objekt-Systems, auf der zwischenmenschlichen Stufe als Spender von Liebe in einer verschmolzenen Beziehung, auf der institutionellen Stufe als verwaltbarer Bestandteil des psychosozialen Verwaltungsapparates (formalisierte Beziehungen). Erst auf der überindividuellen Stufe wird dem anderen alles zugestanden und belassen, was er ist und was zu ihm gehört. Zu ihm wird Beziehung aufgenommen, ohne dass er partiell in das eigene Selbst-System eingebaut wird.

Diese kognitive Entwicklungspsychologie versteht sich als eine Psychologie der Entwicklung des Selbst und seiner Beziehungen und tritt damit zur psychoanalytischen Objektbeziehungstheorie in Konkurrenz. Kegan beschreibt die Entwicklungsstufen wie Piaget auch als eine *Entwicklungsspirale*, sodass das gleiche Thema im übernächsten Stadium wiederkehrt. Dieses Spiralprinzip der Entwicklung ist eine Möglichkeit, die wiederkehrenden Themen der Dialektik zwischen Differenzierung und Integration auf einer jeweils höheren Stufe zu betrachten.

3.4 Fonagys Theorie der Mentalisierung

3.4.1 Von der Bindung zur Mentalisierung

Heute gelten Bindung und Mentalisierung in den psychodynamischen Psychotherapien als die beiden zentralen Konzepte für das Verständnis der menschlichen Entwicklung, ihrer Störungen, der aus diesen Störungen sich entwickelnden Psychopathologien und infolgedessen auch für das Wesen von Psychotherapie. Die Bedeutung der Bindung für kognitiv-behaviorale Therapien der dritten Generation (3rd wave) hat Hauke (2010) beschrieben und diskutiert. In diesem Kapitel soll das primär in seinem Kern nicht psychodynamische, sondern entwicklungspsychologische Konzept der Mentalisierung als zentrales Konstrukt und Paradigma heutiger kognitiv-behavioraler Therapieansätze am Beispiel der Strategisch-Behavioralen Therapie dargestellt werden. Hierzu ist es notwendig, die emotionale und kognitive Entwicklung in den ersten Lebensjahren zu betrachten, um sie dann – mit Peter Fonagy und Mitarbeitern (2008) – im Lichte der sich entwickelnden Mentalisierung zu analysieren. Es wird also nach der Vergegenwärtigung des zugrunde liegenden Bindungsthemas sehr detailliert auf Fonagys Mentalisierungstheorie eingegangen.

Emotionale Bindung an die primäre Betreuungsperson als angeborenes Bedürfnis des Menschen (Bowlby 1976) und aller Säugetiere gilt als die wesentliche Voraussetzung für eine gelingende Entwicklung des Babys. Sroufe (1996) postuliert, dass das Ziel des Bindungssystems das Herstellen von Sicherheitserleben ist, damit also der Emotionsregulation dient. Diese Erfahrungen mit den Betreuungspersonen werden psychisch repräsentiert und schaffen Erwartungen bezüglich der Wirkungen und Folgen des eigenen Bindungsverhaltens beim Säugling. Diese Erwartungen, verbunden mit dem eigenen Verhalten, bilden das innere Arbeitsmodell (Bowlby 1976) im Rahmen dieses homöostatischen Systems der Orientierung des Säuglings. Es lassen sich vier verschiedene Arbeitsmodelle differenzieren, die als *Bindungsmuster* im Verhalten identifizierbar sind:

- Sichere Bindung: Das Kind erkundet den Spielraum in Anwesenheit der Mutter. Fremden gegenüber verhält es sich unsicher und zurückhaltend. Wenn die Mutter den Raum verlässt, weint es und sucht sofort ihre Nähe, wenn sie zurückkommt.
- Unsicher-vermeidende Bindung: Wenn die Mutter den Raum verlässt, ist das Kind weniger beunruhigt und sucht nach ihrer Rückkehr

auch nicht sofort ihre Nähe. Bei diesen Kindern ist die emotionale Erregung herunterreguliert, sodass ihre Antwort auf die Trennung schwach ausfällt, nur eine geringe Alarmierung entsteht.

- Unsicher-ambivalente Bindung: Das Kind exploriert und spielt nur wenig in Anwesenheit der Mutter. Geht die Mutter aus dem Raum, reagiert das Kind verzweifelt und lässt sich auch nach ihrer Rückkehr nur schwer beruhigen. Bei diesem Kind wird die emotionale Erregung hochreguliert, ein großer Alarm wird erzeugt, der auf die Mutter einwirkt.
- Desorganisierte Bindung: Das Kind verhält sich scheinbar ziellos, will trotz Anwesenheit der Mutter die Situation beenden. Die Mutter ist sowohl Quelle von Beruhigung als auch von Angst und Frustration, weshalb ihre Anwesenheit eine undifferenzierte und nicht regulierte Erregung beim Kind auslöst. In den Familien solcher Kinder finden sich lange und häufige Trennungen, heftige Paarkonflikte, Vernachlässigung, Misshandlung.

Als Komponenten des Bindungsverhaltens wurden identifiziert:

a) Signale des Babys, die dazu führen, dass die Mutter sich nähert (z. B. Lächeln).
b) Aversive Signale, die ebenfalls dazu führen, dass die Mutter sich nähert (z. B. Weinen).
c) Motorische Aktivität des Babys, indem es sich auf die Mutter zubewegt.
d) Beziehungsaufnahme mit der Betreuungsperson als »zielkorrigierte Partnerschaft« gemäß der Vorgabe des inneren Arbeitsmodells ab etwa drei Jahren.

Die heutige Bindungstheorie geht von vier psychischen Repräsentationssystemen aus:

- Erwartungen bezüglich Interaktionen mit frühen Bezugspersonen.
- Psychische Repräsentation von Ereignissen, die Erinnerungen an frühe Bezugspersonen enthalten und reaktiviert wird.
- Autobiografische Erinnerungen, die Lebensgeschichte und Selbstverständnis verknüpfen.
- Verständnis der psychischen Eigenschaften und Intentionen anderer Menschen (Gefühle, Wünsche, Überzeugungen) und diese als verschieden von den eigenen erkennen.

Letzteres impliziert, dass eine intentionale Position eingenommen wird: Das eigene und das Verhalten anderer entsteht aus einer Intention heraus, die durch Gefühle, Wünsche und Überzeugungen gebildet wird. Ist beides bekannt, so kann das Ergebnis einer Interaktion vorhergesagt werden. Das setzt die Fähigkeit voraus, »Gedanken lesen« zu können, das heißt, den mentalen Status des anderen Menschen zutreffend interpretieren zu können. Fonagy et al. (2008) nennen diese Fähigkeit, Verhalten psychologisch zu interpretieren, »interpersonaler Interpretationsmechanismus« (IIM). Ein funktionales Arbeitsmodell setzt das Beherrschen dieser Fähigkeit voraus. Sie halten diesen Mechanismus für einen neuralen Mechanismus, der der optimalen Adaptation der Genexpression an die vorgefundene soziale Umwelt dient. Neurobiologische Untersuchungen legen nahe, dass es sich beim IIM um zwei getrennte Fähigkeiten handelt, zum einen das Erkennen von Gefühlen und Wünschen sowie Empathie (IIMa [a = Affekt]), das sich mit 18 Monaten entwickelt und im orbitofrontalen Cortex und der Amygdala lokalisiert ist, zum anderen das Erkennen von Überzeugungen, das zwischen drei und vier Jahren möglich wird und im medialen präfrontalen Cortex stattfindet (Blair et al. 1999). Empathie wird von Fonagy et al. (2008, S. 145) definiert als »Mechanismus, der es dem Individuum ermöglicht, die Perspektive eines anderen Menschen einzunehmen und dessen inneren, emotionalen Zustand zu erschließen und zu einem gewissen Grad selbst mitzuempfinden«.

Bischof-Köhler (2010) konnte zeigen, dass Empathie nur bei den Kindern auftritt, die sich im Spiegel erkennen können, das heißt ein Ichbewusstsein ausgebildet hatten und damit die Ich-andere-Unterscheidung vollziehen konnten. Tomasello et al. (2005) berichteten, dass Empathie bereits mit 14 Monaten zu Hilfeleistung und kooperativem Verhalten führt. Es ist jedoch fraglich, ob diese Hilfsbereitschaft bereits auf Empathie beruht.

Der IIM wird im ersten Lebensjahr mittels des *Kontingenzentdeckungsmechanismus* erworben, der nach dem Prinzip des Psychofeedbacks oder *sozialen Biofeedbacks* arbeitet (Gergely & Watson 1999): Der Säugling nimmt die kontingente Affektspiegelung der Mutter wahr. Er erhält ein Feedback für seinen Affekt und bildet daraufhin eine psychische Repräsentanz seines inneren Zustands. Dann internalisiert er den empathischen Ausdruck der Mutter und bildet eine sekundäre Repräsentanz seines inneren Zustands. Gleichzeitig nimmt er die Abnahme seiner emotionalen Erregung wahr. Allerdings interessiert sich der Säugling in den ersten drei Lebensmonaten nur für sein eigenes körperliches Selbst (Spiegelbild mit perfekter Kontingenz der Bewegungen). Erst mit fünf Monaten wendet er sich vermehrt der Mutter zu (Bild mit unperfekter Kontingenz, da die Mutter zeitlich verzögert und nicht genau seinen Ausdruck imitiert). Kinder mit desorganisierter Bindung behalten ihre Vorliebe für perfekte Kontingenz jedoch bei (Koós et al. 2000). Sie erfahren mit ihrer Mutter in ihren Bindungsversuchen unerträglich wenig kontingente Affektspiegelung, sodass sie diese vermeiden.

Die Psychofeedback-Theorie kann vier Funktionen mütterlicher Affektspiegelung identifizieren (Fonagy et al. 2008):

1. Sensibilisierungsfunktion: Der Säugling lernt, Gruppen von inneren und äußeren Reizhinweisen auf seine inneren Zustände zu entdecken, die ihm zunehmend unterscheidbare Emotionszustände anzeigen.
2. Repräsentanzbildende Funktion: Der Säugling lernt, mithilfe der Markierung der Affektspiegelungen sekundäre Repräsentanzen zu bilden, die mit seinen primären Emotionszuständen assoziiert sind. Dadurch werden kognitive Attributionen (Ich fühle …) und die später sich entwickelnde Fähigkeit, diese Emotionszustände zu kontrollieren, möglich.
3. Zustandsregulierende Funktion: Der Säugling entdeckt zum Beispiel bei einer negativen Emotion, dass er kontingente Kontrolle über das beruhigende Spiegelungsverhalten seiner Mutter hat – als erstes Gefühl von kausaler Effektivität. Die resultierende positive Erregung hemmt das ursprüngliche negative Gefühl.
4. Kommunikations- und Mentalisierungsfunktion: Der Säugling erwirbt über die Internalisierung der markierten sekundären Repräsentanzen einen generalisierten Kommunikationscode. Dieser ist charakterisiert durch referenzielle Abkoppelung (Abkoppelung der markierten Emotion von der Mutter), referenzielle Verankerung (Zuschreibung der markierten Emotion als eigene Emotion und seines eigenen Selbstzustandes) und Suspendierung realistischer Konsequenzen (im Vergleich mit dem nicht markierten realistischen Emotionsausdruck der Mutter kommt es zu keinen Konsequenzen für den Säugling, zum Beispiel beim Ausdruck von Ärger im Gesicht der Mutter). Durch ihn entsteht später (im zweiten Lebensjahr) ein neuer Als-ob-Modus der Kommunikation im Als-ob-Spiel.

Das innere Arbeitsmodell (Bowlby 1976) gibt vor, wie mit einer wichtigen Bezugsperson umgegangen werden muss, um möglichst hohe Bindungssicherheit herzustellen. Bis ins Erwachsenenalter prägt das innere Arbeitsmodell das Beziehungsverhalten eines Menschen (Collins & Read 1994; Main 1997). Das innere Arbeitsmodell Bowlbys entspricht der Überlebensregel (Sulz 1994, 2017a–c).

Das innere Arbeitsmodell ist weniger im autobiografischen Gedächtnis zu suchen als im impliziten Gedächtnis, das nur Bottom-up zugänglich ist, das heißt dann, wenn eine Situation auftritt, die das betreffende Sozialverhalten verlangt. Es ist ein affektiv-kognitives Schema und wird mehr durch emotionale und motivationale Faktoren bestimmt als durch kognitive. Bindung ist demnach eine Fähigkeit, die sich in der Interaktion mit der primären Betreuungsperson entwickelt und darauf abgestimmt ist, auf die individuelle soziale Umwelt des Kindes einzuwirken. Sie ist ein teleologisches Instrument, mit dessen Hilfe ein homöostatisches Ziel erreicht werden soll: Sicherheit in der Beziehung, die gekennzeichnet ist durch Reduktion negativer Affekte, die Unsicherheit signalisierten.

Um die Fähigkeit zu sicherem Bindungsverhalten zu erwerben, benötigt das Kind eine feinfühlige Mutter, die dem Baby seine Affekte spiegelt und es beruhigt. Damit die *Affektspiegelung* beruhigend wirken kann, muss sie sowohl den Affekt des Kindes treffend enthalten als auch die Information, dass die Mutter nicht so beunruhigt ist wie das Kind, sondern dass sie den Affekt gut meistern kann.

3.4.2 Bedingungen gelingender Mentalisierung

Die kognitive Entwicklung des Kindes im Vorschulalter konnte Fonagy (1997) aus der Bindungssicherheit mit der Mutter im Alter von 12 Monaten und mit dem Vater im Alter von 18 Monaten vorhersagen. 82 % der sicher gebundenen Kinder lösten Theory-of-Mind-Aufgaben (reflektieren können, dass Überzeugungen und Wünsche eigenes Verhalten und das Verhalten anderer vorhersagen), während nur 46 % der unsicher gebundenen Kinder diese Aufgaben lösen konnten. Ein anderes Studiendesign ergab, dass 87 % der Kinder, die sowohl zum Vater als auch zur Mutter eine sichere Bindung hatten, diese Aufgaben lösen konnten, im Vergleich zu 63 % der Kinder, die nur mit einer Elternperson eine sichere Bindung hatten, und nur 50 % der Kinder, die zu keinem Elternteil eine sichere Bindung hatten. Fonagy schließt daraus, dass die kognitive Entwicklung bei sicher gebundenen Kindern früher die Fähigkeit einer Reflexionsfunktion im

Sinne der Theory of Mind hervorbringt und damit der Entwicklungsprozess der Mentalisierung rascher vonstattengeht.

Ist eine sichere Bindung erst einmal hergestellt, muss das Kind keine Energie mehr dafür aufwenden und kann sich stattdessen frei der spielerischen Entwicklung widmen. Es kann und will sich früher kooperativen Interaktionsspielen zuwenden (wie beispielsweise Als-ob-Spiele). Sie können Aufgaben zum Gedankenlesen und emotionalen Verstehen gut lösen (Astington & Jenkins 1995).

Mütter, deren Kinder eine sichere Bindung aufgebaut hatten, waren dadurch gekennzeichnet, dass sie über Gefühle und Motive von Handlungen mit dem Kind sprachen. Ihre Erklärungen mentaler Zustände führten dazu, dass das Kind Emotionen besser verstehen konnte (Denham, Zoller & Couchoud 1994). Auch ältere Geschwister fördern die Mentalisierungsfähigkeit eines Kindes (Jenkins & Astington 1996). Es ist gut nachvollziehbar, dass gleichaltrige Kinder bei diesen Prozessen keine Rolle spielen. Kinder brauchen in diesem Alter noch keine gleichaltrigen Kinder.

Die Entwicklung der Mentalisierung hängt auch von der Mentalisierungsfähigkeit der Mutter ab (Fonagy et al. 1991). Fonagy et al. (2008) postulieren, dass eine Mutter das Baby von Geburt an als mentalisiertes Wesen, als »mentalen Akteur« betrachtet, indem sie von einem Überzeugungs- und Wunschzustand ausgeht. Dadurch ermöglicht sie allmählich ein »Kerngewahrsein eines mentalistisch organisierten Selbstgefühls« (ebd., S. 213) und eine gemeinsame Erfahrung von Mentalisierung.

Die heutige Bindungstheorie betrachtet die Affektregulierung als Produkt der Bindung. Sroufe (1996) geht noch weiter, er sieht die Affektregulierung als Beginn der Selbstregulierung:

- Vertrauen in die Bezugsperson
- Vertrauen ins Selbst mit der Bezugsperson
- Selbstvertrauen

Fonagy et al. (2008) unterscheiden verschiedene Ebenen der Affektregulierung. Die unterste Ebene ist die nichtbewusste neurophysiologische homöostatische Balance. Auf einer höheren Ebene werden Affekte in Bezug auf zwischenmenschliche Beziehungen reguliert. Sie beinhaltet die wesentliche Fähigkeit, ein Gefühl weiter wahrzunehmen, während man es reflektiert und darüber spricht. Damit handelt es sich um eine »mentalisierte Affektivität« als höchste Form der Affektregulierung, die auch für das Geschehen in Psychotherapien kennzeichnend ist.

3.4.3 Entwicklungsstufen und Entwicklungsmodi

Auch Fonagy ist neben anderen Entwicklungsforschern als moderner Nachfolger Piagets (1995) erkennbar (Seidenfuß 2010), wenn er folgende Entwicklungsphasen, in denen das Kind in den ersten fünf Lebensjahren ein kognitives und emotives Verständnis des Selbst und der Welt erwirbt, beschreibt (Fonagy et al. 2008, S. 254):

1. Das Selbst als »physischer Akteur«: Differenzierung psychischer Repräsentation des Körpers als Verursacher physikalischer Veränderungen in der Umwelt steht in den ersten drei Lebensmonaten im Vordergrund.
2. Das Selbst als »sozialer Akteur«: Von Geburt an findet affektive Kommunikation mit der Mutter statt.
3. Das Selbst als »teleologischer Akteur«: Mit neun Monaten (nicht mentalistisches, das heißt nicht auf mentale Zustände zurückzuführendes) Erkennen und Verstehen zielgerichteter Handlungen (soziokognitive Neunmonatsrevolution).
4. Das Selbst als »intentionaler mentaler Akteur«: Mit 18 Monaten beginnt ein Kind das eigene Verhalten und das anderer auf mentale intentionale Zustände wie Gefühle und Wünsche zurückzuführen. Bis zur vollen Entwicklung dieser Fähigkeit dauert es aber noch zwei bis drei Jahre.
5. Das Selbst als »repräsentationaler Akteur«: Das mit vier Jahren auftauchende »autobiografische Selbst« kann intentionalen mentalen Zuständen repräsentationale und kausal selbstbezügliche Eigenschaften zuschreiben, das heißt, frühere Erlebnisse werden historisch und zeitlich-kausal dem jetzigen Selbst als dessen autobiografische Erfahrungen zugeordnet. Es besteht die Fähigkeit, eine Repräsentation des früheren Selbst mit der Repräsentation des jetzigen Selbst in Beziehung zu setzen (Fähigkeit zu multiplen Repräsentationen der Welt und des Selbst; vgl. Povinelli & Simon 1998). In diesem Alter kann eine Theory of Mind beziehungsweise eine kindliche Theorie des Mentalen gebildet werden und ist als Fähigkeit, eigenes Verhalten und das anderer mentalen Zuständen des Akteurs zuzuschreiben, sicher verfügbar – unter günstigen Entwicklungsbedingungen.

Dabei ist es hilfreich drei verschiedene Modi zu unterscheiden:

1. Der *Äquivalenzmodus*, in dem das Kind nicht zwischen seinem inneren Zustand und der äußeren Welt unterscheidet (nicht mentalisie-

render, realitätsorientierter Modus). Was in ihm ist, ist auch draußen. Was es fantasiert oder denkt, ist Realität. Dies wird am deutlichsten durch ein Experiment von Flavell, Green und Flavell (1986): Dem dreijährigen Kind wird ein Schwamm gezeigt, der wie ein Stein angemalt ist. Dann werden ihm zwei Fragen gestellt: Wie sieht das aus (wie ein Stein)? Was ist das (ein Stein)? Nachdem das Kind den Schwamm in der Hand hält, werden ihm wieder diese beiden Fragen gestellt. Es antwortet beide Male »Schwamm«. Es kann Schein und Wirklichkeit nicht trennen.

2. Der *Als-ob-Modus* des Mentalisierens, in dem das Kind ganz aus der realen Welt austritt in seine Fantasie- oder Spielwelt (mentalisierender, von der Realität abgekoppelter Modus). In diesem Modus ist es in seinem Denken flexibler und reifer. Eine strenge Trennung von Vorstellung und Realität ist aber notwendig, um keine Angst entstehen zu lassen. Was im Spiel keine schlimmen Folgen hat, kann in der realen Welt sehr bedrohliche Konsequenzen für das Kind haben.
3. Mit vier Jahren erfolgt eine Integration der beiden früheren Modi: Der *Reflexionsmodus* des Mentalisierens, in dem das Kind mentale Zustände als Repräsentationen wahrnehmen kann, die falsch sein und sich ändern können (mentalisierender, realitätsorientierter Modus). Das Kind erkennt, dass Dinge anders sein können, als sie scheinen, dass andere Menschen die Realität anders wahrnehmen können, dass Überzeugungen einen unterschiedlichen Gewissheitsgrad haben können, dass das Kind seine Überzeugung mit der Zeit ändern kann.

Damit hat das Kind die Fähigkeit zur Bildung einer Theory of Mind/Theorie des Mentalen erworben. Diese ist nach Fonagy et al. (2008) die Voraussetzung dafür,

a) ein zeitlich stabiles Selbst wahrzunehmen,
b) anderen Menschen Gefühle, Gedanken, Wünsche und Überzeugungen zuzuschreiben und dadurch in deren Handlungen eine Bedeutung zu erkennen und diese vorhersagbar werden zu lassen,
c) zwischen innerer und äußerer Wahrheit zu unterscheiden und zu verstehen, dass hinter einem Verhalten etwas ganz anderes stehen kann,
d) durch eine klare Repräsentation des mentalen Zustands anderer Personen in effektive Kommunikation mit diesen treten zu können und

e) intensivere Erfahrungen mit anderen Menschen zu machen und dadurch ein höheres Niveau der Intersubjektivität zu erreichen, was letztlich dazu beiträgt, das eigene Leben als erfüllender und bedeutsamer zu erleben.

3.4.4 Das Therapiekonzept der mentalisierten Affektivität

Die *therapeutischen Implikationen* dieser Entwicklungstheorie reichen weiter als bis zur Borderline-Therapie, von der ausgehend sie entstanden ist. Das Konzept der mentalisierten Affektivität kann als Basisparadigma jeder Psychotherapie eingesetzt werden.

Fonagy et al. (2008) arbeiten mit mentalisierter Affektivität so, dass der Patient während der Affektbearbeitung in dem Affekt bleibt und eine lebendige affektive Erfahrung erfolgt. Dadurch kommt es zu einem komplexeren Verstehen des eigenen Affekterlebens. Der Affekt ändert sich oder bekommt eine neue Bedeutung. Positive Affekte werden gestärkt, negative lernt der Patient zu akzeptieren und zu bewältigen. Dabei wird vom Bedürfnis des Patienten ausgegangen, seine eigenen Affekte zu verstehen. Die therapeutische Arbeit erfolgt in drei Schritten: Affektidentifizierung, -modulierung und -äußerung. Jeder der drei Schritte kann auf eine einfache, elementare Weise oder auf eine reifere, komplexe Weise erfolgen.

Die elementare Form der Affektidentifizierung besteht in der Benennung einer bewussten Emotion. Komplexere Identifizierung erfolgt, wenn zum Beispiel Wut binnen einer Sekunde in Angst umschlägt oder Trauer in Wut oder Wut durch Verständnis ersetzt wird. Dann geht es darum, die Beziehung zwischen beiden Affekten zu verstehen.

Affektmodulierung in ihrer elementaren Form kann in der Änderung der Intensität oder Dauer der Emotion bestehen beziehungsweise in der Herauf- oder Herunterregulierung des Affekts. Die komplexe Form besteht in einer Neubewertung des Affekts, oft im Lichte der eigenen Lebensgeschichte.

Der Affektausdruck kann auf einer elementaren Ebene gehemmt oder gefördert werden. Er kann auch darin bestehen, statt eines unvorteilhaften äußeren Emotionsausdrucks einen inneren Ausdruck zu wählen, was ein repräsentationales System voraussetzt. Wenn man den Psychotherapieraum für einen inneren Ausdruck nutzt, so kann am Affekt gearbeitet werden, ohne dass Schaden in den realen Beziehungen entsteht oder eine Wiederholung bisherigen Scheiterns. Ziel ist nicht die generelle Unterdrückung des äußeren Ausdrucks, sondern die Befähigung des Patienten, zwischen innerem und äußerem Emotionsausdruck zu wählen. Die komplexere Form des Affektausdrucks ist eine Form der Kommunikation. Statt eines impulsiven Ausdrucks ohne Rücksicht auf den anderen Menschen erfolgt ein Emotionsausdruck, der der Beziehung und der aktuellen Interaktion gerecht wird, sodass der andere das Gefühl verstehen und darauf eingehen kann.

Obgleich Fonagy et al. (2008) sich als originär psychoanalytische Forscher definieren, ist ihre Theorie in Verbindung mit ihrer Neukonzeptualisierung der Bindungstheorie weit mehr als eine psychoanalytische Metatheorie. Sie kann als eine moderne, empirisch gut gesicherte klinische Entwicklungstheorie gesehen werden, die nicht zwingend zu einer psychoanalytischen Therapie hinführen muss, wie Allen (2010) darlegt. Dieser befasst sich mit der konzeptionellen Nähe des Mentalisierunganſatzes zu kognitiv-behavioralen Therapien. Er schreibt vor allem den neuen Ansätzen der 3rd wave oder der dritten Generation eine sehr große Annäherung zu, weil sie die therapeutische Beziehung und Beziehungen allgemein als wesentliches Agens verstehen und eine systematische Mentalisierung der Affektregulierung betreiben.

Teil II

Diagnostik, Fallkonzeption, Therapieplanung

Da Therapeuten nicht blindlings ihrem Mitgefühl oder ihrer problemlösenden Intelligenz folgen können, um unverzüglich mit der Therapie zu beginnen, müssen sie sich Zeit lassen, ausgehend von einem allgemeinen Verständnis, der psychischen Entwicklung, der Persönlichkeit und der Symptombildung des Patienten, die diagnostisch-konzeptionellen Schritte zu gehen:

1. für ein differenziertes Fallverständnis,
2. für eine anspruchsvolle Zielanalyse,
3. für eine konkrete individualisierte Therapieplanung,
4. um allmählich eine sicher gebundene Beziehung aufzubauen.

Bei den ersten drei Schritten unterscheiden sich Psychodynamische und Behaviorale Therapie jenseits vieler Annährungen immer noch erheblich. Es ist aber zu beachten, dass der psychodynamische Mentalisierungsansatz auch eine sehr konkrete Fallkonzeption an den Anfang der Therapie stellt. Auch diesbezüglich nimmt dieser Ansatz eine Brückenfunktion zwischen den Therapieverfahren ein. In diesem Buch wird das Ziel verfolgt mit der Mentalisierungsfördernden Verhaltenstherapie (MVT) von der behavioralen Seite kommend einen Brückenkopf zu bauen. Dazu wird zuerst der ganze Spannungsbogen der Therapie mit ihren Verlaufsstadien betrachtet, danach die diagnostischen Sitzungen, anschließend das Verhaltensdiagnostiksystem (VDS) und schließlich ausführlich die Fallkonzeption.

1 Therapieverlaufsstadien

Prozessual und inhaltlich lassen sich folgende Therapieverlaufsstadien der MVT benennen:

- Erstgespräch: der Mensch, seine Beschwerden, die Auslöser, Verstärker
- Befunderhebung, Diagnostik: Symptome, Syndrome, Diagnosen
- Anamnese: Biografie und Familie
- Organismusvariable O: Schemaanalyse (Überlebensregel), Entwicklungs-, Persönlichkeits- und Beziehungsdiagnostik
- Fallkonzeption: Verhaltens- und Zielanalyse, Therapieplan
- Symptomtherapie: Achtsamkeit, Akzeptanz, Bereitschaft, Exposition
- Ressourcenanalyse & Ressourcenmobilisierung
- Metakognitionstherapie: Von der dysfunktionalen Überlebensregel zur Erlaubnis gebenden Lebensregel
- Emotionstherapie 1: tiefe emotionale Erfahrung – Gefühle wahrnehmen
- Widerstandsanalyse: regressive Ziele, das Dilemma, Loslassen
- neue Fertigkeiten ausprobieren im Umgang mit sich selbst und mit anderen
- Angst vor Veränderungen: »Ich stelle mich der Angst und den Gefahren«
- Emotionstherapie 2: neuer Umgang mit Bedürfnis, Angst, Wut, Trauer
- Niederlagen machen »wehrhaft«
- Umgang mit dysfunktionalen Persönlichkeitszügen
- Entwicklung Schritt 2: zur zwischenmenschlichen Stufe – Empathie
- Persönliche Werte: vom bedürfnis- zum wertorientierten Menschen
- primärer, sekundärer und tertiärer Selbstmodus
- das neue Selbst und die neue Welt
- neue Beziehungen

- Automatisierung, Generalisierung, Selbstmanagement
- nach dem Überleben kommt das Leben
- Rückfallprophylaxe
- Abschied und Neubeginn

2 Diagnostische Sitzungen[6]

Im *Erstgespräch* wird die Therapeut-Patient-Beziehung hergestellt und dabei in einem möglichst unstrukturierten Setting dem Patienten die Möglichkeit gegeben, sich auf seine individuelle Weise als Mensch und mit seinen Beschwerden zu zeigen, in Kontakt und Beziehung zum Therapeuten zu treten. Diese werden in den weiteren diagnostischen Maßnahmen geprüft, erweitert, abgewandelt und präzisiert. Welche weiteren diagnostischen Maßnahmen erforderlich sein werden, gilt es ökonomischerweise bereits am Ende des Erstgesprächs zu bestimmen:

a) Einholen von Vorbefunden (Klinikaufenthalte, psychiatrische oder andere fachärztliche Behandlungen, frühere Psychotherapien)
b) Notwendigkeit und Möglichkeit einer Fremdanamnese (Partner, Eltern, Kinder etc.)
c) Notwendigkeit und Möglichkeit einer im Umfeld des Patienten vom Therapeuten durchgeführten Verhaltensbeobachtung
d) Anweisung des Patienten zum Führen eines quantifizierenden (z.B. Strichliste) oder auch durch qualitative Beschreibungen erfolgenden Selbstbeobachtungsprotokolls

Eine erste hypothetische Fassung eines SORKC-Schemas auf Makroebene wird am Ende der Sitzung als Beginn der Verhaltensanalyse formuliert, zum Beispiel:

- Situation: Patient wird von seinem Chef nicht befördert
- Organismus: großer Ehrgeiz bei sozialer Ängstlichkeit
- Reaktion: Patient protestiert nicht
- Symptom: Depression
- Konsequenz: Vermeidung von Streit

6 Dieses Kapitel wurde übernommen aus Sulz (2017d, S. 86).

In der *zweiten diagnostischen Sitzung* wird der *klinische Befund* erhoben, die *Syndromdiagnose* gestellt und sich für eine *ICD-10-Diagnose* entschieden. Diese dient einerseits dazu, der Krankenkasse zu belegen, dass eine Erkrankung in der Art und dem Ausmaß vorliegt, dass die beantragte Therapie in den Verantwortungsbereich der Kasse als Kostenträger fällt. Zum anderen wird mit dem Befund die deskriptive Diagnose belegt, die ebenso eine Bedingung für die Kostenübernahme durch die Kasse ist. Sie muss innerhalb des Indikationskatalogs für Verhaltenstherapie liegen. Auf die Befunderhebung (mit VDS90, VDS14, VDS30 und VDS30-Int) wird im nachfolgenden Kapitel genauer eingegangen.

Die *dritte diagnostische Sitzung* ist der *Anamnese* gewidmet. Es gilt in der Anamnese die individuelle Lerngeschichte, das heißt die *Lebens- und Krankheitsgeschichte* (VDS1-Anamnesefragebogen), die zur Entstehung der jetzigen Erkrankung führenden Ereignisse und die aufrechterhaltenden Bedingungen zu erfassen. Bei den früheren einfachen Verhaltenstherapietechniken, die lediglich die Mikroebene der konkreten Situation berücksichtigen, erschien eine aufwändige Anamnese nicht erforderlich. Auch heute noch steht dies zur Diskussion, wenn höchst effektive, direkt symptombezogene Maßnahmen ohne Einbeziehung des psychosozialen Kontexts vorhanden sind und bei einem hohen Prozentsatz der Patienten mit der betreffenden Störung ausreichen (Reizexpositionsverfahren bei Phobien). Da in eine klinische Praxis in der Regel kaum Lehrbuchfälle kommen, müssen die meist sehr wirksamen Umweltbedingungen der globalen Lebenssituation und die Lerngeschichte miterfasst werden. Nach der ersten Anamnesesitzung, in der die harten Fakten erfragt wurden, ist meist schon der Störungsbereich eingegrenzt, sodass bei Störungen, die der Therapeut seltener behandelt, das Nachschlagen in umfassenden störungsspezifischen Monografien notwendig wird, um sich für die weitere Exploration zu rüsten, die zu einem individuellen Störungsmodell führen soll, das mit dem aktuellen Stand wissenschaftlicher Theorien über die Entstehung und Aufrechterhaltung der betreffenden Störung in Übereinstimmung gebracht werden kann. Ausgerüstet mit diesem Expertenwissen, der inzwischen erfolgten Fremdanamnese, der vorliegenden Verhaltensbeobachtung und den Selbstbeobachtungsprotokollen aus der zweiten Anamnesesitzung (= dritte diagnostische Sitzung) wird die Nachexploration durchgeführt, die hypothesengeleitet ist und zunehmend auf den auslösenden Faktor und den aufrechterhaltenden Faktor (bzw. möglichst wenige dieser Faktoren) fokussiert.

In der *vierten diagnostischen Sitzung* werden im ersten Teil die Formulierung des *SORKC-Schemas* auf Makro- und Mikroebene abgeschlossen und zwischen Patient und Therapeut abgestimmt. Danach werden die *Therapieziele* des Patienten mit denjenigen des Therapeuten verglichen und geprüft, ob sie soweit zur Deckung gebracht werden können, dass ein Zusammenarbeiten sinnvoll und erfolgversprechend erscheint.

In der *fünften diagnostischen Sitzung* erfolgt die Vorstellung des *Behandlungsplanes* und das Schließen des *Therapievertrags* – unter Einbeziehung der geplanten Vorgehensweisen zur Verlaufs- und Erfolgskontrolle (z.B. wiederholte Videoaufnahmen von Verhaltensproben). Der Zeitpunkt des Therapiebeginns wird festgelegt (z.B. nach Bewilligung der Therapie durch die Krankenkassen mit einer Wartezeit von acht Wochen).

3 Verhaltensdiagnostiksystem

So wie die Tiefenpsychologischen Therapien das OPD-System (Arbeitskreis OPD 2009) für die Diagnostik benutzen, verwendet die MVT das Verhaltensdiagnostiksystem (VDS) (Sulz 2008, 2017a–d) als umfassende psychotherapeutische Diagnostik: Lebens- und Krankengeschichte, Verhaltensanalyse, Zielanalyse und Therapieplanung.[7]

VDS01 Fragebogen zur Lebens- und Krankheitsgeschichte
Dieser Fragebogen erfasst alles über Leben, Beziehungen und Krankheiten, was für die Psychotherapie wichtig ist und in einer Fallkonzeption berücksichtigt werden muss (inkl. des Berichts an den Gutachter).

VDS03 Vorerkrankungen und Behandlungen
Um sicher zu gehen, kann die spezielle Krankheitsanamnese noch einmal ausführlich und detailliert exploriert werden – wenn eine lange und komplexe Vorgeschichte an Erkrankungen vorliegt.

VDS04 Interviewleitfaden zur Lebens- und Krankheitsgeschichte
Wenn ausreichend Zeit bleibt, ist es durchaus sehr gewinnbringend die Lebens- und Krankheitsgeschichte im persönlichen Gespräch zu explorieren. Dieser Interviewleitfaden führt systematisch durch die Anamnese.

7 Alle VDS-Fragebogen gibt es als kostenlose Downloads zur freien Verwendung in eigener Praxis oder Klinik unter https://vds-skalen.eupehs.org. Viele sind auch als Online-Fragebogen verfügbar, sodass die Patienten diese Webseite besuchen und die ausgefüllten Fragebogen automatisch per E-Mail als PDF an die Therapeuten geschickt werden.

VDS05 Verhaltensanalyseleitfaden
Die Exploration des Verhaltens, seiner Auslöser und seiner positiven und negativen Verstärkungen gelingt mithilfe dieses Leitfadens sehr gut, sodass anschließend eine horizontale Verhaltensanalyse formuliert ist.

VDS06a-TP Antragstellungsleitfaden Tiefenpsychologie
Sowohl die schriftliche Fassung der TP-Fallkonzeption als auch der Bericht an den Gutachter können mit diesem Leitfaden zügig und qualifiziert formuliert werden.

VDS06a-VT Antragstellungsleitfaden Verhaltenstherapie
Sowohl die schriftliche Fassung der VT-Fallkonzeption als auch der Bericht an den Gutachter können mit diesem Leitfaden zügig und qualifiziert formuliert werden.

VDS06b-TP Fortführungsbericht Leitfaden Tiefenpsychologie
Auch der TP-Fortführungsbericht mit einer Zwischenbilanz der bisher stattgefundenen Therapie gelingt mit einem VDS-Leitfaden gut.

VDS06b-VT Fortführungsbericht Leitfaden Verhaltenstherapie
Auch der TP-Fortführungsbericht mit einer Zwischenbilanz der bisher stattgefundenen Therapie gelingt mit einem VDS-Leitfaden gut.

VDS01–VDS06 Patient Lebens- und Krankheitsgeschichte zum Online-Ausfüllen
Statt der aufwendigen Erhebung der Anamnese mittels Papier-und-Bleistift-Fragebögen kann der Patient alle notwendigen Angaben teils durch freie Texte, teils durch Ankreuzen von Multiple-Choice-Alternativen online in relativ kurzer Zeit verfügbar machen. Der Fallbericht ist dann rasch und qualifiziert erstellbar.

VDS12 Verlaufsbericht
Was die meisten Therapeuten nicht wissen: Nach dem Ende einer Therapie muss ein Abschluss- und Verlaufsbericht schriftlich verfasst werden. Das gehört zur Dokumentationspflicht im Rahmen der Qualitätssicherung von Psychotherapien. Dieser kurze Leitfaden hilft, das Wichtigste festzuhalten.

VDS14 Psychischer Befund Interviewleitfaden
Die Symptomanalyse besteht aus der strukturierten Befunderhebung, die zur Syndromdiagnose führt, die in der Therapieplanung eher handlungsleitend ist als die ICD-10-Diagnose. Durch einen hinzugefügten Leitfaden kann der Schritt von der Syndromdiagnose zur ICD-10-Diagnose schnell und reliabel beschritten werden. Dazu gehören auch die Entscheidungsbäume für alle wichtigen Krankheitsgruppen, um zuverlässig zu einer ICD-10-Diagnose zu finden.

VDS19 Plus-Persönlichkeit Fragebogen
Als Spiegelbild des VDS30-Fragebogens konzipiert, der sich auf die dysfunktionalen Persönlichkeitszüge nach ICD-10 konzentriert, erfasst dieser Fragebogen bei genau diesen für die Psychotherapie so wichtigen Persönlichkeitsdimensionen die Stärken und Fähigkeiten eines Menschen. Er gibt dadurch konkretere Hinweise für die Psychotherapie als allgemeine Persönlichkeitsfragebögen.

VDS21 Verhaltensanalytisches Interview
Im Mittelpunkt steht die Verhaltens- und Bedingungsanalyse SORKC-Analyse. Sowohl der symptomauslösende Aspekt der Lebenssituation, die Reaktionen auf diese, als auch die das Symptom aufrechterhaltenden Bedingungen lassen sich mit dem Leitfaden herausschälen. Dabei wird die typische Reaktionskette auf einen Auslöser hin analysiert: primäre Emotion, primärer Handlungsimpuls, Antizipation negativer Folgen aufgrund der dysfunktionalen Überlebensregel, sekundäres, gegensteuerndes Gefühl, vermeidendes Verhalten, Symptombildung.

VDS22 Fremdanamnese
Zur Vervollständigung kann der Therapeut eine Fremdanamnese wichtiger Bezugspersonen erheben, die die Subjektivität der Schilderungen des Patienten relativieren hilft.

VDS23 Situationsanalyse – schwierige Situationen
Auch die Situationsanalyse als Erfassung schwieriger und wichtiger Situationen vervollständigt die Sicht des Therapeuten durch externe Fakten. Welche schwierigen Situationen kommen im Leben und in den Beziehungen des Patienten häufig vor? Welche sind nur schwer zu bewältigen? Welches Problem bringt die Umwelt auf den Patienten zu? Aus welchen

Situationen macht er ein Problem? So entsteht ein sehr individuelles Profil des Patienten.

VDS24 Frustrierendes Elternverhalten
Empirisch gewonnene Kategorien unbefriedigenden und bedrohlichen Elternverhaltens verhelfen zu einer effektiven Auswertung der Kindheitsbedingungen, die erklären hilft, weshalb ein Mensch so geworden ist, wie er ist, und weshalb er eine dysfunktionale Überlebensregel entwickelte, die schließlich zur Symptombildung führte.

VDS26 Ressourcenanalyse
Die Ressourcen eines Menschen sind gerade dann wichtig, wenn es Probleme zu lösen oder gar Krankheiten zu behandeln gilt (Grawe 1998). Die Ressourcen eines Menschen als latentes und manifestes Repertoire an Eigenschaften und Fähigkeiten, an Möglichkeiten des Schöpfens aus materiellen und immateriellen Reserven, um Lebensqualität herzustellen und zu sichern, sind die Habenseite, die seine Lebenstüchtigkeit ausmachen. Eine systematische Ressourcenanalyse beleuchtet die vorhandenen Ressourcenquellen.

VDS27 Zentrale Bedürfnisse
Die zentralen Bedürfnisse (Belohnungs- und Verstärkungssystem) eines Menschen steuern sein Beziehungsverhalten (Grawe 1998). Er versucht, diese Bedürfnisse beziehungsweise eines dieser Bedürfnisse in seinen wichtigen Beziehungen zu befriedigen. Ein großer Teil seiner Transaktionen dient der Befriedigung seiner zentralen Selbst- beziehungsweise Beziehungsbedürfnisse, zum Beispiel Geborgenheit, Sicherheit, Zuneigung, Wertschätzung. Patienten können sehr gut zwischen den 21 im VDS27 vorgegebenen Bedürfnissen differenzieren. Und vor allem auch den dysfunktionalen Umgang mit eigenen Bedürfnissen analysieren.

VDS28 Zentrale Ängste
Zentrale Ängste und Vermeidungstendenzen sind der zweite motivationale Bereich. Hier geht es um das in der Hirnforschung beschriebene Bestrafungssystem. Auf die Frage »Was wäre bezüglich Ihrer Beziehung zu der Ihnen wichtigen Bezugsperson das Schlimmste, was Ihnen passieren könnte?«, oder »Was fürchten Sie am meisten in dieser Beziehung?«, gibt es einige wenige typische Antworten, die sich als Antwortkategorien eines Fragebogens, der die zentrale Angst erfasst, eignen.

VDS29 Zentrale Wutformen

Ärger-, Zorn-, Wut- und Aggressionstendenzen lassen sich als dritter motivationaler Bereich ebenso gut explorieren. Bittet man Menschen, sich vorzustellen, dass sie die größtmögliche, berechtigte Wut auf eine wichtige Bezugsperson haben, so wiederholen sich einige Wuttendenzen so häufig, dass man sie in einem Fragebogen als Antwortkategorien anbieten kann. Wenn der Therapeut weiß, welche Handlungstendenz ein Patient im Falle großer Wut in Schach halten und unterdrücken muss, werden einige Verhaltensweisen verständlich, die weder durch den Versuch der Bedürfnisbefriedigung noch der Angstvermeidung erklärbar sind. So ist zum Beispiel Trennungswut eine der häufigsten (dysfunktionalen) Wutformen, die wegen ihrer Folgen unterdrückt wird, sodass keine Wehrhaftigkeit übrigbleibt.

VDS30 Persönlichkeitsfragebogen

Im klinischen Kontext erfolgt die Persönlichkeitsanalyse nach den ICD-10-Kriterien als ein Kern-Diagnostikum. Die von Sulz (2008) vorgeschlagenen Selbstbeurteilungsskalen haben stabile statistische Eigenschaften und erfassen die für die Psychotherapie häufigsten Dysfunktionalitäten. Inzwischen liegen sie in einer auf elf Skalen erweiterten Form vor: selbstunsicher, dependent, zwanghaft, passiv-aggressiv, histrionisch, schizoid, narzisstisch, emotional instabil, paranoid, schizotyp, dissozial. Ein standardisiertes Interview zur Nachexploration ermöglicht die Diagnose einer Persönlichkeitsstörung. Es liegen Normwerte vor.

VDS30-Int Persönlichkeitsstörungs-Interview

Analog zum SKID II (Strukturierte Klinische Interviews für DSM-IV Achse-II-Störungen) können ausgehend vom Selbstbeurteilungsergebnis des VDS30-Persönlichkeitsfragebogens die kritischen Persönlichkeitszüge exploriert werden, die den Verdacht auf eine Persönlichkeitsstörung nahelegen. Den ICD-10-Entscheidungskriterien folgend kann entschieden werden, ob sich der Verdacht bestätigen lässt.

VDS31 Entwicklungsfragebogen

Die affektiv-kognitive Entwicklungsanalyse lässt sich zum Beispiel mit den VDS-Entwicklungsskalen durchführen. Diese enthalten eine auf Piaget (1995) und Kegan (1986) zurückgehende Stufeneinteilung und bringen in vielen Fällen eine weitere Perspektive in die Fall- und Therapiekonzeption.

Mit einer Selbstbeurteilungsskala können sechs Stufen des emotionalen und Beziehungsentwicklungsstandes erfasst werden. Viel zu oft berücksichtigen Verhaltenstherapeuten nicht, dass das, was noch nicht entwickelt ist, auch nicht durch Lernprozesse geändert werden kann.

VDS31-Int Entwicklungs-Interview

Ausgehend von präzise definierten Kriterien der Entwicklungsstufen nach Piaget und Kegan können, von der Selbstbeurteilung im VDS31 ausgehend tiefer gehende Betrachtungen des Niveaus der Emotions- und der Selbst- und Beziehungsregulation folgen. Fixierungen auf einem früheren Niveau limitieren die Veränderungsfähigkeit im Rahmen einer Psychotherapie erheblich.

VDS32 Emotionsanalyse

Da Emotionen wesentlich die Bedeutungsgebung in sozialen Beziehungen determinieren und auch die primären Motivatoren sozialen Handelns sind, gibt ihre Erfassung Aufschluss sowohl über die emotionale Selbstregulation als auch über die Beziehungsregulation. In Anlehnung an Schmidt-Atzert und Ströhm (1983) ergibt sich eine Liste von 43 Gefühlen, die in die vier Gruppen Freude, Trauer, Angst und Wut eingeteilt wird. Eine weitere Skala erfasst, inwiefern der Umgang mit Emotionen funktional oder dysfunktional ist.

VDS33 Werteanalyse

Die Werte, die ein Mensch internalisiert hat, haben nichts mit den Geboten und Verboten der Überlebensregel zu tun, auch nichts mit Moral. Eigene empirische Studien führten zu Wertefaktoren, die die Grundlage für einen Wertefragebogen waren, der sieben Faktoren umfasst. Zu Beginn einer Therapie sind oft spezifische Werte unterrepräsentiert, sodass die Behandlung der Devise folgen muss: vom bedürfnis- zum wertorientierten Menschen. Eine weitere Skala erfasst, inwiefern der Umgang mit Werten funktional oder dysfunktional ist.

VDS34 Innere Normen

Die Analyse der internalisierten Normen im Sinne von Geboten und Verboten erfolgt einfach, indem der Patient gebeten wird zehn Sätze zu bilden, die anfangen mit »Du sollst …«, und zehn Sätze, die anfangen mit »Du sollst nicht …«. Eine weitere Skala erfasst, inwiefern der Umgang mit

Normen funktional oder dysfunktional ist. Für die Planung der Reattribution dysfunktionaler Kognitionen ist dieser Fragebogen sehr nützlich.

VDS35a Dysfunktionale Überlebensregel – inneres Arbeitsmodell
Die Meta-Kognitionsanalyse beziehungsweise Schemaanalyse führt unter anderem zu einer impliziten Überlebensregel (Sulz 1994, 2017a, b), die dem inneren Arbeitsmodell von Bowlby (1975) entspricht. Sie kann folgenden Satzbau haben: »Nur wenn ich immer ... (z.B. mich schüchtern zurückhalte) und wenn ich niemals ... (z.B. vorlaut und frech bin) bewahre ich mir ... (z.B. die Zuneigung der mir wichtigen Menschen) und verhindere ... (z.B. deren Unmut und Ablehnung).« Der Name »Überlebensregel« weist darauf hin, dass die Psyche einen Verstoß gegen diese Regel für nicht verträglich mit dem emotionalen Überleben in wichtigen Beziehungen hält. Empirische Studien zeigten, dass ihr bei der Symptomentstehung und der Entwicklung dysfunktionaler Persönlichkeitszüge große Bedeutung zukommt (Sulz 2014b, c).

VDS35b Evaluation Veränderung der Überlebensregel (inneres Arbeitsmodell)
Empirische Studien zeigten, dass Symptomreduktion, Erreichung von Psychotherapiezielen und Veränderungsbereitschaft deutlich mit dem gesunkenen Einfluss der alten dysfunktionalen Überlebensregel korrelieren. Deshalb ist die VDS35b-Evaluation einer der wertvollsten Bestandteile der Verlaufs- und Ergebnismessung einer Psychotherapie.

VDS36 Interaktionsanalyse
Ausgehend von Lorna S. Benjamins SASB-Modell (2001, 2006) wird dem Patienten (oder bei Paartherapie dem Paar) ein rasch auszufüllender und leicht auszuwertender Fragebogen ausgegeben, der die dysfunktionalen und maladaptiven Interaktionsmuster transparent macht, sodass daran gezielt therapeutisch gearbeitet werden kann.

VDS37 Konfliktanalyse
Eine systematische Konfliktanalyse kann die Zahl, Art und Bedeutung von Konflikten für die Symptomentstehung und -aufrechterhaltung klären helfen, zum Beispiel Versorgung versus Autarkie (Geborgenheit versus selbst machen und können), Abhängigkeit versus Autonomie (Schutz versus Selbstbestimmung), Impuls versus Steuerung (Bedürfnisbefriedigung versus

Kontrolle), Hingabe versus Identität (Beziehung versus Selbsterhalt). Hierzu wurde kein Fragebogen in die Mappe (Sulz 2008) aufgenommen. Der VDS37-Bogen ist jedoch einzeln erhältlich.

VDS38 Ressourcen-Defizit-Rating (RDR)
Der RDR-Fragebogen enthält Variablen, die deutlich über die Verhaltenstheorie hinausgehen und grundsätzliche menschliche Fähigkeiten und Ressourcen darstellen, die Erkrankung versus Gesunderhaltung und Lebens- und Beziehungsqualität erfassen: Die Fähigkeit zur Selbstwahrnehmung, zur Selbststeuerung, Emotionsregulation, sozialen Wahrnehmung, Kommunikation, Abgrenzung, Bindung (Aufrechterhaltung einer Beziehung), zum Umgang mit Beziehungen, auch sich aus einer Beziehung zu lösen, zur Utilisierung von Ressourcen, zur Bewältigung krisenhafter Situationen und zur Leidenskapazität. An Umweltressourcen wird das Eingebundensein in ein stabiles berufliches beziehungsweise privates Umfeld sowie reale Chancen einer Veränderung benannt.

VDS48 Beziehung-Emotion-Körper
Als direkte Veränderungsmessung im Verlauf und nach einer Psychotherapie wird erhoben, inwiefern Wahrnehmung und Verstehen eigener Gefühle und Körperlichkeit sowie Erkennen und Verstehen der Wesensmerkmale von Vater und Mutter zugenommen haben – inklusive der eigenen Entwicklung.

VDS49 IFA-Gruppen Evaluation
Dieser Fragebogen erfasst die Qualität der Gruppenprozesse und der durch die Interaktionelle Fallarbeit (IFA) induzierten Veränderungen bei den Gruppenteilnehmern. Damit ist er ein Instrument des Qualitätsmanagements.

VDS51 Meine Therapieziele – Fragebogen zur Zielfindung
Damit kann der Patient seine eigenen Ziele sammeln und sie als Herzensanliegen in die Therapie einbringen, auch mit seiner ganz persönlichen Vision eines gesunden Menschen mit einem größeren inneren und äußeren Reichtum an Erlebens- und Lebensmöglichkeiten.

VDS52 Therapie planen – vom SORKC zum Plan – Fragebogen
Der Patient reflektiert auf einer mentalen Ebene sein Problem und dessen Lösung. Er bringt selbst das auf den Punkt, was die bisherigen diagnos-

tischen und anamnestischen Gespräche als Erkenntnis hervorgebracht haben. Er kann so erkennen, warum er psychisch oder psychosomatisch erkrankte und welcher Änderungen es bedarf.

VDS90 Symptomliste

Es werden alle wichtigen psychischen und psychosomatischen Symptome erfasst, sodass sehr schnell in der nachfolgenden persönlichen Befunderhebung (z. B. mit dem VDS14) erfasst werden kann, welches Syndrom vorliegt und welche Komorbiditäten existieren. Bereits ein in weniger als einer Minute erfolgendes Sichten der Antworten des Patienten lässt die wichtigsten Symptombereiche in den Fokus treten. Die systematische Auswertung erfolgt ebenfalls einfach und sicher. Es liegen Referenzwerte sowie Auswertungshilfen mit Excel-Sheets vor.

4 Fallkonzeption

Von der Bedingungsanalyse zum Therapieplan

Nachdem die Metatheorie anhand wissenschaftlich psychologischer Forschung und Entwicklungspsychologie im ersten Teil des Buchs dargelegt wurde, folgt nun die Fallkonzeption, die schriftlich ausgearbeitet werden kann. Das *Fallverständnis* des Therapeuten kann mit dem »VDS52 Therapie planen – vom SORKC zum Plan – Fragebogen« konkretisiert werden. Die *Zielanalyse* kann mit dem »VDS51 Meine Therapieziele – Fragebogen zur Zielfindung« durchgeführt werden. Auf beide Themen wird im Folgenden ausführlich eingegangen. Sie bedürfen einer sehr ausführlichen Besprechung nach dem Ausfüllen.

Die angesprochenen Themen gehen nicht grundsätzlich über den Horizont der kognitiven Verhaltenstherapie hinaus, ihre Schwerpunktsetzung ist allerdings so, dass weder die klassische Verhaltenstheorie noch die kognitive Theorie sensu Beck (1979) als Begründung ausreichen. Sowohl die Piaget'sche (Piaget 1995) und Neo-Piaget'sche Entwicklungspsychologie (Kegan 1986) als auch die Bindungstheorie (Bowlby 1975) und der Mentalisierungsansatz (Fonagy et al. 2008) stellen in Verbindung mit der affektiv-kognitiven Entwicklungstheorie (Sulz 2017a, b) das theoretische und empirisch-wissenschaftliche Fundament dar (vgl. Sulz 2014b–d).

4.1 Fallverständnis – Bedingungsanalyse – SORKC-Modell

4.1.1 Die Situation S

Es kommt im Leben zu Situationen, in denen ein Mensch sich nicht anders zu helfen weiß als durch Symptombildung. Symptomauslösende Lebensumstände oder Lebenssituationen überfordern ihn so sehr, dass er mit den ihm zur Verfügung stehenden Bewältigungsstrategien nicht mehr in der Lage ist, das anstehende Problem oder den sich ergebenden Konflikt zu lösen. Dabei kann schon die Lebens- oder die Beziehungsgestaltung so ungünstig sein, dass sie pathogen wirken, also zur Erkrankung beitragen. Sie schaffen eine »Sollbruchstelle«, sodass die konkrete symptomauslösende Situation gar nicht extrem belastend oder gar traumatisch imponieren muss. Um die Entstehung einer psychischen oder psychosomatischen Erkrankung zu verstehen, betrachten wir also

a) die pathogene Lebensgestaltung,
b) die pathogene Beziehungsgestaltung und
c) die konkrete symptomauslösende Lebenssituation.

4.1.1.1 Pathogene Lebensgestaltung

Auf welche Weise wird das übrige Leben so gestaltet, dass es unbefriedigend sein oder bleiben beziehungsweise scheitern muss? Mögliche Antworten des Patienten:

1. Nur der Beruf ist mir wichtig.
2. Nur die Familie ist mir wichtig.
3. Ich finde nichts Sinnerfüllendes in meinem Leben.
4. Ich finde keinen für mich passenden Beruf.
5. Ich fange viel an und beende nichts.
6. Sonstige pathogene Lebensgestaltung ....

Das Therapieziel

Mehrere erfüllende Lebensbereiche aufbauen (Beruf, Hobbys, Freundeskreis, Partnerschaft und Familie). Ein Hobby als Herzensanliegen ist ein Gegenpol und Ausgleich zum Beruf. Der Freundeskreis lässt Familie und Partnerschaft nicht mehr als alleinigen Horizont des Lebens erscheinen.

Die Therapie

a) Motivation aufbauen, sich ein Hobby zu suchen sowie einen Freundeskreis aufzubauen und zu pflegen. Hier hilft eine angenehme bildhafte Vergegenwärtigung der Zielerreichung und bewusstes Wahrnehmen des positiven Gefühls, das mit der Wunscherfüllung verbunden ist.
b) Planerisches Problemlösen (z. B. in Sulz 2012), das heißt Wege finden und ausprobieren, die geeignet sind, diese Ziele zu erreichen.

c) Widerstandsanalyse: Was bringt den Patienten dazu, weiterhin mit beiden Händen nach dem Beruf beziehungsweise der Familie zu greifen, sodass keine Hand frei ist für die beiden anderen Bereiche? Wie kann er diese besorgte, ängstliche und pflichterfüllte Seite in sich beruhigen?
d) Ergreifen der geplanten Maßnahmen. Vielleicht spontan das eine oder andere tun, vielleicht sorgfältig das Vorgehen vorbereiten (einen Kurs buchen, Bekannte immer wieder einladen zu gemeinsamen Unternehmungen und nachspüren, ob Freundschaftliches zu entstehen beginnt).

4.1.1.2 Pathogene Beziehungsgestaltung

Auf welche Weise wird in den aktuellen intimen und näheren Beziehungen mit den anderen Menschen so umgegangen, dass diese Beziehungen unbefriedigend werden oder scheitern müssen? Mögliche Antworten des Patienten:

1. Ich habe kaum Freunde.
2. Ich habe keine Partnerschaft.
3. Ich habe große Partnerschaftsprobleme.
4. Ich mache mir alle zum Feind.
5. Ich werde von anderen ausgenutzt.
6. Ich schaffe es nicht, mich zu trennen.
7. Ich habe oft wechselnde Beziehungen.
8. Ich bin allein und leide darunter.
9. Sonstige pathogene Beziehungsgestaltung ....

Das Therapieziel

In Beziehungen emotional offen sein, eigene Bedürfnisse äußern, sich den nötigen Freiraum schaffen und dabei die Interessen der anderen berücksichtigen.

Die Therapie

Training der Wahrnehmung und Kommunikation von Gefühlen und Bedürfnissen sowie des Führens von Konfliktgesprächen. Die Balance zwischen eigenen Gefühlen und Bedürfnissen und denen des Gegenübers umspannt ein weites Feld, das fast die ganze Therapie in Anspruch nehmen kann und das oft auch die größte Not darstellt. Der ungeschickte

Umgang mit den Menschen, die eine Person braucht, führt dazu, dass die Beziehungen nicht mehr tragen, dass sie brüchiger werden oder unbedeutender. Bei diesen Themen erreichen Therapeuten mit der Methode des Emotion Tracking und der Mentalisierungsförderung die größten Fortschritte. Erst wenn Bedürfnisse und Emotionen deutlich gespürt und angemessen kommuniziert werden, können sie vom Gegenüber berücksichtigt werden. Nur wenn der Patient die unausgesprochenen Wünsche und Gefühle des anderen empathisch mitfühlen und Mitgefühl zeigen kann, muss der Streit oder die stumme, langanhaltende Frustration nicht mehr weitergehen.

4.1.1.3 Symptomauslösende Lebenssituation

Welche konkreten Ereignisse im letzten Jahr beziehungsweise welche größeren Veränderungen im Leben der letzten zwei Jahre führten zur Symptombildung und damit zur Auslösung der psychischen Erkrankung? Welches Problem konnte nicht anders als durch Symptombildung gelöst werden?

Bei Persönlichkeitsstörungen ist hiermit diejenige, ohne fremde Hilfe nicht mehr zu bewältigende Lebenssituation gemeint, die den Leidensdruck so groß machte, dass mit der Psychotherapie begonnen wurde. Hier eine Liste häufiger Auslöser:

1. Mein Partner ist gestorben.
2. Ich wurde vom Partner verlassen.
3. Ich wurde arbeitslos.
4. Meine Kinder zogen aus.
5. Eine erhoffte Beziehung klappte nicht.
6. Ich habe ein Problem mit Vorgesetzten.
7. Ich habe ein Problem mit Kollegen.
8. Ich wurde gemobbt.
9. Es gibt großen Streit in der Familie.
10. Es gab ein traumatisches Erlebnis.
11. Ich bin schwer körperlich erkrankt.
12. Meine Bezugsperson ist schwer erkrankt.
13. Mein/e Kind/Kinder machen mir große Sorgen.
14. Mein beruflicher Aufstieg klappte nicht.
15. Ich bin beruflich gescheitert.
16. Sonstige symptomauslösende Lebenssituation ....

Das Therapieziel
Künftig in der symptomauslösenden Problemsituation effiziente Bewältigungsstrategien verfügbar haben, sodass die Symptombildung verzichtbar wird.

Die Therapie
Vermittlung von Stressbewältigungsstrategien, Training sozialer Kompetenz, Vermittlung von Problemlösestrategien, mit dem Ergebnis von Selbstwirksamkeitserfahrung, die dazu führt, dass der Patient schwierige Situationen durchstehen und auch meistern kann – oft mithilfe anderer, die er sich auch holen kann. Wiederholte Selbstwirksamkeitserfahrung führt zu dem Wissen, dass der Patient das alles kann, wenn es darauf ankommt. Dadurch kann er weniger zaghaft und ängstlich in die Zukunft blicken und mit Selbstvertrauen so manches auf sich zukommen lassen – mit einer gewissen Gelassenheit und Ruhe.

4.1.2 Die Person – Organismusvariable O

Im SORKC-Modell steht die O-Variable an zweiter Stelle. Der Begriff Organismus stammt noch aus den Zeiten, als die Verhaltenstherapie alles, was nicht beobachtbar im Menschen vorhanden ist oder stattfindet, als unbekannte Black Box ansah. Heute hat die kognitive Verhaltenstherapie die Black Box schon längst geöffnet und analysiert die innerpsychischen Prozesse sorgfältig.

4.1.2.1 Angeborene Disposition

Gibt es eine Disposition körperlicher oder psychischer Art, die anfällig für die Symptombildung macht? Mögliche Antworten des Patienten:

1. Ich habe ein hypersensitives Temperament.
2. Ich habe ein eher phlegmatisches Temperament.
3. Ich habe eine angeborene Erkrankung.
4. Es gibt in der Familie mehrere Fälle von psychischen Erkrankungen.
5. Sonstige angeborene Disposition ....

Das Therapieziel
Aufbau von Selbstakzeptanz für die eigenen Schwachstellen und Begrenzungen der Lebensgestaltung. Natürlich kann man nicht stolz sein, wenn

man vergleichend wahrnimmt, dass man nicht so gut aussieht, nicht so einen kräftigen oder schlanken Körperbau hat, nicht so eloquent und charmant sein kann, sich nicht so gut konzentrieren kann, nicht so zielstrebig und eventuell nicht so beliebt und wertgeschätzt ist. Was nicht oder nur sehr langsam zu ändern ist, bedarf der Akzeptanz: »Ich akzeptiere, dass ich nicht so beliebt bin, wie ich es mir wünsche« oder »Ich akzeptiere, dass ich weniger Antriebskraft und Schwung habe als andere«.

Die Therapie
Affektiv-kognitive Umstrukturierung des Ideal-Selbstbildes (Reduktion der Ist-Ideal-Diskrepanz): »Wenn ich meinen Anspruch an mich herunterschraube, bin ich weniger unzufrieden mit mir.« Also geht es darum, sich von den viel zu hohen Sollwerten zu befreien, die meist davon herrühren, dass Eltern ihr Kind nicht lieben konnten, weil es ihrem Ideal nicht entsprochen hat. Resultat war ein ewiges Bemühen, dieses Ideal zu erreichen, was bei angeborenen Schwachstellen unmöglich ist. Zudem ist dieses Bemühen der falsche Weg. Es braucht die Erlaubnis, so zu bleiben, wie man ist. Und es braucht Beziehungen, in denen man so, wie man ist, geliebt wird. Hier kommt die Therapie wieder mit dem Emotion Tracking einen großen Schritt voran. Aber auch das Achtsamkeitstraining ist ein sehr wirksames Vorgehen, um die notwendige Selbstakzeptanz zu erreichen.

4.1.2.2 Frustrierendes Elternverhalten

Der Mensch speichert in seinem biografischen Gedächtnis, wie die Eltern damals mit seinen Bedürfnissen umgegangen sind. Ob Vater oder Mutter oder beide eines oder mehrere der 21 zentralen Beziehungsbedürfnisse ohne es zu merken extrem frustriert haben.

Der Patient: Mir fehlte ...

1. Willkommensein
2. Geborgenheit
3. Schutz, Sicherheit
4. Liebe
5. Beachtung
6. Verständnis
7. Wertschätzung
8. Selbstständigkeit

9. Selbstbestimmung
10. Sonstiges frustrierendes Elternverhalten ....

Das Therapieziel
Lerngeschichtliches Verständnis der motivationalen und emotionalen Auswirkungen elterlichen Verhaltens auf das kleine Kind. Wenn der Therapeut den VDS24-Fragebogen mit einer imaginativen Zeitreise in das Vorschul- und Grundschulalter des Patienten verbindet, kann es zu deutlichen bildhaften Erinnerungen und oft schmerzlichen Gefühlen kommen, die spürbar werden lassen, was wirklich gefehlt hat. Mithilfe des Therapeuten und einer daran anschließenden Mentalisierung im Sinne einer reflektierten Affektivität kann der Patient erkennen, dass diese Mängel und Belastungen ihn daran hinderten, ein erfolgreicherer, gesünderer und zufriedenerer Mensch zu werden. Hier kann eine Versöhnung mit den eigenen Schwächen stattfinden und Selbstakzeptanz entstehen.

Die Therapie
Bedingungsanalytische Gespräche, metakognitive Reflexion der frühen Verletzungen und deren bis heute anhaltenden verhaltenssteuernde Wirkungen. Im Zentrum dieses Therapiethemas steht das Emotion Tracking mit der anschließenden Analyse der heutigen Bedürfnisse des Patienten.

4.1.2.3 Zentrales Bedürfnis

Der Mensch wird primär durch seine Bedürfnisse geleitet. Jeder Mensch hat ein eigenes für ihn ganz charakteristisches Bedürfnisprofil, das dem Therapeuten hilft, die Beweggründe seines Verhaltens zu verstehen.

- Zugehörigkeit: Ich brauche ...
    1. Willkommensein
    2. Geborgenheit
    3. Schutz, Sicherheit
    4. Liebe
    5. Beachtung
    6. Verständnis
    7. Wertschätzung
- Autonomie: Ich brauche ...
    1. Selbstständigkeit
    2. Selbstbestimmung

3. festgesetzte Grenzen
4. Förderung, Forderung von anderen
5. ein Vorbild
6. Intimität, Hingabe, Erotik
7. ein Gegenüber

- Homöostase: Ich brauche ...
  1. eine Bezugsperson, die
     - nicht ängstlich ist
     - nicht bedrohlich ist
     - mich nicht bange macht vor der Welt
  2. gleich starke Bezugspersonen
  3. Schuldfreiheit
  4. Missbrauchsfreiheit

Das Therapieziel
Mit den eigenen Bedürfnissen so umgehen lernen, dass sie überwiegend befriedigt werden (auch im Sinne von Selbst-Mitgefühl). Das beginnt mit der Erkenntnis, dass das Streben nach Zugehörigkeit bislang auf Kosten der Autonomie und Freiheit ging und es nicht möglich war, in einer nahen Beziehung beides zu leben.

Die Therapie
Üben, Bedürfnisse auszusprechen und um deren Befriedigung zu bitten, zudem Selbstfürsorge, sich selbst Gutes tun. Diese therapeutische Arbeit führt oft in bislang nicht offen ausgetragene Partnerschaftskonflikte hinein. Das neue Bewusstsein, dass es bisher zum Beispiel zu sehr an Wertschätzung des Partners mangelte, führt zu einer Reihe von Problemgesprächen, die nicht ohne Ärger und Frust ausgehen werden und erst allmählich (bei ausreichender Beharrlichkeit) zu dem gewünschten Ergebnis führen.

4.1.2.4 Zentrale Angst

Vielleicht noch prominenter ist die Steuerung des menschlichen Verhaltens durch seine zentralen Ängste geprägt. Auch hier finden wir wieder ein ganz individuelles und persönliches Profil der Ängste in Beziehungen. Vor allem die dysfunktionalen problematischen Verhaltensweisen eines Menschen lassen sich auf sie zurückführen.

Ich habe ...

1. Vernichtungsangst
2. Trennungsangst
3. Angst vor Kontrollverlust
4. Angst vor Liebesverlust
5. Angst vor Gegenaggression
6. Angst vor Hingabe

Das Therapieziel

Tun, was Angst macht, bis die Angst nicht mehr auftritt. Die beiden wichtigsten zentralen Ängste charakterisieren einen Menschen und sein Beziehungsverhalten in großem Ausmaß. Er wird sie in der Therapie auch nicht ganz verlieren. Sie entspringen sehr frühen Prägungen, bei denen der Therapeut von epigenetischen Markierungen der Gene ausgehen muss. Es besteht somit eine sehr große Änderungsresistenz.

Die Therapie

a) Patient muss verstehen, woher diese Angst kommt und weshalb er sie immer noch hat.
b) Angstexposition, das heißt diese Angst als Fehlalarm sehen, sodass der Patient nicht tun muss, was sie will (Flucht- oder Vermeidungsverhalten). Hier kann dem AACES-Prinzip gefolgt werden:
   A Achtsamkeit = frühes Wahrnehmen der Angst
   A Akzeptanz = Akzeptieren, dass diese Angst noch da ist
   C Commitment = Entscheidung, sich der Angst zu stellen
   E Exposition = in der Angstsituation so lange bleiben bzw. das tun, was Angst macht, bis die Angst (der Fehlalarm) allmählich aufhört
   S Selbstverstärkung = sich selbst sagen: »Es ist gut, dass ich die Gelegenheit zum Üben genutzt habe.«

4.1.2.5 Kindliches Weltbild

Welches frustrierendes beziehungsweise traumatisierendes Elternverhalten wird ungeprüft auf die Erwachsenenwelt übertragen? Mögliche Antworten des Patienten.

1. Meine Eltern interessierten sich nicht für mich.
2. Meine Eltern liebten mich nur, wenn ich lieb und brav war.

3. Meine Eltern liebten mich nur, wenn ich zu den Besten gehörte.
4. Meine Eltern straften streng, wenn ich laut, ungezogen oder trotzig war.
5. Meine Eltern waren schwach und ich musste für sie da sein.
6. Meine Eltern hätten sich womöglich getrennt, wenn ich nicht vermittelt hätte.
7. Sonstiges kindliches Weltbild ....

Das Therapieziel

Lernen, dass die nun erwachsenen Menschen meist anders reagieren als früher die Eltern dem Kind gegenüber. Die Erinnerungen an das Fehlverhalten der Eltern stimmen zwar, aber die Rückschlüsse, dass die Menschen immer so sind/so reagieren, sind falsch.

Die Therapie

Erwartungen an die Reaktionen anderer prüfen und korrigieren. Offen sein für gegenteilige Erfahrungen, zum Beispiel: »Andere Menschen interessieren sich für mich. Menschen lieben mich, auch wenn ich nicht durchgängig freundlich bin. Ich werde auch gemocht, wenn ich keine Bestleistungen bringe. Wenn ich Ärger zeige, verliere ich nicht die Zuneigung anderer. Ich muss nicht immer für andere da sein. Es ist nicht meine alleinige Verantwortung, dass eine Beziehung nicht auseinandergeht.«

4.1.2.6 Kindliches Selbstbild

Was war das kindliche Selbstbild? Mögliche Antworten des Patienten:

1. Ich bin zu schwach, um mich gegen meine Eltern zu wehren.
2. Ich bin nie so gut, dass meine Eltern zufrieden sind.
3. Ich kann nicht allein ohne meine Eltern sein.
4. Ich bin uninteressant, unwichtig.
5. Sonstiges kindliches Selbstbild ....

Es ist fatal, dass das Selbstbild, das sich im Zusammenleben mit den Eltern in den ersten Lebensjahren herausgebildet hat, oft noch so sehr in uns steckt, dass wir nicht selbstbewusst und zuversichtlich mit anderen Menschen umgehen können. Selbst wenn eine fulminante Kehrtwendung in der Pubertät erfolgte, kehrt das alte Selbstbild im Erwachsenenalter oft zurück und lässt sich nicht durch soziale und berufliche Erfolge korrigieren.

Das Therapieziel
Erkennen, wie sehr das heutige Selbstbild noch von der fehlenden positiven Rückmeldung der Eltern, von der damaligen Abhängigkeit von ihnen sowie von kindlichen Bedürfnissen und Befürchtungen geprägt ist. Deren Einfluss soll vermindert werden.

Die Therapie
Beobachtungen sammeln, die nahelegen, dass viel mehr Kompetenzen vorhanden sind, als dem alten Selbstbild entspricht: Erfahrung von Selbstwirksamkeit und von Eingebettetsein in tragfähige Beziehungen. Was im Erwachsenenalter fehlt, sind ja oft nicht die Erfolge, sondern die Fähigkeit und Bereitschaft, diese selbst anzuerkennen und sie dem alten Selbstbild entgegenzustellen. Hier hilft die Mentalisierungsförderung, die das Augenmerk konsequent auf die alten Irrtümer lenkt und durch Reflektieren der Tatsachen korrigiert, dabei ins Bewusstsein ruft, wie ein innerliches Sträuben das alte Selbstbild nicht loslassen will. Welches Bedürfnis ist mit diesem Festhalten verbunden?

4.1.2.7 Inneres Arbeitsmodell

Ausgangspunkt für das Verständnis des Menschen, der zur Therapie kommt, ist sein inneres Arbeitsmodell/seine Überlebensregel (Bowlby 1975; Sulz 1994), das heißt die Vorgabe, wie er von der frühen Kindheit bis heute versucht, emotional in ungünstigen Beziehungskonstellationen zu überleben. Es ist davon auszugehen, dass dieses Arbeitsmodell/diese Überlebensregel in der symptomauslösenden Situation ihn an einem meisternden Verhalten, das eine Symptombildung überflüssig gemacht hätte, hindert. Deshalb versucht der Therapeut, die ersten Sitzungen zu nutzen, sich dieser Regel anzunähern. In einem ersten Schritt kann er sich an den dysfunktionalen Persönlichkeitszügen (VDS30) orientieren und prüfen, ob eine oder zwei der damit verbundenen Überlebensregeln auf den Patienten annäherungsweise zutreffen:

Wie heißt die Überlebensregel (inneres Arbeitsmodell) des Patienten? *Perspektive des Patienten:* (Was muss ich unbedingt tun, was darf ich auf keinen Fall tun, um von der sozialen Umwelt die zum emotionalen Überleben benötigten Reaktionen zu erhalten?)

1. Selbstunsichere Überlebensregel

   Nur wenn ich immer darauf achte, nichts Falsches zu sagen, lieber nichts zu sagen, niemals eigene Wünsche äußere, Forderungen anderer niemals ablehne und niemals den Unmut anderer provoziere, bewahre ich mir die Chance auf Zugehörigkeit und Akzeptanz und verhindere Ablehnung und Zurückweisung.

2. Dependente (sozial und emotional abhängige) Überlebensregel

   Nur wenn ich immer gemäß den Wünschen meiner Bezugspersonen denke, fühle und handle und niemals eigene Bedürfnisse zulasse, die mit den ihren nicht vereinbar sind, bewahre ich mir den Schutz, die Wärme und die Geborgenheit und verhindere, verlassen zu werden.

3. Zwanghafte Überlebensregel

   Nur wenn ich immer den Effekt meines Verhaltens auf perfekte Normerfüllung überprüfe und niemals spontan, unordentlich, ungenau, unsauber oder nachlässig bin, bewahre ich Kontrolle über die Auswirkungen meines Handelns und verhindere, nicht wieder gut zu machenden Schaden durch meine aggressiven Impulse anzurichten.

4. Passiv-aggressive Überlebensregel

   Nur wenn ich immer in innerer Opposition zu Autoritäten bin und mich dabei niemals offen aggressiv verhalte, gerade so viel nachgebe wie nötig, bewahre ich mir einerseits meine Selbstbestimmung und andererseits die Chance auf Wohlwollen und verhindere offene Auseinandersetzung und Ablehnung.

5. Histrionische Überlebensregel

   Nur wenn ich immer meine Gefühle und Erzählungen wirkungsvoll ausdrücke und niemals unbemerkt bleibe, niemals den anderen das Aktionsfeld und die Initiative überlasse, bewahre ich mir genügend große Aufmerksamkeit und Interesse und dadurch Steuerung der anderen und verhindere Enttäuschung, Missbrauch und Ausgeliefertsein.

6. Schizoide Überlebensregel

   Nur wenn ich immer emotions- und beziehungsfrei, rational distanziert und wach bin und niemals emotionale Nähe entstehen lasse, niemals den anderen brauche, bewahre ich mir meine Existenzberechtigung und die Hoffnung auf Willkommensein und verhindere, dass meine Gefühle mich und die Welt vernichten.

7. Narzisstische Überlebensregel

   Nur wenn ich immer großartig, »spitze« bin und es schaffe, dass die Welt dies bestätigt und mich bewundert, und ich niemals zweitrangig oder gar durchschnittlich bin, bewahre ich mir die Aufmerksamkeit und Wertschätzung und die Hoffnung auf Liebe und verhindere, dass ich zu einem Nichts werde, ignoriert verkümmere und erlösche.

8. Emotional instabile Überlebensregel
   Nur wenn ich immer ganz und gar in gute, emotional intensive Beziehungen gehe und niemals vertraue, sondern geringste Anzeichen von Verletzung als Anlass zur Trennung nehme, bewahre ich mir die Hoffnung auf die eines Tages durch und durch gute Beziehung und verhindere, allein und verlassen, innerlich leer zu sein.
9. Paranoide Überlebensregel
   Nur wenn ich immer misstrauisch bin und wenn ich niemals vertraue, bewahre ich Sicherheit und Kontrolle und verhindere, von anderen übervorteilt, betrogen, verletzt oder vernichtet zu werden.
10. Vorausschauende Überlebensregel
   Nur wenn ich immer alles im Griff habe und wenn ich niemals die Kontrolle abgebe, bewahre ich Sicherheit und Kontrolle und verhindere, äußeren Umständen ausgeliefert zu sein (Kontrollverlust).
11. Sonstige Überlebensregel
   Nur wenn ich immer .... und wenn ich niemals ...., bewahre ich .... und verhindere ....

Das Therapieziel

Ersetzen der dysfunktionalen Überlebensregel durch eine neue Erlaubnis gebende Lebensregel, sodass effizientes erwachsenes Sozialverhalten erlaubt ist. Die Erlaubnis gebende Lebensregel wird so formuliert: »Auch wenn ich seltener .... und wenn ich öfter ...., bewahre ich mir .... und verhindere ....«

Die Therapie

Empirische Hypothesenprüfung nach Beck: »Tu das Gegenteil dessen, was Deine Überlebensregel Dir befiehlt, und sieh, ob die vorhergesehenen Folgen eintreten.« Tun, was die neue Erlaubnis gebende Lebensregel als gefahrlos beschreibt und prüfen, ob sie Recht behält.

4.1.2.8 Dysfunktionale Persönlichkeitszüge, Verhaltensstereotypien

Welche dysfunktionalen Persönlichkeitszüge/Verhaltensstereotypien bestehen? Dysfunktionale Persönlichkeitszüge sind habituelle Erlebens- und Reaktionstendenzen, die in der Kindheit funktionale Copingstrategien waren und jetzt im Erwachsenenalter in vielen Situationen dysfunktional geworden sind – sie definieren die Persönlichkeit eines Menschen nicht vollständig, denn seine Stärken und Fähigkeiten werden nicht berücksichtigt. Die Punkte zehn und elf der nachfolgenden Aufzählung sind in dem Sinne dysfunktional, weil durch sie ein natürlicher Aspekt des Miteinanders abgewehrt, also das Gegenteil vermieden wird.

1. selbstunsicher, ängstlich im Kontakt
2. dependent, sozial und emotional abhängig
3. zwanghaft, pflichtbewusst, leistungsorientiert
4. passiv-aggressiv, sich nicht offen wehren
5. histrionisch, Gefühle stark ausdrückend
6. schizoid, Gefühle und Beziehungen meidend
7. narzisstisch, andere nutzen, um bewundert zu werden
8. emotional instabil, heftige Gefühle, instabile Beziehungen
9. paranoid, misstrauisch
10. stark und selbstständig
11. vorausschauend, kontrollierend
12. sonstiger dysfunktionaler Persönlichkeitszug ....

Das Therapieziel

Frage an den Patienten: Können Sie das bisher verbotene Gegenteil Ihrer dysfunktionalen Persönlichkeit sein und leben? Ab jetzt:

1. durchsetzend
2. selbstständig
3. spontan und unperfekt
4. offen konfliktfreudig
5. unauffällig sein können
6. beziehungsbezogen, gefühlvoll
7. durchschnittlich sein können
8. gelassen, sicher fühlen können
9. vertrauen können
10. Schwäche zulassen, sich helfen lassen
11. Spontaneität wagen
12. sonstiges: Ab jetzt das Gegenteil tun ....

Die Therapie

Alte Verhaltenssignaturen (Walter Mischel: Ein Verhalten tritt nur in genau definierbaren Situationen auf, sodass diese Situationen wie eine Signatur den Menschen kennzeichnen) auflösen: In genau den Situationen, in denen bisher das dysfunktionale Verhalten vorkam, nun das Gegenteil tun (siehe Zielformulierung). Ganz konkret bei der Planung werden, zum Beispiel: Was ist durchsetzendes oder selbstständiges Verhalten in dieser konkreten Situation?

4.1.2.9 Konflikt

Welcher Konflikttyp besteht? Entweder-oder (Konflikt zwischen den Geboten und Verboten und den eigenen zentralen Bedürfnissen).

1. Selbstunsicher: Ich liebe/brauche Willkommensein und ich liebe/brauche Durchsetzung.
   Konflikt: Bewahren von Willkommensein oder Durchsetzung
   Lösung: Mal Zuneigung holen *und* mal Selbstinteressen den Vorrang geben.
2. Dependent: Ich liebe/brauche Geborgenheit und ich liebe/brauche Selbstständigkeit.
   Konflikt: Geborgenheit versus Autarkie (Selbstständigkeit)
   Lösung: Mal Geborgenheit holen *und* mal selbstständig sein.
3. Zwanghaft: Ich liebe/brauche Sicherheit und ich liebe/brauche Impulsivität.
   Konflikt: Impulsiver Angriff versus Verwaltung der Welt
   Lösung: Mal angreifen *und* mal liebevoll sein.
4. Passiv-aggressiv: Ich liebe/brauche Selbstbestimmung und ich liebe/brauche Dazugehören.
   Konflikt: Rebellion versus sich fügen
   Lösung: Die eigene Seite vertreten *und* dann Kompromisse eingehen.
5. Histrionisch: Ich liebe/brauche Beachtung und ich liebe/brauche Liebe.
   Konflikt: Anbieten-Entziehen versus Hingabe
   Lösung: Sich hingeben *und* man selbst bleiben können.
6. Schizoid: Ich liebe/brauche Distanz und ich liebe/brauche Nähe.
   Konflikt: Nähe (= Gefahr) vs. Distanz (= Schutz)
   Lösung: Nah sein *und* die eigenen Selbstgrenzen schützen können.
7. Narzisstisch: Ich liebe/brauche Selbstwert und ich liebe/brauche Freiheit.
   Konflikt: Selbstwertkonflikt: entweder die anderen oder ich haben Wert
   Lösung: Durch Liebe dem anderen Wert geben *und* durch Selbst-

liebe sich selbst Wert geben (statt gierig Wert für sich raffen, liebenswert in die Beziehung gehen).

8. Emotional instabil: Ich liebe/brauche innige Beziehung und ich liebe/brauche Abgrenzung.
   Konflikt: Verlassensein versus Missbrauch
   Lösung: Sich kompetent abgrenzen *und* Geborgenheit holen können.
9. Paranoid: Ich liebe/brauche Vertrauen und ich liebe/brauche Wehrhaftigkeit.
   Konflikt: Vertrauen (Freund) versus Misstrauen (Feind)
   Lösung: Erst vertrauen, kooperieren *und* erst wenn dies gebrochen wird, sich wehren.
10. Vorausschauend: Ich liebe/brauche Kontrolle und ich liebe/brauche Sicherheit.
   Konflikt: Kontrolle (Sicherheit) versus Wagnis (Lebendigkeit)
   Lösung: Auf sicherem Boden experimentieren *und* immer mehr wagen und spontan werden.
11. Sonstiger Konflikt ....

Das Therapieziel

Vom Entweder-oder zum *Und* gelangen, dabei verantwortlich entscheiden. Viele Menschen tragen einen Konflikt lange unbewusst mit sich herum. Zum Beispiel: »Ich brauche die Partnerschaft, weil ich Alleinsein nicht aushalten kann. Ich brauche aber auch Freiraum und halte Fremdbestimmung nicht aus. Dann verhalte ich mich selbstunsicher, um nicht gegen den Partner aufzutrumpfen und ihn zu vergraulen. Andererseits leide ich unter seiner Dominanz.« So kann sich allmählich eine Depression einstellen.

Die Therapie

In der konkreten Situation ganz konkret sowohl die eine Seite der Ambivalenz operationalisieren als auch die andere Seite. Was sind die Vor- und Nachteile der einen und der anderen Seite, wie wichtig sind dem Patienten beide? Welche Entscheidung entspricht seinem alten Muster, welche erfordert welchen Mut? Im obigen Beispiel geht es darum, dem Partner klar zu sagen, was man will und was nicht, und die entstehende Auseinandersetzung durch Verhandlungen zu einem konstruktiven Kompromiss zu führen, sodass der andere nicht mehr dominiert.

4.1.2.10 Die Entwicklungsstufen

Wer in einer schwierigen Situation ein Symptom bildet, ist in diesem Situationskontext auf der AFFEKT-Stufe, das heißt, seine Gefühle, Bedürfnisse und Ängste bestimmen ihn. Er hat keinen klaren Kopf, um erkennen zu können, wie es wirklich zu dem Problem beziehungsweise Konflikt kam, und er ist auch nicht in der Lage zu überlegen, was er tun kann, um aus der schwierigen Situation wieder herauszufinden. Er ist in dieser Situation noch nicht auf der DENKEN-Stufe. Es könnte auch sein, dass er erst auf der KÖRPER-Stufe ist, also sein Körper der Ort des Kampfes ums emotionale Überleben ist – mit entsprechenden Stressreaktionen und psychosomatischen Symptomen. Wir müssen nicht über alle Entwicklungsstufen Bescheid wissen, nur über die oben genannten. Denn fast alle Patienten befinden sich im Kontext ihrer Symptombildung auf der KÖRPER- oder AFFEKT-Stufe, also auf einer der beiden ersten Stufen. Therapie bemüht sich, sie auf die nächsthöhere Stufe zu bringen (DENKEN-Stufe). Manchmal gelingt es auch, sie zwei Stufen höher zu bringen. Wie in Kapitel 3 »Entwicklungstheorien« beschrieben, gibt es mehrere Anhaltspunkte für den Entwicklungsstand. Die Entwicklungsstufen lassen sich wie in Tabelle 5 dargestellt charakterisieren.

Tab. 5: Entwicklungsstufen

Stufe	Spezifikum	Körper	Affekt	Denken	Empathie
Zentrales Bedürfnis	Ich brauche jetzt …	Willkommen	Schutz	Kontrolle	Liebe
Zentrale Angst	Ich fürchte jetzt …	Vernichtung	Alleinsein	Kontrollverlust	Liebesverlust
Zentrale Wut	Meine Wut ist jetzt …	vernichten	trennen	bemächtigen	Liebesentzug
Zentrale Ressource	Ich kann jetzt …	existieren	weggehen	steuern	lieben
Zentrale Gefühle	Ich fühle jetzt …	Freude	Geborgenheit	Kompetenz	Liebe
Zentraler Konflikt	Mein Konflikt ist jetzt …	Autarkie vs. Versorgung	Autonomie vs. Abhängigkeit	Dominanz vs. Unterwerfung	Beziehung vs. Selbst
Zentrale Beziehungsform	Meine Beziehung ist jetzt …	symbiotisch	abhängig	dominant	innig
Zentrale Selbstaussage	Ich bin jetzt …	auf der Welt	impulsiv	selbstwirksam	empathisch

Das Therapieziel

Aufgrund der Entwicklungsdiagnose die aktuelle Entwicklungsstufe erkennen und dem Patienten helfen, sich auf die nächsthöhere zu begeben. Er wird dann seine Affekte regulieren können, im Umgang mit anderen Menschen Selbstwirksamkeit erfahren und Empathiefähigkeit gewinnen.

Die Therapie

Zunächst muss die notwendige Bedingung von Entwicklung hergestellt werden: eine sichere Bindungsbeziehung. Dann wird dem Patienten geholfen, sich auf die nächsthöhere Stufe zu begeben. Das beginnt meist durch Etablierung einer Erlaubnis gebenden Lebensregel. Dann folgt Emotionsexposition mit dem Ziel gelingender Affektregulierung. Dadurch wird kompetentes Verhalten mit dem Ergebnis von Selbstwirksamkeit ermöglicht. Und schließlich erfolgt der Schritt auf die EMPATHIE-Stufe, auf der befriedigende Beziehungsgestaltung stattfinden kann.

4.1.3 Reaktion/Symptom R

Im SORKC-Modell folgt nun die Stufe der Reaktionen. Diese wird in die einzelnen Glieder der Reaktionskette, die in der symptomauslösenden Situation ablaufen, unterteilt:

- primäre Emotion
- primärer Impuls
- Antizipation negativer Folgen
- sekundäres Gefühl
- vermeidendes Verhalten
- Symptombildung

Diese Reaktionskette trifft für gehemmte Menschen zu, die ihre spontane Reaktion hemmen und blockieren, aus Angst vor dem Unmut oder Zorn der anderen, aus Rücksicht oder weil sie sich nicht das Recht zusprechen, ihren eigenen Belangen den Vorrang zu geben. Bei impulsiven Menschen ist es umgekehrt. Sie können ihre primäre Emotion nicht unterdrücken, aus ihr entsteht stattdessen ein heftiger Handlungsimpuls, ohne die negativen Folgen zu bedenken. Ihnen steht in diesem Moment kein sekundäres Gefühl, das sie bremsen könnte, und auch kein vermeidendes Verhalten zur Verfügung. Sie handeln ungestüm, heftig, verletzen damit den anderen und auch sich selbst. Erst danach stellen sie fest, dass sie sich erneut negativ verhalten haben, dass sie wieder einmal unfähig waren, sich zusammenzureißen und dass sie wieder einmal alles kaputt gemacht haben. Die nun entstehenden Gefühle sind so schrecklich, dass sie zum Beispiel durch eine depressive Verstimmung abgewehrt werden oder in psychosomatische Symptome münden.

4.1.3.1 Primäre Emotion

Die symptomauslösende Situation wirkt emotional sehr intensiv auf den Menschen ein. Spontan entsteht ein erstes Gefühl, die »primäre Emotion«. Wenn sich ein Mensch angegriffen oder ungerecht behandelt fühlt, ist es Ärger, Wut beziehungsweise Zorn. Wessen Überlebensregel diese Gefühle verbietet, muss schnell dafür sorgen, dass sie wieder verschwinden. Am besten ist es, wenn die Wut erst gar nicht bewusst wird. Diagnostisch ist jedoch die Frage nach der primären Emotion höchst bedeutsam, da von ihr aus die Kaskade an Reaktionen, die in die Symptombildung münden, ihren Ausgangspunkt nimmt. Der Therapeut fragt nach der emotionalen Bedeutung der Situation (z. B. ungerecht, gemein, rücksichtslos, verletzend, beleidigend, demütigend etc.) und danach, welches Gefühl die Antwort darauf ist. Eine häufige Antwort ist dann: »Eigentlich müsste ich wütend sein, aber ich empfinde keine Wut, ich empfinde nie Wut.«

Die primäre Emotion (oft Wut bei Depression oder Unternehmungslust bei Angststörungen) wird nicht wahrgenommen oder rasch aus dem Bewusstsein verdrängt:

1. kein Ärger, keine Wut
2. nur kurz oder schwach Ärger
3. sonstige primäre Emotion ....

Das Therapieziel
Die primäre Emotion wieder als wichtiges Signal wahrnehmen und für Wehrhaftigkeit und Selbstfürsorge nutzen lernen.

Die Therapie
Achtsamkeit und Akzeptanz, Wahrnehmungsübungen, Körperübungen, um die Wut wieder wahrnehmen zu lernen und sie als natürliche und nützliche Reaktion zu akzeptieren und anzuerkennen.

4.1.3.2 Sekundäre gegensteuernde Gefühle

Die Reaktionskette hat noch weitere Glieder: Der primären Emotion folgt der primäre Handlungsimpuls, der direkt aus der primären Emotion heraus entsteht – bei Wut ist das Angriff. Die Überlebensregel schaltet sich aber sofort ein und erinnert an das Verbot der Wut. Sie erzeugt ein inneres Bild der Folgen einer Angriffshandlung, zum Beispiel nicht mehr geliebt oder verlassen zu werden. Das führt zu den sekundären Gefühlen. Diese blockieren Wehrhaftigkeit und verhindern Selbstbehauptung:

1. schuldig fühlen
2. sich schämen
3. unterlegen fühlen
4. ohnmächtig fühlen
5. kraftlos fühlen
6. ängstlich fühlen
7. sonstige sekundäre Gefühle ....

Das Therapieziel

Die Aufgabe der sekundären Gefühle ist es, von der primären Emotion wegzuführen und so zu verhindern, dass der primäre Handlungsimpuls ausgeführt wird, dass man sich also nicht wehrt. Deshalb ist das Ziel, den sekundären Gefühlen die verhaltenssteuernde Wirkung zu nehmen und das zu tun, was die primäre Emotion intendiert (situationsangemessen), das heißt sich wirksam zu wehren.

Die Therapie

Emotionsexposition (Sulz 2014c, 2017c) zur Löschung der klassischen und instrumentellen Konditionierungen, zum Beispiel: »Tu, was Dir Schuldgefühle macht, denn sie sind ein Fehlalarm.« Der Patient muss sich dabei »ertappen«, wie seine Schuldgefühle (oder andere sekundäre Gefühle) erneut verhindern, dass er sich angemessen behauptet. Er muss sich bewusst machen, dass es keinen Grund für Schuldgefühle gibt. Dass es im Gegenteil richtig und sogar notwendig ist, sich zu wehren.

4.1.3.3 Vermeidungsverhalten

Solange die sekundären Gefühle noch das Geschehen bestimmen, bleibt die Unterdrückung des primären (wehrhaften) Handlungsimpulses bestehen, und es kommt stattdessen zu defensivem, nachgiebigem Verhalten:

1. Pflichten erfüllen
2. sich verstecken
3. unterwerfen
4. passiv werden
5. nachgeben
6. zurückziehen
7. sonstiges Vermeidungsverhalten ....

Das Therapieziel
Das Vermeidungsverhalten bewusst beobachten und der Selbstkontrolle zugänglich machen: Um sich dann zu trauen, für sich selbst einzustehen. Sich bewusst machen, dass die eigenen Verhaltensweisen nur dazu dienen, sich davon abzuhalten, sich durchzusetzen.

Die Therapie
Selbstbeobachtung mit Protokollen in zwei Spalten: links das bisherige Vermeidungsverhalten, rechts das künftige gegenteilige Verhalten (Durchsetzen).

4.1.3.4 Symptom

Irgendwann hält man es nicht mehr aus, immer nachzugeben, immer zurückzustecken, immer ignoriert zu werden, immer gedemütigt zu werden und trotzdem freundlich zu bleiben, trotzdem weiter seine Pflichten zu erfüllen, trotzdem weiter hilfsbereit zu sein. Das passt einfach nicht mehr zusammen. Und eigentlich müsste jetzt die große Rebellion folgen, aber woher die Kraft und den Mut nehmen? Dann kann nur noch ein Symptom helfen, um damit aufzuhören, sich anzupassen und zu verbiegen. »Es geht nicht mehr, meine Krankheit macht es mir unmöglich, so weiterzumachen. Sie ist zwar sehr belastend und schmerzlich für mich, aber sie befreit mich auch, ohne dass ich für mich hätte kämpfen müssen.«

Das Symptom ist ein qualitativ neues Verhalten, das einerseits eine partielle Problemlösung in der auslösenden Situation bietet, andererseits aber auch die Verbote und Gebote der Überlebensregel/des inneren Arbeitsmodells nicht verletzt:
1. depressives Syndrom
2. Angstsyndrom
3. Zwangssyndrom
4. Essstörung

5. somatoformes Syndrom
6. Sucht
7. psychotisches Syndrom
8. sonstiges Symptom ....

Das Therapieziel

Zuerst Maßnahmen festlegen, die helfen, das Symptom/die Symptome zu reduzieren. Danach ein alternatives, mit dem Symptom unverträgliches Verhalten aufbauen (evtl. als Gegenkonditionierung), das bewirkt, dass die Anliegen und Interessen des Patienten von anderen respektiert werden.

Die Therapie

Bei Depression zum Beispiel Aufbau positiver Aktivitäten, danach Trauerexposition; bei Agoraphobie Angstexposition; bei Essstörungen Anti-Diät-Training, danach Bedürfnisse befriedigen etc. Allgemein Emotionsexposition und -kommunikation.

4.1.4 Konsequenzen/Folgen C

Was die Psychoanalyse primären Krankheitsgewinn nennt, sind in der Verhaltenstherapie die (primären) Folgen des Symptoms beziehungsweise des Symptomverhaltens. Also ist die Frage, inwiefern die Symptombildung für den Patienten (unbewusst) von Vorteil ist. Meist besteht der Gewinn darin, dass ein schwer erträglicher Zustand beendet oder verhindert wird (meist eine sehr bedrohliche Beschädigung der Beziehung, von der man abhängig ist).

4.1.4.1 Sekundäre Verhaltensweisen

Auch wenn es hier noch um eine Reaktion geht, ist diese bereits eine Folge des Symptoms. Es handelt sich um Verhaltensweisen, die Folgen der Symptombildung sind und die sekundär versuchen, die Auswirkungen des Symptoms abzumildern beziehungsweise deren negativen Auswirkungen entgegenzusteuern:

1. sich schonen
2. Helfer mobilisieren
3. Ärzte aufsuchen

4. Medikamente nehmen
5. sonstige sekundäre Verhaltensweisen ....

Das Therapieziel
Erkennen, dass diese Art, das Symptom erträglich zu machen, für die Aufrechterhaltung des Symptoms sorgt.

Die Therapie
Durch Selbstkontrolle die das Symptom abmildernden Verhaltensweisen stoppen und durch das primär intendierte Bewältigungsverhalten ersetzen.

4.1.4.2 Vermeiden aversiver Konsequenzen

Die wichtigste intendierte Funktion des Symptoms ist das Vermeiden der aversiven Konsequenzen einer »gesunden« Copingreaktion (meisternden Reaktion) als autonomem selbstverantwortlichem Verhalten, wie das Risiko der Ablehnung, des Unmutes:
1. Verlust = Trauervermeidung, um nicht loslassen zu müssen
2. Frustration = Wut vermeiden, um Bezugspersonen zu schonen
3. Emanzipation = in abhängiger Beziehung bleiben statt selbstständig zu werden
4. Trennen = Vermeiden von Alleinsein
5. Vermeiden sonstiger aversiver Konsequenzen ....

Das Therapieziel
Die Angst vor Ablehnung und Unmut der anderen oder Verlust der Beziehung während des »gesunden« Copingverhaltens aushalten können, um dann die Erfahrung zu machen, dass das der Beziehung eher guttut.

Die Therapie
Unterstützung und Ermunterung, Shaping (Verhaltensformung), Verstärkung von Teilerfolgen. Rollenspiele und Verhaltensexperimente. Am Ball bleiben, bis das jeweilige Ziel wirklich erreicht ist und das neue Verhalten keine Überwindung mehr kostet.

4.1.4.3 Bewahren von Verstärkungen

Weniger bedeutsam, aber dennoch die Symptomatik aufrechterhaltend sind die angenehmen Folgen der Symptombildung. Meist wird zuerst an die positiven Verstärkungen gedacht, das Bewahren von Verstärkungen (Gratifikationen aus der Abhängigkeit von wichtigen Bezugspersonen und Beziehungen):

1. Bindung
2. Selbstwert
3. Autarkie (Selbstständigkeit)
4. Autonomie (Selbstbestimmung)
5. Orientierung
6. Identität
7. sonstige positive Verstärkungen ....

Das Therapieziel
Weniger Verstärkung aus Abhängigkeit benötigen und sich die emotionale Verstärkung dort holen können, von wem man sie holen möchte/kann.

Die Therapie
Affektiv-kognitive Entscheidung zum bewussten Verzicht (z. B. auf so viel Geborgenheit), Aufbau neuer sozialer Beziehungen und Selbstverstärkung (sich selbst wertschätzen).

4.1.4.4 Bestätigung der Selbst- und Weltsicht

Allein dass das Erwartete eintritt, kann ein Gewinn sein. Denn das bestätigt das bisherige Selbst- und Weltbild. Diese Bestätigung gibt mehr Gewissheit und dadurch Sicherheit.

1. Ich bin ein Versager.
2. Die Welt ist ungerecht.
3. Ich wäre erfolgreich, wenn man mich lassen würde.
4. Niemand kann mir helfen.
5. Bestätigung sonstiger Selbst- und Weltsicht ....

Das Therapieziel
Lernfähigkeit aufbauen, um alte Selbst- und Weltsichten durch ständig neue Erfahrungen realitätsgerecht verändern zu können und dies auch zu wollen.

Die Therapie
Metakognitives Lernset durch metakognitive Gesprächsführung, wie den Sokratischen Dialog, oder explizite Mentalisierungsförderung herstellen, mit dem Ziel die eigene Theory of Mind/Theorie des Mentalen realitätsgerechter werden zu lassen.

4.1.5 Zusammenfassung wichtiger biografischer Faktoren

Wenn der Therapeut die Biografie eines Menschen nicht kennt, kennt er ihn nicht. Es ist die Geschichte seines emotionalen Schicksals (Tab. 6): Die Biografie führt zum Verständnis, weshalb und wozu er so wurde, wie er ist. Und es ist notwendig, sich als Therapeut das immer wieder als Engramm ins Bewusstsein zu holen.

Tab. 6: Zusammenfassung Biografie und Verhaltensanalyse (aus VDS1 und VDS4) (Nur schildern, was bedeutsame Auswirkungen hatte)

Wichtige biografische Faktoren (zusammengefasst aus VDS1 oder VDS4)	**In der eigenen Biografie (keine Bewertungen, sondern Ereignisse/Umstände konkret schildern)**	**Welche Auswirkungen hatte das? (Trauma, Defizit, Konflikt, Ressource)**
Vater war …		
Mutter war …		
Elternbeziehung war …		
Geschwister waren …		
Trennungen in der frühen Kindheit waren …		
Bindungsaufbau war …		
Kindergartenalter war …		
Erstes Schuljahr war …		
Grundschule war …		
Haupt-/Real-/Gesamtschule/Gymnasium war …		
Freunde waren …		
Pubertätszeit war …		
Jugendalter war …		
Sexualitätsentwicklung war …		
Erste Paarbeziehungen waren …		
Lehre, Studium war …		
Berufseinstieg war …		
Berufsleben ist …		
Partnerschaft ist …		
Freizeit ist …		

4.1.6 Patientenprofil: Fallverständnis

Werden alle bisherigen Informationen zusammengetragen und erinnert, erhält der Therapeut das Profil des Menschen, seines Patienten. Diese Zusammenfassung/das Profil kann folgendermaßen aussehen:

- Vorname: .... Nachname: .... Alter: ....
- Beruf: .... Arbeitgeber: ....
- Name des Partners/der Partnerin: .... Beruf: ....
- Kinder: m/w (Alter: ......), m/w (Alter: ......), m/w (Alter: ......)
- Syndrom: ....
- Die wichtigsten Symptome: ....
- Komorbidität(en): ....
- Genauer Zeitpunkt des Beginns der Erkrankung: ....
  also vor ...... Monaten
- Zustand zu Beginn der Therapie: ....
- Lebenssituation vor der Erkrankung: ....
- Beziehungsgestaltung vor der Erkrankung: ....
- Symptomauslösendes Ereignis: ....
- Wichtige Punkte der Biografie: ....
- Wie versuchte er/sie vor Symptombeginn das symptomauslösende Problem zu meistern und wie scheiterte dies? ....
- Wie sähe eine erfolgreiche Meisterung der Problemsituation aus?
  ....
- Was vermied er/sie durch Symptombildung (negative Verstärkung)?
  ....
- Inwiefern verhinderte eine dysfunktionale Überlebensregel/inneres Arbeitsmodell erfolgreiches Meistern? ....

Und wir ziehen eine weitere Schleife mit einigen Redundanzen, die aber notwendig sind.

4.1.7 Ergebnis: Entwurf Fallkonzeption

Es wurde eine große Vielfalt von Informationen erhoben und zusammengetragen. Nun ist es wichtig, Prioritäten zu setzen. Das besonders Wichtige hervorzuheben, das was am meisten dazu beitrug, dass die Erkrankung entstand und dass sie nicht wieder verschwunden ist.

VDS21a Verhaltensanalyse: Die symptomauslösende Lebenssituation

- Genauer Beginn der Symptomatik: ....
- Problematische Lebenssituation unmittelbar vor Beginn der Symptomatik: ....
- Problematische Beziehung unmittelbar vor Beginn der Symptomatik: ....
- Symptomauslösendes Ereignis: ....

VDS21b Reaktionskette zum Symptom

Die Überlebensregel/das innere Arbeitsmodell verhinderte, dass in der symptomauslösenden Lebenssituation (Makroebene der Verhaltensanalyse) ein meisterndes Verhalten gezeigt werden konnte, sodass die Symptombildung nicht notwendig gewesen wäre. Denn sie führte in der Reaktionskette zur Antizipation bedrohlicher Folgen meisternden Verhaltens, sodass dieses unterlassen wurde und stattdessen das Symptom auftrat. Zu einer schlüssigen Reaktionskette kommen wir, wenn wir herausfinden, was an der Situation so frustrierend war, dass großer Ärger und Selbstbehauptungstendenz automatisch resultiert wäre.

- Symptomauslösende Lebenssituation: ....
- Das Frustrierende/Ärgerliche an dieser Situation war: ....
- Die notwendige selbstbehauptende Handlung wäre gewesen: ....
- Die Überlebensregel/das innere Arbeitsmodell sagte als bedrohliche Folge vorher: .... und gebot, sich weiterhin gemäß dem dysfunktionalen Persönlichkeitszug .... zu verhalten. Da dies zu keinem erträglichen Ergebnis führte, entwickelte sich als Symptom: ....

VDS21c Kurzfristige Konsequenzen des Symptoms

- Mithilfe des Symptoms konnte bewahrt werden: .... (zentrale Bedürfnisse)
- Mithilfe des Symptoms konnte verhindert werden: .... (zentrale Ängste)

Langfristige Konsequenzen der Symptombildung können die Symptomentstehung nicht erklären, sie zeigen nur, wie hoch der Preis dafür ist, mithilfe der dysfunktionalen Überlebensregel/dem inneren Arbeitsmodell die wichtigen Beziehungen zu schonen.

Damit liegt nun ein für den jeweiligen Patienten individuelles schlüssiges Modell seiner Symptombildung vor, das der Therapeut als vorläufige Hypothese und Heuristik verwenden kann, bis neue Erkenntnisse eine Modifikation notwendig machen. Um diese Fallkonzeption zu erstellen, werden mindestens folgende Fragebögen benötigt: VDS90 Symptomliste, VDS30 Persönlichkeit, VDS27 Bedürfnisse, VDS28 Ängste und VDS21 Verhaltensanalyse mit Reaktionskette. Je weniger Fragebögen verwendet werden, umso spekulativer ist das Erklärungsmodell und die Fallkonzeption. Die Fragebogenergebnisse werden durch zusätzliche Gespräche über die spezifischen Themen der Fragebögen evaluiert und modifiziert, sodass ein reliables Gesamtverständnis resultiert.

4.1.8 Plausibles Modell der Symptomentstehung für Patienten

Auf viele Patienten trifft das nachfolgende plausible Modell der Entstehung und Aufrechterhaltung seiner Symptomatik zu. Es bietet eine gemeinsame heuristische Grundlage für Therapeut und Patient, die sowohl die Relevanz der VDS-Fragebögen zeigt, als auch immer wieder eine Orientierung für die Schwerpunktsetzung in der beginnenden oder laufenden Psychotherapie gibt.

> Die Wechselwirkung zwischen den Eltern mit ihrem Elternverhalten und dem Kind mit seinen angeborenen Eigenschaften und seinem Temperament führt neben Befriedigungen (vor allem sicherer Bindung) auch zu Frustrationen und Bedrohungen (vor allem unsichere Bindung), die bestimmte Bedürfnisse bleibend in den Vordergrund rücken lassen, zum Beispiel das Bedürfnis nach Geborgenheit oder das Bedürfnis nach Beachtung. Sie führt auch dazu, dass ein Mensch dauerhaft auf die Vermeidung spezifischer Bedrohungen beziehungsweise Ängste achtet und so ein individuelles Profil an Vermeidungshandlungen aufbaut. Ein weiteres wichtiges Ergebnis der Kindheit ist dann die Hemmung seiner aggressiven Tendenzen den Mitgliedern seiner sozialen Gemeinschaft gegenüber. Der Inhalt der Wuttendenzen ist charakteristisch für einen Menschen und ist ebenfalls Ergebnis der Wechselwirkung zwischen Eltern und Kind beziehungsweise zwischen ihm und anderen wichtigen Bezugspersonen (z. B. Geschwister, Großeltern). Die Dauerblockade der Wut- und Angriffstendenz ist

eine wichtige Aufgabe der Selbstregulation. Viele Menschen gehen dabei so weit, dass sie selbstunsicher und ängstlich werden. Die psychische Homöostase (ein Regelkreis, der versucht, alles ins Gleichgewicht zu bekommen) kann als Regelwerk verstanden werden und die wichtigste Regel ist die, die das Überleben sichert. Die Abläufe sind vorbewusst, das heißt, die willkürliche (bewusste) Psyche weiß von diesen Zusammenhängen nichts.

Meist geht es in Beziehungen nur um das emotionale Überleben, das heißt um das Verhindern von psychischen Schädigungen. Eine in der Kindheit optimal auf die soziale Umwelt zugeschnittene Überlebensregel (inneres Arbeitsmodell), wenn sie nicht verändert wird, im Erwachsenenleben aber untauglich (dysfunktional). Patienten haben dysfunktionale Überlebensregeln, die dafür sorgen, dass ihr Erleben und Verhalten nicht zu den gewünschten Ergebnissen führt, ihm also zum Nachteil gereichen. Zudem verhindern sie auch, dass die Beziehungen ihres Erwachsenenlebens stützend und befriedigend für beide Seiten bleiben. Damit geht es zunächst um Persönlichkeitszüge, die Erfolge verhindern. Die Überlebensregel und die durch die Persönlichkeit festgelegten unteroptimalen Erlebens- und Verhaltensstereotypien schränken das aktive Verhaltensrepertoire eines Menschen zum Teil erheblich ein. Dadurch ist er schwierigen Problemen weniger oder nicht gewachsen. Die auslösende Lebenssituation kann zum Beispiel nur durch Symptombildung beantwortet werden. Erlebens- und Verhaltensweisen, die zur Meisterung des Problems geführt hätten, sind verboten. Sie würden die Überlebensregel verletzen und das emotionale Überleben gefährden. Welche Lebenssituation zur Symptombildung führt, ist somit auch durch die Persönlichkeit des betroffenen Menschen festgelegt. Eine therapeutische Veränderung dieser Persönlichkeitszüge und Verhaltensweisen hat deshalb einen hohen Stellenwert in der psychotherapeutischen Zieldefinition und Behandlungsplanung. Diese Änderungen setzen jedoch eine Entwicklung von der nicht-mentalisierten prä-logischen Affekt-Entwicklungsstufe auf die Stufe des Denkens beziehungsweise des Mentalisierens und des willentlichen Steuerns eigener Impulse und Affekte voraus.

Dieses Modell kann auf den konkreten Patienten und seine Lebens- und Krankheitsgeschichte angepasst werden. Dazu kann der Therapeut das

Modell dem Patienten als Geschichte vermitteln, in der er die Hauptfigur ist, mit der er sich als Zuhörer doppelt identifizieren kann. Dadurch fühlt er sich gesehen und verstanden.

4.2 Zielanalyse: Von der Problemanalyse zur Zielfindung

In Kapitel 4.1.7 »Ergebnis: Entwurf Fallkonzeption« wurden alle relevanten Punkte bis zu den Therapiezielen dargelegt. Das reicht, um mit der Therapie beginnen zu können. Viel weiter reicht der Horizont eines leidenden Menschen, dessen Bewusstsein durch psychische oder psychosomatische Symptome okkupiert und strapaziert ist, nicht. Eigentlich hat er nur ein Ziel: Das Leiden unter den Symptomen soll aufhören. Wenn die Symptome ihn nicht völlig von seinem aktuellen Lebensproblem, von den Ursachen und Auslösern abgelenkt haben, kann beispielsweise noch hinzukommen »Ich wünsche mir, dass meine Partnerschaft wieder funktioniert« oder »Ich wünsche mir, dass ich wieder gut und gern mit meinem Team zusammenarbeite«.

Es wäre eine Überforderung des Patienten, noch vor Beginn der Therapie weiterreichende Ziele zu vergegenwärtigen und sie wirklich zu wollen. Er ist bezüglich der damit verbundenen Themen noch nicht auf einer mentalen Ebene angekommen. Er befindet sich noch auf der KÖRPER- oder auf der AFFEKT-Stufe, noch nicht auf der DENKEN-Stufe und keineswegs auf der EMPATHIE-Stufe. Er ist seinen Affekten ausgeliefert und kämpft noch ums emotionale Überleben und mit seinen Symptomen. Die diagnostisch-konzeptionellen Gespräche mit ihm sind allerdings ein laufendes Mentalisieren voll reflektierter Affektivität. Der Therapeut holt ihn dadurch auf die nächsthöhere Stufe, auf der er innere und äußere Ursachen und Folgen von Verhalten erkennen und Lösungswege reflektieren kann. Auf dieser Stufe hat er Ziele und entwickelt zunehmend den Willen, sie zu erreichen. Gemeinsam mit dem Therapeuten erarbeitet er einen gangbaren Weg zur Zielerreichung.

Die Zielanalyse muss, wenn sie motivierend wirken soll, mehr sein als das Beenden eines anhaltend negativen Befindens und einer leidvollen Lebenssituation. Sie muss zu einer Vision führen, deren bildhafte Vergegenwärtigung sehr positive Gefühle wie Zufriedenheit, Freude oder Glück evozieren. Die Zielanalyse beinhaltet also bereits substanzielle therapeutische Elemente. Sie führt den Patienten für einige Augenblicke aus seinem

Leiden heraus in eine Fantasie eines gesunden und prinzipiell glücklichen Lebens. Diese Imagination gehört ebenso zur Zielanalyse wie das Embodiment: Nicht nur der Geist, sondern der ganze Mensch mitsamt seinem Körper soll Freude und Glück empfinden.

Dazu ist nur ein kleiner Schritt des Patienten notwendig: zum Abschluss der Imagination (während er sich noch in der fantasierten Zielsituation befindet) der Zielerreichung aufstehen, den eigenen Körper wahrnehmen und ihn eine zielverbundene Haltung einnehmen lassen mit dem Gefühl, dass dieser Körper das Ziel erreicht hat und dort angekommen ist, wo es sich gut und richtig anfühlt. Das können ganz verschiedene Körperhaltungen sein. Sie sind somatische Marker, die sich im Gedächtnis mit der Vision der Zielerreichung verknüpfen. Nimmt der Patient diese Körperhaltung später ein, so kann er leichter und deutlicher sein Zielbild aus seinem Gedächtnis ins Bewusstsein kommen lassen (Fuchs 2012; Hauke & Spreemann 2012; Hauke & Dall'Orcchio 2015; Storch & Krause 2002; Storch et al. 2010).

4.2.1 Einführung: Therapieziele des Patienten

An den Patienten: »Sie haben sich in Psychotherapie begeben, weil Sie psychische oder psychosomatische Symptome entwickelt haben. Vielleicht können Sie schon ahnen, dass Sie ein umfangreiches Unterfangen vor sich haben. Da Sie unter Ihren Symptomen leiden, fällt Ihnen natürlich als Therapieziel sofort ein, dass Sie wieder gesund werden wollen. Manchmal heilen die Psyche und der Körper sich ganz von selbst und die Symptome verschwinden, ohne dass man Nennenswertes dazu getan hat. Entweder hatten Sie das vergeblich gehofft und sich nun dazu entschlossen, professionelle Hilfe in Anspruch zu nehmen, oder Ihre Symptome haben Sie so sehr in Sorge versetzt, dass diese Sie zur Therapie gebracht haben. In den ersten Gesprächen sind Sie durch die vielen Fragen von mir eventuell schon auf den Gedanken gekommen, dass krankmachende Lebensumstände oder krankmachende Beziehungsprobleme einem Ereignis vorausgegangen sind, das letztendlich zur Symptombildung führte. Vielleicht hat sich Ihre Erkrankung auch ganz allmählich ohne erkennbaren Auslöser entwickelt. Dann kann es hilfreich sein, sich über sich selbst Gedanken zu machen und zu erkunden, ob es einiges gibt, das geändert werden kann. Etwas, das Sie nicht haben oder nicht können. Etwas, von dem Sie sich wünschen, dass Sie es hätten oder könnten.«

Ausfüllen des Fragebogens: »Da die Psyche des Menschen sehr komplex ist, können Sie mithilfe sehr vieler Fragen die innere Welt Ihrer Psyche ausleuchten. Manches springt Ihnen ins Auge, anderes ist hinter einer Tür verschlossen, zu der Sie noch keinen Zugang haben. Jede Frage ist ein Fenster, durch das Sie einen Aspekt Ihres Selbst und Ihres Seelenlebens betrachten können. Schauen Sie mit Herz und Verstand hinein, lassen Sie Vermutungen entstehen und auch innere Bilder und die dazugehörigen Gefühle. Und antworten Sie spontan, indem Sie bei den Fragen in der ersten Spalte ganz links ein Kreuzchen machen. Das können ganz wenige Kreuzchen sein oder ganz viele. Sie haben das Gefühl, dass Sie etwas noch nicht können oder noch nicht haben. Sie müssen sich nicht sicher sein, dass es so ist. Aber das Ziel sollte Sie ansprechen. Ihr Gefühl sollte Ihnen sagen ›Ja, das wünsche ich mir!‹. Dann ist das Kreuzchen richtig gesetzt.«

Vision der Zielerreichung: »Stellen Sie sich vor, Sie hätten das Ziel erreicht. Sehen und erleben Sie sich in dieser Situation. Nehmen Sie alles wahr, was zu dieser Wunscherfüllung dazu gehört und nehmen Sie sich wahr. Manchmal kann eine ganz kurze Fantasie bereits ein Erleben von Zufriedenheit, Freude und Kraft hervorrufen.«

Zielannäherung: »Ich bitte Sie nun, zu entscheiden, ob Sie diesem Ziel schon etwas näher gekommen sind: Ihre Zielannäherung ist zum Beispiel null, wenn Sie noch gar nicht weitergekommen sind. Zehn kreuzen Sie an, wenn Sie das Ziel schon vollständig erreicht haben. Sie können den Fragebogen auch später noch einmal durchgehen, wenn wir gemeinsam schon ziemlich viel erarbeitet haben. Dazu verwenden Sie dann einen Ausdruck des ausgefüllten Fragebogens. Dann können Sie prüfen, welche Ziele Sie erreicht haben beziehungsweise wie viel Prozent des Weges zu diesem Ziel Sie mittlerweile zurückgelegt haben. Sie wissen ja, dass Psychotherapie ein Weg aus der Krankheit hin zur Gesundheit ist. Die Etappen zu diesem Ziel können vielfältig sein und Sie können sich jetzt die Zeit nehmen, um einige für Sie wichtige Etappenziele zu finden – nicht unter dem Vorzeichen ›Das müsste ich tun oder das müsste so sein‹, sondern als Wunsch, der Ihnen Orientierung, eine positive Perspektive und Zuversicht gibt.«

Zielverbundene Körperhaltung: »Wenn Sie sich vorstellen, wie es wäre, wenn der Wunsch in Erfüllung gegangen ist, kann sich ein gutes Gefühl bemerkbar machen. Und dieses gute Gefühl kann der Wegweiser sein und eine Anziehungskraft auf Sie ausüben, sodass Sie die ersten Schritte Ihres Wegs gern gehen. Es ist hilfreich, wenn Sie zum Abschluss der Vergegenwärtigung einer Zielerreichung aufstehen und eine Körperhaltung einnehmen, die körperlich die Zielerreichung ausdrückt. So nehmen Sie Ihren Körper mit auf diese Reise der Ziel-Visionen. Späteres Einnehmen dieser Körperhaltung hilft Ihnen, diese Vision nochmals in der Fantasie zu erleben, sodass die entstehenden positiven Gefühle Ihnen Kraft geben, den Weg zur Zielerreichung zu gehen.«

4.2.1.1 Symptomentstehung

Symptomverständnis

1. Ich leide unter meinen Symptomen. Ziel: Ich möchte gesund und beschwerdefrei werden.
2. Ich verstehe nicht, weshalb und wozu meine Symptome entstanden. Ziel: Ich möchte verstehen, weshalb und wozu meine Symptome entstanden.
3. Ich verstehe nicht, weshalb meine Symptome nicht wieder aufhören. Ziel: Ich möchte verstehen, warum meine Symptome nicht aufhören.
4. Ich kann nicht mit meinen Symptomen umgehen. Ziel: Ich möchte mit meinem Symptom umgehen lernen.
5. Ich weiß nicht, was ich tun kann, damit meine Symptome nicht wiederkommen. Ziel: Ich möchte mit mir, meinen Beziehungen und meinem Leben so umgehen lernen, dass ich symptomfrei bleibe.

Zielannäherung

0 1 2 3 4 5 6 7 8 9 10

Bitte das Zutreffende ankreuzen (0 = keine Annäherung, 5 = Ziel zur Hälfte erreicht, 10 = Ziel komplett erreicht)

Umgang mit dem Symptom

1. Ich unterdrücke Ärger. Ziel: Ärger wahrnehmen lernen.
2. Ich kann Wut nicht steuern. Ziel: Wut steuern lernen.
3. Ich fürchte zu sehr die Folgen. Ziel: Bedrohung realistisch einschätzen lernen.
4. Schuldgefühle beherrschen mich. Ziel: Schuldgefühle ignorieren lernen.
5. Mein Körper signalisiert Schwäche. Ziel: Durch Körperhaltung Stärke ausstrahlen.
6. Schwierige Situationen vermeide ich. Ziel: Schwierige Situationen meistern lernen.

Zielannäherung

0 1 2 3 4 5 6 7 8 9 10

Bitte das Zutreffende ankreuzen (0 = keine Annäherung, 5 = Ziel zur Hälfte erreicht, 10 = Ziel komplett erreicht)

Persönlichkeit

1. Ich bin leider noch ängstlich zurückhaltend. Ziel: Ich möchte durchsetzend sein.
2. Ich richte mich noch ganz am anderen aus. Ziel: Ich möchte selbstständig sein.
3. Ich bin noch zu genau, perfektionistisch, leistungsorientiert. Ziel: Ich möchte spontan sein.
4. Ich kann noch nicht offen opponieren. Ziel: Ich möchte offen konfliktfreudig sein.
5. Ich muss noch im Mittelpunkt stehen, affektiv sein. Ziel: Ich möchte unauffällig sein können.
6. Ich bin noch lieber allein, lasse mich nicht emotional ein. Ziel: Ich möchte beziehungsbezogen und gefühlvoll sein.
7. Ich muss noch der Beste sein, ich kann nicht verlieren. Ziel: Ich möchte durchschnittlich sein können.
8. Ich werde noch von heftigen Gefühlen regiert. Ziel: Ich möchte meine Gefühle steuern können.
9. Ich bin noch zu misstrauisch. Ziel: Ich möchte vertrauen können.

Zielannäherung

0 1 2 3 4 5 6 7 8 9 10

Bitte das Zutreffende ankreuzen (0 = keine Annäherung, 5 = Ziel zur Hälfte erreicht, 10 = Ziel komplett erreicht)

4.2.1.2 Kompetenzen – Fertigkeiten

Emotionale Kompetenz

1. Ich weiß wenig über Gefühle. Ziel: Wissen über Gefühle aneignen.
2. Ich lehne manche Gefühle ab. Ziel: Alle Gefühle akzeptieren.
3. Ich kann nicht mit meinen Gefühlen umgehen. Ziel: Einen guten Umgang mit Gefühlen lernen.

4. Ich merke erst spät, welches Gefühl da ist. Ziel: Ein Gefühl früh wahrnehmen lernen.
5. Ich verbiete mir ein Gefühl oft. Ziel: Ein aktuelles Gefühl erlauben lernen.
6. Ich bringe ein Gefühl zum Schweigen. Ziel: Ein aktuelles Gefühl da sein lassen können.
7. Ich finde keinen Namen für mein Gefühl. Ziel: Mein Gefühl benennen können.
8. Ich traue mich nicht, ein bestimmtes Gefühl zu haben. Ziel: Den Mut finden, ein Gefühl zuzulassen.
9. Ich weiß nicht, weshalb ein Gefühl jetzt kam. Ziel: Erkennen, wodurch das Gefühl ausgelöst wurde.
10. Ich weiß nicht, weshalb ein Gefühl jetzt kam. Ziel: Erkennen, wenn ich ein verbotenes Gefühl durch ein anderes ersetze (z. B. Zorn durch Ohnmacht, Wut durch Schuldgefühl).
11. Wenn Wut da ist, kommt sofort ein Schuldgefühl, Angst oder ähnliches. Ziel: Bei meinem eigentlichen Gefühl bleiben können, ohne es durch ein anderes zu ersetzen.
12. Ich lasse mir mein Gefühl möglichst nicht anmerken. Ziel: Mein Gefühl ausdrücken können (auch mit dem Gesichtsausdruck).
13. Ich spreche mein Gefühl nicht aus. Ziel: Mein Gefühl aussprechen können.
14. Ich kann nicht über meine Gefühle sprechen. Ziel: Über meine Gefühle sprechen können.
15. Ich weiß nicht, wo mein Gefühl hinführt. Ziel: Erkennen, zu welchem Handeln ein Gefühl mich bewegen will.
16. Oft mache ich das Gegenteil von dem, was mein Gefühl bewirken will. Ziel: Erkennen, wie ich dieses natürliche Handeln blockiere und stattdessen etwas tue, was dem Gefühl nicht entspricht.
17. Ich spüre nicht, was ich eigentlich von meinem Gegenüber gebraucht hätte. Ziel: Erkennen, welche Reaktion ich von der anderen Person brauche.
18. Ich kann nicht sagen, was ich brauche. Ziel: Dem anderen sagen können, welches Verhalten von ihm mein Gefühl ausgelöst hat.
19. Ich kann nicht aussprechen, welches Verhalten ich mir wünsche. Ziel: Dem anderen sagen können, welches Verhalten ich mir von ihm wünsche
20. Ich kann unangenehme Gefühle nicht aushalten und muss etwas tun, damit sie verschwinden. Ziel: Ein unangenehmes Gefühl, das eine unveränderliche Situation charakterisiert, aushalten können.

21. Wenn ein Gefühl da ist, kann ich es nicht für mich behalten. Ziel: Ein Gefühl erst einmal in mir sein lassen können, ohne gleich rausplatzen zu müssen.
22. Ich kann nicht innehalten und prüfen, ob mein Gefühl angemessen ist. Ziel: Prüfen können, ob ein Gefühl in einer Situation angemessen ist.
23. Ich merke nicht, wenn ich zu heftig mit meinem Gefühl reagiere. Ziel: Prüfen können, ob die Intensität meines Gefühls in der Situation angemessen ist.
24. Auch wenn es falsch ist, kann ich mein Gefühl nicht stoppen. Ziel: Ein unangemessenes Gefühl beenden können.
25. Ich schaffe es nicht, weniger heftig zu reagieren. Ziel: Die unangemessene Intensität eines Gefühls auf das richtige Maß reduzieren können.

Zielannäherung

0 1 2 3 4 5 6 7 8 9 10

Bitte das Zutreffende ankreuzen (0 = keine Annäherung, 5 = Ziel zur Hälfte erreicht, 10 = Ziel komplett erreicht)

Soziale Kompetenz

1. Ich kann nicht auf andere zugehen. Ziel: Auf den anderen zugehen, in Kontakt treten können.
2. Es fällt mir schwer, anderen in die Augen zu schauen. Ziel: Dem anderen in die Augen schauen können.
3. Ich kann andere nicht ansprechen. Ziel: Den anderen ansprechen können.
4. Ich kann nicht mit fester Stimme und flüssig sprechen. Ziel: Mit fester Stimme flüssig sprechen können.
5. Ich kann im Gespräch keine aufrechte Körperhaltung einnehmen. Ziel: Eine aufrechte Körperhaltung einnehmen können.
6. Ich kann andere nicht um Auskunft bitten. Ziel: Auskunft vom anderen einholen können.
7. Ich kann meinen Wunsch nicht aussprechen. Ziel: Den eigenen Wunsch aussprechen können.
8. Ich kann nicht fordern. Ziel: Eine Forderung stellen können.
9. Ich kann nicht Nein sagen. Ziel: Nein sagen können, Forderung anderer ablehnen können.

10. Ich kann meine Meinung nicht äußern. Ziel: Die eigene Meinung sagen können.
11. Ich kann keine Kritik äußern. Ziel: Kritik aussprechen können.
12. Ich halte Unmut oder Ärger meines Gegenübers nicht aus. Ziel: Unmut und Ärger des anderen aushalten können.
13. Ich kann Unzufriedenheit und Ärger nicht aussprechen. Ziel: Unzufriedenheit und Ärger aussprechen können.
14. Ich kann Lob nicht annehmen. Ziel: Lob und Anerkennung annehmen können.

Zielannäherung

0 1 2 3 4 5 6 7 8 9 10

Bitte das Zutreffende ankreuzen (0 = keine Annäherung, 5 = Ziel zur Hälfte erreicht, 10 = Ziel komplett erreicht)

Kommunikationskompetenz

1. Ich spüre meine eigenen Gefühle in der Begegnung mit anderen nicht. Ziel: Eigene Gefühle in der Begegnung mit dem anderen wahrnehmen.
2. Ich weiß nicht, was mein Gefühl ausgelöst hat. Ziel: Den Auslöser der eigenen Gefühle erkennen.
3. Ich spüre mein Bedürfnis nicht (was ich von meinem Gegenüber brauche). Ziel: Eigene Bedürfnisse, was ich vom anderen brauche, spüren.
4. Ich kann nicht erkennen, welches Verhalten ich vom anderen erwarte. Ziel: Eigene Erwartungen an das Verhalten des anderen kennen.
5. Ich kann Gefühle, Bedürfnisse und meine Erwartungen nicht aussprechen. Ziel: Gefühle, Bedürfnisse, Erwartungen aussprechen und erläutern.
6. Ich kann dem anderen nicht aufmerksam zuhören Ziel: Aufmerksam zuhören, was der andere sagt.
7. Ich kann nicht auf das eingehen, was der andere sagt. Ziel: Auf das eingehen, was der andere sagt.
8. Ich kann das Gefühl des anderen nicht entziffern. Ziel: Die Gefühlsbotschaft des anderen entziffern und aussprechen, sodass er meine Wahrnehmung korrigieren kann.
9. Ich verstehe nicht, was der andere braucht. Ziel: Versuchen, den anderen, sein Anliegen und seine Bedürfnisse zu verstehen.

10. Ich spreche nicht aus, was ich verstanden habe. Ziel: Dem anderen sagen, was ich glaube, verstanden zu haben.
11. Wenn wir uns uneins sind, kann ich nicht wohlwollend bleiben. Ziel: In wohlwollender Haltung bleiben, auch wenn keine Übereinstimmung besteht.
12. Ich kann nicht akzeptieren, dass wir etwas verschieden sehen. Ziel: Das Fehlen von Übereinstimmung akzeptieren, aushalten und benennen.
13. Ich kann nicht sagen, dass wir uns da einig sind. Ziel: Übereinstimmung deutlich aussprechen.
14. Ich habe kein Gespür für die richtige Distanz und Nähe. Ziel: Nähe und Distanz für beide Seiten stimmig regulieren können.

Zielannäherung

0 1 2 3 4 5 6 7 8 9 10

Bitte das Zutreffende ankreuzen (0 = keine Annäherung, 5 = Ziel zur Hälfte erreicht, 10 = Ziel komplett erreicht)

Kognitive Kompetenz

1. Ich weiß nicht, was ich möchte/nicht möchte. Ziel: Bewusst wahrnehmen, was ich möchte und was ich nicht möchte.
2. Ich kann nicht erkennen, was mein Verhalten bei anderen bewirkt. Ziel: Erkennen können, wie das bisherige Verhalten auf andere gewirkt hat.
3. Ich kann nicht einschätzen, ob meine Wirkung befriedigend war. Ziel: Bewerten können, inwiefern ich mit dem Ergebnis meines bisherigen Verhaltens zufrieden bin.
4. Ich kann mich zu keinem neuen wirksameren Verhalten entschließen. Ziel: Entscheiden können, ein neues wirksameres Verhalten auszuprobieren.
5. Ich kann nicht logisch erschließen, wie ich mich verhalten muss, um auf andere einwirken zu können. Ziel: Das neue logische Denken dazu verwenden können, auf andere Menschen bewusst und gezielt Einfluss zu nehmen.
6. Auch wenn mir etwas gelungen ist, habe ich nicht das Gefühl, dass ich der bin, der das kann. Ziel: Erfahrung machen, dass ich ein Mensch bin, der fähig ist, durch mein Verhalten im Umgang mit an-

deren Menschen ein Ergebnis zu erzielen, das ich mir gewünscht habe (Selbstwirksamkeit).

Zielannäherung

0 1 2 3 4 5 6 7 8 9 10

Bitte das Zutreffende ankreuzen (0 = keine Annäherung, 5 = Ziel zur Hälfte erreicht, 10 = Ziel komplett erreicht)

Beziehungskompetenz

1. Ich bin mir der Bedeutung meiner Bezugsperson für mich nicht bewusst. Ziel: Sich der Bedeutung des anderen Menschen für die eigene Person bewusst sein.
2. Ich bin mir meiner Bedeutung für den anderen nicht bewusst. Ziel: Sich der eigenen Bedeutung für den anderen bewusst sein.
3. Ich kann nicht spüren, wie viel Zuneigung ich für den anderen empfinde. Ziel: Spüren, wie viel Zuneigung für den anderen da ist.
4. Ich kann nicht spüren, wie viel Zuneigung der andere für mich empfindet. Ziel: Spüren, wie viel Zuneigung vom anderen kommt.
5. Ich kann den anderen nicht mitsamt seiner nicht liebenswerten Seiten akzeptieren und mögen. Ziel: Den anderen mitsamt seiner nicht liebenswerten Seiten akzeptieren und mögen.
6. Ich kann die nicht liebenswerten unveränderbaren Seiten des anderen nicht annehmen. Ziel: Die nicht veränderbaren, nicht liebenswerten Seiten des anderen annehmen.
7. Ich kann kein Feedback für die negativen Seiten des anderen, die er verändern könnte, geben. Ziel: Feedback für die veränderbaren negativen Seiten des anderen geben.
8. Ich kann nicht beharrlich fordern, negative Seiten zu ändern. Ziel: Beharrlich fordern, dass der andere negative Seiten ändert.
9. Ich kann kein Feedback zu den geschätzten und liebenswerten Seiten des anderen geben. Ziel: Feedback zu den geschätzten und geliebten Seiten des anderen geben.
10. Ich kann keine Wertschätzung und Zuneigung spüren und wenn, kann ich es nicht aussprechen. Ziel: Wertschätzung und Zuneigung spüren, deutlich und oft ausdrücken.
11. Ich kenne die Bedürfnisse meiner Bezugsperson nicht. Ziel: Die Bedürfnisse des anderen kennen (ihn auffordern, sie auszusprechen).

12. Ich kann Gefühle und Bedürfnisse nicht verständnisvoll rückmelden. Ziel: Empathisch Gefühle und Bedürfnisse des anderen rückmelden.
13. Ich kann Gefühle und Bedürfnisse nicht so deutlich ausdrücken, dass mein Gegenüber sie wahrnehmen kann. Ziel: Gefühle und Bedürfnisse so ausdrücken, dass der andere sie wahrnehmen kann.
14. Ich kann mich nicht mitfühlend in den anderen hineinversetzen. Ziel: Mitfühlend die Perspektive des anderen einnehmen.
15. Ich kann es dem anderen nicht zugestehen, dass er es in schwierigen Momenten nicht schafft, mitfühlend zu sein. Ziel: Dem anderen zugestehen, dass er in bestimmten Momenten nicht empathisch sein kann.
16. Ich bin nachtragend, kann nicht verzeihen. Ziel: Verzeihen können.
17. Ich kann mir keinen Freiraum geben – meiner Bezugsperson auch nicht. Ziel: Sich und dem anderen Freiraum geben und diesen nutzen können.
18. Ich kann mich einfach nicht trennen. Ziel: Sich trennen können.
19. Ich kann nicht allein sein. Ziel: Allein sein können.
20. Ich schaffe es nur, mit einem einzigen Menschen eine wichtige Beziehung aufrechtzuerhalten. Ziel: Mehr als eine wichtige Beziehung haben und pflegen.

Zielannäherung

0 1 2 3 4 5 6 7 8 9 10

Bitte das Zutreffende ankreuzen (0 = keine Annäherung, 5 = Ziel zur Hälfte erreicht, 10 = Ziel komplett erreicht)

Partnerschaft

1. Ich muss immer weiterkämpfen und streiten. Ziel: Waffenstillstand.
2. Der andere soll sich ändern, nicht ich. Ziel: Eigenes Verhalten ändern, nicht das des anderen.
3. Ich verstehe nicht, warum wir immer wieder aufeinander losgehen müssen. Ziel: Dysfunktionale komplementäre Interaktionsmuster erkennen.
4. Ich muss immer mit gleicher Münze zurückgeben. Ziel: Lernen, antithetisch zu handeln.
5. Eigentlich weiß ich vieles nicht von meinem Partner. Ziel: Erkennen, was für ein Mensch ich bin, der andere ist.
6. Es ist mir unmöglich, mit meinem Partner Mitgefühl zu empfinden. Ziel: Empathie für den anderen entwickeln.

7. Ich kann keine guten Seiten am anderen mehr erkennen. Ziel: Lernen, die guten Seiten des anderen zu sehen.
8. Ich kann mit ihm einfach nicht so umgehen, dass es uns beiden guttut. Ziel: Lernen, gut miteinander umzugehen.
9. Ich weiß nicht, ob es höhere Stufen des Umgangs mit Gefühlen und Beziehung gibt. Ziel: Die Entwicklungsstufen erkennen.
10. Ich weiß nicht, wie ich mich auf eine höhere Entwicklungsstufe begeben könnte. Ziel: Die nächste Entwicklungsstufe erreichen.
11. Ich könnte auch im Spiel nicht erkennen, wie der andere ist. Ziel: Im Spiel einprägen, wie der andere ist.
12. Ich kann kein konstruktives Konfliktgespräch führen. Ziel: Konfliktgespräche führen lernen.
13. Ich kann mit Freiheit nicht verantwortlich umgehen. Ziel: Von Geboten und Verboten zu verantwortlicher Freiheit.
14. Ich traue mich nicht, meine Selbstständigkeit in und von der Partnerschaft zu pflegen. Ziel: Freie Liebe: ein Abend, ein Tag, eine Woche für mich ohne den anderen.

Zielannäherung

0 1 2 3 4 5 6 7 8 9 10

Bitte das Zutreffende ankreuzen (0 = keine Annäherung, 5 = Ziel zur Hälfte erreicht, 10 = Ziel komplett erreicht)

Selbstständigkeit

1. Ich habe nur die Freunde meines Partners. Ziel: Einen eigenen Freundeskreis ohne den Partner aufbauen.
2. Ich habe kein Hobby ohne meinen Partner. Ziel: Ein eigenes Hobby finden.
3. Ich richte mich geschmacklich ganz nach meinem Partner. Ziel: Einen eigenen Geschmack entwickeln.
4. Ich mache nichts, was mein Partner kritisch sieht. Ziel: Dinge tun, die andere nicht so leicht akzeptieren.
5. Ich vertrete meine Meinung nicht, wenn sie andere nicht teilen. Ziel: Eine eigene Meinung vertreten, die andere nicht teilen.
6. Ich habe kein eigenes Einkommen. Ziel: Ein eigenes Einkommen haben.

Zielannäherung

0 1 2 3 4 5 6 7 8 9 10

Bitte das Zutreffende ankreuzen (0 = keine Annäherung, 5 = Ziel zur Hälfte erreicht, 10 = Ziel komplett erreicht)

Genussfähigkeit

1. Genießen ist mir fremd. Ziel: Genüsse mit allen Sinnen wahrnehmen können.
2. Ich habe keine Zeit und keinen Sinn für Genüsse. Ziel: Zeit und Muße nehmen können für Genüsse.
3. Ich habe keinen Zugang zu Musik. Ziel: Zugang zu Musik.
4. Ich habe keinen Zugang zur bildenden Kunst. Ziel: Zugang zur bildenden Kunst.
5. Ich habe keinen Zugang, um Natur zu erleben. Ziel: Zugang, um Natur zu erleben.
6. Ich habe keinen Zugang zu Düften. Ziel: Zugang zu Düften.
7. Ich habe keinen Zugang zu geschmacklichen Deliktessen. Ziel: Zugang zu geschmacklichen Deliktessen.
8. Ich habe keinen Zugang zu sinnlichen Berührungen. Ziel: Zugang zu sinnlichen Berührungen.

Zielannäherung

0 1 2 3 4 5 6 7 8 9 10

Bitte das Zutreffende ankreuzen (0 = keine Annäherung, 5 = Ziel zur Hälfte erreicht, 10 = Ziel komplett erreicht)

4.2.1.3 Übergeordnete Ziele

Fähigkeiten eines gesunden Menschen

Bis jetzt kann ich noch nicht …

1. Emotionsregulation: Entweder: Meine Handlungen werden von den Gefühlen geleitet, ich kann nicht anders handeln oder Gefühle aushalten. Ich habe Impulsdurchbrüche, vor allem durch negative Gefühle, die ich nicht aushalte. Ich leide darunter, wünsche mir, meine Gefühle besser im Griff zu haben. Oder: Ich nehme mich selbst als vernünftig wahr, spüre keine Gefühle, was mir aber bewusst ist und worunter ich leide.

Ziel: Ich kann Gefühle spüren und zeigen, sodass der andere deutlich mein Handeln nachvollziehen kann. Ich kann außerdem Gefühle aushalten (auch negative oder ambivalente) ohne gleich handeln zu müssen.

2. Selbstwahrnehmung: Ich nehme innere Prozesse nur sehr unpräzise wahr, meine Selbstreflexion ist mäßig, ich zeige kaum Verständnis dafür, wie es zu einer bestimmten Reaktion kam. Ich sehe mich nur partiell als ein Wesen mit kontinuierlicher Identität. Es gibt viele verschiedene Bilder von mir, kein konstantes und überdauerndes Bild. Das Bild, das ich von mir habe, ist entweder stark überzeichnet oder entwertend.

   Ziel: Das Bild, das ich von mir habe, ist relativ stabil, über die Zeit konstant und realistisch. Ich kann Eigenschaften und Fähigkeiten, die mich ausmachen, benennen. Auch in Stresssituationen ist mir dies möglich. Ich kann meine eigenen Gefühle und Motive gut reflektieren.

3. Selbststeuerung: Eine Kränkung bringt mich schnell aus dem Gleichgewicht, aber es ist mir möglich, zu sagen, dass der andere nicht höchst aggressiv war, sondern dass ich selbst einfach sehr empfindlich bin. Ich reagiere meist mit impulsivem Verhalten darauf, würde aber gerne gelassener reagieren können. Lob kann ich nicht annehmen, auch wenn es insgeheim guttut.

   Ziel: Ich kann Lob annehmen, bin davon aber nicht abhängig. Kritik von anderen überprüfe ich. Es ist mir möglich, sofern die Kritik unberechtigt ist, diese nicht an mich heranzulassen, sodass kein Gefühl der Kränkung entsteht.

4. Soziale Wahrnehmung: Die Bedürfnisse und Gefühle anderer beachte ich. Ich bewerte sie jedoch aus meiner eigenen Perspektive – manchmal ist es mir nicht vorstellbar, dass es auch andere Sichtweisen desselben Sachverhalts gibt. Grenzen kann ich teilweise beachten.

   Ziel: Ich kann mich in andere hineinversetzen und an deren Erleben teilhaben. Die Grenzen von anderen und meine eigenen Grenzen kann ich gut beachten.

5. Kommunikation: Entweder: Ich fühle mich meinen eigenen Gefühlen ausgeliefert und kann diese kaum regulieren, was dazu führt, dass der andere die Emotionen sehr stark mitbekommt. Ich biete keine Möglichkeit, darüber zu sprechen, weshalb Missverständnisse und Aneinander-Vorbeireden vorherrschen. Oder: Ich fühle mich innerlich »cool« und kann kaum Gefühle bei mir wahrnehmen, weshalb

diese auch nicht mitgeteilt werden können. Diese Leere wird eventuell durch gedankliches Argumentieren überspielt oder durch ein So-tun-als-Ob, das heißt, das Fehlen ist mir zwar bewusst, dadurch kann aber kein Gefühl der Empathie entstehen.

Ziel: Emotionale Kontaktaufnahme und kommunikativer Austausch mit anderen gelingt mir gut. Ich kann gut über meine Gefühle und Gedanken mit anderen Personen sprechen, sodass es den anderen leicht fällt, sich empathisch in mich einzufühlen.

6. Abgrenzung: Meine eigenen Interessen nehme ich wahr. Sie werden jedoch durch die Interessen anderer bedroht. Ich gehe Streit aus dem Weg, Disharmonie ist für mich nicht aushaltbar.

   Ziel: Eigene und fremde Interessen nehme ich fast immer wahr und berücksichtige sie. Mir gelingen gute Beziehungen zu anderen, bei denen Kompromisse im Falle gegenteiliger Meinungen geschlossen werden können. Falls dies nicht möglich ist, kann ich Disharmonie aushalten.

7. Bindung: Ich habe stabile innere Bilder meiner Bezugspersonen und kann eine Beziehung aufrechterhalten. Wenn zu viel Zeit vergeht, wird diese Fähigkeit jedoch geschwächt und ich verliere den Bezug zu diesen Menschen. Das bedeutet, dass meine Beziehung von der häufigen realen Anwesenheit des Anderen abhängig ist. Die Folge ist, dass ich nicht allein sein kann, da immer, wenn ich alleine bin, überwältigende Angst auftritt.

   Ziel: Ich habe innere Bilder mir wichtiger Menschen – und das Gefühl einer sicheren Bindung mit ihnen. Ich habe eine stabile Beziehung zu mehreren Menschen, die für mich verfügbar sind, die ich gut voneinander unterscheiden kann.

8. Umgang mit Beziehungen: Bei mir herrschen rasch wechselnde, kürzere Beziehungen vor. Der Partner wird von mir eventuell abwechselnd idealisiert oder abgewertet. Alleine sein fällt mir schwer, aber Beziehungen sind bald nicht mehr aushaltbar. Beziehungen kann ich nicht mit Bedacht pflegen.

   Ziel: Längere, intime Beziehungen sind mir möglich, die ich auch pflege. Ich kann mehrere wichtige Menschen beschreiben, zu denen nahe Beziehungen bestehen.

9. Sich aus einer beendeten Bindung lösen: Es dauert viel zu lange, meist Jahre, bis eine Beziehung, die schon längst keine ausreichende Qualität mehr hat und nicht mehr reparierbar ist, von mir beendet wird.

Ziel: Fällige und notwendige Trennungen sind mir möglich; ich kann sie auch betrauern.

10. Utilisierung von Ressourcen: Ich habe wenige Ressourcen aufgebaut. Die vorhandenen Ressourcen kann ich entweder als solche nicht erkennen oder nicht nutzen.

    Ziel: Ich kann den Wert und die Menge meiner vorhandenen Ressourcen realistisch wahrnehmen und sie einsetzen.

11. Bewältigung krisenhafter Situationen: Ich kann mich nicht aus eigener Kraft von einer Krise erholen und benötige aufwendige Hilfe und Unterstützung von anderen, um wieder herauszufinden.

    Ziel: Ich kann mich aus Krisen mit angemessenen Anstrengungen und adäquatem Zeitbedarf herausarbeiten und erhole mich dann bald. Ich kann zusätzliche Hilfe anderer nutzen.

12. Leidenskapazität: Ich kann großes Leid nicht ertragen oder mich damit abfinden. Ich verliere viel Kraft durch wirkungsloses dagegen ankämpfen.

    Ziel: Großes anhaltendes Leid, dem nicht zu entkommen ist, akzeptiere ich und ertrage es duldsam, ohne mich in wirkungslosem Ankämpfen zu verlieren.

Zielannäherung

0 1 2 3 4 5 6 7 8 9 10

Bitte das Zutreffende ankreuzen (0 = keine Annäherung, 5 = Ziel zur Hälfte erreicht, 10 = Ziel komplett erreicht)

Bedürfnisse eines gesunden Menschen

1. Ich brauche Eingebundensein in ein stabiles privates Umfeld.

   Ziel: Ich brauche tatsächlich vorhandene Beziehungen (Art, Qualität und Zahl), intakte Partnerschaft, stützende Familie, gute Freunde, die Freud und Leid mittragen, befriedigende Freizeitgestaltung, zufriedenstellende Wohnverhältnisse.

2. Ich brauche Eingebundensein in ein stabiles berufliches Umfeld.

   Ziel: Ich brauche einen sicheren Arbeitsplatz, ein gutes Klima, angemessenes Einkommen, Spaß an der Arbeit, ein Gefühl von Selbstwirksamkeit.

3. Ich brauche reale Chancen zur Reduktion pathogener Umweltfaktoren.

Ziel: Aus dem negativ beeinflussenden Umfeld heraus können (z. B. Drogen- oder Alkoholszene), wieder einen Arbeitsplatz finden, sich die benötigte Wohnung leisten können, Partner ist beziehungsweise Eltern sind durch neue angemessene Verhaltensweisen beeinflussbar, eine bisher unversöhnliche Feindschaft ist überwindbar.

4. Ich brauche reale Chancen zur Entwicklung einer positiven Lebensperspektive.

   Ziel: Sofern ich es nicht schon habe, ist mir eine Partnerschaft vorstellbar, auch einen Freundeskreis kann ich schaffen, eine Familiengründung ist realisierbar und berufliches Vorankommen ist möglich.

5. Ich brauche das Gefühl der sinnerfüllenden Herausforderung im privaten und beruflichen Umfeld.

   Ziel: Auch wenn ich nicht berufstätig bin, Sinn und Herausforderung, Gebrauchtwerden, Nützlichsein, einen Beitrag leisten, etwas beitragen zu können, zu erfahren.

Zielannäherung

0 1 2 3 4 5 6 7 8 9 10

Bitte das Zutreffende ankreuzen (0 = keine Annäherung, 5 = Ziel zur Hälfte erreicht, 10 = Ziel komplett erreicht)

Handlungen eines gesunden Menschen

1. Ich wende mich nicht/zu wenig neugierig dem Leben und der Welt zu. Ziel: Ich wende mich neugierig dem Leben und der Welt zu.
2. Ich lerne nicht/zu wenig begierig, eigne mir Wissen nicht/zu wenig an. Ziel: Ich lerne begierig, eigne mir Wissen an.
3. Ich eigne mir nicht/zu wenig neue Fähigkeiten an. Ziel: Ich eigne mir neue Fähigkeiten an.
4. Ich reflektiere nicht/zu wenig das Geschehen in der Welt. Ziel: Ich reflektiere das Geschehen in der Welt.
5. Ich gestalte nicht/zu wenig berufliche Projekte. Ziel: Ich gestalte berufliche Projekte.
6. Ich bin musisch und künstlerisch nicht/zu wenig aktiv, genieße keine/zu wenig Kunst und Kultur. Ziel: Ich bin musisch und künstlerisch aktiv und genieße Kunst und Kultur.
7. Ich gehe nicht/zu wenig in die Natur. Ziel: Ich mache Ausflüge in die Natur.

8. Ich bin nicht/zu wenig sportlich aktiv. Ziel: Ich bin sportlich aktiv.
9. Ich suche und habe keine/zu wenig fruchtbare Begegnungen. Ziel: Ich suche und habe fruchtbare Begegnungen.
10. Ich beginne und pflege keine/zu wenig Beziehungen. Ziel: Ich beginne und pflege Beziehungen.
11. Ich gehe keine/zu wenig eine Partnerschaft ein und bewahre nicht/zu wenig eine dauerhafte liebevolle Beziehung. Ziel: Ich gehe eine Partnerschaft ein und bewahre eine dauerhafte liebevolle Beziehung.
12. Ich gründe keine/zu wenig eine Familie und gebe meinen Kindern nicht, was sie brauchen. Ziel: Ich gründe eine Familie und gebe meinen Kindern, was sie brauchen.
13. Ich stelle mich nicht/zu wenig bewusst der Vergänglichkeit des Lebens und dem Tod (setze mich nicht mit spirituellen Fragen auseinander). Ziel: Ich stelle mich bewusst der Vergänglichkeit des Lebens und dem Tod (setze mich mit spirituellen Fragen auseinander).

Zielannäherung

0 1 2 3 4 5 6 7 8 9 10

Bitte das Zutreffende ankreuzen (0 = keine Annäherung, 5 = Ziel zur Hälfte erreicht, 10 = Ziel komplett erreicht)

4.2.1.4 Endgültige Zielformulierung

Aufgabe für den Patienten

Nun können Sie die möglichen Ziele noch einmal Revue passieren lassen und diejenigen zusammentragen, die Ihnen besonders wichtig und erstrebenswert erscheinen. Einige sind notwendig und unverzichtbar, andere würden Sie froh und glücklich machen.

Ich will erreichen, dass ...

1. ....
2. ....
3. ....
4. ....
5. ....
6. ....

4.3 Therapieplanung

Für eine vollständige Abhandlung der Therapieplanung von therapeutischer Seite aus sei verwiesen auf Sulz (2017a–d). Hier jedoch wird der Patient zu einem gemeinsamen Fallverständnis und zu gemeinsamen Zielvorstellungen hingeführt – als Schritt zum mündigen, kompetenten Patienten –, um diese gemeinsam mit ihm reflektieren zu können. Dies beinhaltet konsequente Mentalisierungsförderung. Der Patient wird durch diesen Frage-und-Antwort-Dialog indirekt gezwungen, auf die metakognitive (DENKEN-)Stufe zu gehen, da er die Fragen ansonsten nicht beantworten kann. Erst auf dieser mentalen Stufe gelingt ihm Ursache-Wirkungs-Denken und der Zugriff auf seine Theory of Mind/Theorie des Mentalen. Die folgenden planerischen Überlegungen bauen auf den bisherigen Betrachtungen dieses Kapitels der Probleme und Erkrankungen von Patienten auf und sind das vorläufige Fazit der Fallkonzeption.

Nachfolgend wird ein Fallbeispiel zur Erläuterung verwendet. In der Therapie werden stattdessen Probleme des Patienten beispielhaft besprochen.

Fallbeispiel: Ein 35-jähriger Schauspieler und seine 32-jährige Frau haben ein zweijähriges Kind, das überwiegend er versorgt, weil er nur zeitweise Engagements hat. Sie hat den Anspruch ihren Ganztagsberuf als Anwältin so im Griff zu haben, dass alles bestens läuft. Er traut sich nicht, ihrem bestimmenden Ton etwas entgegenzusetzen. Er macht, was sie fordert, aber nur als »Dienst nach Vorschrift«. Das heißt, er erledigt die Aufgaben erst spät und nur gerade noch ausreichend. Sie sieht die gesamte Verantwortung bei sich und ist mit der Doppelbelastung überfordert, gerät immer mehr in Stress, wird immer diktatorischer. Er will sich wehren, bekommt aber Rückenschmerzen und schließlich ein depressives Syndrom.

Interventionen, die sich aus dem Fallverständnis ergeben (Frage-Antwort-Dialog mit dem Patienten)

Welches sind die wichtigsten Interventionen? Vergeben Sie Ränge von 1 bis 10.

Situation S:

( ) Zur Lösung des Problems der symptomauslösenden Situation: ....

Beispiel: Entlastung der Ehefrau durch weiteres Hilfspersonal.

( ) Zur Bewältigung des symptomauslösenden Ereignisses: ....

Beispiel: Über den Ärger, den ihr aggressives Verhalten auslöst, sprechen.

Organismus O:
( ) Zur emotionalen Verarbeitung der Vorgeschichte (frustrierend/traumatisch): ....

Beispiel: Er ist in die gleiche Rolle geraten wie mit seiner Mutter. Der Ärger auf sie wird bearbeitet.

( ) Zum neuen Umgang mit zentralen Verstärkern/Bedürfnissen: ....

Beispiel: Er braucht, dass sie ihn respektvoll als gleichwertigen Gegenüber behandelt, zum Beispiel bittet statt befiehlt.

( ) Zum neuen Umgang mit zentralen Vermeidungen/Ängsten: ....

Beispiel: Er soll die Erfahrung machen, dass wirksames Wehren nicht zu endgültigem Liebesverlust oder Verlust der Beziehung führt.

( ) Zum neuen Umgang mit Ärger/Wut: ....

Beispiel: Er soll seinen Ärger wahrnehmen, ausdrücken und kommunizieren: »Mich ärgert es sehr, wenn Du …«

( ) Zur Modifikation der Persönlichkeit: ....

Beispiel: Selbstunsicherheit: Nein sagen und Fordern können (sagen, was ich will und brauche). Passiv-aggressiv: sich aktiv wehren statt heimlich boykottieren.

( ) Zur empirischen Prüfung der Überlebensregel: ....

Beispiel: Tun, was die Überlebensregel verbietet, und unterlassen, was sie gebietet.

( ) Zur Utilisierung der Ressourcen: ....

Beispiel: Immer wieder auf gewinnende und charmante Art in Kontakt gehen.

Reaktionen R:
In folgender Situation: ....

Beispiel: Ehefrau weist ihn abwertend zurecht, weil er dem Kind nicht pünktlich die Windeln gewechselt hat.

( ) Um die primäre Emotion zulassen, Adäquatheit prüfen, ausdrücken zu können: ....

Beispiel: Die Wut, die das demütigende Verhalten auslöst, spüren und mimisch und durch Körperhaltung zeigen.

( ) Den primären Handlungsimpuls zulassen und adäquaten Handlungsentwurf bilden zu können: ....

Beispiel: Laut und energisch sagen, wie wütend die Abwertung macht und dass er sich das nicht gefallen lässt.

( ) Zur Neueinschätzung der Erwartungen bezüglich der Folgen des eigenen Handelns: ....

Beispiel: Die Furcht vor endgültigem Liebesverlust als Fehlalarm erkennen, der aus der Kindheit übernommen wurde.

( ) Um dem gegensteuernden Gefühl nicht zu folgen (löschen): ....

Beispiel: Nicht tun, was die entstehende Angst und das Schuldgefühl wollen (stumm nachgeben).

( ) Um das vermeidende Verhalten durch meisterndes Verhalten zu ersetzen: ....

Beispiel: Mit aufrechter Körperhaltung, festem Blick und kräftiger Stimme Ärger und Zorn aussprechen.

( ) Um mit dem Symptom umgehen zu lernen: ....

Beispiel: Rückenschmerzen: Achtsam wahrnehmen, Anspannung als Angst und Fehlalarm erkennen und loslassen. Depression: Positive Aktivitäten, Selbstfürsorge durch Genusstraining.

Konsequenz C:
( ) Um die negative Verstärkung des Symptoms zu löschen: ....

Beispiel: Wenn kein Streit mehr vermieden wird und gute Erfahrungen mit Wehrhaftigkeit gemacht werden, braucht es das Symptom nicht mehr zur Konfliktvermeidung.

( ) Um die positive Verstärkung des Symptoms zu löschen: ....

Beispiel: Das rücksichtsvolle Verhalten der Ehefrau während des Schmerzanfalls von dieser Kontingenz befreien und dafür sorgen, dass es auch auftritt, wenn er nicht krank ist.

( ) Dem Symptom die Funktion nehmen: ....

Beispiel: Zusammengefasst verliert das Symptom seine Funktion der Konfliktvermeidung, wenn künftig Konfliktfreude einkehrt und Interessenkonflikte zeitnah und konstruktiv ausgetragen werden.

Nachtrag zum Beispiel
Nun könnte man sich fragen: Handelt es sich nicht um pure kognitive Verhaltenstherapie – und nicht um die angekündigte Mentalisierungsfördernde Verhaltenstherapie? Die Antwortet lautet: Das stimmt nicht ganz, denn es ist eine meta-kognitive Verhaltenstherapie und Metakognition ist ein Synonym von Mentalisierung. Die Mentalisierungsförderung besteht darin, dass jeweils ausgehend von dem Gefühl, das bei jedem der obigen Punkte ausgelöst wird, die Bedeutung des Geschehens gemeinsam reflektiert wird, die Beweggründe der anderen Person (der Frau) möglichst dadurch erkannt werden, dass der Patient sich in seine Frau hineinversetzt. Durch jeden dieser Gedankengänge baut er seine Theory of Mind/Theorie des Mentalen weiter aus, kann das Verhalten seiner Frau besser verstehen und auch seine eigenen Gefühle, Bedürfnisse und Handlungsweisen verstehen. Im Bewusstsein der so entstehenden Wechselwirkungen kann er sehen, auf welche Weise es zur Eskalation kommt und wie er diese verhin-

dern kann – ohne sich und seine Anliegen zu verkaufen. Er befindet sich dabei auf der DENKEN- und manchmal auch auf der EMPATHIE-Stufe.

4.4 Aufbau einer sicheren Bindungsbeziehung

Sowohl in der frühen kindlichen Entwicklung des Menschen als auch in der Psychotherapie ist die notwendige unverzichtbare Basis von Änderung und Entwicklung die Sicherheit in der Beziehung. Die Begleitung der Änderungs- und Entwicklungsschritte muss zuverlässig sein und auch als zuverlässig wahrgenommen werden. Die wissenschaftlichen Ergebnisse der Bindungsforschung verlangen den Therapeuten viel umfassendere Investitionen in den Aufbau einer sicheren Bindung ab, als dies früher gefordert wurde. Dies wird Thema von Teil III dieses Buchs sein.

Teil III

Therapiepraxis: Die sieben Module der MVT

1 Beziehung gestalten, Bindungssicherheit herstellen

Die Therapieforschung konnte wiederholt belegen, dass die Qualität der therapeutischen Beziehung einer der wesentlichen Wirkfaktoren der Psychotherapie ist (Orlinsky et al. 2013). Wenn es gelingt, sie passgenau auf den einzelnen Patienten mit ihm zu gestalten, ist der wichtigste Schritt getan. Beziehungsgestaltung mit dem vorrangigen Ziel von Bindungssicherheit ist das erste Modul der Therapiestrategie der Mentalisierungsfördernden Verhaltenstherapie (MVT) (Abb. 5).

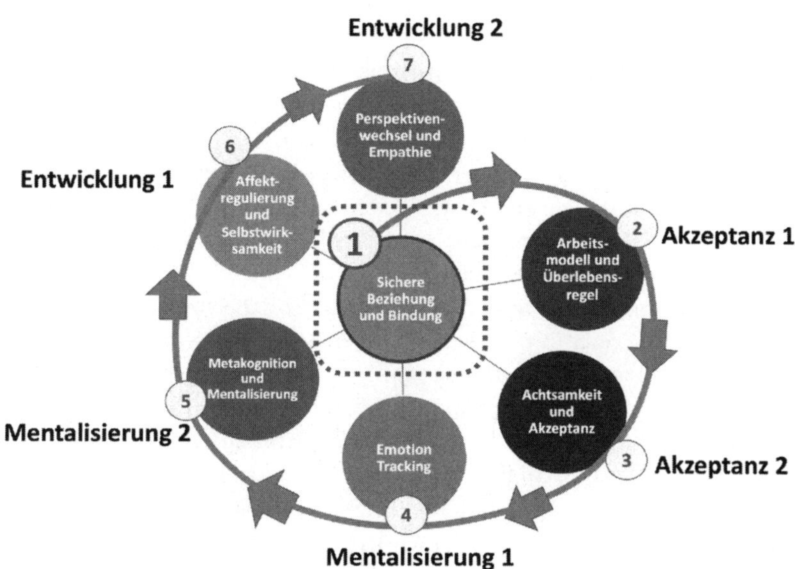

Abb. 5: Die therapeutische Beziehung (Modul 1 der MVT)

Es kommt insbesondere darauf an, wie es dem Patienten gelingt, in eine tragfähige Beziehung hineinzufinden und diese aufrechtzuerhalten. An zweiter Stelle steht, ob und wie der Therapeut dem Patienten hilft, Vertrauen zu haben und Misstrauen abzubauen. Dazu gehört auch, dass die implizite Strategie des Beziehungstests erkannt wird, die den Patienten eine Wiederholung früherer gescheiterter Beziehungen konstruieren lässt. Sichere Signale hierfür sind Gefühle und Reaktionstendenzen des Therapeuten in Interaktion und Beziehung, die er sonst nicht von sich kennt. Durch die regelmäßige gemeinsame (metakognitive) Reflexion des Beziehungsgeschehens kann dafür gesorgt werden, dass therapiehemmende Fehlentwicklungen erkannt, benannt und gemeinsam korrigiert werden.

Zwar geht auch die Verhaltenstherapie davon aus, dass die therapeutische Beziehung zu den Common Factors (Norcross 2002) bezüglich der Wirksamkeit von Psychotherapien gehört, jedoch ist die Gestaltung von Interaktion und Beziehung auch verfahrensspezifisch, da eine Orientierung an obigen Maximen speziell für die Verhaltenstherapie notwendig ist. Es geht dabei nicht nur darum, dass diese Maximen wichtig sind, sondern vor allem wie und wann sie in der MVT eingesetzt werden.

1.1 Aller Anfang ist Bindung

Was Psychotherapeuten nicht wissen und nicht so recht glauben können, sind zwei Dinge: Zum einen die alles überragende Bedeutung einer sicheren Bindung für das ganze Leben eines Menschen. Zum anderen die vielfältigen Wechselwirkungen zwischen Neurobiologie samt Genetik und der Qualität der elterlichen Betreuung.

Therapeuten haben weder in ihren Lehrbüchern noch durch ihre Selbsterfahrung oder in den Supervisionen gelernt, dass die ersten 18 bis 24 Monate einen Menschen lebenslang in dem Ausmaß prägen können, dass er, wenn seine Eltern mit ihm in den ersten neun bis 18 Monaten eine sichere Bindung aufgebaut haben, später im Erwachsenenalter nicht nur sehr gute Beziehungsfähigkeit (mit der Folge glücklicher Beziehungen), sondern auch höhere kognitive und soziale Kompetenz haben wird (also erfolgreicher in seinem Leben sein wird), er seine Emotionen sehr gut regulieren kann (geduldig statt aufbrausend ist), sich in andere Menschen sehr gut hineinversetzen kann, weil er eine elaborierte Theory of Mind/Theorie des Mentalen entwickelt hat, mitfühlend ist und seinen eigenen Kindern gegenüber feinfühlig ist, sodass auch diese wieder eine sichere Bindung erfahren können.

Es ist kaum zu glauben, dass ein Großteil der Theorien über die Entwicklung des Menschen zweitrangig ist im Vergleich zur Bindungsentwicklung. Was sollte Eltern also davon abhalten, die ersten zwei Jahre ihrem Kind ganz zu widmen, statt es in Kinderkrippen zu geben? Sichere Bindung ist für eine ungestörte psychische Entwicklung des Kindes eine Conditio sine qua non. Das Kind hat als erste Entwicklungsaufgabe, eine sichere Bindung herzustellen. Erst wenn diese vorhanden ist, kann es sich den vielfältigen Lernprozessen widmen, indem es sich der Welt zuwendet und sie erkundet. Solange dies nicht der Fall ist, arbeitet das Bindungssystem auf Hochtouren, notfalls durch die ganze Kindheit und Jugend hindurch. Überanpassungen finden statt – zu leistungsorientiert, zu aufmerksamkeitsheischend, zu brav und leise oder auch zu widerwillig. Das sicher gebundene Kind hat dagegen alle Ressourcen verfügbar, um seine Emotionen zu verstehen und seine Impulse zu steuern, um Selbstberuhigung zu erwerben, um feinsinnig Ursachen und Folgen eigenen Verhaltens zu erkennen, um die Intentionen und Motive anderer zu identifizieren und um Mitgefühl zu entwickeln. Während andere sich noch um Bindung bemühen, kann es interessiert und mühelos alles lernen, was im späteren Leben wichtig wird – ohne Bildungsangebot und ohne Erziehung. Die einzige Bildungsaufgabe der Eltern in den ersten drei Lebensjahren ist die Bildung einer sicheren Bindung. Denn das kindliche Gehirn beginnt erst im Alter von vier Jahren mit bedeutsamen kognitiven Lernprozessen.

Zugleich zeigen sehr viele Forschungsergebnisse, dass die Entwicklung des kindlichen Gehirns sowohl durch vorgeburtlichen als auch durch den Stress der ersten 18 Monate in großem Ausmaß negativ beeinflusst werden kann – wegen fehlender sicherer Bindung. Dadurch kommt es zu epigenetischen Weichenstellungen im Umgang mit künftigem Stress, die sogar an die nächsten Generationen weitergegeben werden können. In ungünstigen Fällen kehrt sich der Cortisol-Biorhythmus um. Dann wenn Cortisol zur Bewältigung kurzzeitiger Stresssituationen benötigt wird, fehlt es. Stattdessen bleibt das Kind Stressoren hilflos ausgeliefert und wehrt sich nicht. In jedem Fall sind diese Weichenstellungen die Grundlage für die sich ab dem Schulalter herausbildende Persönlichkeit und daher nicht leicht zu revidieren. Das wirklich Relevante läuft nicht im Neocortex ab, sondern im limbischen System. Zusammenreißen bewirkt nichts. Reattribuierung von Kognitionen wirkt nicht. Nur wer auf der Basis sicherer Bindung stabile neuronale Verbindungen zwischen dem PFC und dem limbischen System aufbauen konnte, kann auf bewusster Ebene seine Affekte regulieren.

Die entscheidende Rolle spielen dabei Cortisol und sein Gegenspieler Oxytocin. So kann zum Beispiel bei einem Kind unter zwei Jahren chronischer Stress (fehlende Bindungssicherheit) die Gehirnprozesse dauerhaft, nicht selten bis ins Erwachsenenalter hinein, verändern. Das kann geschehen, wenn zum Beispiel ein Kind in einer Krippe ist, in der mehr als drei Kinder auf eine anwesende Erzieherin kommen. Eine schnelle Lösung ist einfaches Streicheln des Kindes, wodurch große Oxytocinmengen beim Kind und auch bei der Mutter ausgeschüttet werden. Dieses Streicheln wirkt sogar deutlich bei Müttern mit postpartaler Depression.

Wir gehen von der Entwicklung des Kindes und den kindlichen Bedürfnissen (was das Kind von seinen Eltern braucht) direkt auf die Bedürfnisse des Patienten (was der Patient von seinem Therapeuten braucht) über:

a) Was braucht ein Kind, wenn es auf die Welt kommt und in den ersten zehn Jahren seines Lebens?
b) Was macht ein Kind, um das zu bekommen, was es braucht?

Die gleichen Fragen stellt sich der Therapeut bei seinen Patienten:

a) Was braucht der Patient, wenn er in die Therapie kommt und während der Behandlung?
b) Was macht der Patient, um das zu bekommen, was er braucht?

Der Patient handelt vermutlich (fast) so wie das Kind. Allein deshalb ist es wichtig, die Biografie des Patienten zu kennen und wirklich zu verstehen. Nachfolgend ein Beispiel:

Frau A. ist 40 Jahre alt, verheiratet und hat zwei Kinder. Sie arbeitet halbtags in einer internationalen Agentur, ist hoch qualifiziert und unterbezahlt. Sie braucht viel Geborgenheit und die Bestätigung, dass man sich mit ihr wohlfühlt. In den Therapiegesprächen versteht sie es, Themen so anzusprechen, dass beim Therapeuten großes Interesse entsteht und dass es gut möglich ist, ihr weiterzuhelfen. Die Therapie läuft gut. Auffällig gut. Es fällt dem Therapeuten viel leichter als bei anderen Patienten, sie anzunehmen und ihr das Gefühl zu geben, dass sie es sehr gut macht. So ein gutes Einvernehmen hat sie auch mit ihrer Mutter hergestellt (im Gegensatz zu ihren Schwestern, die sie dafür beneideten) ebenso wie mit ihren Vorgesetzten. Die Befriedigung ihrer Bedürfnisse in Beziehungen ist ihr jedoch nicht ganz gelungen. Was sie emotional nicht bekommt, holt sie sich mit einem Übermaß an Essen selbst. Sie wiegt 120 kg bei 170 cm Körpergröße und leidet sehr darunter. In der therapeutischen Beziehung ist sie immer einverstanden, macht konstruktiv mit, ist nie gegen etwas, will nie etwas anderes. Konfrontationen von ihrem Therapeuten ärgern sie nicht. Sie schafft es auf diese Weise eine stabile und ausreichend sichere Bindung zu ihm herzustellen. Für diese Sicherheit tut sie alles und unterlässt alles, was diese gefährden würde. Es ist also nicht einfach, ihr Nein, ihren Ärger, ihr Andersdenken hervorzulocken, damit sie die Erfahrung machen kann, dass dies die Bindung nicht gefährdet. Ihr Therapeut bleibt ihr zuverlässig erhalten, auch wenn sie anstrengend ist.

1.1.1 Was braucht ein Kind?

Von allen Säugetierarten ist der Mensch diejenige, die am unreifsten auf die Welt kommt. Deshalb braucht er am meisten genau diejenige Art der Bemutterung – allgemeine Beelterung –, die seinem unzureichenden Entwicklungsstand entspricht. Pesso (2008a, b) sagt, dass die elterliche Umwelt sich an das Kind anpassen und so eine möglichst gute Passform zur Verfügung stellen muss. Sind die Eltern nicht anpassungsfähig genug, bleibt entweder ein entwicklungshemmender Mangel bestehen oder das Kind leistet die notwendige Anpassungsarbeit. Es kann nicht bleiben, wie es wirklich ist, es muss ein anderes Kind werden, um die notwendige Passung zu erhalten.

So machen es auch die Patienten. Wenn sie merken, dass Therapeuten ihnen nicht geben, was sie brauchen, tun sie alles, was ihnen möglich ist, um es doch von ihnen zu bekommen. Der Therapeut denkt in dem Moment, dass der Patient eben so ist. In Wirklichkeit erlebt er ein Verhalten, das exakt auf ihn zugeschnitten ist. Wenn er sich das vergegenwärtigt, kann es sein, dass er das für gut und richtig hält, weil es die therapeutische Arbeit fördert. Wenn es aber eine Wiederholung von alten Interaktionsmustern aus der Kindheit ist, hat der Therapeut eine Menge Arbeit vor sich. Dann muss gemeinsam mit dem Patienten die Übertragung seiner Eltern-Kind-Beziehung auf die therapeutische Beziehung aus seinem emotionalen Erleben heraus reflektiert und erkannt werden. Bei jeglichem Verhalten des Patienten in der Therapie kann der Therapeut für sich zunächst konstatieren, dass der Patient das auf diese Weise tut, um von ihm zu bekommen, was er braucht – wie Frau A. im vorigen Beispiel.

1.1.2 Was braucht das Kind und was braucht der Patient?

Die Antwortet lautet: Dasselbe, was ein Kind von seinen Eltern braucht, um sich entwickeln und möglichst viele der Anlagen und Begabungen, die in ihm schlummern, entfalten zu können. Was das Kind braucht, ist mindestens am Leben gelassen zu werden und von seinen Bezugspersonen nicht Gewalt erfahren zu müssen. Wir wissen, dass das niedliche Baby- oder Kindchenschema Erwachsene in der Regel daran hindert, aggressiv gegen ein Kind vorzugehen. Ein Kind, das Schmerz und Not empfindet, kann das süße Kindchenschema jedoch nicht aufrechterhalten und läuft damit Gefahr, misshandelt zu werden. Sein alarmierendes Schreien signalisiert den Eltern: »Ich habe Schmerzen. Ich brauche, dass Du meinen Schmerz wegmachst. Der Schmerz geht nicht weg. Du behandelst mich nicht richtig. Mach bitte meinen Schmerz weg.« Das Schreien geht so lange nicht weg, bis die Eltern verstanden haben, was zu tun ist, und es ihnen gelungen ist, den Schmerz weitgehend zu lindern. Auch für die Eltern ist es eine große Erleichterung und Wohltat, wenn sich das Kind wieder beruhigt hat. Finden die Eltern nicht das Richtige, sodass der durchdringende Alarm nicht aufhört, werden sie hilflos und einige befreien sich aus dieser Hilflosigkeit durch Aggression. Sie schütteln und schlagen das Kind, bis es aufhört zu schreien. Mit solchen Eltern muss das Kind ganz anders umgehen, wenn es einigermaßen heil durch die Kindheit kommen will. Es lernt aus dieser quasi-traumatischen Erfahrung sehr schnell: »Lautes Schreien ist gefährlich. Dämpfe Deine Laute und lass nur ein klägliches Wimmern heraus. Sonst wirst Du wieder geschlagen.« Dieses Erleben und diese Erfahrung können zu einer nicht bewussten Regel – einer Überlebensregel – führen, die das Kind im Umgang mit seinen Eltern leitet.

Das Kind hat die Entwicklungsaufgabe, dafür zu sorgen, dass es sich bei seinen Eltern sicher fühlen kann, dass sie der Hort der Sicherheit sind, zu dem es jederzeit zurückkommen kann, um geschützt vor Gefahren zu sein. Diese Arbeit folgt einem inneren Arbeitsmodell (Bowlby 1975), das das Herstellen von zuverlässigem Schutz und Sicherheit gewährleistet. Dieses wird Überlebensregel genannt (Sulz 1994). Bei Frau A. forderte die Überlebensregel, sich so sehr nach den Wünschen der Mutter zu richten, dass diese nie ungeduldig oder ärgerlich wird, was nur dann gelingen kann, wenn eigene Bedürfnisse hintangesetzt werden.

1.1.3 Was braucht ein Kind, um sich sicher zu fühlen?

Oder: Was muss das Kind in seiner Beziehung zu seinen Eltern herstellen, um Sicherheit zu erhalten? Es liegt in der Natur des Menschen, dass er durch eine zuverlässige Bindung Sicherheit gewährleisten kann. Also versucht das Kind, eine sichere Bindung zu seinen Eltern aufzubauen. Es arbeitet daran, Bindung herzustellen und zu erhalten. Bei manchen Eltern kostet es viel Mühe und Anstrengung, bis die sichere Bindung zu ihnen erfolgreich hergestellt ist. Bei anderen Eltern gelingt es nie.

Eine sichere Bindung zu erzeugen, ist eine so komplexe Arbeit, dass sich dabei vorgestellt werden muss, dass es im Kind ein ganzes System gibt, das diese Aufgabe übernimmt. Dieses System gibt es nicht wirklich, aber die Heuristik eines »Bindungssystems« oder »Sicherheitssystems« wie Norbert Bischof (1995, 2001, 2008) es nennt, ist sehr hilfreich. Denn wenn ein Therapeut mit seinem Patienten über große Probleme sprechen möchte, ist er irritiert, wenn der Patient ihn 50 Minuten anlächelt, während die schmerzlichsten Szenarien seiner Lebensgeschichte besprochen werden. Der Therapeut meint, das sei doch affektiv inadäquat, und denkt nicht daran, dass der Patient zuerst Sicherheit in der Beziehung herstellen muss, bevor er sich emotional auf sehr belastende Ereignisse einlassen kann – was ihn ja sehr schwächen würde.

Erkennt der Therapeut stattdessen, dass der Patient ihn anlächelt, um Sicherheit in der Beziehung herzustellen, um eine sichere Bindung aufzubauen, wird ihm bewusst, dass das Lächeln sehr adäquat ist. Er hat ihm nicht die notwendige Passform für die Befriedigung des Bedürfnisses nach Schutz, Sicherheit und Bindung zur Verfügung gestellt. Deshalb muss sein Bindungssystem weiterhin hoch aktiv bleiben und er muss immer weiter lächeln. Der Therapeut muss sich eingestehen, dass er voreilig war. Es hätte zuerst in der therapeutischen Beziehung die notwendige Sicherheit erzeugt und damit die Bedingungen für eine sichere Bindung hergestellt werden müssen. Bindung kann nicht kurzfristig hergestellt werden, aber der Therapeut kann ein Ort der Sicherheit sein, an dem Bindung sicher werden kann. Frau A. erkannte schnell, wie es möglich ist, bei ihrem Therapeuten einen sicheren Ort einzurichten. Sie stellte sich viel mehr auf ihn ein als er sich auf sie.

1.1.4 Woran erkennt ein Kind, dass es an einem sicheren Ort ist?

Ein sicherer Ort ist da, wo keine Gefahren lauern, das Kind vor diesen geschützt ist. Und das ist dort, wo ihm Geborgenheit gegeben wird. Eine eher leise, wache, aufmerksame, liebevolle, geduldige, warmherzige Zuwendung von einem Menschen, der in sich ruht, sich selbst sicher fühlt und Sicherheit ausstrahlt – auch dadurch, dass er die Situation mühelos im Griff hat und alle Störungen rasch und unaufgeregt beseitigt. Das ist nicht dort, wo zum Beispiel ein Elternteil durch Geld- oder Zeitnot gestresst ist, ungeduldig, kühl, unaufmerksam, aufbrausend, laut, ungestüm. Er soll zu viele Dinge auf einmal erledigen, hat keine innere Ruhe, ist unzufrieden und unglücklich mit seinem Leben.

1.1.5 Woran erkennt ein Patient, dass er an einem sicheren Ort ist?

Der Patient erkennt einen sicheren Ort beispielsweise daran, dass der Therapeut fähig und bereit ist, sich mit ihm in eine sichere Bindungsbeziehung zu begeben. Oder daran, dass das Verhaltensrepertoire des Patienten, das er im Lauf seines Lebens erworben hat, um sichere Bindung herzustellen, von dem Therapeuten positiv aufgenommen und auf eine Sicherheit gebende Weise beantwortet wird.

Beim Baby gibt es noch nicht viele verschiedene Verhaltensweisen, die dem Bindungsaufbau dienen (siehe das nachfolgende Kapitel 1.1.6). Der erwachsene Mensch dagegen hat bei vielen Bezugspersonen versucht, eine sichere Bindung aufzubauen; er hat vieles erprobt, manches verworfen und einiges beibehalten. Was er aktuell an aktivem Repertoire zur Verfügung hat, kann just das sein, was seinem Therapeuten entgegenkommt und mühelos beantwortet werden kann. Dann ist eine gute Passung hergestellt. Für einen anderen Therapeuten kann das Bindungsbemühen des Patienten aber befremdlich sein. Die Versuche, darauf positiv einzugehen, kosten dann viel Mühe und oft genug gelingt es auch nicht. Dann ist der Patient wieder in einer Wiederholung der frustrierenden Beziehungserfahrungen seiner Kindheit gelandet. Je mehr solche Erfahrungen er macht, umso wachsamer wird er. Er erkennt leichte Tendenzen in die frustrierende Richtung viel schneller, ist schneller enttäuscht und hört vielleicht auf, sich um Bindung zu bemühen. Oder er strengt sich erst recht an, um es doch noch zu schaffen. Frau A. versuchte durch ihre feinfühlige Art Erstaunen bei ihrem Therapeuten zu erzeugen, wie gut sie zum Beispiel das Problem des Rivalisierens ihrer Schwester erfassen und beschreiben konnte. Sie spürte, dass sie auf dem richtigen Weg war, einen sicheren Platz bei ihm zu bekommen und zu bewahren.

1.1.6 Was bewirkt eine sichere Bindung?

Bisher wurde der Bindungsaufbau reflektiert. Nun sollen die Auswirkungen sowohl von gelungener als auch von nicht gelungener Bindung betrachtet werden. Es ist nicht nur ein theoretisches Postulat, sondern eine vielfach empirisch erforschte und bestätigte Tatsache, dass Bindung und die durch sie entstandene Sicherheit Voraussetzung ist, um optimale Entwicklung jeglicher psychischer Funktionen zu ermöglichen und damit bestmögliche Chancen für ein befriedigendes und erfolgreiches Leben zu schaffen. Bildungsangebote können besser genutzt werden, Beziehungen können für alle Seiten besser gestaltet werden, das Vorankommen im Beruf geht weiter und auch die materielle Seite des Lebens ist befriedigender. Wenn man das liest, mag man es nicht glauben. Aber es ist so, dass ein Mensch, der auf dem stabilen Boden einer sicheren Bindung steht und von dort aus in sein eigenes Leben geht, eine innere Sicherheit und Stärke mitnimmt, die ihm hilft, seine Begabungen und Fähigkeiten gut zu nutzen. Er hat weder übermäßigen Ehrgeiz noch ist er ein »Underachiever«. Er ist weder zu autonom noch zu beziehungsabhängig. Er kann eine gute Balance zwischen Autonomie und Beziehung herstellen und dafür sorgen, dass seine Bezugspersonen gleichermaßen glücklich und zufrieden sind.

1.1.7 Wie wirkt sich eine sichere Bindung auf die Entwicklung eines Kindes aus?

Bowlby (1975) geht davon aus, dass das Bindungsbedürfnis biologisch vorgegeben ist. Es dient zunächst dazu, dass die verkürzte intrauterine Entwicklung (im Vergleich zu anderen Säugern) außerhalb des Mutterleibs so gut weitergehen kann, dass stets alles, was ein Kind braucht, durch die immer präsente Bindungsperson bereitgestellt wird. Die Mutter gibt es nicht mehr kontinuierlich in ihrem Körper über die Nabelschnur beziehungsweise den das Kind umschließenden Uterus, sondern von außen mit möglichst wenig und nur kurzen Pausen. Damit sie das tut, muss das Kind mit einer geringen Frustrationstoleranz ausgestattet sein und sofort Alarm geben, wenn ein Bedürfnis zu lange nicht befriedigt wurde. Die zuverlässige Verfügbarkeit der Bindungs-Hauptperson ist anfangs das beste Sicherheitssignal. Dieses Signal beruhigt das Bindungssystem. Dieses hat seine Aufgabe voll erfüllt und muss nicht mehr aktiv bleiben. Nur wenn keine Sicherheit vorhanden ist, muss das Bindungssystem weiterarbeiten wie ein Thermostat bei einer Heizung, wenn es noch zu kalt ist. Der Körper und die Psyche des Kindes haben nur eine begrenzte Menge an Energie zur Verfügung. Frisst ein hyperaktives, nicht zu beruhigendes Bindungssystem einen großen Teil dieser Energie auf, bleibt dem Kind keine Energie mehr für seine eigentliche Entwicklung. Diese wird gebremst oder gar blockiert. Es kann seine Fähigkeiten nicht entwickeln und erproben. Es bleibt in dem Gefühl der Abhängigkeit und des Ausgeliefertseins, statt Selbstvertrauen und Selbstwirksamkeit zu gewinnen. Wer sich zaghaft und zögerlich der Welt zuwendet, wird wenig Erfolg haben und sich die Welt und sein Leben nicht zu eigen machen können.

Sichere Bindung setzt dagegen Ressourcen und Kräfte frei, die helfen die Welt zu erobern. Hierin liegt die kaum zu fassende Mächtigkeit der sicheren Bindung. Egal welche psychischen Funktionen wir betrachten, stets entwickeln sich sicher gebundene Kinder besser. Sulz (2018, S. 119) schreiben:

> »Die kognitive Entwicklung des Kindes im Vorschulalter konnte Fonagy (1997) aus der Bindungssicherheit mit der Mutter im Alter von 12 Monaten und mit dem Vater im Alter von 18 Monaten vorhersagen. 82 % der sicher gebundenen Kinder lösten Theory-of-Mind-Aufgaben (Reflektieren können, dass Überzeugungen und Wünsche eigenes Verhalten und das Verhalten anderer vorhersagen), während nur 46 % der unsicher gebundenen Kinder diese Aufgaben lösen konnten. Ein anderes Studiendesign ergab, dass 87 % der Kinder, die sowohl zu Vater als auch zu Mutter eine sichere Bindung hatten, diese Aufgaben lösen konnten, im Vergleich zu 63 % der Kinder, die nur eine Elternperson hatten und nur 50 % der Kinder, die zu keinem Elternteil eine sichere Bindung hatten. Fonagy schließt daraus, dass die kognitive Entwicklung bei sicher gebundenen Kindern früher die Fähigkeit einer Reflexionsfunktion im Sinne der Theory of Mind hervorbringt und damit der Entwicklungsprozess der Mentalisierung rascher von statten geht.«

1.1.8 Wirkt sich eine sichere Bindung auch auf Patienten in der psychotherapeutischen Beziehung aus?

Es gibt zwar eine Anzahl von Studien, die die Beziehungsqualität untersuchen, aber nicht ausschließlich die Bindungsqualität betreffend. Wenn wir die Bindung als essenziellen Bestandteil einer guten Therapiebeziehung betrachten, können wir diese Studienergebnisse heranziehen (Sulz 2017b). Die Frage lässt sich aber auch beantworten, wenn der Fokus auf den spezifischen Wirkungen sicherer Bindung liegt:

a) Fortschreiten der Entwicklung auf die weiteren Entwicklungsstufen
b) Etablierung einer funktionalen Emotionsregulation und Impulskontrolle
c) Metakognitive Betrachtung der Ursache von Verhaltensweisen und deren Folgen
d) Perspektivenwechsel und Befähigung zu Empathie und Mitgefühl

Wir lernen daraus, dass die genannten Ziele erst angegangen werden können, wenn eine sichere Bindung in der therapeutischen Beziehung entstanden ist. Sichere Bindung ist also das erste Therapieziel.

1.1.9 Wie trägt eine sichere Bindung zu gelingender Affektregulierung bei?

Der Säugling kann seine Affekte nicht selbst regulieren. Dies erfolgt stets durch beruhigende und befriedigende Aktionen der Bindungsperson. Er braucht dazu also eine Person, die zuverlässig für ihn da ist. Wenn ein unangenehmer Affekt beim Säugling auftritt, schreit er und holt auf diese Weise seine Bindungsperson herbei. Wenn ein Kleinkind schon gehen kann, geht es zu ihr, um sich von ihr beruhigen zu lassen. Sicher gebundene Kinder haben die Erfahrung gemacht, dass sie von ihrer Bindungsperson stets beruhigt werden und somit ihr Bedürfnis befriedigt wird. In der Erwartung, dass das jetzt wieder so sein wird, gehen sie zu ihr. Barth (2017, S. 25) schreibt dazu:

> »Das *unsicher-vermeidende* Kind wird weniger auf seine Bezugsperson zugehen, da es die Erfahrung gemacht hat, dass es oft nicht von ihr verstanden und getröstet wird. Es wird daher versuchen, pseudo-autonom (da über-

> fordert) seinen Affekt zu überregulieren. Das *unsicher-ambivalente* Kind wendet sich bei kleinsten Störungen an seine Bezugsperson, da es die Erfahrung gemacht hat, dass diese dem Kind kaum Autonomie zugetraut hat und sich ständig als Beruhigung anbietet. Das *desorganisierte* Kind ist, wie der Name sagt, desorganisiert, da es nicht weiß, ob es sich an seine Bezugsperson wenden soll oder nicht. Meist liegen traumatische Erfahrungen mit der Bezugsperson (zum Beispiel inkonsistentes Verhalten, körperliche oder psychische Gewalt) vor.«

Des Weiteren wird Winnicott von Barth zitiert, um die Schwierigkeiten des Bindungsaufbaus darzulegen:

> »Was erblickt das Kind, das der Mutter ins Gesicht schaut? Ich vermute, im Allgemeinen das, was es in sich selbst erblickt. Mit anderen Worten: Die Mutter schaut das Kind an, und wie sie schaut, hängt davon ab, was sie selbst erblickt. [...] Ich bin aber der Meinung, dass man nicht für selbstverständlich halten sollte, was Mütter [...] ganz natürlich tun. Was ich meine, wird noch deutlicher, wenn ich direkt die Frage stelle, was ein Kind im Antlitz einer Mutter erblickt, das ihre eigene Stimmung oder – noch schlimmer – die Starrheit ihrer eigenen Abwehr widerspiegelt! [...] Sie schauen – und sehen sich selbst nicht wieder« (Winnicott 1993, S. 129, zit. n. Barth 2017, S. 25).

1.1.10 Welche Rolle spielt die markierte Affektspiegelung?

Fonagy et al. (2008, S. 44) beschreiben die Markierung am Beispiel der Impfung eines Kindes so:

> »[D]ass Mütter, die ihre quengelnden, acht Monate alten Säuglinge nach einer Injektion am erfolgreichsten trösten, das Gefühl des Säuglings sehr rasch widerspiegeln, dabei aber in die Widerspiegelung Affektausdrücke einfließen lassen, die mit dem augenblicklichen Empfinden des Säuglings unvereinbar sind (lächelndes, foppendes Mienenspiel usw.). [...] sie ermöglichen dem Säugling zu erkennen, dass ihre Emotion zwar analog zu seinem eigenen Gefühl, aber nicht mit diesem identisch ist.«

Barth (2017, S. 28) schreibt weiter:

> »Die markierte Affektspiegelung ist für Zustände reserviert, in denen die Bezugsperson sich in das Baby hineinfühlt und durch markierte, d. h. übertriebene Spiegelung mit dem Baby kommuniziert. Der Säugling erfährt, dass die Bezugsperson Stress-Situationen verändern kann und identifiziert sich mit ihr. Dies führt zu einer Internalisierung in das Kern-Selbst. Es wird das Erlernte als einen Teil einer Strategie der Affektregulierung benutzen können. Die wachsende Kontrollfähigkeit (englisch contigency) hilft dem Kind, sein inneres Erleben als eigenes, subjektives Erleben zu begreifen. Es vertraut, dass ihm die Bezugsperson bei der Affektregulierung helfen wird.«

Die feinfühlige Mutter zeigt also einerseits Mitgefühl (wie schlimm es ist) und ist so dem Kind emotional nahe, andererseits bleibt sie bei sich und betrachtet die Situation mit souveräner Ruhe, indem sie signalisiert, dass das Schlimme gleich vorbei sein wird und alles wieder gut ist. So gibt sie dem Kind, was es braucht: in seinem Schmerz wahrgenommen werden und Hilfe, dass der Schmerz wieder aufhört. So steuert sie den Affekt des Kindes. Dieses identifiziert sich mit der Mutter und übernimmt später diese Steuerung von ihr.

Kann die Mutter nicht ruhig bleiben, sondern ist selbst ängstlich erregt, gelingt ihr das markierte Spiegeln und damit das Beruhigen des Kindes nicht. Dessen Bindungssystem bleibt hyperaktiv. Es führt seine Suche nach Sicherheit fort und kommt oft erst zur Ruhe, wenn sein Emotionssystem vor Erschöpfung aufgibt.

1.1.11 Wie führt misslungene Affektspiegelung zum Teufelskreis der projektiven Identifizierung?

Manche Eltern können den Affekt und die Not des Kindes nicht aufnehmen und »containen« (Bion 1962). Sie halten diesen Affekt selbst nicht aus und müssen ihn wieder loswerden. Sie erleben das Kind als Ursache ihrer Missempfindung, eventuell als Vorwurf, sie seien keine guten Eltern, wenn sie das Kind nicht schnell genug beruhigen können. Sie werden ärgerlich auf das Kind, dass es ihnen diese Schuldgefühle macht. Das Kind erlebt statt der liebevoll beruhigenden Mutter eine es angreifende Erwachsene und hat nun die doppelte Not: einerseits seinen Mangel an Bedürfnisbefriedigung und andererseits den Angriff vonseiten der Eltern, die sich durch sein Schreien angegriffen und beschuldigt fühlen. Wenn das durchgängig geschieht – weit über das Säuglingsalter hinaus während der ganzen Kindheit –, kann das Kind kein Selbst entwickeln, das lernt, sich selbst so zu beruhigen, wie es früher die Mutter mit ihm getan hat. Es entsteht stattdessen ein (falsches) Selbst, das sich für unfähig und unwert hält. Manche wehren sich dagegen und werden aggressive Menschen, andere gehen immer wieder in die Opferrolle und laden unbewusst andere ein, sie zu misshandeln. Wieder andere werden depressiv und quälen sich selbst. Manche bleiben voll Trennungsangst, weil sie sich nicht allein lebensfähig fühlen.

1.1.12 Die Bindungsgeschichte der Patienten

Ein Therapeut muss nicht fragen, *ob* ein Patient ein Bindungsproblem hat, sondern *welches* er hat. Er muss außerdem unterscheiden zwischen der Diagnose des Bindungstyps, zum Beispiel mit dem Adult Attachment Interview, und der Bindungsgeschichte. Der Bindungstyp ist das Ergebnis der Bindungsgeschichte. Um einen Patienten besser zu verstehen und die Bedeutung für die Gestaltung der therapeutischen Beziehung einzuschätzen, ist die Bindungsgeschichte vorrangig. Dazu können bereits in einer probatorischen Sitzung folgende Fragen gestellt werden:

Bindungsfragen[8] (Die Antworten stammen beispielhaft von Frau A.)

T: Was wissen Sie über die Schwangerschaft und über Ihre Geburt? Welchen Stress hatte Ihre Mutter in dieser Zeit?

P: Meine Mutter arbeitete als Ärztin im Krankenhaus und war beruflich sehr belastet.

T: Wissen Sie etwas über Ihre ersten beiden Lebensjahre? Welchem Stress war Ihre Mutter in dieser Zeit ausgesetzt? Wie viel Unterstützung hatte sie?

P: Sie arbeitete nach wenigen Wochen weiter und die Großmutter kümmerte sich um mich.

T: Gab es Trennungen von der Mutter?

P: Bei Fortbildungsurlauben war sie zweimal im Jahr eine Woche weg.

8 Diese Fragen kann der Patient auch zu Hause ausfüllen, sodass die Antworten in der folgenden Stunde besprochen werden können.

T: Was für ein Kind waren Sie in dieser Zeit?
P: Lieb und ruhig.
T: Können Sie Ihre Mutter beschreiben?
P: Aktiv, bestimmend, wurde leicht ärgerlich
T: Wie reagierte sie, wenn sie im Stress war?
P: Sie wurde laut und hart.
T: Wie reagierte sie, wenn sie auf Sie ärgerlich war?
P: Sie schlug auch zu.
T: Womit drohte sie dann?
P: Dass sie mich weggibt.
T: Wenn es gut war zwischen Ihnen, was waren die schönsten Situationen?
P: Auf ihrem Schoß mit ihr ein Bilderbuch anzuschauen.
T: Wie waren Sie da miteinander?
P: Da war sie kuschelig.
T: Wie war der Körperkontakt?
P: Ich schmiegte mich an und sie genoss es wohl auch.
T: Was brachte Geborgenheit?
P: Genau diese Situationen.
T: Wie wichtig waren Sicherheit, Schutz, Zuverlässigkeit?
P: Ich passte immer auf, dass mir meine Mutter bleibt.
T: Und heute? Wohligste Momente?
P: Mit meinem Mann auf dem Sofa beim Fernsehen.
T: Haben Sie Angst vor Trennung?
P: Ja.
T: Was würden Sie am liebsten tun, wenn Sie sich über jemanden extrem ärgern?
P: Ich ärgere mich nie. Aber ich würde weggehen.
T: Sind Sie eher ein anhänglicher Mensch oder ein betont selbstständiger?
P: Anhänglich.
T: Wie gut können Sie allein sein?
P: Nur kurz.
T: Mögen Sie es lieber nah oder mit Distanz?
P: Nähe tut sehr gut.
T: Lassen Sie sich lieber verwöhnen oder verwöhnen Sie andere?
P: Ich genieße zwar die Nähe, sorge aber dafür, dass der andere sich wohl fühlt.

Nach dieser Exploration kann der Patient eine kurze Checkliste durchgehen:

Meine Zeichen von unsicherer Bindung

( ) 1. Von den Eltern fehlte Schutz, Sicherheit, Zuverlässigkeit.
( ) 2. Die Eltern drohten mit Weggehen, Wegschicken.
( ) 3. Ich war sehr anhänglich bis klammernd.
( ) 4. Ich war von meiner Mutter zu lange getrennt (Klinik, Heim).
( ) 5. Meine zentrale Angst ist die Angst vor Trennung, Verlust.
( ) 6. Meine zentralen Bedürfnisse sind Schutz, Sicherheit, Geborgenheit.
( ) 7. Meine zentrale Wut ist Trennungswut.
( ) 8. Ich kann mich nicht trennen.
( ) 9. Ich kann Disharmonie nicht aushalten.
( ) 10. Ich kann nicht gut allein sein.

_______ Summenwert unsichere Bindung

Es handelt sich nicht um eine standardisierte Checkliste, aber der Patient bekommt bald ein sicheres Gefühl für die Bedeutung zum Beispiel des Summenwertes 4 oder 8. Zu Beginn der Therapie konnten bei Frau A. nicht alle Aussagen beantwortet werden. Mindestens sieben Punkte waren bei ihr erfüllt.

1.2 Gestaltung der therapeutischen Beziehung

Welche Funktion hat die Patienten-Therapeuten-Beziehung? Verhaltenstherapie betrachtet den Menschen in seinem Bemühen, emotional zu überleben. Vor allem anderen kommt das Überleben. Je schwieriger die Lebenssituation ist, umso umfassender sind alle psychischen Funktionen auf das Überleben ausgerichtet. Auch das Verhalten in der therapeutischen Beziehung dient diesem Ziel. Zuallererst ist sie der Beginn der Hilfe in einer akuten Not. Sie lässt Hoffnung schöpfen und bringt oft bereits eine Linderung der Beschwerden. Sie ist durch die Asymmetrie der Beziehung zwischen einem kranken Menschen und einem kompetenten Heiler zunächst eine Möglichkeit, Verantwortung abzugeben und sich anzuvertrauen. Sie ist anfänglich die Gelegenheit, eine emotionale Abhängigkeit entstehen zu lassen, die emotionales Nähren ermöglicht, die Befriedigung zentraler Bedürfnisse durch den Therapeuten. Sie ist die Chance, eine bislang nicht mögliche oder verbotene Rolle in einer nahen Beziehung einzunehmen und korrigierende Beziehungserfahrungen (Alexander & French 1946; Fürstenau 1994, 1998) zu machen. Und sie ist der Schauplatz von Reinszenierungen alter dysfunktionaler Interaktions- und Beziehungsmuster, Fehlwahrnehmungen, Missinterpretationen, Konfliktaktualisierungen, Beziehungstests (Weiss et al. 1986) und zentraler Vermeidungstendenzen. Dadurch ist sie ein wertvolles Anschauungs- und Übungsfeld für die oft wichtigsten Veränderungen neben der Symptomtherapie. Da sich die therapeutische Beziehung im Laufe der Therapie erheblich verändert, ähnlich der Beziehung zwischen Eltern und Kind im Laufe von Kindheit und Jugend, ist sie auch ein Modell für Beziehungsentwicklung. Erst durch ihre Entwicklung wird sie eine förderliche Beziehung. Zur Beziehungsfähigkeit gehört nicht nur, sich aufeinander einzustellen – das gelingt den meisten –, sondern Veränderungen und Entwicklungen des Partners wahrzunehmen, zuzulassen beziehungsweise zu fördern, sich selbst zu verändern und zu entwickeln und dann wieder ein neues Beziehungsgleichgewicht herzustellen. Die meisten Ehen scheitern gerade an diesem zweiten Aspekt, an ihrer Unfähigkeit zur Beziehungsentwicklung. Ähnlich ist es bei der Patienten-Therapeuten-Beziehung. Neben dem richtigen Umgang mit Beziehungstests ist die Fähigkeit des Therapeuten, sein Beziehungsverhalten den Veränderungen und Entwicklungen des Patienten und der Phase des Therapieprozesses anzupassen, eine Bewährungsprobe. Sowohl Anfänger als auch erfahrene Therapeuten laufen Gefahr, ein Beziehungsstereotyp zu entwickeln, das zu vielen Patienten zu oft und zu lange angeboten wird. Dagegen steht das subtil wahrnehmende Einstellen auf die aktuelle Person, auf ein Gegenüber, dessen Aufgabe darin besteht, sich nicht dem Interaktionsstereotyp des Therapeuten anzupassen, sondern unangepasst seinen eigenen Weg zu finden – begleitet und gefördert durch den Therapeuten.

Bei Frau A. war es nicht leicht, ihre autonome Seite in der therapeutischen Beziehung zur Geltung kommen zu lassen. Da half das Emotion Tracking (das Entdecken und Verfolgen noch nicht bewusster Gefühle) sehr. Leichter Unmut, leichte Unzufriedenheit, eigentlich etwas anderes wollen, Lust auf Neues haben, aus sich herauswollen, waren immer wieder im Gesicht der Patientin zu entdecken, und da sie bewusstseinsfähig waren, konnte sie sie wahrnehmen. Zuerst erschrocken, denn sie drohten ja die Harmonie mit dem Therapeuten zu stören. Aber dann doch mutiger. Dadurch wurde es möglich, ihre Überanpassung zu thematisieren und sie konnte testen, ob ihr Therapeut so reagierte, wie sie es aufgrund der Erfahrungen mit ihrer Mutter durch Übertragung von ihm erwartete: unwirsch und hart.

Beziehungsgestaltung beginnt mit einer Begegnung. Der Therapeut begegnet dem Menschen, der zwar sein Patient ist, für den Aufbau der Beziehung ist jedoch wesentlich, was der Patient für ein Mensch ist und wie die Begegnung zwischen Patient und Therapeut abläuft, wie aus ihren Begegnungen Beziehung entsteht. Dabei läuft etwas ab, das der Therapeut anfänglich mehr wahrnehmen denn steuern kann. Der Beziehungsaufbau geschieht prozesshaft und viel schneller, als gedanklich erfasst werden kann. Der Therapeut ertappt sich bei Gedanken, Gefühlen, Aussagen und Gesten, die nicht zu seinen üblichen gehören, und wundert sich über sich selbst. Der Patient hat quasi zwischen den Zeilen durch nonverbale Signale auf eine sehr komplexe Weise auf die Psyche des Therapeuten eingewirkt, sodass dieser, ohne es frühzeitig bemerken und steuern zu können, wie ein anderer Mensch reagiert. Der Patient macht jemand anderen aus dem Therapeuten. Genauso kann es natürlich dem Patienten gehen. Hier geht es um die Vorgänge, die in der Psychoanalyse Übertragung und Gegenübertragung genannt werden. Übertragung ist demnach ein unbewusstes nonverbales Beziehungsangebot, durch das der Patient dem Therapeuten eine bestimmte Rolle anbietet. Dieser geht unbewusst auf dieses Angebot ein und es kommt bei ihm eine ganzheitliche Antwort als Gegenübertragung zustande. Er hat die ihm angebotene oder zugewiesene Rolle übernommen. Oft wird ihm so ein Angebot gar nicht bewusst. Es bedarf der therapeutischen Schulung, um eine ausreichende Wahrnehmung für Übertragungs- und Gegenübertragungsprozesse zu entfalten. Selbst erfahrene Therapeuten geraten immer wieder in Situationen, die eventuell über Monate hinweg den Patienten in eine Gegenübertragung führen und so den therapeutischen Prozess zum Stagnieren bringen. Manchmal kann nur ein Kollege oder Supervisor, der von außen auf die Patienten-Therapeuten-Beziehung sehen kann, die besondere Art der Übertragungs-Gegenübertragungs-Konstellation erkennen.

1.2.1 Wichtige Aspekte für die Gestaltung der therapeutischen Beziehung

Wovon der Therapeut zunächst nur Notiz nehmen kann – konstatieren, dass es so ist –, wird er allmählich mehr verstehen lernen, sobald er mehr vom Patienten weiß (und natürlich auch von sich selbst). Hierbei helfen die umfangreichen Untersuchungen während der diagnostischen Phase. Sie geben Aufschluss:

- über die Geschichte des Patienten, die im Wesentlichen eine Beziehungsgeschichte ist,
- über seine zentralen Bedürfnisse in Beziehungen,
- über die Art seines Umgangs mit seinen zentralen Bedürfnissen – wie er anderen Menschen gegenüber diese zu befriedigen sucht und wie er eventuell immer wieder an deren Befriedigung scheitert,
- über seine zentralen Ängste in Beziehungen,
- wie er versucht, diese entsprechenden Bedrohungen laufend zu verhindern und wie er vielleicht trotzdem immer wieder diesen Ängsten ausgeliefert ist,
- in welchen Beziehungskontexten er mit welchen Gefühlen reagiert,
- wie er versucht, durch seinen Umgang mit seinen Gefühlen die Beziehung zu steuern,
- über seine dysfunktionalen Persönlichkeitszüge als Verhaltens- und Erlebensstereotypien, durch die er in Beziehungen nicht anders sein kann, auch wenn es zu seinem Schaden gereicht,
- über seine situationsübergreifenden kognitiven Bewertungen und Erwartungen, die einer Beziehung keine Chance geben, sich anders als erwartet zu entwickeln,
- über seine dysfunktionale Überlebensregel, die wie ein ehernes Gesetz über sein Beziehungsverhalten wacht, um vermeintlich sein Überleben in Beziehungen zu gewährleisten,
- über seine gegenwärtigen wichtigen Beziehungen und deren Gestaltung, deren partielles oder vollständiges Scheitern und die Art, in der dieses Scheitern abläuft,
- über seine Werte und Normen, die Eckpfeiler für sein Verhalten und seinen Umgang mit Beziehungen setzen,
- über die Konflikte, die in seinen Beziehungen auftreten, und über seinen Umgang mit diesen Konflikten,

- über seine Ressourcen, durch die er seine Beziehungen bereichert oder bereichern könnte,
- über seine Entwicklungsstufe, die seinen Beziehungen eine stufenspezifische Bedeutung gibt, und über seine Entwicklungsdefizite, die verhindern, dass er seine Beziehungen weiterentwickelt.

Jeder dieser Aspekte wirkt auch auf die Beziehungsgestaltung in der Therapiesituation. Eine Planung der Beziehungsgestaltung berücksichtigt sie, indem Beobachtungen und Hypothesen über die Art ihres Einflusses auf die therapeutische Beziehung festgehalten werden. Welcher Umgang damit hat sich in den Therapiesitzungen bereits gezeigt und welcher ist unter welchen Umständen zu erwarten? Nach diesen Verhaltensbeobachtungen und -vorhersagen kann aufgrund des Gesamtverständnisses des Therapeuten für den Patienten erarbeitet werden, welches Therapeutenverhalten bezüglich welchen Aspekts förderlich und schädlich ist (Sulz 2008[9]).

1.2.2 Konkrete Planung der Beziehungsgestaltung

Wenn alle relevanten Aspekte in einer Therapiesitzung berücksichtigt werde sollten, würde das zu einer völligen Überforderung des Therapeuten führen. Das Beziehungsgeschehen ist zu komplex, als dass es simultan kognitiv auch nur annähernd erfasst und gesteuert werden könnte. Therapeuten sind immer ein bisschen verspätet dran, das heißt, sie merken ein Beziehungsproblem erst, wenn es schon da ist und können es meist nicht vorhersehen Deshalb werden die wichtigsten Aspekte herausgegriffen, mit denen die Beziehungsgestaltung geplant wird. Hierzu eignen sich vor allem das zentrale Beziehungsbedürfnis und die zentrale Beziehungsangst, da sie erfahrungsgemäß einen hohen Prozentsatz des Beziehungsverhaltens determinieren.

Wenn der Therapeut weiß, was der Patient in einer wichtigen Beziehung braucht, lassen sich viele seiner Reaktionen besser verstehen. Es lassen sich zahlreiche Verhaltensweisen in konkreten Beispielsituationen als instrumentelle Annäherungen identifizieren, die die betreffende Bedürfnisbefriedigung herbeiführen sollen. Die Beziehungsgeschichte hat den Patienten gelehrt, welche Verhaltensweisen zur Bedürfnisbefriedigung führen

9 VDS39: https://vds-skalen.eupehs.org.

können und dürfen. Der eine Patient wird versuchen, Geborgenheit durch wortarmes »Anschmiegen« zu erlangen, der andere durch wortreiches aktiv-freundliches Gesprächsverhalten. Da oft andere Verhaltensweisen verboten sind, muss er bei ausbleibender Befriedigung dieses Verhalten intensivieren – mehr desselben, das so zu viel des Guten wird und die Frustration besiegelt. Um dieser Frustration vorzubeugen, tritt ein Vermeidungsverhalten hinzu oder ein vermeidender Verhaltensaspekt, der sich mit dem annähernden so vermischt, dass eine Doppelbindungsbotschaft resultiert, zum Beispiel: »Bitte gib mir Verständnis, aber du kannst mich nie verstehen!« Vor diese unlösbare Aufgabe gestellt, wird der Therapeut, noch ehe er auf bewusster Ebene die Botschaft dekodiert hat, spontan vor eindeutig befriedigendem Verhalten zurückschrecken und die selbsterfüllende Prophezeiung des Patienten wahrmachen. Nur wenn er sich auf solche Situationen vorbereitet und in seiner Wahrnehmung eine aktive Suchhaltung aufgebaut hat, die dieses Beziehungsangebot des Patienten bewusst wahrnehmbar werden lässt, erkennt er rechtzeitig, worum es geht, und kann die Transaktion steuern und für eine korrigierende Beziehungserfahrung nutzen. Da der Therapeut vom Beziehungsangebot des Patienten eingefangen wird, kann es sein, dass ihm nicht schnell genug der richtige förderliche Satz einfällt, der einfach darin bestehen kann, das implizite Motiv des Patienten oder seinen Konflikt auszusprechen (z. B.: »Sie brauchen Verständnis und fürchten, dass ich Sie nicht verstehen kann«). Der Therapeut muss sich vorher Gedanken darüber machen und Sätze zum Beispiel schriftlich festhalten. Bei Sulz (2008)[10] findet sich eine praktische Möglichkeit dieser Planungsschritte.

Analog wird beim zweiten Schritt, der zentralen Angst in Beziehungen, vorgegangen. Ist diese Angst zum Beispiel die Angst vor Kontrollverlust über das Verhalten des Gegenübers, so wird der Therapeut viele Reaktionen des Patienten erleben, die er als aktiven Widerstand gegen die therapeutischen Interventionen interpretiert und daraufhin leicht verärgert direktiver wird. Dies erhöht die Angst des Patienten vor Verlust der Kontrolle, er sieht sich in der Bedrohlichkeit der Situation bestätigt und kann noch weniger die Kontrolle abgeben. Sein Vermeidungsverhalten wird verständlich, wenn der Therapeut seine Angst beim Namen nennen kann. Dass aus einer Angst eher ein Annäherungsverhalten resultieren kann, erscheint nur auf den ersten Blick abwegig. So führt Angst vor Alleinsein zu aktivem,

10 VDS40 bis VDS47: https://vds-skalen.eupehs.org.

Schutz suchendem Verhalten. Angst vor Verlust der Kontrolle über den Interaktionspartner führt nur zum Teil zu defensivem Verhalten. Es führt auch zu einer Annäherung durch ein Angebot einer gleichberechtigten Kooperation, in der keine Seite die Direktive hat. Gerade dieser annähernde Aspekt hilft, das richtige Therapeutenverhalten zu finden, wie dies gerade bei dieser Angst eine Untersuchung von Grawe et al. (1995) nahelegt. So kann der Therapeut den Patienten einladen, mit ihm gemeinsam das weitere Vorgehen zu planen.

Oft reicht es für den Anfang, diese beiden Aspekte zu berücksichtigen, und nach und nach gesellen sich weitere Aspekte wie zum Beispiel die Überlebensregel oder der dysfunktionale Persönlichkeitszug hinzu, der sich in der therapeutischen Beziehung am deutlichsten manifestiert. Hier muss sich der Therapeut fragen: Wozu verhält sich der Patient mir gegenüber zum Beispiel selbstunsicher, worin besteht die Instrumentalität dieses Verhaltens? Welchen Annäherungs- und welchen Vermeidungsaspekt enthält es (vgl. Grawe 1998)? Und zu welcher Antwort tendiere ich spontan? Der förderliche Satz könnte so lauten: »Sie wissen, was Sie wollen. Ich vertraue darauf.« Diese Sätze können übertrieben oder pathetisch wirken, aber bei so viel Bedürfnis kommen sie genau so beim Gefühl des Patienten an, wie dieser es braucht. Es lässt sich vergleichen, als würde man mit Kindern sprechen. Das ist eine ganz andere Sprache als mit Erwachsenen. Der Therapeut spricht quasi über die Erwachsenen- oder Verstandesseite des Patienten hinweg mit seiner Kind- oder Gefühlsseite. Und diese legt völlig andere Maßstäbe an. Denken wir nur an Komplimente, die Therapeuten gemacht werden. Sie sind meist überzeichnet und doch tun sie gut. Das Kompliment geht unter die Haut, der Therapeut hört nicht nur die wohltuenden Worte, er spürt die positive affektive Botschaft. Es sollte also darauf geachtet werden, an wen sich ein Satz richtet. Ist es der Techniker, der Buchhalter, der Philosoph oder seine fühlende, bedürftige Seele? Therapeutische Beziehungsgestaltung achtet darauf, an wen sie welche Botschaft richtet. Sie verwendet eine je verschiedene Sprache und verschiedene nonverbale Signale.

1.2.3 Konkrete Vorbereitung auf Beziehungstests

Neben den häufigen Übertragungs- und Gegenübertragungsreaktionen, die auf subtile Weise den Verlauf der Beziehung zu steuern versuchen, gibt es »große« Beziehungsmanöver, die als Liebesbeweise angelegt sind und für den Prüfling (den Therapeuten) eine große Gefahr des Scheiterns beinhalten. Jemand, der unvoreingenommen und unbedacht in diese Prüfungssituation gerät, muss scheitern. Zum Leidwesen sowohl des Patienten als auch des Therapeuten sind diese Prüfungen so angelegt, dass der Geprüfte sie im Normalfall nicht besteht. Der Patient hat sich und der Welt wieder einmal bewiesen, dass das Paradies verloren bleibt, dass auch der Therapeut nicht derjenige ist, der das Tor zum Paradies zu öffnen vermag. Dass also auch er der Falsche ist. Diese Beweisführung hat Schutzfunktion. Sie schützt davor, sich dem anderen anzuvertrauen und hinzugeben, sich dadurch sehr verletzbar zu machen, um mitten in diese ungeschützte Verletzbarkeit hinein retraumatisiert zu werden. Die Enttäuschung »davor« ist leichter zu verkraften als die Enttäuschung »mittendrin«.

Die Psychoanalyse erklärt diese Prüfungen durch Wiederholungszwang. Immer wieder versucht die Psyche ein unerledigtes Problem zu lösen. Immer wieder versucht sie dies in untauglichen Kontexten mit den gleichermaßen untauglichen Personen – so wie in der Kindheit eine problematische Elternperson untauglich war. Da es um eine Reparatur der Kindheit geht und nicht um heutiges Glück, muss auch eine ähnliche Person und eine ähnliche Situation wie damals ausgesucht werden. Glück ist nicht die Bescherung durch eine unproblematische Person, sondern die glückliche Wendung der problematischen Person in der problematischen Situation. Es geht um die Wunscherfüllung durch genau die Person, von der Wunscherfüllung bisher vergeblich ersehnt wurde. Das Glück besteht nicht in einer sehr positiven Erfahrung aus einem neutralen Motivationszustand heraus, sondern im Beenden eines höchst aversiven Leids durch Änderung des Beziehungsverhaltens des Verursachers des Leids. Gerade diese Wendung des Verhaltens des Täters ist aber sehr unrealistisch, wenn die im Wiederholungszwang eingesetzte Person von ihrer Persönlichkeit her eine große Affinität zu dem Täterverhalten hat. Wirkt der Wiederholungszwang also bereits bei der Wahl der Bezugsperson, sei es des Ehepartners oder des Therapeuten, so ist eine Auflösung äußerst schwierig.

Also muss sich der Therapeut, der sich sehr gut kennen muss, zuerst fragen, wie viel Ähnlichkeit er mit der Elternperson hat, von der aus der Wiederholungszwang seinen Ausgang nahm, und ob er zu genau diesen enttäuschenden Antworten neigt. Tatsächlich ist die Auswahl des Therapeuten manchmal bereits unter diesen Gesichtspunkten erfolgt und die Therapie verspricht dadurch sehr schwierig zu werden. Die sorgfältige Planung der Beziehungsgestaltung ist in diesem Falle die wichtigste therapeutische Arbeit.

Sampson und Weiss (1986) nannten diese Prüfungen »Beziehungstest«. Die konkrete Vorbereitung auf den Beziehungstest, dem der Patient den Therapeuten unterziehen wird, ist nicht nur klug, sondern auch sehr ökonomisch. Welches Motiv, das immer wieder traumatisch frustrierte, markiert wichtige Beziehungen wie ein roter Faden auf die gleiche Weise? Welche Enttäuschungen, welches Trauma wiederholen sich in den bisherigen Beziehungen? Welche analoge Situation in der Therapie kann sich beispielhaft ergeben? Durch welches Annäherungsverhalten wird der Patient dem Therapeuten gegenüber versuchen, dem Motiv zu folgen und welche Anliegen oder Bedürfnisse zu befriedigen? Durch welches Vermeidungsverhalten wird er diese Annäherung unwirksam machen beziehungsweise welches frustrierende Verhalten beim Therapeuten evozieren? Welches Therapeutenverhalten wäre schädlich, weil es welche Wirkung auf den Patienten hat und dadurch in dieselbe Kerbe schlägt wie Reaktionen bisheriger enttäuschender Personen? Gibt es ein förderliches Verhalten, das aus diesem Beziehungsmuster oder dieser Beziehungsfalle herausführt? Ideal wäre eventuell – sofern es ein irdisches, wiederholbares Verhalten wäre – ein Verhalten, das das Tor zum Paradies öffnet. Denn wenn endlich das befriedigt wird, das in der Kindheit so schmerzlich vermisst wurde, fühlt sich das paradiesisch schön und erfüllend an. Es hängt jedoch sehr vom Einzelfall ab, ob dies überhaupt möglich ist. Außerdem ist es schwierig, ein Verhalten zu finden, das weder frustrierend noch befriedigend ist. Die Fortsetzung der Kommunikation auf einer Metaebene muss behutsam erfolgen, sonst wirkt sie wie das Aufwecken aus einem intensiven Traum kurz vor der (Er-)Lösung.

1.2.4 Entwicklung der therapeutischen Beziehung im Therapieverlauf

Auch die Beziehungsentwicklung sollte im Einzelfall bewusste Betrachtung von Beginn an finden. Je schwieriger es ist, eine tragfähige, förderliche Beziehung aufzubauen, umso größer ist die Gefahr, dass diese zu einem unflexiblen Muster erstarrt, das Entwicklung verhindert. Man ist so froh, es geschafft zu haben, dass man den erfolgreichen Weg nicht mehr verlassen mag. Anfänglich braucht der Patient auch die Festigkeit und Zuverlässigkeit des Beziehungsangebots, um sich auf die emotionale Arbeit einlassen zu können. Später muss die Beziehung ihm aber zunehmend mehr Raum geben. Die von Sulz (1994, 1995, 2008, 2011a, b, 2012) beschriebene und empirisch gewonnene Bedürfnisreihe (Sulz & Tins 2000) eignet sich auch, um die Beziehungsentwicklung zu verstehen (Tab. 7).

Der Patient möchte zunächst beim Therapeuten willkommen sein, zur entstehenden Therapiebeziehung gehören. Dann möchte er jemanden haben, der ihm Geborgenheit und Wärme gibt. Er braucht Schutz und Sicherheit sowie zuverlässige Verfügbarkeit. Dies ist die Phase des Beziehungsaufbaus, die der Entwicklung einer sicheren Bindung dient (Bowlby 1975, 1976). Der Blick ist ganz auf den Versorger gerichtet, das heißt auf den Menschen, der zuständig ist für die Befriedung der kindlichen Bedürfnisse.

Ist die Beziehung etabliert, so will der Patient dem Therapeuten etwas wert sein. Er will von ihm Liebe und Zuneigung erhalten. Er sucht Aufmerksamkeit und Beachtung. Er hofft auf Empathie und Verständnis und er braucht Wertschätzung, Bewunderung und Lob. Dies ist die Phase des Selbstwerts. Das Selbst erhält Wert durch den gebenden Anderen, den Selbstwert spendenden Therapeuten.

Tab. 7: Bedürfnisse in den Phasen der therapeutischen Beziehung

Bedürfnis	**Phase**	**Thema**
Willkommen sein, dazugehören	Bindung	Zugehörigkeit zu einer Beziehung
Geborgenheit, Wärme		
Schutz, Sicherheit, Zuverlässigkeit		
Liebe, Zuneigung	Selbstwert	
Beachtung, Aufmerksamkeit		
Empathie, Verständnis		
Wertschätzung		
Selbst machen, selbst können	Autarkie	Selbst, Differenzierung

Bedürfnis	**Phase**	**Thema**
Selbstbestimmung, Freiraum	Autonomie	
Grenzen gesetzt bekommen		
Gefordert und gefördert werden	Identität	
Ein Vorbild, jemanden zur Idealisierung haben		
Intimität, Hingabe, Erotik		
Ein Gegenüber zur Auseinandersetzung		

Diese beiden Phasen der Beziehungsentwicklung stehen unter dem Vorzeichen von Beziehung. Man könnte sie als Beziehungsphasen bezeichnen. Es geht um »Beziehung haben« und um »Wert durch Beziehung haben«. Die nächsten beiden Phasen könnte man als Selbstphasen bezeichnen. Es geht um das Herausschälen des Selbst aus der Beziehung und um die Differenzierung des Selbst von der Bezugsperson (Therapeut). Es geht darum, ein abgegrenztes Individuum mit einer eigenen Identität zu werden, als abgegrenzte Person einer ebenso abgegrenzten Person zu begegnen, in dieser Beziehung ein »Du« zu finden.

Die einzelnen in diesen Phasen zu befriedigenden Bedürfnisse können deshalb auch Selbst- oder Differenzierungsbedürfnisse genannt werden. Die Phase beginnt mit dem Bedürfnis nach Selbsteffizienz (selbst machen, selbst können). Es geht weiter mit dem Bedürfnis nach Selbstbestimmung und Freiraum. Hierzu gehört als Gegenpol das Bedürfnis Grenzen gesetzt zu bekommen (das eher selten bewusst wahrgenommen wird, dem aber instrumentelle Verhaltensweisen zugeordnet werden können). Der Patient braucht die Bezugsperson, den Therapeuten, um in seinem eigenständigen, selbstbestimmten Projekt gefordert und gefördert zu werden. Und er braucht für seine Selbstentwicklung den Therapeuten als Vorbild und als jemanden zum Idealisieren, damit Erstrebenswertes am Horizont erscheint und Veränderungsmotivation gefördert wird. Jeder Therapeut muss sich bewusst machen, dass zur Identitätsbildung das Mann- beziehungsweise Frausein gehört. Selbstsicherheit und Selbstbewusstsein als Mann beziehungsweise als Frau muss auf förderlichen Beziehungserfahrungen aufbauen. Der männliche Patient braucht das Feedback männlich zu sein, die weibliche Patientin braucht die Spiegelung, eine Frau zu sein. Das Bedürfnis nach Intimität, Hingabe und Erotik weist auf diese wichtige Funktion auch der therapeutischen Beziehung hin. Intimität heißt, dass beide um die Erotik des Patienten wissen und dass der Therapeut zuverlässig die Intimitätsgrenzen achtet. Erst dann kann Hingabe geschehen mit der Sicherheit, sich frei im erotischen Spannungsfeld bewegen zu können, selbst steuernden Einfluss auf dieses Wechselspiel nehmen zu können. Erotik ist diese Spannung zwischen bewahrter Intimität und Hingabe (als Möglichkeit). Bedürftige, deprivierte Therapeuten sind dieser Aufgabe manchmal nicht gewachsen, sodass es zum Missbrauch kommen kann.

Ein Therapeut, der in seiner Selbstentwicklung nicht zu erotischem Mannsein, eine Therapeutin, die nicht zu erotischem Frausein gefunden hat, kann diesen Schritt nicht durch eine spezifische Beziehungsgestaltung fördern. Deshalb ist zu fordern, dass in der psychotherapeutischen Ausbildung diesem Aspekt, unter anderem in der Selbsterfahrung, große Aufmerksamkeit gewidmet wird. Wie kann Erotik auf eine förderliche Weise in die therapeutische Beziehung Eingang finden? (Zum Beispiel, indem die Selbstwahrnehmung die eines erotischen Wesens ist und der/die andere als erotisches Wesen wahrgenommen wird.) Wie kann die Grenze zum Missbrauch gehandhabt werden? (Zum Beispiel, dass der Patient zur Befriedigung eigener noch so subtiler Bedürfnisse benutzt wird.) Dies ist eine sehr schwierige Aufgabe für den Therapeuten. Leider wird der Umgang mit den Grenzen manchmal nicht geübt, sondern prüde die Geschlechtlichkeit aus der Beziehung herausgehalten, aus der unbewussten Angst heraus, Missbraucher zu werden. Gerade dies ist aber oft genug eine Wiederholung früherer Beziehungserfahrungen, wie sie zum Beispiel eine Tochter mit ihrem verantwortungsvollen Vater erlebte. Diese Beziehungserfahrung erneut zu machen, bedeutet, dass die eigene Geschlechtlichkeit in einer wichtigen, nahen Beziehung keinen Platz hat, dass sie tabu ist, dass sie nicht als schätzenswerter Teil der eigenen Persönlichkeit in diese integriert werden darf. Ein erotischer Mann oder eine erotische Frau zu sein, scheint dann in der Therapie oder überhaupt kein erstrebenswertes Entwicklungsziel zu sein. Diese beschneidende Quintessenz ist therapeutisch schädlich und der Weiterentwicklung des Patienten hinderlich.

Das siebte Selbstbedürfnis ist das Bedürfnis nach einem Gegenüber, der sich stellt, damit der Patient ihn aktiv lieben und sich emotional mit ihm auseinandersetzen kann. Hier geschieht der abschließende Schritt der Selbstentwicklung. Nach dem spielerischen erotischen Annähern und wieder Entfernen erfolgt nun die Hinwendung des abgegrenzten Selbst zu einer Person, die auch abgegrenzt ist. Beide bleiben in der Begegnung abgegrenzt. Die sich jetzt bildende Beziehung ist die Beziehung zwischen zwei abgegrenzten Individuen, die sich aus ihrem Verschiedensein heraus begegnen. Der Patient übt dabei, bewusst steuernden Einfluss auf die Beziehungsgestaltung zu nehmen, ihr eine von ihm erzeugte Prägung zu geben, selbst Gestalter der Beziehung zu sein. Der Therapeut muss befähigt sein, dies mit sich geschehen zu lassen. Er muss dies in die therapeutische Beziehung investieren, um dem Patienten die für seine Selbstentwicklung und für seine Identitätsbildung notwendige Beziehungserfahrung zu vermitteln.

Bei Frau A. war es vorrangig, ihre bisherige aufwändige Art, Beziehungssicherheit herzustellen, zu identifizieren, sie sollte sich selbst dabei ertappen und den Mut haben, immer weniger angepasst zu reagieren, und so zu erfahren, dass die Beziehung zum Therapeuten dadurch nicht beeinträchtigt wird. Dass sie nichts tun musste, um die sichere Bindung in der Beziehung zu bewahren.

1.2.5 Störungen in der therapeutischen Beziehung

Die therapeutische Beziehung muss nicht nahtlos Bedürfnis befriedigend und harmonisch sein. Aber sie sollte jederzeit tragfähig bleiben. Wenn der Therapeut die Betrachtung des Beziehungsgeschehens vernachlässigt und nicht regelmäßig mit dem Patienten über die Beziehung spricht, kann aus einer natürlichen Störung in der Beziehung eine Störung der Beziehung entstehen, die der Therapie das Fundament entziehen kann. Natürliche Störungen in der Beziehung sind dagegen ein willkommener Anlass zur Entwicklung der Beziehungsfähigkeit des Patienten.

Der Therapeut kann sich folgende Fragen zur Beziehungsstörung stellen:

- Wie erlebe ich den Patienten in der gegenwärtigen schwierigen Therapiesituation im Vergleich zu anderen Menschen?
- Welche Gefühle treten bei mir auf, zu welchen Handlungen oder Interaktionen tendiere ich?
- Was habe ich bisher (vielleicht ohne es zu merken) getan, um diesen schwierigen Zustand zu korrigieren?

- Was habe ich getan, um die Beziehung in diesem Zustand aushalten zu können (evtl. um nichts ändern zu müssen)?
- Was habe ich nicht getan, obwohl es aus jetziger Sicht notwendig gewesen wäre?
- Wie wünsche ich mir gerade jetzt diese Beziehung?
- Was müsste dazu alles anders werden?
- Was müsste der Patient Konstruktives tun?
- Was müsste ich Konstruktives tun?
- Was bin ich bereit zu tun?
- Welcher Änderungsbeitrag meinerseits würde jetzt gleich eine spürbare Entlastung bringen?

Dieselben Fragen kann sich auch der Patient stellen. Nach den Fragen kommen die gemeinsam zu treffenden Änderungsvereinbarungen. Es wird konkret erarbeitet, in welcher Situation wer von beiden ab jetzt wie reagieren wird. Und beide achten darauf, ob das Ergebnis dieses neuen Umgangs miteinander für beide das gewünschte Resultat bringt. Wenn nicht, wird weiter am Beziehungsproblem gearbeitet. Die Modellfunktion der therapeutischen Beziehung wird genutzt, indem einerseits das Sprechen über die Beziehung und andererseits das Problemgespräch geübt wird.

1.2.5.1 Die Kampfstrategie ersetzen durch eine neue Beziehungsgestaltung

Hat sich seit Längerem eine Beziehungskonstellation eingestellt, die ein Gegeneinander geworden ist oder ein Tauziehen, so ist es hilfreich, die unbewussten Kampfstrategien zu entdecken. Therapeut und Patient fragen sich:

- Wogegen kämpfe ich an, wogegen sträube ich mich?
- Welche Eigenschaften fehlen ihm?
- Welche Verhaltensweisen vermisse ich?

Fazit ist meist, dass darum gekämpft wurde, dass der andere endlich so wird, wie man ihn haben möchte, und dass das Kämpfen erfolglos war beziehungsweise das Gegenteil bewirkte.

Eine erste Konsequenz kann für beide sein, den Entschluss zu fassen, eine »Waffenstillstandserklärung« abzugeben: »Bis zum Ende der Therapie werde ich nicht mehr gegen das mich störende Verhalten des anderen ankämpfen und fehlende Verhaltensweisen nicht mehr zu erzwingen versuchen (Akzeptanz statt Kampf).« Es wird deutlich, dass das bewusste Betrachten automatisierter Interaktionsmuster auch in der therapeutischen Beziehung wertvolle Beziehungsarbeit möglich macht.

Wenn Frau A. und ihr Therapeut ihre übermäßige Investition in die Bindungssicherheit nicht von Anfang an thematisiert hätten, hätte sie die frustrierende Erfahrung gemacht, dass sie bei ihrem Therapeuten zwar Bindungssicherheit bekommt, aber nur zu dem Preis die eigenen Bedürfnisse, die nicht sein Wohlfühlen bedienen, zu unterdrücken. Durch projektive Identifizierung hätte der Therapeut dieses Interaktionsspiel mitgespielt. Er hätte es sich bequem gemacht und sich wenig um sie bemüht.

1.2.5.2 Motivationale Klärung dysfunktionaler Interaktions- und Beziehungsmuster

Um die Herkunft der Beziehungsstörung und der dysfunktionalen Interaktionsmuster zu verstehen, kann eine Motivationsanalyse durchgeführt werden. Wenn die hierzu verwendeten Variablen bereits in der diagnostischen Phase der Therapie für den Patienten erfasst wurden, ist dies nicht zeitaufwendig (Sulz 2015). Um das Ergebnis für den Therapeuten vorhersehbar werden zu lassen, empfiehlt es sich, Imaginations- und Wahrnehmungsübungen zwischen den Therapiesitzungen durchzuführen, das heißt, der Therapeut beantwortet für sich die Fragen so offen wie er nur kann. So entsteht für ihn eine Selbstreflexion, die ihm Aufschluss gibt über seinen Beitrag zur Entstehung der Beziehungsstörung. In den folgenden Therapiestunden versucht er, die gemeinsame Problemanalyse so zu gestalten, dass keine zu große Asymmetrie entsteht. Der Patient sollte sich gleichberechtigt und gleichwertig fühlen, nur dann kann die therapeutische Beziehung und der Umgang mit dieser Beziehung Modellfunktion haben. Der Therapeut offenbart aber nur den Teil seiner Psyche, der für das Verständnis der Entstehung der Beziehungsstörung notwendig ist (vgl. McCullough 2007; siehe auch Sulz 2007). Er kann Fehler eingestehen, er kann Gefühle aussprechen, er kann sagen, dass er ein Verhalten des Patienten ganz anders interpretiert hat, als es von diesem gemeint war. Der Patient muss sich dann nicht um der Beziehung willen selbst die Schuld geben oder sich selbst für unfähig erklären, wie er das in seinen bisherigen Beziehungen zu oft getan hat. Der Therapeut kann sich als Mensch zu erkennen geben, der in seiner Position als Therapeut Bedürfnisse, Befürchtungen und Gefühle hat, die wahrzunehmen und zu berücksichtigen zur wachsenden Beziehungskompetenz des Patienten gehören. Art und Ausmaß der motivationalen Klärung muss auf den Entwicklungsstand der Therapie und den Stand der emotionalen Entwicklung des Patienten abgestimmt sein, ebenso wie die Selbstoffenbarungen der Eltern beim Kindergartenkind anders sind als beim Schulkind und beim Jugendlichen. Wenn die Selbstoffenbarungen des Therapeuten die Hoffnung auf die Wirkung der Therapie noch mehr schmälern als die zu behebende Beziehungsstörung, so war die Beziehungsarbeit nicht nützlich. Wenn die Selbstoffenbarung des Therapeuten dem Patienten die Möglichkeit nimmt, von nun an die therapeutische Beziehung zur Befriedigung zentraler Bedürfnisse zu nutzen, so demontiert sie deren Tragfähigkeit und nimmt dem Patienten wichtige Ressourcen. Andererseits kann der Patient seine soziale Wahrnehmung nur dann verbessern, wenn er durch die Selbstoffenbarung des Therapeuten verstehen lernt, aus welchen Beweggründen heraus dieser ihm gegenüber so gehandelt hat, und wenn er diese verstehen lernt. Hier sei auch auf die Vorschläge von Linehan (2016a, b) zum Umgang mit Beziehungsstörungen bei Borderline-Patienten verwiesen. Borderline-Therapie besteht ja aus dem Management permanenter Beziehungsstörungen.

Selbst wenn der Therapeut das dringende Bedürfnis hat, die Beziehung zu korrigieren, nachdem er Einblick in die Beziehungsfantasie des Patienten erhalten hat, muss er stattdessen zunächst den Patienten in seiner Wahrnehmung und seinen Gefühlen validieren (ebd.). Der Patient kam mit einer Beziehungswunde zur Therapie. Der Therapeut stellt nun fest, dass diese Wunde falsch zusammengewachsen ist und will sie wieder aufreißen. Das Ergebnis ist, dass erneut eine Beziehungswunde entsteht. Er wiederholt das Trauma des Patienten. Aufgabe der Beziehungsklärung ist nicht die rasche Desillusionierung des Patienten. Es reicht, wenn der Therapeut dosiert neue Beziehungserfahrungen vermittelt, die wie die steten Tropfen den Stein aushöhlen beziehungsweise wie heilende Tropfen die Wunde berühren.

Gerade der Wut (dem Patienten gegenüber sollte besser von Ärger oder Zorn gesprochen werden) muss anlässlich der vorausgegangenen Störung in der Beziehung Raum gegeben werden. Ungeachtet der eventuell irrationalen Herkunft der Wut muss der Therapeut diese würdigen und schätzen. Der Patient hat ein Recht auf seine Wut und er hat Recht mit dieser Wut. Die Validierung der Wut ist zwingend notwendig. Die Vernunft des Therapeuten ist oft sein Mittel, seine eigene Angst vor der Wut zu vermeiden.

Wenn er mit dem Patienten in dessen innere Welt hineingeht, so kann er nicht anders, als seine Wut zur richtigsten und wichtigsten Reaktion in diesem Moment zu erklären. Die Imagination des anderen und dessen frustrierenden Verhaltens hilft, die Wut zu spüren.

Je weniger ängstlich der Therapeut ist und je weniger verletzbar er dem Patienten erscheint, umso eher darf er seine Wut spüren, umso weniger muss er diese mithilfe von Schuldgefühlen in Schach halten. Der Therapeut ermutigt den Patienten, die Wut zu spüren, ihr Ausmaß wahrzunehmen und den Impuls zu registrieren, der aus der Wut heraus entstehen will. Auch diesem Handlungsimpuls wird seine Daseinsberechtigung zugesprochen, auch wenn er unmäßig heftig erscheint. Dem Patienten wird das Selbstgefühl gegeben, dass er und der Therapeut sich darauf verlassen können, dass ein Impuls nicht automatisch zur Handlung wird beziehungsweise dass ein Impuls legitim über eine Wutfantasie abgeführt werden kann. Ihm wird vermittelt, dass diese Fantasie für die Psyche gesünder ist als die Unterdrückung der Wut und des Impulses und dass er in der Lage ist, den angenommenen Ärger sprachlich in die Interaktion zu bringen.

Die Beziehungsbedürfnisse des Patienten dem Therapeuten gegenüber werden ebenso wenig infrage gestellt. Er hat sie und er hat ein Recht darauf, sie zu haben. Also werden auch sie validiert. Mit geschlossenen Augen sich wahrnehmend wird erspürt, welches der Bedürfnisse zutrifft. Wie er dem Therapeuten gegenüber mit seinen Bedürfnissen umgeht, wird dagegen Thema eines eventuellen Änderungsvorhabens als Bestandteil der Behebung der Beziehungsstörung sein.

Der Therapeut wird nicht so umfassend alle zentralen Bedürfnisse des Patienten befriedigen, damit dieser sich nicht mehr an seine wichtigen Bezugspersonen wenden muss. Er wird existierenden Beziehungen keine Energie entziehen, sondern er wird es fördern, dass der Patient funktionale Umgangsweisen mit seinen Bedürfnissen, die er in der therapeutischen Beziehung erprobt hat, auf seine realen Beziehungen überträgt. Im Sinne der Entwicklungsförderung ist zur Zeit des Übergangs von einer Entwicklungsstufe zur nächsten die dosierte Frustration der zur alten Stufe gehörigen Bedürfnisse ein Anreiz, sich auf die neue Stufe zu begeben.

Von größter Bedeutung sind die Beziehungsängste des Patienten. Die eingetretene Beziehungsstörung ist Ausdruck der zentralen Angst des Patienten. In deren Vorfeld haben dysfunktionale Interaktionsmuster vergeblich versucht, die Angst des Patienten zu reduzieren, und auf dem Höhepunkt der Beziehungsstörung hat sie ihr Maximum erreicht. Das heißt, die

Angst hat maximale Wirkung auf Erleben und Verhalten des Patienten, auch wenn sie ihm nicht bewusst ist. Eine Imaginationsübung hilft, sie wahrzunehmen.

Wieder wird der Patient in seiner zentralen Angst validiert. Sein Umgang mit dieser Angst wird untersucht und modifiziert. Ziel ist, dass er den Vermeidungsaspekt zahlreicher Transaktionen erkennen lernt und entscheiden kann, wann er auf die eine oder andere verzichten kann, um so zu lernen, auf eine für ihn und die Beziehung hilfreiche Weise mit seiner Angst umzugehen.

Die Beziehungsstörung mobilisiert vermehrt die dysfunktionalen Persönlichkeitszüge in der Beziehung. Da ihr manifestes Auftreten in diesem Moment so prominent ist, ist es eine gute Gelegenheit zur Selbstwahrnehmung bezüglich dieser automatischen Reaktionstendenzen als einem ersten Schritt einer selbstkontrollierten Veränderung. Der Patient hat ja schon die VDS30-Persönlichkeitsskalen zu Beginn der Therapie ausgefüllt. Noch einmal die angekreuzten Erlebens- und Verhaltensweisen durchlesend, kann nachgespürt werden, in welchem Ausmaß diese auch in der therapeutischen Beziehung auftreten.

Auch die Stufe der Beziehungsentwicklung des Patienten ist während der Beziehungsstörung viel konturierter wahrnehmbar. Je schwieriger die Situation, umso deutlicher bewegt sich der Patient auf dieser Stufe, umso weniger kann er auf gelernte differenziertere Verhaltensweisen zurückgreifen. Entsprechend ist es wichtig, dass der Therapeut ihm auf dieser Stufe validierend begegnet. Vielleicht kam die Störung zustande, weil der Therapeut den Entwicklungsstand des Patienten falsch eingeschätzt hat. Gerade Menschen, die zahlreiche kognitive und soziale Kompetenzen erlernt haben, werden bezüglich ihrer emotionalen Entwicklung leicht überschätzt. Da die Beziehungsstörung auch eine Überforderung des Therapeuten zumindest hinsichtlich seiner Wahrnehmungsfähigkeit ist und er deutlich emotional auf die Störung reagiert, kann er auch seinen eigenen Entwicklungsstand reflektieren. Voraussetzung dafür ist die Kenntnis der Entwicklungspsychologie Piagets (1978), Kegans (1986) und von Fonagy et al. (2008). Vielleicht versteht der Therapeut sein unteroptimales Erleben und Verhalten aus der Begrenzung seiner Entwicklungsstufe. Dann gelten die Veränderungsentscheidungen seinen eigenen Transaktionsmustern. Ohne mit dem Patienten seine eigene Entwicklungsstufe zu thematisieren, benennt er sein dysfunktionales Verhalten (»Da konnte ich nicht so ruhig bleiben, wie Sie es gebraucht hätten«) und bespricht mit ihm, welches Therapeutenverhalten förderlich für die Beziehung ist, die der Patient gerade braucht (»Jetzt wo ich weiß, wie wichtig es für Sie ist, kann ich sicher geduldig sein«). Es geht hierbei nicht um ein schuldbewusstes Eingeständnis, einen vermeidbaren Kunstfehler begangen zu haben. Vielmehr ist die Therapie ein ständiges Aufschließen von Behältern und Kammern in der Psyche des Patienten. Der Therapeut hat einen großen Schlüsselbund (Therapieinterventionen) und wenn er mit einem falschen Schlüssel ein bestimmtes Schloss aufzuschließen versucht, dann ist das nicht falsch, sondern ein notwendiges Probieren, das jedes Mal mehr Wissen erzeugt.

Die Beziehungsstörung kann auch im Lichte der Überlebensregel in der therapeutischen Beziehung betrachtet werden. Wenn das Verhalten des Therapeuten die psychische Homöostase des Patienten erheblich stört, so beginnt dieser angestrengt das emotionale Überleben in der therapeutischen Beziehung zu sichern. Der Therapeut missinterpretiert diese als gegen ihn oder gegen die Therapie gerichtete Manöver und steuert energisch dagegen. Dieses gefährdet die Homöostase des Patienten noch mehr, sodass dieser alarmiert und mit äußerster Kraft den Transaktionen des Therapeuten entgegenwirken muss. Nun ist auch dessen psychische Homöostase gefährdet, er reagiert emotional und bestätigt damit die vom Patienten wahrgenommene Gefahr. Statt heftiger Kampfaktionen kann auch ein Stellungskrieg entstehen, der zum Verschanzen in der Sicherheit von Gräben und Bunkern führt, sodass nur noch wenig geschieht. Der Therapeut kann seine eigene Überlebensregel und die des Patienten reflektieren.

Da eine Störung der Beziehung vorliegt, ist eine Kommunikation über die Auswirkungen dieser Homöostase-Bemühungen notwendig. Es wird versucht, dem Patienten dessen Überlebensregel noch einmal (es ist ja früher schon in der Therapie geschehen) ins Bewusstsein zu rufen, die er einsetzt, um die Disbalance zu beheben, die durch das vorausgegangene Therapeutenverhalten entstanden ist. Wenn es gelingt, den Patienten dazu zu bringen, seine eigenen Homöostase-Bemühungen bewusst wahrzunehmen und die Disbalance erzeugenden Wirkungen des Versuchs, Balance herzustellen, zu erkennen, hat die Störung in der Beziehung sehr viel zur Weiterentwicklung des Patienten beigetragen: »Mein Gleichgewicht herstellen, *indem* ich mein Gegenüber aus dem Gleichgewicht bringe.«

Die affektive Bewertung dieser Selbsterkenntnis sollte wiederum in Selbstakzeptanz einmünden, die durch die Validierung des Therapeuten gefördert wird. Auf der gegenseitigen Akzeptanz aufbauend kann versucht werden, den künftigen Umgang mit Störungen zu verhandeln und konkret festzulegen, wie wer worauf zu reagieren versucht: »Mein Gleichgewicht herstellen, *ohne dass* ich mein Gegenüber aus dem Gleichgewicht bringe.«

Obige Ausführungen sollen auf keinen Fall in dem Sinne missverstanden werden, dass der Therapeut sich wie in einer Paartherapie auf einen Prozess der Selbsterfahrung in Anwesenheit des Patienten einlässt und seine persönlichen Motive als Privatperson offenbart. Vielmehr bleibt er in dieser Beziehungsarbeit das professionelle Gegenüber und gibt als dieses klares Feedback über die Reaktionen, die der Patient auslöst – in der Art und in dem Umfang, wie dies eine therapeutisch wirksame Intervention erfordert (McCullough 2007; siehe auch Sulz 2007). Es ist eine schwierige Gradwanderung: Störung oder gar Krise in der therapeutischen Beziehung ruft im Therapeuten intensive Gefühle hervor, macht ihn rat- und hilflos. Er fühlt sich nicht mehr professionell. Das ist sein Empfinden bei der Beziehungsstörung. Seine therapeutische Arbeit im Umgang mit dieser Störung muss beides integrieren – seine persönliche Betroffenheit und seine Professionalität.

Der absehbare Ertrag der Arbeit an der Beziehungsstörung lässt diese in einem neuen Licht erscheinen, sofern der Therapeut sich kompetent im Umgang mit dieser Störung fühlt. Die Störung verliert dadurch die Bedeutung einer Störung der Therapie. Sie wird vielmehr zu einer der wichtigsten Bereiche der therapeutischen Arbeit. Durch sie wird manchmal erst verständlich und erst bearbeitbar, was symptomauslösend und symptomaufrechterhaltend war.

1.3 Fazit zu Modul 1

Das Mentalisierungsspezifische dieses ersten Moduls der MVT besteht darin, dass über die heute allgemein unbestrittene und empirisch nachgewiesene Bedeutung einer förderlichen Therapiebeziehung für die Wirksamkeit einer Psychotherapie hinaus die therapeutische Beziehung nicht nur einer der sogenannten unspezifischen Wirkfaktoren ist. Vielmehr wird sie von der Bindungsforschung ausgehend als die alleinige Basis einer Therapie gesehen. Nur auf dem Boden einer sicheren Bindung kann der Patient sich entwickeln, so wie ein Kleinkind sich nur durch sichere Bindung mit der Mutter und dem Vater gesund entwickeln kann. Sie ist die absolut notwendige unverzichtbare Basis jeglicher Therapie. Deshalb beginnt dieses Modul damit, die Bindungserfahrungen des Patienten zu explorieren und seinen Bindungsstil zu erkunden. Solange es nicht gelungen ist, eine sichere Bindung in der Therapie herzustellen, müssen andere Therapiethemen zurückstehen. Ohne eine sichere Bindung bleibt die Therapie für beide Seiten sehr anstrengend und alles geht nur mühsam voran.

2 Akzeptanz 1

Inneres Arbeitsmodell: Von der Überlebensregel zur Lebensregel

Nach dem ersten Modul – dem Aufbau der therapeutischen Beziehung mit dem Ziel einer sicheren Bindung – ist die schemaanalytische Arbeit an der dysfunktionalen Überlebensregel (inneres Arbeitsmodell sensu Bowlby 1975) das zweite Modul der MVT (Abb. 6).

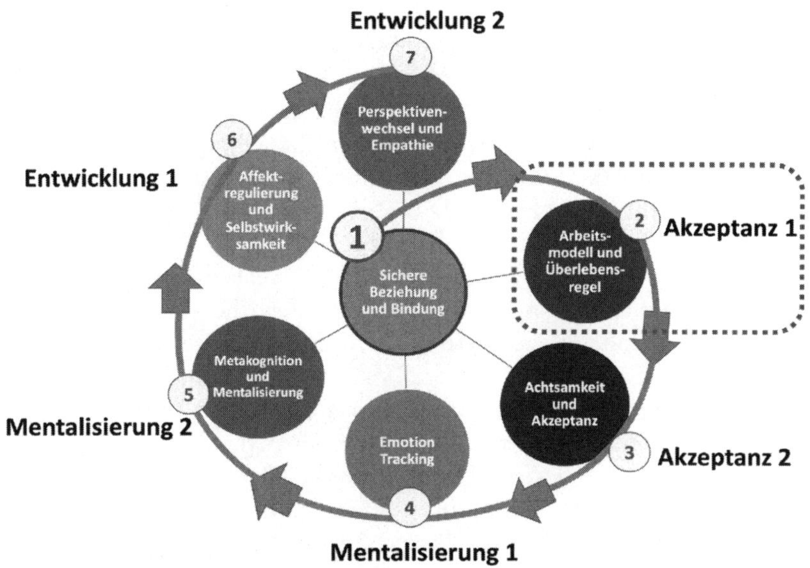

Abb. 6: Von der dysfunktionalen Überlebensregel (inneres Arbeitsmodell) zu einer neuen Erlaubnis gebenden Lebensregel (Modul 2 der MVT)

Das homöostatische Prinzip des emotionalen Überlebens findet sich sowohl in systemtheoretischen (z. B. Bischof 1995, 2001, 2008; Epstein

2003; Grawe 1998) als auch in entwicklungspsychologischen und kognitiven Ansätzen wieder. Dazu gehören Piagets Assimilations-Akkomodations-Prinzip (1995), Bowlbys innere Arbeitsmodelle (1975, 1976), Becks Grundannahmen (1979) und auch Slipps survival patterns (1973). Auch Dührssen (1995) und English (1986) verwenden diese Heuristik.

Zunächst muss das Verständnis dafür erarbeitet werden, wie das innere Arbeitsmodell dem Kind in der frühesten Kindheit hilft, emotional zu überleben und sich auf diese Weise gerade so viel Sicherheit in der Bindung zu holen, wie es mindestens benötigt.

2.1 Das innere Arbeitsmodell nach Bowlby

Laut Bowlby (1975, 1976) ist das innere Arbeitsmodell eine angeborene Ausstattung des psychischen Apparats, deren Inhalte jedoch der sozialen Umwelt entnommen werden. Es geht darum, sich bestmöglich auf die Bezugspersonen einzustellen und bestmöglich mit den eigenen Bedürfnissen und Affekten umzugehen. Es handelt sich nicht um eine Theory of Mind oder Theorie des Mentalen, sondern um eine Lernfähigkeit des impliziten psychischen Systems, dessen Lernprozesse nicht an bewusste Erfahrungen gebunden sind. Das Arbeitsmodell enthält ein Modell der Umwelt und ein Modell der eigenen Person. Diese beiden Modelle wurden später von Beck (1979) als Weltbild und Selbstbild bezeichnet. Die Grundannahmen Becks entsprechen Bowlbys Arbeitsmodell und ebenso Epsteins Realitätstheorie (2003). Kelly ging bereits 1955 in seiner Theorie der personalen Konstrukte davon aus, dass jeder Mensch eine implizite Theorie hat, die Vorhersagen macht, wie er mit der Welt zurechtkommen kann. Bowlby geht wie Kelly davon aus, dass das innere Arbeitsmodell präverbal ist und deshalb nur schwer in Worte zu fassen ist. Als Bestandteil des impliziten (limbisch-frontalen) Systems entwickelt es sich bereits im ersten Lebensjahr. Präverbal meint die Kommunikation von Mutter und Kind mittels Mimik, Gestik, Körperhaltung, Bewegung, Tönen, Geruch und der weiteren Sinnessysteme.

Die neurobiologische Forschung sieht im orbitofrontalen Cortex den Sitz dieser nicht bewussten Steuerungszentrale, die Erleben und Verhalten über die Regeln des Arbeitsmodells organisiert (Dolan 1999; vgl. Schore 2012a, b). Der orbitofrontale Cortex hat im Gegensatz zu anderen kortikalen Arealen zahlreiche direkte neuronale Verbindungen zum limbischen System und zu subkortikalen Kernen. Einerseits verarbeitet er die Wahrnehmungen der sozialen Umwelt und andererseits die eigenen organismischen Anforderungen. Da diese Prozesse überwiegend rechtshemisphärisch ablaufen, sind sie schnell und ihre Ergebnisse sofort verfügbar. Es wird keine Zeit verloren. Die rechte Gehirnhälfte ist in der präverbalen frühen Lebenszeit dominant und bleibt dies bis ins dritte Lebensjahr. Ihr Gedächtnisspeicher ist das prozedurale Gedächtnis (Kandel 1999). Erst am Ende des dritten Lebensjahrs stützt sich das Kind weniger auf das innere Arbeitsmodell und nutzt mehr die kortikalen linkshemisphärischen exekutiven Funktionen, deren Aktivitäten dann in eine Theory of Mind münden. Dann ist auch nicht mehr maximale Bindung der dominante Sollwert, sondern die Selbstwirksamkeit. Mit zunehmender Reifung des Gehirns können im orbitofrontalen Cortex Gefühle anderer Menschen und eigene Gefühle sowohl implizit (nicht bewusst) als auch explizit (bewusst) verarbeitet werden. Der Gefühlszustand der Bezugsperson kann dann berücksichtigt (Stone et al. 1998) und in die entstehende Theory of Mind integriert werden. Das innere Arbeitsmodell beruht inhaltlich darauf, ob sichere oder unsichere Bindungserfahrungen mit der Mutter gemacht wurden.

2.2 Die implizite Überlebensregel dient der psychischen Homöostase

Das innere Arbeitsmodell und die Überlebensregel (Sulz 1994) sind das in Worte gefasste ursprünglich präverbale und implizite Steuerungsprinzip der menschlichen Psyche. Bevor auf den Inhalt dieser Verhaltensregel eingegangen werden kann, muss versucht werden, den Aufbau des psychischen Regelkreises zu verstehen, der zur Homöostase-Regulierung im Sinne einer Selbststeuerung (Autopoiese) aufgebaut ist.

In der Selbststeuerung (Autopoiese) lebender Wesen geht es in erster Linie um die Erhaltung des Lebens. Grundangst beziehungsweise zentrale Bedrohung (Angst) und Grundbedürfnis beziehungsweise zentrales Bedürfnis sind die beiden Regulative menschlichen Erlebens und Handelns. Die Systemtheorie oder Kybernetik würde von Sollgrößen sprechen, die das körperlich-psychische System eines Menschen befolgen muss, um sich zu erhalten (Bischof 1995, 2001). Es geht also um Selbsterhaltung, deren zwei wichtigste Kriterien das zentrale Bedürfnis (z. B. Geborgenheit) und die zentrale Bedrohung beziehungsweise Angst (z. B. Alleinsein) sind.

Kennen wir die Inhalte dieser beiden Selbsterhaltungskriterien bei einem Menschen, so wissen wir das Wichtigste über ihn. Wir wissen, was er zur Selbsterhaltung braucht, das heißt, was ihn in seiner Lebens- und Beziehungsgestaltung lenkt. Kennen wir also die zentrale Angst eines Menschen und außerdem sein zentrales Bedürfnis, so sind die zentralsten Motive seines Verhaltens bekannt, und es ist möglich, in bestimmten Situationen vorherzusagen, was er durch sein Verhalten bewirken muss und was er auf keinen Fall durch sein Verhalten verursachen darf.

Auch hier geht es zweifelsfrei um Lebenserhaltung. In dieser Hinsicht bin ich als Mensch nur wenig freier und selbstbestimmter als hinsichtlich der Funktionen von Herz, Kreislauf und Atmung. Der Unterschied ist lediglich, dass ich mich in meiner Umwelt instrumentell verhalten muss, zum Beispiel bei der Nahrungssuche, und mich anschließend zum Beispiel konsumierend verhalten, das heißt essen und trinken muss. Dass ich es tue, entzieht sich meiner freien Selbstbestimmung, wenn ich weiterleben will. Nur wie ich es tue, steht mir frei – und prompt führt dieser Freiheitsgrad teilweise zu erheblichen Störungen des biologischen Regelkreises der Lebenserhaltung. Freiheit bedeutet hier außer der genussreichen Kultivierung von Feinschmeckereien auch die Freiheit zur Handlung wider die Natur, zum Abweichen von einer optimalen naturnahen Selbstregulation körperlicher Bedürfnisse (Fettsucht, Bulimie, Anorexie). Fügen wir Genuss- (Kaffee) und Rauschmittel (Alkohol, Drogen) hinzu, so bedeutet diese Freiheit auch lebensbedrohliche Störungen lebenserhaltender Selbstregulation.

Die homöostatische Regulierung von Körperbedürfnissen wie Hunger und Durst läuft ebenso ab wie diejenige von psychischen zwischenmenschlichen Bedürfnissen. Im Gehirn ist ein Bereich zuständig, der den Bedarf an Nahrung zusammenfasst und das bewusst wahrnehmbare Bedürfnis »Hunger« entstehen lässt, wenn eine bestimmte Abweichung vom Sollwert erreicht ist. Hat diese Abweichung die untere Toleranzgrenze unterschritten, so wird das Hungerbedürfnis so intensiv, dass die bewusste, willkürliche Psyche von anderen Bewusstseinsinhalten ablassen und Nahrungssuchverhalten einleiten muss. Erst wenn dem für die Nahrungsregulierung zuständigen Funktionszentrum im Gehirn ausreichend Nahrungsaufnahme gemeldet wird, verschwindet der Hunger und an seine Stelle tritt die bewusste Empfindung »Sattheit«.

Die vergleichende Verhaltensforschung (z. B. Lorenz 1963) hat sich ausführlich mit körperbezogenen Verhaltensweisen befasst. Setzen wir an die Stelle von Hunger eines der 21 psychischen Bedürfnisse (z. B. Geborgenheit), so sind wir wieder am Ausgangspunkt der Betrachtungen dieses Buches angelangt. Wenn schon das Wie der Nahrungsaufnahme so viele individuelle Variationen zulässt, wie viel mehr Freiheit besteht dann in der Ausgestaltung des Wie zum Beispiel von Geborgenheit-Suchen und Geborgenheit-Herstellen?

Es tut sich eine Vielfalt auf, die sich nicht mehr durch exakte naturwissenschaftliche Gesetzmäßigkeiten nachvollziehen, geschweige denn vorhersagen lässt. Da die instrumentellen Verhaltensmöglichkeiten des Menschen durch seine Lernfähigkeit so gut wie unbegrenzt sind, verlieren wir den Blick für die nichtsdestotrotz einfache prinzipielle homöostatische Regulierung. Auch wenn die Inhalte nicht mehr vorhersagbar sind, bleibt der homöostatische Regulationsprozess einfach.

Das *Wie* menschlichen Verhaltens ist nicht vorherbestimmt, ist seiner Freiheit und seiner Verantwortung anheimgestellt. Das *Wozu* ist vorherbestimmt und folgt dem homöostatischen Regulierungsprinzip der Selbsterhaltung.

Die Menschen müssen also, obwohl Leben Bewegung und Veränderung bedeutet, im Hintergrund dieser unaufhörlichen Geschehnisse in unserem Körper und in unserer Psyche etwas gleichlassen, Konstanz herstellen. Dieses Gleichbleibende oder im Gleichgewicht Befindliche der Homöostase ist quasi das Gegengewicht gegen das Weitergehen im Leben. Die Bewegungen und Veränderungen, die wir Menschen vollziehen und bewirken können, werden begrenzt durch die beiden Gebote der Selbsterhaltung des einzelnen Menschen und der Arterhaltung der Menschheit insgesamt. Mit der Erhaltung unseres Lebens sind nur begrenzte Pendelausschläge um eine variable Mitte unseres Daseins verträglich. Jedes exzessive Verhalten, sei es Fressen, Saufen, Arbeiten, Denken, Fühlen, Meditieren, bringt den Menschen aus seinem homöostatischen Gleichgewicht. Psyche und Körper sind sehr flexibel. Sie stellen im Sinne eines Fließgleichgewichts in einer neuen Umgebung ein den Lebensbedingungen dieser neuen Umgebung angepasstes Gleichgewicht her. Doch könnte der Mensch in einer radioaktiv verseuchten Welt ebenso wenig überleben wie in einer durch das Ozonloch völlig veränderten Atmosphäre. Für beide Katastrophen beziehungsweise deren Entstehung fehlt dem Menschen der Sinn und der natürliche geistig-ethische Horizont. Es liegt also in der Natur des Menschen, dass er jene Gefahren ignoriert, die mit seinen sechs Sinnen nicht wahrgenommen werden können. Hierzu gehören auch Viren. Der Mensch bleibt also diesen Möglichkeiten des Aussterbens ausgeliefert. Vergleichsweise harmlos sind dagegen Verhaltensweisen, die zu Zivilisationskrankheiten führen wie Rauchen oder Alkoholmissbrauch. Deren schädliche Auswirkungen sind durch die menschlichen Sinne nicht rechtzeitig wahrnehmbar, sodass sie auch nicht in seine Homöostase der Selbsterhaltung einbezogen werden können. Die kurzfristige Lust und Genussvermittlung ist im Moment der Entscheidung überzeugender als die langfristige Selbstschädigung.

Dies bedeutet, dass die autonome Psyche im Menschen durch ihr homöostatisches Prinzip nur in dem Ausmaß schützen kann, als die Folgen seines Verhaltens sinnlich wahrnehmbar sind. Je unnatürlicher und sinnenferner die Umwelt ist, umso weniger kann die autonome Psyche das Überleben sichern. Zwar muss auch das Verhalten beispielsweise eines Jetpiloten und eines Astronauten »in Fleisch und Blut« übergegangen sein, um tödliche Fehler zu minimieren, doch bedarf es neben einer auf diese Weise trainierten autonomen Psyche des sehr viel komplexeren Hilfssystems einer »autonomen Technik«, die der Mensch selbst im entscheidenden Moment ebenso wenig beeinflussen kann wie seine autonome Psyche.

Die Anpassungsfähigkeit des homöostatischen Regelkreises hilft dem Menschen, kurzfristig zum Beispiel Blutdruckwerte bei Dauerstress oder Dauerbelastung hoch genug zu halten. Dauern diese Belastungen jedoch zu lange, zum Beispiel ein Jahr, so wird dies vom Organismus als neue Umgebung interpretiert und der Sollwert wird dauerhaft verstellt. Es entsteht der essenzielle Bluthochdruck mit den Spätfolgen Herzinfarkt, Schlaganfall und Nierenschädigung.

Es wäre also zu einfach, im Sinne eines »Zurück zur Natur« die autonome Psyche wie ein Orakel zu befragen, was uns denn guttut. Ihr Sollwert ist bereits verstellt. Sie ist bereits selbst Opfer der Zivilisation beziehungsweise der ungünstigen individuellen Sozialisation geworden. Wir müssen leider auf andere Weise natürliche Homöostase mit natürlichen Sollwerten erfassen oder erschließen. Versuchen wir diese Natürlichkeit im Sinne des Wortes bei den Tieren und bei der Natur zu finden, im Sinne einer ökologischen Homöostase, so laufen wir wieder Gefahr, das spezifisch Menschliche zu vernachlässigen. Doch selbst wenn daraus konflikthafte Entscheidungen resultieren, lohnt es sich, die ökologische Homöostase als eine Perspektive von mehreren möglichen genau zu erforschen und in einer menschlichen Ethik zu berücksichtigen.

Wie kommen wir von der Homöostase zur Ethik? Ethik fängt dort an, wo die Homöostase der autonomen Psyche ihre Grenzen findet (vgl. Hauke 2001). Das bedeutet, dass der Mensch im Lauf der Jahrtausende der

Zivilisation immer ethischer und verantwortungsbewusster hätte werden müssen. Pinker (2016) versucht zu belegen, dass dem auch wirklich so ist. Überall da, wo der Mensch sich über die Natur erhebt, sollte dies auf ethische Weise geschehen. Als praktisches Beispiel unethischen Verhaltens wurde bereits der normale Umgang von Eltern mit ihren Kindern betrachtet. Dieser konnte als eine alltägliche Form des Machtmissbrauchs erkannt werden. Verallgemeinernd könnte gefordert werden, einem Menschen nur so viel Macht zu geben, wie er auf ethische Weise handhaben kann. Es war und ist eines der folgenreichsten Versäumnisse, dieses Gebot aus den Verfassungen der Staaten dieser Erde ferngehalten zu haben. Seine Anwendung auf alle Ämter und Funktionen würde das menschliche Zusammenleben schlagartig radikal verändern. Aber lernfähig wie der Mensch ist, würden die entmachteten Menschen schnell wieder in die oberen Machtpositionen aufsteigen. Solange eine Gewaltenteilung im Staat existieren würde, durch die eine Kontrolle der Ethik der Machtausübung gewährleistet wäre, wäre dies auch nicht zu unserem Schaden.

Wie viel von dem ist auf den einzelnen Menschen und sein Leben übertragbar? Wenn seine autonome Psyche ihn durch sein Leben steuert, ohne dass er wüsste wohin, so kann er es dabei belassen, wenn er damit zufrieden ist. Wozu soll er sich überlegen, wie das Krawattenbinden automatisch geht, wenn es geht? Möchte er jedoch sich und sein Leben verstehen und bewusst Einfluss auf sein Leben nehmen, so muss er als Erstes beobachten, wie seine autonome Psyche seine psychosoziale Homöostase reguliert. Er wird dann schädliche Sollwertverstellung identifizieren können und diese allmählich korrigieren. Er wird, wenn er das Handeln anderer Menschen aus dem Selbsterhaltungsprinzip ihrer autonomen Psyche heraus verstehen kann, einen für sich und andere befriedigenderen zwischenmenschlichen Umgang finden.

2.2.1 Lebensrettung durch die Überlebensregel (Arbeitsmodell)

Die prägende Aneignung der individuellen Überlebensregel (inneres Arbeitsmodell) jedes Menschen zeigt, wie sich das durch die Natur vorgegebene allgemeine Prinzip der Selbsterhaltung durch homöostatische Regulierung beim Menschen mit dessen Lernfähigkeit aus den individuellen Lebensbedingungen verbindet. Die Form des Lernprozesses ist biologisch vorgegeben, die Inhalte werden der Welt entnommen, in die der Mensch hineingeboren wurde. Möchte man also wissen, wie ein Mensch zu überleben versucht, muss nun eine Regel formuliert werden, die aussagt, was er tun darf oder muss, was er nicht tun darf oder unterlassen muss, damit sein zentrales Bedürfnis befriedigt wird und damit seine zentrale Bedrohung/Angst ausbleibt. Für ein kleines Kind könnte eine einfache Regel sein: »Wenn ich lächle und fröhlich bin, ist Mama lieb zu mir.« Eine alltägliche Erfahrung, die nichts mit Überleben zu tun hat. Wenn die Mutter, kaum dass das Kind mit seinem strahlenden Lächeln aufhört, in Depression versinkt und nur schwer wieder herausfindet, so ist das emotionale Überleben des kleinen Kindes tatsächlich gefährdet. Eine schwere Depression verschlingt alle Muttergefühle, es ist, als ob keine Mutter mehr da wäre. Die emotionale Bindung zwischen Mutter und Kind reißt ab und muss mühsam wiederhergestellt werden. Also lächelt das Kind, um zu überleben. Seine Regel heißt also genauer: »Nur wenn ich immer lächle und immer fröhlich bin, ist Mama lieb genug zu mir.«

Die zentralen Bedürfnisse des Kindes sind: eine Mutter haben, Geborgenheit und Wärme. »*Nur wenn ich mich immer* freundlich und lustig verhalte und immer ein Gefühl der Fröhlichkeit habe, bewahre ich mir meine Mutter, ihre Wärme und Geborgenheit und verhindere den Verlust der Mutter und das Alleinsein.«

Die Logik der Kindheit ist noch umfassender. In dem Satz *»Nur wenn ich immer …«* steckt auch die Aussage *»Nur wenn ich niemals …«* zum Beispiel traurig oder schlecht gelaunt bin. Das sind sehr klare Gebote und Verbote, die von der autonomen Psyche des Kleinkindes

a) als reale Erfahrung, wie diese Welt funktioniert, gespeichert wurden,
a) als ehernes Verhaltensgesetz installiert wurden,
b) zur Ausführung und Einhaltung gebracht werden,
d) durch Kontrollmechanismen und Alarmsignale überwacht werden.

Die biologisch vorgegebene Form der Selbsterhaltung heißt noch ohne individuelle Inhalte: »Nur wenn ich immer das gebotene oder nützliche Verhalten .... zeige und die dazugehörigen gebotenen, nützlichen Gefühle .... habe und wenn ich niemals das verbotene oder schädliche Verhalten .... zeige und niemals die dazugehörigen verbotenen oder schädlichen Gefühle .... habe, bewahre ich mir die Befriedigung meines zentralen Bedürfnisses .... und verhindere das Eintreten einer zentralen Bedrohung/Angst ....«

Wer für sich selbst diese Überlebensregel erarbeitet, wird vielleicht schockiert sein. Es stimmt und ist doch unglaublich, dass ich noch heute als erwachsener Mensch nach einer Regel lebe, die ich (fast) noch nie überschritten habe. Unglaublich, wovon sie mich fernhält, was in meinem Leben durch sie nicht stattfindet, welches Leben ich nicht lebe, welcher Mensch ich nicht bin, welchen Menschen ich nicht begegne, und dies alles, um zu überleben!

Auch wenn wir verkürzte Formeln verwenden wie

- »Sei immer brav und redlich!«
- »Sei bescheiden!«
- »Ohne Ellenbogen gehst du unter!«

steckt in solchen Lebensmaximen eine Überlebensregel, die versteckt die Verbote enthält und die zentralen Bedrohungen, die die Kindheit überschatteten, sowie die unverzichtbaren basalen Bedürfnisse, deren Befriedigung zum emotionalen Überleben gebraucht wird. Wichtig ist, dass nicht nur Verhaltensweisen geboten oder verboten sein können, es gibt auch gebotene Gefühle wie Freude oder verbotene Gefühle wie Wut und Trauer. Die bewusste, willkürliche Psyche hat zwar Einfluss auf die Verhaltensweisen, sie kann jedoch keine »Gefühle machen« oder »wegmachen«. Dies bewerkstelligt die autonome Psyche (siehe Kapitel 2.3 »Das Konstrukt der autonomen Psyche«). Wer kann sich da schon auf sein Gefühl verlassen? Derjenige, dessen Homöostase eine auf die jetzige Welt optimal eingestellte Regulierung seiner Psyche betreibt. Ob das zutrifft, lässt sich untersuchen.

Hierzu muss – außer den Sollwerten des Regelkreises (zentrales Bedürfnis und zentrale Angst) – zweierlei erarbeitet werden:

a) die der Mutter beziehungsweise dem Vater gegenüber
   - gebotenen Verhaltensweisen (was ich machte, weil Mutter oder Vater es so wollten, zum Beispiel ruhig sein)
   - nützlichen Verhaltensweisen (was ich machte, weil es Vater oder Mutter gegenüber nützlich war, obwohl diese es nicht mochten, zum Beispiel lügen)
   - geduldeten Verhaltensweisen (worunter ich und meine Eltern litten, was ich aber nicht unterlassen konnte, zum Beispiel ängstlich oder schamhaft sein), inklusive der elterlichen Reaktionen auf diese Verhaltensweisen und der Bedürfnisbefriedigung bzw. Frustration oder Bedrohung, die mir diese elterlichen Reaktionen brachten

b) die zu diesen Verhaltensweisen gehörenden Gefühle, also die Gefühle, die zur Auslösung dieser Verhaltensweisen führten, das heißt die der Mutter beziehungsweise dem Vater gegenüber

- gebotenen Gefühle (z. B. zufrieden fühlen)
- nützlichen Gefühle (z. B. den Vater verachten)
- erlittenen Gefühle (z. B. selbstunsicher fühlen)

Betrachten wir ein Beispiel: Für ein fünfjähriges Mädchen war es geboten, der Mutter gegenüber still, bedürfnislos, friedfertig und ungehorsam zu sein. Die Mutter reagierte darauf nicht mit schlechter Laune, der Ungehorsam rief bei ihr Hilflosigkeit und Ärger hervor. Ungehorsames Verhalten war natürlich kein Gebot der Mutter, aber Gehorsam hätte Unterwerfung bedeutet, weil die Mutter ihre Gebote und Verbote mit einem aggressiven Unterton aussprach, den das Mädchen als ungerechtfertigten Angriff erlebte. Ihr Selbstwertgefühl hätte es nicht vertragen, täglich eine große Anzahl von Kapitulationen erfahren zu müssen. In diesem Sinn war Ungehorsam ein nützliches Verhalten der Mutter gegenüber, ja sogar ein notwendiges. Das Kind war still, um nicht versehentlich ein Verhalten zu zeigen, das der Mutter Anlass zur Kritik gegeben hätte. Und es war friedfertig, damit es nicht selbst Auseinandersetzungen anzettelte, die zu einem Angriffsverhalten der Mutter geführt hätten. Und es wurde bedürfnislos, da es wiederum seinem Selbstwertgefühl geschadet hätte, bei einer feindlichen Macht »betteln« gehen zu müssen. Denn diese Mutter gab nicht gern. Die Bedürftigkeit ihrer Tochter war ihr lästig. Verboten war vorlautes, sich zur Schau stellendes, prahlendes Verhalten. Schädlich waren Rivalisieren und Konkurrieren mit der Mutter sowie eine offene Gegnerschaft.

Ein Blick auf die Mutter zeigt, dass diese ihr psychisches Gleichgewicht durch aggressive Verteidigung ihrer Kontrolle über die jeweilige Situation bewahrt. Sie kämpft um ihr emotionales Überleben, als ob ihr kleines Kind durch sein natürliches Kindsein es auf ihr Leben abgesehen hätte. Ein Kind mit einem eigenen Willen ist eben willfährig unter Kontrolle zu bringen. Die Mutter wird ihr Verhalten der Tochter gegenüber erst dann ändern, wenn sie ihre Angst vor Kontrollverlust verloren hat. Damit ist aber nicht zu rechnen. Also ist die Tochter gezwungen, die genannten Verhaltensweisen als Kompromiss zwischen ihren Zugehörigkeitsbedürfnissen (Liebe von der Mutter erhalten) und ihren Selbstbedürfnissen beizubehalten. Es hört sich paradox an, aber ihr Ungehorsam macht es ihr möglich, die Mutter weiter zu lieben. Wäre die Mutter so aggressiv autoritär, dass die Tochter sich völlig unterwerfen müsste, so müsste die Tochter ihre Mutter dafür hassen und könnte sie nur noch wenig lieben. Und dieser Hass würde sie selber treffen, denn wer hasst, ist hässlich und wird nicht geliebt. Also ist für dieses fünfjährige Mädchen Ungehorsam ein sehr nützliches Verhalten, um mit der Mutter emotional überleben zu können.

2.2.2 Das innere Arbeitsmodell und die bisherige Überlebensregel entdecken

Die Erfahrungen der Kindheit lassen sich oft auf einen Nenner bringen. Oder: Sie verdichten sich nicht selten zu einer einzigen Verhaltensformel, an die sich eisern gehalten wurde, als ob es ums Überleben ginge, als ob ein Verstoß gegen diese Regel den Tod bedeuten würde, zumindest den emotionalen Tod beziehungsweise das Ende der wichtigen Beziehungen. Noch nicht ein Jahr alt, erstellt die kindliche Psyche ein inneres Arbeitsmodell, das ihm hilft, mit Eltern umzugehen, die, ohne es zu wollen, immer wieder zu Verhaltensweisen neigen, die dem Kind erheblich schaden und eine gesunde Entwicklung unmöglich machen. Es sei denn, das Kind kann so reagieren, dass die Eltern dieses Verhalten unterlassen können. Manchmal geht es wirklich um das Überleben des Kindes. Deshalb wird das innere Arbeitsmodell auch Überlebensregel genannt. Sie ist die Regel, die dem Menschen in der Kindheit das Überleben mit und gegen seine übermächtigen Eltern sicherte. Je traumatischer die Kindheit war, umso weniger wird er sich im Erwachsenenalter zu prüfen trauen, ob diese Regel auch sein heutiges Leben noch garantiert. Meist ist das längst nicht mehr der Fall. Und meist hindert ihn das Einhalten dieser Regel daran, sein Leben erfüllt und befriedigend zu gestalten.

Um diese Regel empirisch prüfen zu können, muss er sie erst in Worte fassen und sich mit der affektiven Logik der Überlebensregel (inneres Arbeitsmodell) auseinandersetzen. Ohne dass es uns bewusst ist, sorgt die Psyche autonom für eine Regelung unseres zwischenmenschlichen Überlebens. So wie dies im körperlichen Bereich ohne unser Zutun die Atmung und der Blutkreislauf machen (das autonome Nervensystem).

Unser Selbstbild sagt, was wir brauchen, was wir können, was nicht und was für uns bedrohlich wäre. Unser Weltbild sagt, was die Welt (das sind in der frühen Kindheit zunächst die Eltern) uns geben kann, was wir tun müssen, damit sie es uns gibt. Das Weltbild sagt uns auch, was in dieser Welt sehr rar und deshalb sehr kostbar ist. Und welche Gefahren und Bedrohungen in dieser Welt (zunächst die Eltern) lauern, was wir auf keinen Fall tun dürfen, wenn wir das Eintreten dieser Bedrohungen verhindern möchten.

Unser Weltbild ist noch viel mehr durch unsere erste Welt, in die wir hineingeboren wurden, geprägt, als wir uns zugestehen mögen. Natürlich sind für uns als erwachsene Menschen unsere Eltern nicht mehr das Maß aller Dinge. Je schwieriger aber die Kindheit war, umso mehr haben wir die Überlebensformen beibehalten. Wir haben ihnen lediglich eine erwachsenere Form gegeben. Und natürlich sind nicht mehr unsere Eltern Adressaten dieser Verhaltensweisen, sondern die heute für uns wichtigen Personen: der Lebenspartner, der Vorgesetzte, die Freunde und Kollegen, die Kinder, die Öffentlichkeit.

Mit dem Erwachsenwerden wäre eigentlich eine Korrektur fällig: »Bisher sah ich die Welt übermächtig. Jetzt bin ich erwachsen. Jetzt bin ich nicht mehr so abhängig, nicht mehr so bedürftig, nicht mehr so bedroht, nicht mehr so ausgeliefert.« Doch wir behalten unser Selbst- und Weltbild meist ohne große Veränderungen bei und erschweren dadurch unsere Lebens- und Beziehungsgestaltung.

Die frühen Erfahrungen in der Kindheit mit den Eltern verdichteten sich zu einem Selbstbild und einem Weltbild. Der Versuch, durch instrumentelles Verhalten die kindliche Welt (Eltern) zu befriedigenden Antworten (Konsequenzen) zu bewegen und ihre bedrohliche Seite so in Schach zu halten, dass ein emotionales Überleben möglich wurde, führte zu einem Lernprozess, dessen Ergebnis die kybernetische Regelgröße des Regelkreises der psychischen Homöostase des Menschen ist. Gedanklich lässt sich diese Regelgröße als Überlebensregel (inneres Arbeitsmodell) nachvollziehen.

Wir sind nun in der Lage, den homöostatischen Regelkreis unserer autonomen Psyche zu erklären. Die Überlebensregel ist die regelhafte logische Verknüpfung der bisher erarbeiteten Überlebensnotwendigkeiten und Überlebensformen. Sie verknüpft

- die gebotenen, nützlichen Verhaltensweisen,
- die erwünschten, nützlichen Gefühle,
- die primären, verbotenen, tabuisierten, schädlichen Verhaltensweisen,
- die primären, tabuisierten, schädlichen Gefühle,
- das zentrale Bedürfnis und
- die zentrale Bedrohung.

Jeder Mensch kann auf diese Weise Aufschluss über seine Selbstregulation (Kanfer 2000) gewinnen und deren Brauchbarkeit überprüfen. Was zuvor durch die Überlebensregel in Sprache gefasst wurde, ist so vom Menschen niemals bewusst gedacht worden. Es ist die Beschreibung eines Regelkreises, der unser Erleben und Verhalten erklärt und vorhersagt. Erweist sich die gegenwärtige Selbstregulation als eine eklatante Fehlprogrammierung, die einen Menschen immer wieder in sein Unglück rennen lässt, so ist ihre Änderung sein vorrangiges Ziel. Dies erreicht er, indem er vorsätzlich und wiederholt das genaue Gegenteil tut. Bleibt er trotzdem emotional am Leben, so verliert die autonome Psyche den Glauben an ihre Gebote und Verbote. Sie wird ihn künftig immer seltener mit allen ihr zur Verfügung stehenden Mitteln zum Einhalten dieser Regel zwingen, wird nachsichtiger, schließlich großzügig. Und vielleicht wird sie völlige Entwarnung geben, das heißt ihm Vertrauen und Zuversicht in seine Welt vermitteln und ihm zu einem Selbstgefühl verhelfen, das ihn als lebenstüchtig, weniger verletzbar und wehrhafter empfinden lässt.

Meine Überlebensregel (inneres Arbeitsmodell)

Nur wenn ich immer folgendes gebotene, nützliche Verhalten zeige: z. B. *freundlich, zurückhaltend, rücksichtsvoll, bescheiden bin,*

Dies gelingt, indem ich nur folgende sekundären, erwünschten Gefühle habe: z. B. *selbstunsicher, unterlegen, zufrieden, dankbar, mitfühlend, besorgt*

und wenn ich niemals folgendes verbotene, tabuisierte/mir schadende Verhalten zeige: z. B. *rebellisch, frech, rücksichtslos, fordernd,*

Dies gelingt, indem ich niemals folgende primären, tabuisierten Gefühle habe: z. B. *übermütig, wütend, beleidigt, ungeduldig, trotzig, neidisch*

bewahre ich mir die Befriedigung meines folgenden zentralen Bedürfnisses: z. B. *Liebe und Verständnis,*

und verhindere das Eintreten meiner folgenden zentralen Bedrohung/ Angst: z. B. *Liebesverlust und Ablehnung.*

Die autonome Psyche versucht, auf die Welt durch nützliches Verhalten so einzuwirken, dass diese möglichst befriedigend und entängstigend reagiert (Angstminimierung und Bedürfnisoptimierung). Sie bedient sich hierzu der bewährten nützlichen Gefühle. Außerdem muss sie schädliche Gefühle und schädliches Verhalten unterdrücken. Gelingt dies, so ist Homöostase hergestellt und dem Prinzip der Selbsterhaltung Genüge getan.

2.2.3 Überleben durch Persönlichkeit

Überlebensregeln sind keine bewusst gedachten Gedanken der willkürlichen Psyche, sondern Regeln der autonomen Psyche, die mit ihrer Hilfe die psychische Homöostase des Menschen reguliert. Da sie normalerweise nicht ins Bewusstsein gelangen, kann die willkürliche Psyche sie auch nicht auf dem Niveau ihres momentanen fortgeschrittenen kognitiven Entwicklungsstandes auf ihre Gültigkeit hin überprüfen. Das bedeutet, dass bei manchen Persönlichkeitstypen die autonome Psyche auf einem sehr niedrigen Entwicklungsstand stehen geblieben und nicht in der Lage ist, das Wissen und die Denkfähigkeit der willkürlichen Psyche zu nutzen, um ihre primitive Selbst- und Weltsicht zu revidieren und der Realität der Erwachsenenwelt anzupassen. Diese Überlebensregeln zeichnen sich aus durch:

a) ungerechtfertigte Verallgemeinerungen (den Teil für das Ganze nehmen)
b) dichotomes Denken (Entweder-oder, das »Und« existiert als dritte Lösungsmöglichkeit noch nicht)
c) falsche Beziehungssetzungen von Ursache und Wirkung (»Ich bewirke durch mein Verhalten, dass mein Vater die Familie verlässt.«)
d) die Verwechslung von Gedanken und Gefühlen mit Handlungsvollzügen (»Wenn ich ihn hasse und umbringen will, geschieht dies auch.«)
e) die Überschätzung der Macht, Autonomie und Autarkie des anderen (»Er braucht mich nicht, ist mir weit überlegen, kann deshalb Willkür gegen mich walten lassen.«)
f) die Unterschätzung der eigenen Kraft, der eigenen autonomen und relativ autarken Überlebensfähigkeit (»Ohne ihn und seine positive Zuwendung kann ich nicht überleben.«)

Jeder dieser Aspekte kann einer empirischen Hypothesenprüfung nach Beck (1979) unterzogen werden, wenn es gelungen ist, die Überlebensregel in das Bewusstsein zu holen.

Die absolute Formulierung der Überlebensregeln trifft sicher nicht für jeden Menschen gleichermaßen zu. Es gibt kontinuierliche Übergänge, die auch reifere kognitive Entwicklungen widerspiegeln. Da alle zuvor genannten Regeln in Wortwahl und Satzbau gleich formuliert wurden, entfallen diese Unterscheidungskriterien für die Suche nach dem entsprechenden Entwicklungsstand, obwohl sie beim einzelnen Menschen eine sehr große Rolle spielen. Wenn er einmal seine Überlebensregel (sein inneres Arbeitsmodell) gefunden hat, ist er in der Lage, relativ subtile Unterschiede wahrzunehmen.

Nun stellt sich die Frage, ob die autonome Psyche eines Kindes in den ersten zwei Lebensjahren schon eine Wenn-dann-Logik verfügbar hat, die auch im Lernprozess des operanten Konditionierens (Lernen am Erfolg) enthalten ist. Da diese Art des Lernens beim Menschen schon sehr früh und darüber hinaus bei sehr einfachen Lebewesen eintritt, ist davon auszugehen, dass eine solche Logik auch Grundlage der frühen psychischen Homöostase des Menschen ist.

Die Stressoren der familiären Sozialisation führen zu extremen Formulierungen der Überlebensregel und zum rigiden Festhalten an ihnen. Deshalb kann der Übergang in die nächsthöhere Entwicklungsstufe nicht vollzogen werden. Das Selbst- und Weltbild bleibt auf einem ebenso niedrigen Niveau wie die Beziehungsgestaltung. Die autonome Psyche führt die psychosoziale Homöostase auf eine nicht optimale Weise durch. Da die willkürliche Psyche mit der Intelligenzentwicklung und dem zunehmenden rationalen Wissen über das Funktionieren der Welt jedoch eine intellektuelle Weiterentwicklung erfährt, kommt es zu einer Diskrepanz zwischen beiden.

Die willkürliche Psyche muss trotz besseren Wissens das tun, was die autonome Psyche ihr aufträgt. Sie ist ohnmächtig in ihren wiederholten Versuchen, ihre Geschicke gemäß ihrer vernunftgemäßen Einsicht zu lenken. Diese Hilflosigkeit führt zu einer Erniedrigung des Selbstwertgefühls. Das Defizit an Selbsteffizienzerfahrung bestätigt wiederum die mangelhafte eigene Überlebensfähigkeit und die absolute Notwendigkeit, die angstgeleitete Überlebensregel strikt einzuhalten. Das Handeln entgegen einer Überlebensregel erfordert entweder Todesverachtung beziehungsweise Riskieren von Lebensgefahr oder das Wissen um die sehr wahrscheinliche Ungültigkeit dieser Regel. Dieses Wissen kann bei strikter Einhaltung der Regel nicht durch eigene Erfahrung erworben werden. Es ist aber durch psychische Reifung und Weiterentwicklung infolge einer Neudefinition des Selbst und der Welt, das heißt auch ohne Empirie, zu erlangen. Die

Neudefinition kann darin bestehen, dass das neue Selbst das, was die alte Überlebensregel als lebensnotwendig postuliert, nicht mehr benötigt. Oder dass die neue Welt diese Sanktionen nicht zum Vollzug bringen wird.

Zunächst werden nun aber einige persönlichkeitsspezifische Überlebensregeln (dependent, selbstunsicher, zwanghaft, histrionisch, narzisstisch und emotional instabil) betrachtet. Zuerst folgt jeweils ein Fallbeispiel, formuliert aus der Therapeutenperspektive, danach die interpersonelle Perspektive von Lorna S. Benjamin (2001, 2006) und anschließend eine häufige Formulierung der Überlebensregel.

Fallbeschreibung: Eine dependente Frau

Als ich den Wartebereich betrat, blickte mich ein freundliches Gesicht erfreut an. Erwartungsvoll erhob sie sich und hatte sich mir schon durch das Hand geben anvertraut. Es war kein kraftvoller Händedruck eines selbstbewussten Menschen, sondern sie ließ ihre Hand in meine Hand sinken. Ja, sie gab mir wirklich ihre Hand, über die ich nun verfügen konnte. Ich kann nicht sagen, dass sie schüchtern war. Da war keine Zurückhaltung. Sie fragte mich, wo sie sich hinsetzen solle und in dieser Frage lag schon ihre völlige Bereitschaft, meiner Anweisung zu folgen. Obgleich sie das erste Mal in einer derartigen Situation war, begriff sie schnell, welches Verhalten ich von ihr erwartete und wie sie meine Arbeit am besten unterstützen konnte. Sie pflichtete mir bei, wenn ich Vermutungen über den Gang der Dinge in ihrem Leben äußerte. Sie gab mir viele Beispiele, die meine Hypothesen bestätigten, sodass ich einen großen Schatz an Erkenntnissen mitnehmen konnte.

Ihren Ehemann schilderte sie als guten Lotsen, der sie sicher durch das Leben führte, ihr die Entscheidungen abnahm. Manchmal beschwere er sich, dass sie ihn auch bei kleinen Alltagsproblemen zu Rate ziehe, zum Beispiel ob sie die Küchenvorräte für zwei oder vier Wochen anlegen solle. Gerne entscheide er den Urlaubsort des nächsten Jahres – es gehe wieder in die Berge. Vor ihrer Ehe sei sie immer ans Meer gefahren, aber die Alpen seien auch sehr schön. Und welche Fernsehsendung abends angeschaut werde, entscheide auch ihr Mann – schließlich habe er den ganzen Tag hart gearbeitet. Sie koche ihm gerne seine Lieblingsspeisen – kräftige Fleischgerichte, auch wenn sie früher eher leichtere und vegetarische Kost bevorzugt hätte. Da er Oper, Konzert und Theater nicht möge, ginge sie recht gerne mit ihm in Operetten. Er gehe einmal in der Woche zum Sport und komme dann erst spät in der Nacht heim – weshalb sie sich jedes Mal Sorgen mache, ob ihm etwas passiert sei. Sie selbst gehe nicht ohne ihn aus – das mache ihr überhaupt keinen Spaß. Einmal sei sie allein ein Wochenende lang verreist, um eine Ausstellung zu besuchen. Dabei habe sie sich richtig einsam und hilflos gefühlt. Ihre größte Angst sei, ihren Mann zu verlieren.

Dependente Menschen

Benjamin (2001, S. 556) beschreibt die dependente Persönlichkeit so:

> »Die Grundhaltung ist eine deutliche Unterwürfigkeit unter einen dominanten Anderen, von dem niemals endende Fürsorge und Führung erwartet wird. Der Wunsch ist, die Verbindung zu diesem Menschen aufrechtzuerhalten, selbst wenn das bedeutet, Misshandlung zu tolerieren. Der oder die DPS hält sich für instrumentell inkompetent, und das bedeutet, dass er oder sie ohne den dominanten Anderen nicht überleben kann.«

Das dependente Selbstbild eines Menschen kann durch folgende Sätze charakterisiert werden:

- Ich bin anpassungsfähig, nachgiebig, einfühlsam.
- Ich brauche Geborgenheit und Liebe.
- Ich kann (schon) die Wünsche meiner Bezugspersonen spüren und erfüllen.
- Ich kann nicht allein, ungeborgen und ungeliebt leben.
- Ich fürchte Trennung und Verlassenwerden.
- Ich fühle Dankbarkeit, Sehnsucht, Enttäuschung, Unterlegenheit, Schuldgefühle.
- Ich denke: Ich bin allein nicht lebensfähig.

Das dependente Weltbild könnte entstanden sein aus folgenden Erfahrungen: »Mein Vater war bestimmend, empfindlich, zurückhaltend. Von ihm bekam ich Geborgenheit und Liebe nur, wenn ich das liebe, brave Kind war. Er reagierte auf Trotz oder Impulsivität mit beleidigtem Weggehen oder Verstummen. Dagegen reagierte er auf anschmiegsames oder dienstbares Verhalten mit wohlwollender, großzügiger Zuwendung. Er fühlte sich öfter überlegen, ungeduldig zornig. Er dachte, ich solle sein, wie er es wünschte und brauchte. Meine Mutter war unterwürfig, fürsorglich, harmoniesüchtig. Von ihr bekam ich Geborgenheit und Liebe nur, wenn ich unselbstständig und hilfsbedürftig war. Sie reagierte auf Unternehmungslust und Aggressivität mit Angst und Beschwichtigung, Traurigsein, der Drohung, wegzugehen. Dagegen reagierte sie auf mitfühlendes, nachgiebiges Verhalten mit liebevoller Umsorgung. Sie fühlte Freude, Zuneigung, Traurigkeit, Unterlegenheit, Sorge, Demut. Sie dachte, ich solle sein wie sie und ihr nahe sein.«

Diese Welt lässt der Person, ihrem Selbst, nur eine Überlebenschance, wenn sie folgende (dependente) Überlebensregel einhält: »Nur wenn ich immer gemäß den Wünschen meiner Bezugsperson denke, fühle und handle und niemals eigene Bedürfnisse zulasse, die mit den ihren nicht vereinbar sind, bewahre ich mir den Schutz, die Wärme und die Geborgenheit und verhindere, dass ich verlassen werde.«

Wenn wir obiges Selbstbild mit dem Weltbild vergleichen, so wird verständlich, dass die gebildete Überlebensregel die bestmögliche Form der Anpassung für ein kleines Kind ist. Die psychische Homöostase des Kindes hat ihr Bestes getan, um heil durch die Kindheit zu leiten. In diesem Beispiel ist die Mutter das dependente Vorbild und der Vater die dominierende Person, deren Liebe und Verfügbarkeit ersehnt wird. Beide Eltern schüren bei ungebührlichem (gleichwohl natürlichem kindlichem) Verhalten die Angst vor Verlassenwerden, reagieren dagegen zuwendend auf ihnen genehmes, Nestwärme suchendes, auf ihre Wünsche eingehendes Verhalten.

Diese Überlebensregel ist eine Absage an Tendenzen zur Autonomieentwicklung. Sie macht es auch unmöglich, den dialektischen Prozess der psychischen Entwicklung jeweils ausreichend in Richtung Differenzierung und Verschiedenheit auspendeln zu lassen. Differenzierung ist die Entwicklung zum Selbstsein, Einzigartigsein und damit zum Verschiedensein von jedem anderen Menschen. Je früher das elterliche Verhalten zur Bildung der dependenten Überlebensform zwang, umso schwerer fällt es, differenzierungsbetonte Entwicklungsstufen reifungsgemäß zu durchlaufen (siehe Kapitel 3 »Entwicklungstheorien«).

Obige Ausformulierung des Selbst- und Weltbildes ist weniger idealtypisch gedacht als vielmehr eine von vielen Ausprägungsvarianten der Selbstschilderung von Menschen mit einer dependenten Persönlichkeit. Wer sich in die emotionale Bedeutung dieser Aussagen nicht einfühlt, wird die semantischen Unterschiede der verschiedenen Überlebensregeln vielleicht für gering erachten. Wenn wir jedoch fragen, um welche spezifische Bedürftigkeit es sich handelt, um deren überlebensnotwendige Befriedigung das Kind kämpft, welche emotionale Nahrung in seiner Welt so rar ist und welche Bedrohung über dem Kind schwebt, so gelingt die Unterscheidung besser.

Fallbeschreibung: Ein selbstunsicherer Mann

Mir begegnete ein hoch gewachsener, körperlich kraftvoller Mann, dessen Alter ich auf etwa 30 Jahre einschätzte. Er blickte kurz auf, reagierte erst, als ich ihn ansprach, obwohl außer uns beiden niemand im Raum war. Nicht einmal mit seinen Augen verriet er mir, dass er auf mich wartete und mit mir sprechen wollte. Auf meine Fragen gab er knappe höfliche Antworten, die er zuvor innerlich daraufhin untersucht hatte, ob sie das seien, was ich zu hören erwartete. Kein drängendes Anliegen, das endlich heraussprudeln durfte. Keine Mitteilung, die endlich zu Gehör gebracht werden musste. Erst später erfuhr ich, dass er die ganze Sitzung über einen völlig trockenen Mund hatte, sich aber nicht traute, mich um ein Glas Wasser zu bitten. Auch erfuhr ich in dieser Stunde nicht, dass mein Überziehen der Stunde um 20 Minuten (wegen der Anamnese) ihn um die letzte mögliche Zugfahrt an seinen Wohnort brachte, sodass er für fast 100 Euro ein Taxi nehmen musste. Er hatte meine Frage bejaht, ob er einverstanden sei, wenn wir noch 20 Minuten dranhängen. Mein Erkunden nach seinem momentanen Befinden beantwortete er so: »Ich fühle mich sehr unsicher und nervös. Ich habe Angst, etwas Falsches zu sagen und dadurch Ihren Unmut auf mich zu ziehen.« Er könne es nicht ertragen, wenn ein Mensch ärgerlich auf ihn sei. So wunderte es mich auch nicht, dass Schweißperlen auf seine Stirn traten, als ich ihn nach seiner Meinung zu seinem Vorgesetzten fragte – gerade so als ob ich sein Vorgesetzter wäre. Er berichtete, dass er nur mit mehreren Kollegen zusammen die Kantine betreten könne und er in der kleinen Gruppe versteckt sei. Beträte er allein die Kantine, dann würden sich alle Augen auf ihn richten, was bei ihm zu einer heftigen Schweißbildung führe. Im Lokal könne er nicht den Ober rufen, weil dann alle Leute zu ihm schauen. Er müsse warten, bis dieser ihn anspreche, was manchmal sehr lange dauern könne. Er ärgere sich sehr über einen Kollegen, der täglich zehn Minuten früher gehe und ihm die Aufräumarbeiten für beide überlasse. Aber er könne es nicht ansprechen, weil es sonst zum Streit kommen könne. Bitte ihn dieser um 100 Euro, so könne er diese Bitte nicht abschlagen, obwohl er dann nichts mehr im Geldbeutel habe und keine Lebensmittel für den Abend mehr einkaufen könne. Als er kürzlich bei einer Kollegin zum Abendessen eingeladen war, konnte er von den reichlichen Kostbarkeiten nur wenig essen, obgleich er großen Hunger hatte. Selbst die Frage, ob er noch etwas nehmen wolle, verneinte er trotz weiter vorhandenen Appetits. Bei dieser Einladung saß er neben einer ihm bisher kaum bekannten Freundin der Gastgeberin. Es fiel ihm kein einziger Satz ein, mit dem er ein Gespräch hätte beginnen können. Zum Glück sprach sie ihn irgendwann an, worauf er zunächst stark errötete und keinen vollständigen Satz herausbrachte. Er war in dem Dilemma, dass er sie nicht ansprechen konnte, weil ihm nichts einfiel, und dass er große Angst davor hatte, dass sie ihn ansprach, weil abzusehen war, dass er dann erröten würde, was ja auch prompt geschah. Er fühlte sich als absoluter Versager und bereute es, die Einladung nicht abgesagt zu haben. Er hatte ja zuerst abgesagt, weil er wusste, dass er den gesellschaftlichen Anforderungen nicht gewachsen sein würde. Aber man hatte ihn dann doch überredet. So wird er in Interaktionen (oft ungewollt) übervorteilt. Und er bleibt einsam. Kein Wunder, dass er seine sozialen Bedürfnisse befriedigt, indem er am Wochenende in sein Heimatdorf fährt und seine Eltern besucht.

Selbstunsichere Menschen (ängstlich-vermeidend)

In Termini des Interpersonellen Ansatzes wird die selbstunsichere Persönlichkeit so beschrieben (Benjamin 2001, S. 564):

> »Es besteht große Angst vor Demütigung und Zurückweisung. Der oder die selbstunsichere Persönlichkeit fühlt sich makelbehaftet, zieht sich zurück und beschränkt sich auf sich selbst, um erwartete Demütigung zu vermeiden. Er oder sie wünscht sich sehnlichst Liebe und Akzeptanz, lässt aber nur zu den Wenigen ein vertrauliches Verhältnis zu, die höchst strenge Sicherheitstests bestehen. Gelegentlich verliert der oder die VSP die Kontrolle und explodiert aus zorniger Empörung.«

Diese Welt lässt der Person, ihrem Selbst, nur eine Überlebenschance, wenn sie folgende (selbstunsichere) Überlebensregel einhält: »Nur wenn ich immer darauf achte, nichts Falsches oder lieber gar nichts zu sagen und niemals eigene Wünsche äußere, Forderungen anderer niemals ablehne, niemals den Unmut anderer provoziere, bewahre ich mir die Chance auf

Zugehörigkeit und Akzeptanz und verhindere Ablehnung und Zurückweisung.«

Fallbeschreibung: Ein zwanghafter Mann

Die Aktenmappe akkurat ans Stuhlbein gelehnt, die Schuhe parallel, die Hose mit ordentlichen Falten, die Tageszeitung auf dem Schoß längs kunstgerecht gefaltet, den Ärmel des gestreiften Hemds zurückgestreift, um den Blick auf das Ziffernblatt seiner Armbanduhr frei zu haben, blickte er erst auf, als er die Uhrzeit abgelesen hatte. Denn ich hatte mich um zwei Minuten verspätet. Doch es blieb kein Groll in seinem Gesicht zurück. Er sputete sich, seine Utensilien zusammenzukramen, dieses eher umständlich als rasch. In meinem Zimmer angelangt, blieb er wie auch vor den folgenden Sitzungen 1,5 m vor den Sesseln stehen – wortlos. Ich bot ihm einen Sessel an, den er noch zurechtrückte, bevor er sich setzte, und sein Hosenbein glattstrich. Er fragte, ob die Krankenkasse die Kosten übernehme und um wie viel Uhr er immer hier sein solle. Nach einigen weiteren Klärungen bezüglich des Settings kamen wir zum Anlass seines Besuchs. Er holte weit aus, erklärte mir alles genau und ich übte mich in Geduld. Sein Bericht war ähnlich der Beschreibung eines Lage- oder Stundenplans und ich musste mir die Menschen und deren Gefühle dazu fantasieren.

Sein Arbeitgeber beschwere sich, dass er mit den ihm aufgetragenen Aufgaben nicht fertig werde. Er müsse abends immer einige Akten mit nach Hause nehmen und dort noch eine Stunde nacharbeiten. Es sei nicht so, dass er trödle. Vielmehr sei er sehr gewissenhaft und genau in seinem Vorgehen. Ihm passieren keine Fehler wie seinen Kollegen, für die nur eins wichtig sei: der Feierabend und der leere Schreibtisch um 16 Uhr. Er merke schon auch selbst, dass er sich beim Aktenstudium in Details verliere, was ihn wohl zu viel Zeit koste. Seit drei Monaten habe er einen Auszubildenden zugewiesen bekommen. Der Chef meine, mit dessen Hilfe müsse er doch bis zum Feierabend fertig werden. Doch den könne man nichts machen lassen, der mache immer Fehler. Außerdem habe er diesem schon mehrmals genau erklärt, wie man beim Aktenstudium vorgehen müsse, aber er mache es immer wieder anders, was nicht unbedingt falsch sei, aber er wolle nun mal, dass es so gemacht werde, wie er es immer mache. Es mache ihm nichts aus, seine Freizeit für seine Akten zu opfern. Seine Frau habe immer Freundinnen und deren Männer zu Besuch. Die machen Spiele oder unterhalten sich. Das sei ihm nicht so wichtig. Lieber sei es ihm, wenn er mit gutem Gefühl den letzten Aktendeckel schließen könne und wisse, dass alles perfekt gemacht sei. Noch eines trage vielleicht dazu bei, dass er eine Arbeit nicht rechtzeitig abschließen könne: Er müsse ja bei den ihm eingereichten Anträgen wichtige Entscheidungen treffen – ob ein Bauantrag so zu genehmigen sei, wie er eingereicht werde. Die rechtlichen Bestimmungen seien oft kompliziert und uneindeutig. Er wäge deshalb das Für und Wider einer Bewilligung sehr lange ab und es gäbe ihm keine Ruhe bis die Entscheidung gefallen sei. Er lese mehrmals die rechtlichen Vorgaben durch. Jede Entscheidung sei wie eine Geburt. Er wolle ja unbedingt die richtige Entscheidung finden.

Ja, nun habe er so lange über seinen Beruf geredet und nichts von seiner Frau. Aber für einen Mann sei selbstverständlich der Beruf das wichtigste im Leben. Nicht wahr? Zu Hause nörgle seine Frau, weil er in seinem Arbeitszimmer Computer-Zeitschriften der letzten zehn Jahre staple und man das Zimmer nicht mehr betreten, geschweige denn putzen könne. Er habe schon mehrere Anläufe gemacht, könne sich letztlich aber doch nicht von ihnen trennen, obwohl er nie wieder eine Zeitschrift zur Hand nehme. Aber man kann ja nie wissen! Als seine Frau einen Meter Zeitschriftenstapel in den Papiermüll warf, habe er einen regelrechten Zornausbruch bekommen. Seine Frau habe ihm später gesagt, es sei das erste Mal in ihrer 20-jährigen Ehe, dass sie ihn richtig wütend erlebt habe. Sonst lasse er sich Gefühle kaum anmerken. Seine Frau müsse schon ahnen, was in ihm vorgeht, sagen würde er es nicht. Schenke sie ihm etwas, nehme er es zufrieden an, wenn es gute Qualität habe. Richtige Freude komme nie auf. Seine Frau beklage sich immer wieder, wie wenig Gefühle er zeige. Er sei wie ein großer Kachelofen, der aus Sparsamkeit nie eingeheizt würde. Wo solle sie sich denn sonst wärmen? Jetzt habe sie bald wieder Geburtstag, da müsse er ihr wohl etwas kaufen. Aber alles sei ja so teuer geworden. Blumen verwelken ja sowieso schnell. Pralinen seien ein teurer Luxus und nichts Bleibendes. Und was man wirklich für lange Zeit brauchen könne, müsse sie selbst kaufen, wie zum Beispiel warme Unterwäsche. Eines wisse er allerdings schon: allzu viel Geld wolle er nicht ausgeben. Es sei ja kein runder Geburtstag.

Zwanghafte Menschen

Die zwanghafte Persönlichkeit wird interpersonell so beschrieben (Benjamin 2001, S. 558):

> »Es besteht die Angst, einen Fehler zu machen oder der Unvollkommenheit beschuldigt zu werden. Das Streben nach Ordnung führt zu einer interpersonalen Grundhaltung des Beschuldigens und rücksichtslosen Kontrollierens anderer. Die Kontrolle des oder der ZPS wechselt sich ab mit blindem Gehorsam gegenüber Autoritäten oder Prinzipien. Es besteht übermäßige Selbstdisziplin sowie die Unterdrückung von Gefühlen, harte Selbstkritik und Selbstvernachlässigung.«

Diese Welt lässt einer Person, ihrem Selbst, nur eine Überlebenschance, wenn sie folgende (zwanghafte) Überlebensregel einhält: »Nur wenn ich immer den Effekt meines Verhaltens auf perfekte Normerfüllung überprüfe und niemals ungenau, unordentlich, unsauber und nachlässig bin, bewahre ich Kontrolle über die Auswirkungen meines Handelns und verhindere nicht wiedergutzumachenden Schaden durch meine aggressiven Impulse.«

> **Fallbeispiel: Eine histrionische Frau**
>
> Der kleine Spiegel und der Lippenstift waren mein erster Eindruck von ihr. Ich schaute noch einen Moment fasziniert zu wie mit künstlerisch sicherer Bewegung der geschwungene Strich auf der Oberlippe zu Ende geführt wurde, um dann beide Utensilien in einer beachtenswert schönen Handtasche versinken zu lassen. Als wir auf dem Weg in mein Therapiezimmer an dem großen Spiegel vorbei gingen, kam es unwillkürlich zu einer kurzen Drehung in Richtung des Spiegels, ein kurzer prüfender Blick. Ihr Gesichtsausdruck und ihr leicht gehobener Kopf verrieten mir, dass sie zufrieden war mit ihrem Aussehen. Die 40-jährige frisch geschiedene Frau begegnete mir in einer Aufmachung, die meinem Therapiezimmer in keiner Weise entsprach. Sie hätte besser auf eine Bühne gepasst oder auf den Boulevard, der dazu da ist, sich zeigen zu können. Ich war also ein viel zu kleines Publikum und tat mich schwer, die fehlenden Zuschauer durch mein besonders aufmerksames Verhalten auszugleichen. Und als die ersten großen Tränen das perfekte Make-up zerfließen ließen, versetzte es tatsächlich meinem ästhetischen Empfinden einen Stich: Schade um die Schönheit. Ich musste mir einen Ruck geben, um zu einer empa-

thischen Haltung zurückzufinden. Die viel zu kleine Flamme meiner Empathie wurde stets aufs Neue durch ihre intensiven Gefühlsäußerungen ausgeblasen. Gerade eben noch in größtem unerträglichen Leid, begann sie im nächsten Moment laut aufzulachen, als sie mir die witzige Figur des Anwalts ihres Ex-Mannes beschrieb. Gerade noch erleichtert, dass es ihr so schnell wieder besser geht, zeichnete ihr nachfolgender Bericht ein Schreckensbild einer ausweglosen Lebenssituation, das mich einen Suizid fürchten ließ. Als ich nach geraumer Zeit zu einer gezielteren Exploration überging, fühlte ich mich wie ein Fischer, der seine Angel verloren hatte und nun mit bloßen Händen versucht, den Fisch zu packen. Kaum hatte ich ein sicheres Problem herausgearbeitet, bewies sie mir, dass dies nebensächlich sei angesichts des anderen Problems, das sie mir wie ein Großfeuer schilderte, das alle Feuerwehren der ganzen Umgebung nicht zu löschen vermochten, geschweige denn ich armer Therapeut. Sie war angesichts der Scheidungssituation kopflos und ich ratlos.

Histrionische Menschen

Benjamins Kurzfassung (2001, S. 550) liest sich so:

> »Es besteht große Angst davor, missachtet zu werden, gemeinsam mit dem Wunsch, von einem starken Menschen geliebt und umsorgt zu werden, der dennoch durch den Einsatz von Charme und amüsanter Unterhaltung kontrolliert werden kann. Die Grundhaltung beruht auf freundlichem Vertrauen, der sich jedoch das respektlose unterschwellige Bestreben zugesellt, sich die gewünschte Fürsorge und Liebe zu erzwingen. Unangemessen verführerische Verhaltensweisen und manipulative Suizidversuche sind Beispiele für diese Nötigungen.«

Diese Welt lässt der Person, ihrem Selbst, nur eine Überlebenschance, wenn sie folgende (histrionische) Überlebensregel einhält: »Nur wenn ich immer meine Gefühle und Ausdrucksweisen übersteigere und niemals ungeschminkte Realität vermittle, niemals dem anderen das Aktionsfeld und die Initiative überlasse, bewahre ich mir genügend große Aufmerksamkeit, Attraktion und dadurch Steuerung des anderen und verhindere Enttäuschung, Missbrauch und Ausgeliefertsein.«

Zum Vergleich seien noch zwei Überlebensformen diskutiert, die jeweils gewisse Ähnlichkeiten mit der histrionischen aufweisen: die der narzisstischen Persönlichkeit hinsichtlich der Beifallsuche und die der emotional instabilen Persönlichkeit hinsichtlich der intensiven Emotionalität.

Fallbeschreibung: Ein narzisstischer Mann

Stolz und etwas Erhabenes kamen mir entgegen, als ich ihn das erste Mal begrüßte. Auf einmal war so etwas wie Wertschätzung und Wichtigkeit da. Ganz ohne Worte wurde mir ein gewisses Huldigen abverlangt, und ich war auch bereit dazu, denn ich war in seine Aura eingetaucht, erfasst von seiner Ausstrahlung. Und so bot ich ihm den Sessel auch ganz anders an als dem vorigen Patienten. Der Sessel gebührte ihm. Mein Angebot war ein Teil meiner Ehrerweisung und mein eigener Sessel wurde in dem Moment wirklich kleiner. Also wagte ich zu fragen, was ihn zu mir führe. Ein ganz großes und ganz bedeutendes Problem. Und er habe sich ausführlich erkundigt, wer in der Lage sei, dieses Problem zu lösen. Nach langem sei seine Wahl auf mich gefallen und er hoffe, dass ich ihn nicht enttäuschen werde. Ja, ein wirklich großes Problem, seufzte ich. Ein bisschen stolz, dass ich auserkoren wurde, und ängstlich, ihm nicht gerecht werden zu können. So großartige Probleme kommen ja nicht jeden Tag ins Haus!

Ob ich denn die Kritik seiner Theatervorstellung im Feuilleton der Tageszeitung gelesen habe. Nein, habe ich nicht. Das sei gut, denn das sei eine reine Unverschämtheit. Dieser Schreiberling habe es doch gewagt, ihm zu viel Routine und zu wenig Echtheit vorzuwerfen. Doch die Beifallsstürme des Publikums hätten ihn doch eindeutig Lügen gestraft. Trotzdem lasse ihn diese Kritik nicht los. Früher hätte man so jemand zum Duell aufgefordert. Er könne nicht mehr schlafen, weil er sich gedemütigt fühle und immer noch voll unermesslicher Wut sei. Ob ich sein Stück schon gesehen habe? Nein, habe ich nicht. Ich werde immer kleiner. Mir fällt keine Ausrede ein. »Macht nichts. Wenn Sie wollen, kann ich Ihnen eine Freikarte geben und für Ihre Gemahlin? Sie sind doch verheiratet?« Ja. Er sei mit der Intendantin befreundet und das bringe ihm eine gefestigte Position im Ensemble und sei vorteilhaft für seinen Einsatz im Spielplan des Jahres. Die habe wenigstens einen Blick für wahre Begabungen und Talente. Und sie bringe dies auch deutlich zum Ausdruck. In diesem Beruf lebe man ja weniger von den zurückliegenden Erfolgen – da könne er mir dutzende aufzählen. Nein, was wirklich weitertrage, seien die Fantasien vom großen Erfolg. Daran glaube er. Und seine wirklichen Freunde prophezeien ihm den großen Durchbruch. Das gebe ihm Kraft. Er brauche einfach diese Bestätigung. Das Publikum, der kleine Mann auf der Straße, seien ihm wichtig. Für die große Zahl der Zuschauer spiele er. Ihr Beifall sei sein Segen – das eigentliche Gold seines Berufs. Und nun diese lächerliche Kritik in diesem Schmierblatt! »Sie verstehen mich doch?« Ja, ich versuche es. Er sei ja selbst sehr kritisch. Neulich habe er seiner Kollegin gesagt, was sie unbedingt besser machen müsse, wenn sie eine Chance haben wolle. Da habe sie losgeheult und nicht mehr mit ihm gesprochen. Statt dankbar zu sein, dass er ihr seine große Erfahrung zu Hilfe kommen lässt. Er verstehe nicht, dass sie da so emotional reagiert habe. Aber Gefühle anderer Leute seien nicht seine Sache. Ob ich ein Tässchen Tee für ihn hätte? Leider nur Saft oder Wasser. Es tut mir außerordentlich leid. Macht nichts. Ich bin froh, dass er mir das nicht nachträgt. Na ja ich habe mich ja auch auf eine Weise entschuldigt, die seiner respektablen Persönlichkeit Rechnung zollt. Er kann sich bei mir wirklich einzigartig fühlen. Ich bin ja nur einer, der vielleicht zu seinem Publikum gehören könnte. Wirklich. Ja und dann berichtet er, dass er vor einem halben Jahr tatsächlich eine Rolle schlecht gespielt habe. Der Hamlet liege ihm nicht so. Dagegen hatte sein Konkurrent im Ensemble im Jahr zuvor beste Kritiken für diese Rolle eingeholt. Das erfülle ihn ganz mit Neid. Dass der besser ist als er, sei eigentlich nicht auszuhalten. Es quäle ihn, sobald er daran denke. Im Vergleich zu diesem sei er einfach Durchschnitt, blass und ohne wirkliche Expression. Beides, der Misserfolg und das ständige Ansehen-Müssen dieses Stars, zermürben ihn. Immer wieder habe er depressive Anwandlungen, die ihn in die Tiefe ziehen.

Narzisstische Menschen

Benjamins (2001, S. 549) Steckbrief der narzisstischen Persönlichkeit liest sich so:

> »Es besteht extreme Empfindlichkeit gegenüber Kritik oder Missachtung, zusammen mit einem starken Wunsch nach Liebe, Unterstützung und bewundernder Rücksichtnahme von anderen. Die Grundhaltung beinhaltet unbedingte Liebe zum Selbst und anmaßende Kontrolle anderer. Wird die Unterstützung zurückgezogen oder gibt es Anzeichen mangelnder Perfek-

tion, verschlechtert sich das Selbstkonzept zu scharfer Selbstkritik. Diesen Menschen mangelt es völlig an Einfühlungsvermögen, sie behandeln andere voller Verachtung und halten das Selbst über alles andere.«

Diese Welt lässt der Person, ihrem Selbst, nur eine Überlebenschance, wenn sie folgende (narzisstische) Überlebensregel einhält: »Nur wenn ich immer großartig, ›spitze‹ bin und es schaffe, dass die Welt dies bestätigt und bewundert, und niemals zweitrangig oder gar durchschnittlich bin, bewahre ich mir die Aufmerksamkeit und Wertschätzung und die Hoffnung auf Liebe und verhindere, dass ich zu einem Nichts werde, ignoriert verkümmere und erlösche.«

Fallbeschreibung: Eine emotional instabile Frau

Ob ich ganz ausnahmsweise am Freitag um 18 Uhr einen Termin einschieben könne. Die Hausärztin sei im Urlaub und der zuständige Psychiater verreist. Sie halte es nicht mehr aus. Sie könne doch nicht schon wieder in die Klinik, kaum eine Woche entlassen. Dort habe man mich empfohlen. »Sie müssen mich vor mir selbst schützen. Ich will mir ja nichts antun. Ich will ja leben. Der letzte Selbstmordversuch war vor 14 Tagen. Helfen Sie mir!« Ich gebe ihr den Termin. Fahre ich eben eine Stunde später ins Wochenende. Ende des Telefonats.

Freitag 18 Uhr. Sie rutscht aufgeregt auf ihrem Stuhl herum. In der Hand ein Blumensträußchen – weil ich ihr noch den Termin gegeben habe. Sie sei mir sehr dankbar. Und es gehe ihr auch seit dem Anruf schon besser. Sie strahlt mich fröhlich an. Sie hätte es bestimmt geschafft, wenn ihr Freund nicht kurz vor unserem Telefonat ausgezogen wäre. Er habe es mit ihr nicht mehr ausgehalten. Dabei habe es ja nur einen ganz normalen Streit gegeben. Sie habe nicht mit Selbstmord gedroht und auch nichts getrunken. Aber das Verlassenwerden sei die Vernichtung. Da sei ihr nur Alkohol, und weil der nicht geholfen habe, das Ritzen geblieben. Und da das auch nichts half, habe sie einen Menschen gebraucht. Deshalb der Anruf. Meine Stimme sei so ruhig gewesen. Und da habe sie wieder Hoffnung geschöpft. Ich sei ihre Rettung gewesen. Und jetzt sei sie so froh, da zu sein. Unmittelbar nach dem Weggehen ihres Freundes habe sie auch einige Lexotanil reingeschoben, bis alles ganz dämmrig gewesen sei. Und am nächsten Tag habe sie im Supermarkt etwas stehlen müssen. Sie habe sich auch eine sehr teure Jacke gekauft. Als Trost. Am Abend in der Kneipe habe sie sich von einem Mann abschleppen lassen. Sex für Geborgenheit, wenigstens eine Nacht lang. Wie eine Marionette sei sie am Morgen nach Hause gegangen. Kein Gefühl, Leere, die Straße, die Häuser, die Autos und die wenigen Menschen, die ihr begegneten, erschienen fremd und weit weg. Sie war nicht sie selbst. Sie war sich eine Fremde, die sie nicht spüren konnte. Sie wusste nicht, wer oder was sie war. Sie musste an ihren Freund denken, den sie so liebte, so bewunderte und sich so sicher war, dass sie beide es schaffen werden, ganz nah, ganz glücklich miteinander zu sein. Doch er wurde immer verständnisloser, immer spießiger, wie ihre Mutter, drohte immer öfter mit Trennung und verschloss sich schließlich ganz, sodass sie wie gegen eine Wand anrannte, immer verzweifelter. Zu Hause habe sie dann eine solche Wut bekommen, die sie völlig ergriff und die nur nachlassen konnte, wenn sie etwas zerstörte. Diesmal war der CD-Player dran, den sie zu Boden warf. Und dann kam das Sterben wollen. Dieser kalte Sog in den Tod. Als ob sie dort endlich nie mehr verlassen sei. Dann habe sie mich angerufen.

Menschen mit emotional instabiler Persönlichkeit

Benjamin (2001, S. 543) beschreibt die Borderline-Persönlichkeit so:

> »Es besteht eine pathologische Angst vor dem Verlassenwerden und ein Wunsch nach schützender Fürsorge, die vorzugsweise durch ständige körperliche Nähe zum Retter (Liebespartner oder Bezugsperson) empfangen wird. Die Grundhaltung ist freundliche Abhängigkeit von einer Bezugsperson, die in feindselige Kontrolle umschlägt, wenn die Bezugsperson oder der Liebespartner nicht genug gibt (und es ist nie genug). Es besteht die Überzeugung, dass die Bezugsperson insgeheim, wenn nicht offen, Abhängigkeit und Bedürftigkeit mag, sowie ein böses Introjekt, welches das Selbst angreift, wenn es Anzeichen für Glück oder Erfolg gibt.«

Diese Welt lässt der Person, ihrem Selbst, nur eine Überlebenschance, wenn sie folgende (emotional instabile) Überlebensregel einhält: »Nur wenn ich immer ganz und gar in gute, emotional intensive Beziehungen gehe und niemals vertraue, sondern geringste Anzeichen von Verletzung als Anlass zur Trennung nehme, bewahre ich mir die Hoffnung auf die eines Tages durch und durch gute Beziehung und verhindere, allein und verlassen, innerlich leer zu sein.«

Beispiele für Überlebensregeln mit Verhaltensgeboten und -verboten
Es gibt häufig wiederkehrende Mittel im Umgang mit den Bezugspersonen, die das emotionale Überleben sichern sollen (Hebing 2010; Sulz et al. 2009):

- Anpassung (Persönlichkeit: histrionisch, selbstunsicher)
- Zurückhaltung (Persönlichkeit: selbstunsicher)
- Helfen/Geben (Persönlichkeit: dependent)
- Unterordnen (Persönlichkeit: dependent)
- Kontrolle (Persönlichkeit: histrionisch)
- Harmonie (Persönlichkeit: selbstunsicher)
- Perfektion (Persönlichkeit: zwanghaft, narzisstisch)
- Zuwendung holen (Persönlichkeit: histrionisch, narzisstisch)
- Leistung (Persönlichkeit: zwanghaft)
- Pflichterfüllung (Persönlichkeit: zwanghaft)

Damit der Patient die umfassende Bedeutung dieses Satzes, der Überlebensregel, für seine bisherigen Beziehungen und sein Leben emotional erfassen kann, ist das Benennen von Gebot, Verbot, Bedürfnis und Angst der richtige Operationalisierungsgrad. Es liegt eine Übergeneralisierung vor und weitere Konkretisierungen würden die kritische Übergeneralisierung verwischen.

2.3 Mit der Erlaubnis gebenden Lebensregel die Überlebensregel überwinden

Nachfolgend wird das Arbeitsmodul »Inneres Arbeitsmodell – von der Überlebensregel zur Erlaubnis gebenden Lebensregel« aufgegriffen, dessen Konzept und Strategie in Teil II, Kapitel 4.1.2.7 »Inneres Arbeitsmodell« beschrieben wurde und mit dem schon früh parallel zur Symptomtherapie begonnen werden kann. Nun folgt das praktische Vorgehen in der Therapiesitzung.

Der Patient hat sich bisher so verhalten, dass es zu einer Situation kommen musste, in der er nur noch mit dem Symptom reagieren konnte. Diesem Verhalten liegen Motive zugrunde, deren Art und Herkunft geklärt werden müssen. Nur dann lässt sich sein bisheriges Verhalten verstehen. Grawe (1998) teilt Psychotherapie in zwei Phasen ein:

1. Klärungsphase: zur motivationalen Klärung des Verhaltens
2. Änderungsphase: Aufbau von neuem Verhalten

Wir befinden uns in der Phase der motivationalen Klärung. Neben dem kognitiven Ziel, die Beweggründe des Verhaltens zu erkennen, erreicht ein Therapeut durch dieses Verstehen meist auch ein zweites – emotional-motivationales – Ziel: Akzeptanz. Der Patient kann sich, seine Entwicklung und seine Persönlichkeit danach besser akzeptieren. Explizite zielorientierte Änderungsmaßnahmen sind erst sinnvoll, wenn die impliziten Ziele beziehungsweise Motive des Patienten ins Bewusstsein gerückt wurden. Diejenigen Motive, die wesentlich zur Symptombildung beigetragen haben, können in einer Systemregel beziehungsweise einem komplexen motivationalen Schema zusammengefasst werden. Dieses besteht aus einem Verhaltensgebot (Nur wenn ich immer …) und einem Verhaltensverbot (… und wenn ich niemals …) sowie zwei Sollwerten: einem Annäherungsmotiv (…, bewahre ich mir die Befriedigung meines Bedürfnisses nach …) und einem Vermeidungsmotiv (… und verhindere das Eintreten meiner zentralen Bedrohung/Angst vor …). Das ist die dysfunktionale Überlebensregel, die in der Kindheit im Versuch, mit den Eltern zurechtzukommen, entstanden ist und die heute noch in schwierigen Situationen auf den Menschen einwirkt, obgleich sie nicht an die Lebensbedingungen der heutigen Erwachsenenwelt adaptiert wurde. Diese implizite Überlebensregel hat in der symptomauslösenden Situation verhindert, sich so zu verhalten, dass die Problemsituation gemeistert werden kann. Gelingt es, sie explizit zu machen, so entsteht die Möglichkeit, sie zu ändern.

Der Therapeut hilft dem Patienten, seine dysfunktionale Überlebensregel als maladaptives komplexes Schema der heutigen sozialen Welt des erwachsenen Menschen anzupassen. Das heißt, er hilft ihm dabei, den Schritt von Geboten und Verboten zur Erlaubnis zu gehen. Dadurch wird aus einer Überlebensregel eine Lebensregel, die Erlaubnis gibt, das bisher Verbotene zu tun und das bisher Gebotene zu lassen. Die bei diesem Schritt entstehende Angst wird durch Exposition aufgefangen. Es entsteht die Freiheit, sich auf neue Weise zu verhalten. Da dieses Verhalten mit großer Wahrscheinlichkeit erfolgreich sein wird, führt dies zu der so wichtigen Erfahrung von Selbstwirksamkeit – neben der empirischen »Falsifizierung« der alten Überlebensregel.

2.3.1 Die Erschließung der Überlebensregel aus den heutigen Motiven und Verhaltensweisen

Doch zunächst muss die Überlebensregel erst einmal gefunden werden. Hierzu gibt es drei Möglichkeiten:

a) Sie als bestmöglichen Umgang mit äußerst problematischem (frustrierendem/bedrohlichem) Elternverhalten durch biografische Anamnese erkennen (Sulz 2009b).
b) Sie aus zentralen psychischen Komponenten mithilfe einer Kombination von Imagination und Fragebogen zusammensetzen (dysfunktionale Persönlichkeit, zentrales Bedürfnis, zentrale Angst, siehe Sulz 2012).
c) Sie erlebnisorientiert durch szenische Verdeutlichung der Überlebensnot formulieren (Hauke 2013).

Nachfolgend soll auf die ersten beiden Alternativen eingegangen und dem Vorgehen von Sulz und Deckert (2012a, S. 108ff.) gefolgt werden. Die dort empfohlene Arbeitsvorlage (mit der Gegenüberstellung von Selbst- und Weltbild) kann für die anstehende Therapiesitzung verwendet werden, um sie gemeinsam mit dem Patienten zu bearbeiten (dafür können zwei Sitzungen eingeräumt werden). Es werden die zentralen Bedürfnisse (Grundbedürfnis), die zentrale Angst (Grundform der Angst), die dysfunktionalen Persönlichkeitszüge, die frustrierenden Kindheitsbedingungen mit den Eltern und die sich daraus ergebende Überlebensregel exploriert.

2.3.1.1 Das biografische Störungsmodell

Zunächst soll dem Patienten jedoch das Störungsmodell (Abb. 7) erläutert werden: Bedrohliche Aspekte der Eltern führen zu einer zentralen Angst. Frustrierende Aspekte der Eltern führen zu Wut und der Überwertigkeit der frustrierten Bedürfnisse. Befriedigende Aspekte haben das gute Rüstzeug für das spätere Erwachsenenleben mitgegeben.

Aus diesen Erfahrungen entstand ein Weltbild sensu Beck (1979), das Informationen bewahrt, wie Eltern in welchen Situationen reagieren, sowie ein Selbstbild, das beinhaltet, was das Kind kann, was es nicht kann, was es braucht und was es zu fürchten hat. Zuerst werden situativ stets aufs Neue gerade nützlich erscheinende Verhaltensweisen im Umgang mit den Eltern erzeugt. Verhaltensweisen, die zu negativen quasi schädlichen Erfahrungen mit den Eltern führen, werden fortan unterlassen. Wenn diese erfolgreich waren, werden sie wieder angewendet und so kommen ganz allmählich auf das Erwachsenenalter hin sich entwickelnd feste Verhaltensstereotype zustande, die zu Persönlichkeitszügen werden: Das gezeigte Verhalten sagt mehr über den Menschen aus als über die Anforderungen einer konkreten

Situation. Wenn wir den Menschen beziehungsweise den Menschen und seine soziale Umwelt als System auffassen, dann lässt sich das in einer Systemregel zusammenfassen – der Überlebensregel. Diese war in der Kindheit höchst funktional, muss aber ohne grundlegende Umformulierung im Erwachsenenalter dysfunktional werden und insbesondere dazu führen, dass in einer sehr wichtigen und schwierigen Lebenssituation dringend benötigtes wehrhaftes Verhalten nicht gezeigt werden darf, sodass schließlich nur noch die Symptombildung übrig bleibt. Der VDS24-Frustrierendes Elternverhalten-Fragebogen hilft, dafür ganz persönliche Inhalte zu finden und diese zugleich schmerzlich nachzuempfinden.

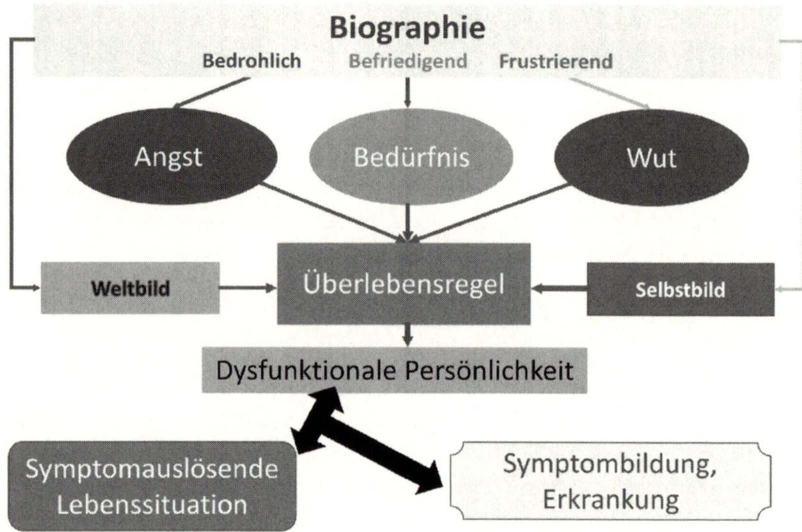

Abb. 7: Störungsmodell: Biografie und dysfunktionale Überlebensregel (verändert aus Sulz, 2017c)

2.3.1.2 Heutige Grundmotive (Bedürfnis, Angst) und Verhaltensstereotypien (Persönlichkeit)

Als Arbeitsmaterial für die Therapiesitzung können entweder nachfolgende Tafeln oder Therapiekarten (s. Abb. 8–15) (Sulz 2012; Sulz & Deckert 2012b) verwendet werden. Das Gespräch mit dem Patienten kann beispielsweise so begonnen werden: »Wir wollen im Folgenden Ihr wichtigstes Bedürfnis, Ihre Angst und Ihre Persönlichkeit zu einer ›Überlebensregel‹ zusammenfassen, die vielleicht erklärt, weshalb Sie depressiv geworden sind. Füllen wir doch mal diese Tafeln (Karten) aus: Zuerst Ihre Bedürfnisse, dann Ihre Ängste und zuletzt noch Ihre Persönlichkeitszüge. Das brauchen wir alles für die Formulierung Ihrer Überlebensregel.«

Grundbedürfnisse – zentrale Bedürfnisse

Instruktion: »Ich möchte Sie dazu einladen, sich bequem zu setzen, die Augen zu schließen und die von mir gesprochenen Sätze innerlich zu wiederholen. Zum Beispiel: ›Ich brauche Willkommensein.‹ Ohne deren Gültigkeit gedanklich zu prüfen, wird bei einigen dieser Sätze ein zustimmenderes Gefühl auftreten als bei anderen. Ich beginne mit den ersten sieben Sätzen und ich sage jeden Satz zweimal (Abb. 8).

Meine Bedürfnisse: Ich brauche ...

Wählen Sie in jeder Spalte das wichtigste (=1) und zweitwichtigste (=2) Bedürfnis.

Zugehörigkeitsbedürfnisse:	Autonomiebedürfnisse:
• 1. ( ) Willkommensein	• 8. ( ) Selbstständigkeit
• 2. ( ) Geborgenheit	• 9. ( ) Selbstbestimmung
• 3. ( ) Schutz	• 10. ( ) Grenzen gesetzt bekommen
• 4. ( ) Liebe	• 11. ( ) Gefördert/gefordert werden
• 5. ( ) Beachtung	• 12. ( ) Ein Vorbild
• 6. ( ) Verständnis	• 13. ( ) Intimität
• 7. ( ) Wertschätzung	• 14. ( ) Ein Gegenüber

Vergleichen Sie das wichtigste Zugehörigkeitsbedürfnis (.............................)
mit dem wichtigsten Autonomiebedürfnis (.............................). Welches ist wichtiger? ....

Abb. 8: Bedürfnisse (Zugehörigkeits- und Autonomiebedürfnisse) (aus Sulz et al. 2015b, S. 100, siehe auch 2015a)

Spüren Sie noch etwas nach und öffnen Sie, wenn Sie soweit sind, die Augen. Nun können Sie ankreuzen, bei welchen Zugehörigkeitsbedürfnissen (1 bis 7) ein Gefühl von Zustimmung entstand. Wenn Sie damit fertig sind, schreiben Sie vor das Bedürfnis, das für Sie am wichtigsten ist, eine große Eins und vor das zweitwichtigste Bedürfnis eine große Zwei. Jetzt machen wir dasselbe mit den Bedürfnissen acht bis 14, die Autonomiebedürfnisse. Und zuletzt mit der dritten Gruppe von Bedürfnissen, die wir Homöostasebedürfnisse nennen (vgl. Abb. 9).«

Meine Bedürfnisse: Ich brauche …

Kreuzen Sie das Zutreffende an: 0 = nicht, 1 = kaum, 2 = etwas, 3 = deutlich, 4 = sehr, 5 = extrem

Homöostasebedürfnisse

- H1: ( ) Eine angstfreie Bezugsperson 0….1….2….3….4….5
- H2: ( ) Eine nicht bedrohliche Bezugsperson 0….1….2….3….4….5
- H3: ( ) Eine unbedrohliche Außenwelt 0….1….2….3….4….5
- H4: ( ) Keine aggressiv machende Bezugsperson 0….1….2….3….4….5
- H5: ( ) Gleich starke Eltern 0….1….2….3….4….5
- H6: ( ) Schuldfreiheit 0….1….2….3….4….5
- H7: ( ) Missbrauchsfreiheit 0….1….2….3….4….5

Abb. 9: Homöostasebedürfnisse (aus Sulz 2021, S. 150)

Nach dieser Übung folgt noch der Vergleich.

Instruktion: »Eine weitere kleine Übung, zu der ich Sie einladen möchte: Schließen Sie wieder die Augen und stellen Sie sich vor, das wichtigste Bedürfnis Ihrer Zugehörigkeitsbedürfnisse (1–7) wurde befriedigt. Das ist bei Ihnen .... Und auch das wichtigste Bedürfnis Ihrer Autonomiebedürfnisse (8–14) wurde befriedigt. Das ist bei Ihnen .... Sie können Ihre Hände mit den Handflächen nach oben auf ihre Knie legen und sich vorstellen, in einer Hand haben Sie die eine und in der anderen Hand die andere Bedürfnisbefriedigung. Beide gehören Ihnen. Nun kommen Sie in eine Lebenssituation, in der Sie eine von beiden hergeben müssen. Welche geben Sie her, wenn Sie dazu gezwungen werden? .... Welche wollen Sie spontan behalten und festhalten? ....

Das ist also Ihr wichtigstes Bedürfnis. Nun können Sie noch einen letzten Vergleich anstellen: Prüfen Sie, ob die Befriedigung des wichtigsten Bedürfnisses von HB1 bis HB7 (das ist bei Ihnen ....) eventuell noch wichtiger ist. Oder bleibt es bei dem gerade gefundenen? Letztendlich ist heute als erwachsener Mensch die Befriedigung des Bedürfnisses nach .... am wichtigsten, das Bedürfnis nach .... ist Ihr wichtigstes Bedürfnis von allen.«

Grundformen der Angst – zentrale Ängste

Auch hier muss dem Patienten geholfen werden, indem ihm gesagt wird, er könne sich mit geschlossenen Augen vorstellen, dass es mit einer wichtigen Bezugsperson zu einer Auseinandersetzung kommt, die so eskaliert, dass im nächsten Moment das geschehen könnte, wovor er am meisten Angst hat.

Instruktion: »Welche Angst wird spürbar, wenn Sie sich das vorstellen? Ich lese Ihnen jetzt sechs Formen der Angst vor (Abb. 10).

Formen zentraler Angst

Ich fürchte:* Kreuzen Sie jede an, die vom Gefühl her zutrifft.

- **( ) Vernichtung**
- **( ) Trennung**
- **( ) Kontrollverlust – über mich**
- **( ) Kontrollverlust – über andere**
- **( ) Liebesverlust**
- **( ) Hingabe**
- **( ) Gegenaggression**

Wichtigste ist Nr. ...
Zweitwichtigste Nr. ...

* Der Patient kann die Angst gut erkennen, wenn er sich eine Situation vorstellt, in der eine Auseinandersetzung mit einer wichtigen Bezugsperson eskaliert.

Abb. 10: Zentrale Ängste (aus Sulz et al. 2015b, S. 101)

Beenden Sie nun die Imagination, spüren Sie noch etwas nach und öffnen Sie die Augen, wenn Sie so weit sind. Kreuzen Sie nun die Ängste an, die bei Ihnen in diesem Zusammenhang auftreten oder die Sie von sich kennen. Wenn Sie so weit sind, schreiben Sie vor die stärkste Angst eine große Eins und vor die zweitstärkste Angst eine große Zwei. Ihre beiden wichtigsten Ängste sind also .... und ....«

Dysfunktionale Persönlichkeit

Anhand von Abbildung 11 kann der Patient die für ihn typischsten Verhaltenstendenzen einschätzen. Oder er nimmt in der vorhergehenden Sitzung den VDS30-Persönlichkeitsfragebogen (ein zweites Mal) zum Ausfüllen und Selbst-Auswerten mit nach Hause. Das ist ganz einfach: Er bildet die Summe der von ihm angekreuzten Werte je Skala und teilt diese Zahl durch zehn.

Meine Persönlichkeitszüge

1.	Ich bin zurückhaltend	0....1....2....3....4....5....6....7
2.	Ich bin angepasst	0....1....2....3....4....5....6....7
3.	Ich bin sehr genau	0....1....2....3....4....5....6....7
4.	Ich bin passiv-aggressiv	0....1....2....3....4....5....6....7
5.	Ich bin Beachtung holend	0....1....2....3....4....5....6....7
6.	Ich meide Beziehungen	0....1....2....3....4....5....6....7
7.	Ich bin selbstbezogen	0....1....2....3....4....5....6....7
8.	Ich bin emotional instabil	0....1....2....3....4....5....6....7
9.	Ich bin misstrauisch	0....1....2....3....4....5....6....7

Abb. 11: Persönlichkeitszüge (aus Sulz et al. 2015b, S. 102)

Die Persönlichkeitszüge werden dem Patienten gegenüber relativ unpräzise, aber weniger negativ (linke Seite in der Aufzählung) beschrieben. Therapeuten verwenden für die gedankliche Ordnung die Begriffe, die an ICD-10 angelehnt sind (rechte Seite):

1. zurückhaltend = selbstunsicher (SU)
2. anhänglich = dependent (DE)
3. gewissenhaft = zwanghaft, pflichtbewusst (ZW)
4. kritisch-wehrhaft = passiv-aggressiv (PA)
5. gesellig = histrionisch, Gefühle stark ausdrückend (HI)
6. beziehungslos bleibend = schizoid, auch Gefühle meidend (SC)
7. ehrgeizig = narzisstisch, andere nutzen, um bewundert zu werden (NA)
8. emotional = emotional instabil, Vorstufe zu Borderline, Verlassenheitsangst (EI)
9. misstrauisch = paranoid (PN)

Aufgabe für den Patienten

Sie haben Zuhause den Persönlichkeitsfragebogen ausgefüllt und für jede der neun Skalen den Summenwert berechnet beziehungsweise den Mittelwert. Welches waren die drei Skalen mit den höchsten Werten? Welches ist also der wichtigste Persönlichkeitszug, welches der zweit- und welches der drittwichtigste?

1. ....
2. ....
3. ....

Entspricht das auch Ihrem Selbstbild? Welche dieser neun Eigenschaften passen Ihrem Gefühl nach am besten und welche am zweitbesten zu Ihnen?

Anmerkung für den Therapeuten
Man könnte es auch bei dieser Erhebung des Selbstbilds belassen, ohne den Fragebogen einzusetzen. Es ist jedoch sehr zu empfehlen, diese Persönlichkeitszüge zuvor mit dem VDS30-Fragebogen[11] zu erfassen und den Patienten die Summe je Skala selbst berechnen zu lassen, da seine Einschätzungen keine große Gültigkeit haben. Damit wurde nun nahezu alles gesammelt, was benötigt wird, um die dysfunktionale Überlebensregel formulieren zu können. Lediglich die Herkunft dieser Regel aus der eigenen Kindheitsgeschichte wurde nicht nachvollzogen. Das kann jetzt noch erfolgen oder später.

Frustrierendes Elternverhalten, das zur Überlebensregel führte

Welche Bedürfnisse wurden von den Eltern frustriert? Welche vom Vater, welche von der Mutter? Dies kann folgendermaßen exploriert werden:

a) Imagination der Kindheitsjahre (Kindergartenalter und Grundschule)
b) inneres Nachsprechen der jeweiligen Aussage (»Mir fehlte …«)
c) nach jeweils sieben Aussagen die Augen öffnen und das Ergebnis aufschreiben
d) das Wichtigste zusammenfassen

Begonnen wird mit den sieben Zugehörigkeitsbedürfnissen (s. Abb. 12).

Instruktion: »Ich lade Sie ein, sich in der Erinnerung in die Zeit zurückzuversetzen, in der Sie noch nicht in die Schule gegangen sind (falls Sie sich daran nicht erinnern können, nehmen Sie das Grundschulalter). Am einfachsten ist es, wenn Sie die Augen schließen und die Erinnerungen kommen lassen: In welcher Stadt oder welchem Dorf wohnten Sie? In welchem Haus? Sehen Sie es? Welche Wohnung? Wo sind Sie als Kind gerade

11 Der Fragebogen kann kostenlos heruntergeladen werden unter: https://cip-medien.com/kostenlose-downloads.

in dieser Wohnung? Wo ist Ihre Mutter? Wie sah sie damals aus? Wie ist sie gekleidet? Was macht sie gerade? Lassen Sie ein Bild entstehen. Schaut sie Sie an? Wie schaut sie Sie an? Sehen Sie ihre Augen, ihren Mund, ihr Gesicht. Was sagt sie zu Ihnen? Wie spricht sie? Und was machen Sie gerade als das Kind von damals? Ist der Vater da? Oder kommt er herein? Wie kommt er herein? Wie bewegt er sich? Wie ist er gekleidet? Was macht er zuerst? Wie begrüßt er die Mutter? Wie begrüßt er Sie? Sehen Sie sein Gesicht, seine Augen? Hören Sie seine Stimme. Welche Gefühle stellen sich bei Ihnen ein? Kommen weitere Erinnerungen?

Nun bitte ich Sie, während Sie dieses innere Bild betrachten und darin sich und Ihre Eltern sehen, die Sätze, die ich je zweimal vorspreche, innerlich zu wiederholen:

- ➢ Mir fehlte Willkommensein.
- ➢ Von wem fehlte mir Willkommensein? Vom Vater? Von der Mutter? Von beiden?

1. ( ) Mir fehlte Willkommensein
bei Vater ( )? bei Mutter ( )?

2. ( ) Mir fehlte Geborgenheit und Wärme
von Vater ( )? von Mutter ( )?

3. ( ) Mir fehlte zuverlässiger Schutz
bei Vater ( )? bei Mutter ( )?

4. ( ) Mir fehlte Liebe
von Vater ( )? von Mutter ( )?

5. ( ) Mir fehlte Aufmerksamkeit, Beachtung
von Vater ( )? von Mutter ( )?

6. ( ) Mir fehlte Verständnis
von Vater ( )? von Mutter ( )?

7. ( ) Mir fehlte Wertschätzung, Bewunderung, Lob
bei Vater ( )? bei Mutter ( )?

!? Von diesen 7 Zugehörigkeitsbedürfnissen fehlte mir
Am meisten: ....(Nr. ___)
Am zweitmeisten: ....(Nr. ___)

Abb. 12: Eltern frustrieren Zugehörigkeitsbedürfnisse

Spüren Sie noch etwas nach und öffnen Sie, wenn Sie so weit sind, Ihre Augen. Nun können Sie auf dieser Tafel die ersten sieben Bedürfnisse ankreuzen, die für Sie zutreffen. Entscheiden Sie sich anschließend, welches dieser sieben Bedürfnisse am meisten gefehlt hat und welches am zweitmeisten. Lassen Sie Ihr Gefühl antworten. Ihr Verstand weiß das nicht, grübeln Sie also nicht nach.«

Bitte Zutreffendes ankreuzen

8. ( ) Mir fehlte das Selbstmachen dürfen, das Selbstkönnen dürfen
von Vater ( )? von Mutter ( )?

9. ( ) Mir fehlte Selbstbestimmung, Freiraum
von Vater ( )? von Mutter ( )?

10. ( ) Mir fehlte es, Grenzen gesetzt zu bekommen
von Vater ( )? von Mutter ( )?

11. ( ) Mir fehlte Gefördert werden, Gefordert werden
von Vater ( )? von Mutter ( )?

12. ( ) Mir fehlte ein hilfreiches Vorbild, jemand zum Idealisieren
Vater ( )? Mutter ( )?

13. ( ) Mir fehlte Intimität, Hingabe, kindliche Erotik
Vater ( )? Mutter ( )?

14. ( ) Wenn ich einen Gegenüber suchte, so wich er/sie aus/wies mich zurück – Vater ( )? Mutter ( )?

!? Von diesen 7 Autonomiebedürfnissen fehlte mir
Am meisten: ....(Nr. ___)
Am zweitmeisten: ....(Nr. ___)

Abb. 13: Eltern frustrieren Autonomiebedürfnisse

Anschließend folgen die Autonomiebedürfnisse (8 bis 14) (s. Abb. 13).

Instruktion: »Jetzt machen wir dasselbe mit den Bedürfnissen von acht bis 14. Rufen Sie sich wieder mit geschlossenen Augen das innere Bild der Kindheitssituation mit Ihren Eltern in Erinnerung. Wenn Sie es wieder vor sich sehen, heben Sie kurz Ihre Hand, damit ich mit dem Vorsprechen der Sätze beginnen kann.«

Und zuletzt kommen die sieben Homöostasebedürfnisse (s. Abb. 14).

Instruktion: »Zuletzt wiederholen wir dasselbe mit den Homöostasebedürfnissen. Schließen Sie wieder Ihre Augen, rufen Sie sich erneut das innere Bild in Erinnerung und heben Sie kurz die Hand, wenn es da ist, damit ich mit dem Vorsprechen der Sätze beginnen kann.«

Bitte Zutreffendes ankreuzen

H1. ( ) Eine zu ängstliche Bezugsperson war
Vater ( )? Mutter ( )?

H2. ( ) Eine zu bedrohliche Bezugsperson war
Vater ( )? Mutter ( )?

H3. ( ) Eine zu bedrohliche Außenwelt wurde mir vermittelt
von Vater ( )? von Mutter ( )?

H4. ( ) Extrem wütend machte mich immer wieder
Vater ( )? Mutter ( )?

H5. ( ) Viel zu schwach als Gegenpol zum anderen Elternteil war
Vater ( )? Mutter ( )?

H6. ( ) Zu viele Schuldgefühle machte mir immer wieder
Vater ( )? Mutter ( )?

H7. ( ) Missbraucht für seine eigenen Bedürfnisse hat mich
Vater ( )? Mutter ( )?

!? Von diesen 7 Homöostasebedürfnissen frustrierten Eltern
Am meisten: .... (Nr. ___)
Am zweitmeisten: .... (Nr. ___)

Abb. 14: Eltern frustrieren Homöostasebedürfnisse

Nun können die Ergebnisse aus den drei Übungen zusammengefasst und in die Übersicht (Abb. 15) eingetragen werden.

Von den 7 Zugehörigkeitsbedürfnissen (1 bis 7) fehlte mir
Am meisten: ....(Nr. ___)
Am zweitmeisten: ....(Nr. ___)

Von den 7 Autonomiebedürfnissen (8 bis 14) fehlte mir
Am meisten: ....(Nr. ___)
Am zweitmeisten: ....(Nr. ___)

Von den Bedürfnissen 1 bis 14 fehlte mir
Am meisten: ....(Nr. ___)
Am zweitmeisten: ....(Nr. ___)

Von den 7 Homöostasebedürfnissen frustrierten Eltern
Am meisten: ....(Nr. ___)
Am zweitmeisten: ....(Nr. ___)

Von allen 21 Bedürfnissen fehlte mir
Am meisten: ....(Nr. ___)
Am zweitmeisten: ....(Nr. ___)

Abb. 15: Auswertung des frustrierenden Elternverhaltens

Nachfolgend noch einige therapeutische Erläuterungen zur Anwendung und Auswertung:

- Wichtig ist, dass keine »Kopf«-Entscheidungen getroffen werden, sondern »Bauch«-Entscheidungen, also vom Gefühl her ohne nachzudenken.
- Die Begriffe müssen nicht erklärt werden, jeder nimmt sie so, wie er sie versteht.
- Es muss eine Wahl getroffen werden, nichts auslassen, auch bei Unschlüssigkeit einfach ankreuzen.
- Je Bedürfnisgruppe zwei Wichtigste (am meisten und zweitmeisten frustrierte) merken, das ist zuverlässiger.
- Dann noch das Wichtigste und Zweitwichtigste der ersten 14 Bedürfnisse auswählen.
- Zum Schluss wird bewertet, ob eventuell eines oder beide Homöostasebedürfnisse noch wichtiger waren – noch mehr frustriert wurden. Wenn nicht, bleibt es bei der vorigen Wahl der beiden meist fehlenden Bedürfnisbefriedigungen.

2.3.2 Ableitung der dysfunktionalen Überlebensregel

Mutter war:	Vater war:
1	1 ....
2	2 ....
3	3 ....
4	4 ....
5	5 ....
Als Kind war ich:	**Heute bin ich:**
1	1 ....
2	2 ....
3	3 ....
4	4 ....
5	5 ....

Abb. 16: Eigenschaften von Mutter, Vater und Kind

Nun folgt die zweite Alternative des Wegs zur Überlebensregel des Patienten. Auch wenn in der Anamnese schon einmal darauf eingegangen worden ist, soll der Patient je fünf Eigenschaften von Vater und Mutter zu der Zeit, als er im Kindergartenalter oder in der Grundschule war, angeben. Außerdem fünf eigene Eigenschaften als Kind und als Erwachsener (s. Abb. 16). Dabei wird deutlich, dass diese Eigenschaften eine Reaktion auf die Eltern zum emotionalen Überleben in der Kindheit waren und heute oft noch sind. Es ist von großem Wert, wenn der Patient erkennt, wie sehr seine Eigenschaften der Anpassung an schwierige Aspekte der Eltern dienten.

Nun wird erarbeitet (Abb. 17), welche Verhaltensweisen als Kind geboten, nützlich oder notwendig waren, um mit den Eltern zurechtzukommen. Und welche befriedigenden Verhaltensweisen der Eltern dadurch erzielt werden konnten. Umgekehrt wird gesammelt, wie sich der Patient als Kind auf keinen Fall verhalten durfte, und wie die Eltern sonst bedrohlich oder frustrierend reagiert hätten. Diese Sammlung von Erinnerungen als biografischem Material dient als Grundlage für das nachfolgende Eruieren des daraus resultierenden kindlichen Selbst- und Weltbildes.

Gebotenes, nützliches Verhalten gegenüber Mutter/Vater war: 1 .... 2 .... 3	**Verbotenes, tabuisiertes Verhalten** gegenüber M/V war: 1 .... 2 .... 3 ....
M/V Reaktion (befriedigendes) Verhalten war: 1 .... 2 .... 3	**M/V Reaktion (frustrierendes/ bedrohendes Verhalten)** war: 1 .... 2 .... 3 ....

Abb. 17: Gebotenes, nützliches vs. verbotenes, tabuisiertes Verhalten in der Kindheit

Hinzu kommt noch einmal die funktionale Betrachtung: »Mein nützliches Verhalten diente der Befriedigung/Bewahrung meines Bedürfnisses nach .... beziehungsweise der Verringerung meiner Angst vor ....« Welches Selbst- und Weltbild ist entstanden?

Das *Selbstbild* ist geprägt durch

- die vorherrschenden Bedürfnisse: »Ich brauche (noch) ....«
- Ängste und Bedrohungen: »Ich fürchte (noch) ....
- Defizite: »Ich kann (noch) nicht ....«
- Fertigkeiten: »Ich kann (schon) ....«

Das *Weltbild* ergibt sich aus den erwarteten elterlichen Konsequenzen, die auf erwünschtes Verhalten folgen (Befriedigung) beziehungsweise auf unerwünschtes Verhalten (Frustration/Bedrohung).

Diese kindliche Theorie ist der Beginn einer Theory of Mind (Flavell 2011; Premack & Woodruff 1978; siehe Förstl 2007).

Tab. 8: Selbst- und Weltbild in der Kindheit

Selbstbild	**Weltbild**
Ich brauche einerseits .... (Abhängigkeitsbedürfnis)	Von Vater/Mutter bekomme ich ....
Ich brauche andererseits .... (Autonomiebedürfnis)	nur, wenn ich .... (erwünschtes Verhalten)
Am meisten brauche ich	Vater/Mutter bedrohte/frustrierte mich jedoch mit ....
Ich kann (noch) nicht	wenn ich folgendes unerwünschtes Verhalten zeige ....
Ich kann schon	
Ich fürchte (noch)	

Nach diesen Vorarbeiten kann nun die Regel, die das emotionale Überleben in der Kindheit sicherte, formuliert werden (s. Abb. 18).

Meine bisherige Überlebensregel

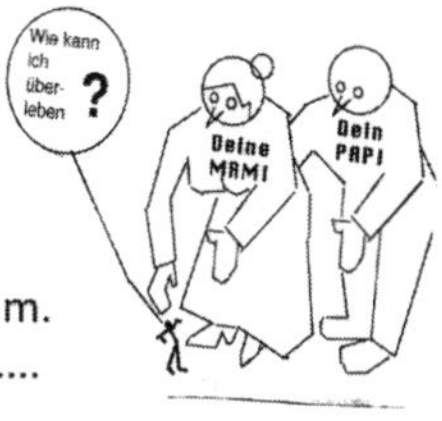

Nur wenn ich immer ....
(entsprechend meines Persönlichkeitszugs handle)

und wenn ich niemals Ärger zeige oder (Gegenteil m. Persönlichkeitszugs) ....

bewahre ich mir ....
(Befriedigung meines zentrales Bedürfnisses)

und verhindere ....
(meine zentrale Angst)

Abb. 18: Die Überlebensregel

Hier noch einmal zur Erinnerung:

- Der erste Teilsatz ist das *Gebot:* Der Patient muss sich immer so verhalten. Wir setzen seinen wichtigsten Persönlichkeitszug ein, zum Beispiel zurückhaltend.
- Der zweite Teilsatz ist das *Verbot:* Der Patient darf sich auf keinen Fall so verhalten. Es kann zum Beispiel eingesetzt werden: sich voll Ärger wehren oder den eigenen Weg gehen etc.
- Der dritte Teilsatz ist das *höchste Gut*, das nicht aufs Spiel gesetzt werden darf, also das wichtigste Bedürfnis, zum Beispiel Zugehörigkeit.
- Der vierte Teilsatz ist die *größte Bedrohung*, die auf keinen Fall eintreten darf. Es wird die wichtigste Angst des Patienten eingesetzt, zum Beispiel Trennung.

Wenn der Satz vollständig ist, kann der Patient ihn langsam und deutlich vorlesen. Der Therapeut fragt ihn: »Wie geht es Ihnen damit? Wenn Sie sich vergegenwärtigen, dass das die Leitlinie Ihres bisherigen Lebens war?« Insbesondere beim zweiten Teilsatz benötigt der Patient die Hilfe seines Therapeuten. Patienten, die zu wenig Ärger empfinden oder zeigen, sollten an dieser Stelle immer festhalten: »Und wenn ich niemals meinen Ärger deutlich zeige und mich wirksam wehre.« Der Therapeut fügt dann noch das Verhalten hinzu, das das Gegenteil seines dysfunktionalen Persönlichkeitszugs ist. Hilfreich ist auch die Liste von persönlichkeitsspezifischen Überlebensregeln in Kapitel 4.1.2.7 »Inneres Arbeitsmodell«.

2.3.3 Entgegen der Überlebensregel handeln

- Stellen Sie sich vor: Jetzt müssen Sie sich entscheiden, ab sofort das Gegenteil dieser Regel zu tun!
- Welches Gefühl entsteht?
- ....
- Welche Gedanken kommen?
- ....
- Was fürchten Sie? ....
- In welchem Konflikt sind Sie?
- ....

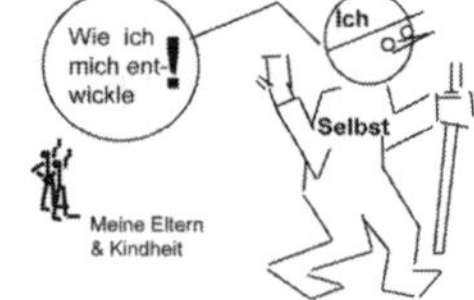

Abb. 19: Entgegen der Überlebensregel handeln

Wichtig ist die Frage: Was fühlt der Patient, wenn er entgegen seiner Überlebensregel handeln soll? Wenn er sich vorstellt, dies wirklich zu tun? An den Patienten: »Stellen Sie sich vor, Sie müssen ab jetzt zwei Wochen lang genau das Gegenteil dessen tun, was Ihre Überlebensregel gebietet.« Jetzt spürt der Patient erst die Bedeutung seiner Überlebensregel. Diese warnt drastisch und macht Angst beim Gedanken, gegen sie zu verstoßen. Der innere Konflikt des Patienten wird aktiviert, ähnlich wie in der symptomauslösenden Situation. »Entweder bleibe ich so angepasst und unglücklich in meiner Beziehung, oder ich zeige deutlich, was ich brauche und will – riskiere aber Liebesverlust/Trennung.«

Die gewonnene Erkenntnis kann jetzt gemeinsam mit dem Patienten reflektiert werden (Metakognitive Betrachtung = Mentalisieren). Danach wird mit ihm vereinbart, dass er zur Tat schreitet und im Sinne der empirischen Hypothesenprüfung nach Beck (1979) das Experiment wagt. Das wird ganz konkret geplant:

- In der kommenden Woche, wann genau? ....
- In welcher Situation? ....
- Welchem Menschen gegenüber? ....
- Welches neue Verhalten? ....

Der Patient kann das mit geschlossenen Augen mental üben oder mit einem kurzen Rollenspiel. Empfehlenswert ist, die Situation und das neue Verhalten täglich in einem inneren Bild zu praktizieren, sodass es im Ernstfall sicher verfügbar ist.

Eine weitere Unterstützung für das Commitment ist ein schriftlicher Vertrag unter dem Motto »Leben statt Überleben«: Durch die Nachbesprechung hält der Patient die befürchteten Folgen für so unwahrscheinlich, dass er entgegen seiner Überlebensregel handeln möchte. Der Therapeut schließt mit ihm einen Vertrag, durch den er sich unterstützt fühlt. Die Vertragssituation sollte eine in der nächsten Woche auftretende Situation mit einer benannten Bezugsperson sein. Die Situation sollte nur so schwierig sein, dass es sicher ist, dass der Patient sie meistert. Patient und Therapeut sollten zuversichtlich sein, dass die gemeinsam formulierte Erwartung auch eintritt. Ein Handschlag besiegelt den Vertrag.

Die Vertragssituation ist: ....

Das Handeln entgegen meiner Überlebensregel ist: ....

Meine Überlebensregel sagt voraus, dass Folgendes passieren wird: ....

Viel wahrscheinlicher ist folgendes Ergebnis: ....

Ich verpflichte mich deshalb zu meinem neuen Verhalten!

Datum: Unterschrift:

Diese Entscheidung des Patienten ist ein Durchbruch, der ihm hilft eine bedeutsame Wende in seinem Leben zu vollziehen. Und auch wenn die alte Überlebensregel noch oft siegen wird, ist es Zeit, eine neue Erlaubnis gebende Lebensregel zu formulieren und als neue Verhaltensmaxime zu setzen. Das Bewusstsein konnte sich befreien von dem alten Diktat und hat die Erlaubnis bekommen, so zu handeln, dass die eigenen Interessen, Wünsche und Bedürfnisse nicht mehr zu kurz kommen. Es ist klar geworden, dass die zentrale Angst ein Fehlalarm ist, der zwar noch eine Zeit lang ausgelöst, aber nicht berücksichtigt wird, denn er wird von selbst aufhören, ohne dass getan wird, wozu er auffordert.

2.3.4 Die neue Erlaubnis gebende Lebensregel

Nachdem der Patient einige Male gegen seine Überlebensregel verstoßen und erfahren hat, dass sein emotionales Überleben nicht auf dem Spiel stand, kann er eine neue Lebensregel formulieren (vgl. Abb. 20). Sie ist dann kein Gebot mehr, kein Verbot mehr, sondern *Erlaubnis*. Mit der realistischen Erwartung, dass seine Bedürfnisse trotzdem befriedigt werden. Vorhergesagte Bedrohungen sind sehr unwahrscheinlich, sodass er angstfrei handeln kann.

Wie ein Morgengebet sollte der Patient seine neu erarbeitete Lebensmaxime täglich aussprechen – nicht nur lesen, sondern laut sprechen.

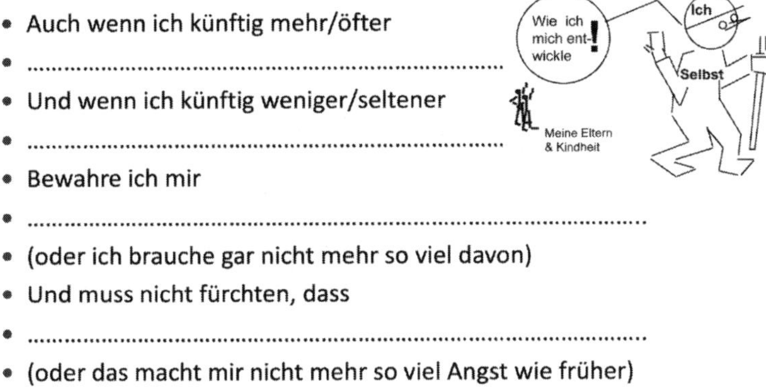

Abb. 20: Die neue Erlaubnis gebende Lebensregel

2.4 Fazit zu Modul 2

Das Mentalisierungsspezifische dieses Kapitels wurde schon oft durch die beiden Synonyme inneres Arbeitsmodell und dysfunktionale Überlebensregel erkenntlich. Der Mensch passt sich so gut es geht an die Umwelt an, die er von Geburt an vorfindet. Für sein Überleben mit seinen Eltern und seiner Familie ist es notwendig, eine sichere Bindung an diese Menschen herzustellen, von denen er abhängig ist. Bindung sichern ist eine ständige Arbeit. Für häufig wiederkehrende Muster von Interaktionen hilft ein inneres Arbeitsmodell. Günstige Verhaltensweisen werden so automatisch beibehalten und ungünstige Verhaltensweisen werden unterlassen. Später wird daraus eine Überlebensregel mit Geboten und Verboten.

3 Akzeptanz 2

Achtsamkeit und Stressbewältigung

Mitten im affektiven Erleben ist ein Mensch nicht achtsam. Die Emotionen erfassen ihn und seine ganze Aufmerksamkeit. Er ist nicht in der Lage, sich selbst zu beobachten, innezuhalten, durchzuatmen und bewusst zu erkennen, was eigentlich abläuft. Wenn die Emotionen in Stress ausarten, wird es noch schlimmer, ihm geht der Blick für das Gesamte verloren, er sieht nur noch wie in einem Tunnel, was jetzt konkret Stress macht, und versucht, den Stress zu beenden – nicht auf eine besonnene Weise, sondern hektisch und aufgewühlt mit Röhrenblick.

Frau B. ist eine 30-jährige Fachverkäuferin und sehr kompetent in ihrem Beruf. Alles war gut, solange sie alles im Griff hatte. Sobald jedoch eine Irritation eintrat, kam es zu Herzklopfen und Schweißbildung. Das konnte zum Beispiel die Frage eines Kunden sein, ob sie denn zuständig sei. Natürlich war sie das, aber sie fühlte sich gleich ganz infrage gestellt und es fiel ihr schwer, nach außen ruhig zu bleiben. Manchmal regte sie sich bei so einer Lappalie so sehr auf, dass sie kurz den Raum verlassen musste, um sich wieder beruhigen zu können. Sie strengte sich dann noch mehr an, um alles perfekt und keine Fehler zu machen. Der ganze Körper spannte sich den ganzen Tag an. Am Ende eines Tages hatte sie dann starke Rückenbeschwerden und fühlte sich am ganzen Körper schmerzhaft verspannt. Entsprechend konnte sie nicht gut einschlafen. Nachts knirschte sie mit den Zähnen, sodass sie vom Zahnarzt eine Schiene verschrieben bekommen hatte, um die Zähne zu schonen.

Bei ihr war es sinnvoll, die Therapie auf zweifache Weise einzuleiten: zum einen wegen der akuten Muskelbeschwerden und chronischen Verspannungen mit einer Progressiven Muskelrelaxation nach Jacobson, zum anderen mit Achtsamkeitsübungen, um die Affektregulierung zu verbessern. Die Übungen wurden so verteilt, dass sie morgens 20 Minuten Achtsamkeit übte und abends 20 Minuten Entspannungsübungen machte.

In den Therapiesitzungen wurden die Übungen einige Male gemeinsam durchgeführt.

3.1 Durch Achtsamkeit zu Affektregulierung und Akzeptanz

Das Arbeitsmodul »Achtsamkeit und Akzeptanz« ist nach der Diagnostik und dem Beziehungsaufbau die erste Maßnahme in der Therapie, da alle nachfolgenden Interventionen unter dem Vorzeichen von Achtsamkeit effektiver ablaufen können (Abb. 21). Stresserleben und Stressbewältigung ist eine der ersten Erfahrungen im Leben eines Säuglings. Seinen Stress zu regulieren ist allerdings Aufgabe seiner Mutter und weiterer zentraler Bezugspersonen.

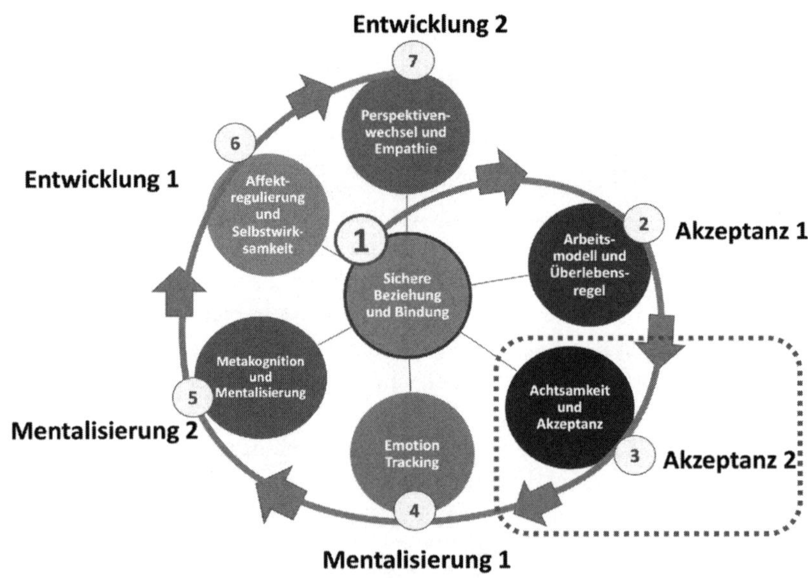

Abb. 21: Achtsamkeit und Akzeptanz (Modul 3 der MVT)

Heute ist Achtsamkeit ein unverzichtbarer und selbstverständlicher Teil jeder Therapie (vgl. Hauke 2009a, b, 2013). Achtsamkeit ist die nicht bewertende Lenkung der Aufmerksamkeit auf das Hier und Jetzt, ein akzeptierendes Gewahrsein im gegenwärtigen Moment. Dem Patienten wird versucht nahezubringen, dass dies eine der wirksamsten Aspekte im Therapieprozess ist und er das gut lernen kann. Er kann mit dieser neuen Aufmerksamkeitslenkung viel mehr von der Behandlung profitieren und manches kann ohne Achtsamkeit nicht gelingen. Vieles bleibt im Alltag außerhalb der bewussten Aufmerksamkeit, sodass wir es nicht ändern können. Was alles in unserer Psyche abläuft, nehmen wir im Zustand der Achtsamkeit wahr, verstehen so vieles mehr und können uns besser akzeptieren. Gefühle werden besser wahrnehmbar und steuerbar. Allerdings tritt (vorübergehend) auch Schmerzliches stärker ins Bewusstsein. Die Grundhaltung und Übung der Achtsamkeit kommt von der buddhistischen Meditation und wurde zum Beispiel von Jon Kabat-Zinn für die westliche Welt so übertragen, dass jeder Mensch auf sie zugreifen kann. Er schreibt:

> »Sie lehrt uns, vom Aktionsmodus in den Seinsmodus zu wechseln, Zeit für uns selbst zu beanspruchen, unseren Lebenspuls zu verlangsamen, innere Ruhe und Selbstakzeptanz zu pflegen, den Geist in seiner Sprunghaftigkeit zu beobachten, die Gedanken zu beobachten und loszulassen, ohne uns in sie zu verstricken oder von ihnen fortgetrieben zu werden« (Kabat-Zinn 2013, S. 23).

Wir stoßen hier auch auf eine Brücke zur Embodimentperspektive (Einbettung psychischer Funktionen in den Körper), da Achtsamkeit dieser Perspektive entspricht (Hauke 2013).

Therapeuten kommen nicht umhin, selbst Achtsamkeit zu praktizieren, wenn sie diese den Patienten lehren wollen. Therapeuten sollten also ebenfalls mit täglichen 20-minütigen Achtsamkeitsübungen beginnen – morgens vor dem Frühstück oder abends, wenn die Freizeit beginnt, oder in der Mittagspause.

Anleitung für den Therapeuten

Wählen Sie die Vorgehensweise aus, mit der Sie sich am wohlsten fühlen. Sie können damit beginnen, im Sitzen Ihren Körper, Ihre Atmung, Ihre Bewusstseinsprozesse zu beobachten, so sein zu lassen, wie sie sind, und geschehen zu lassen, was geschieht. Oder Sie können als Body Scan Ihren Körper aufmerksam wahrnehmend durchgehen, sodass er in Ihr Bewusstsein rückt. Jedes achtsame Innehalten in Ihrem Alltag wird sich positiv auf Ihr Wohlbefinden und Ihre Erfahrungen mit Ihrer Umwelt auswirken –

sei es beim Zähneputzen, Essen oder Spazierengehen. Die nachfolgenden Achtsamkeitsübungen können Sie zunächst selbst einige Wochen lang üben und anschließend mit Ihrem Patienten anwenden. Später können Sie die von Kabat-Zinn (2013) vorgeschlagenen Übungen praktizieren:

- Erste Übung: Body-Scan (den Körper erkunden)
- Zweite Übung: Atemübung
- Dritte Übung: Sitzmeditation

Bewährt haben sich auch Achtsamkeitsglocken, die sich über Apps auf dem Handy oder über Achtsamkeitsprogramme auf dem Computer einrichten lassen und in gewählten Abständen durch einen Gong oder Glocke an ein kurzes achtsames Innehalten erinnern.

Unser wichtigstes Instrument ist der Atem. Er ist uns treuer Freund und Begleiter, den wir immer in jeder Situation an unserer Seite haben. Er kann unser Ankerpunkt sein, der dabei hilft, uns mit unserem Körper zu verbinden und immer wieder ins Hier und Jetzt zurückzukommen, wenn unsere Gedanken abschweifen.

3.1.1 Body-Scan (den Körper erkunden)[12]

> »Durch die Verankerung unseres Gewahrseins im Körper erkennen wir die Ganzheit dessen an, was wir sind: Ein verkörpertes Wesen, nicht bloß ein vielbeschäftigter Kopf, der über einem unbeteiligten Körper schwebt.«
>
> *Gilbert & Choden (2014, S. 276)*

Anleitung für den Patienten

Bei der Übung »Body-Scan« bringen wir unseren Körper ganz in das Zentrum der Aufmerksamkeit all unserer Sinne. Wir wandern mit unserer Aufmerksamkeit langsam in kleinen Schritten von den Zehen bis zum Scheitel unseres Kopfes und wenden uns mit neugierigem Interesse und liebevoller Aufmerksamkeit sämtlichen Körperteilen zu, wobei wir uns jeglichen Empfindungen und deren Veränderungen mit der Zeit gewahr werden. Durch das bewertungsfreie Scannen unseres Körpers üben wir achtsames Beobachten und Wahrnehmen und schenken gleichzeitig unserem Körper

12 Kapitel 3.1.1 bis 3.1.3 wurden von Aline Sulz erarbeitet.

wohlwollende Güte. Sie sollten sich für einen Body-Scan mindestens 20 Minuten Zeit nehmen. Es empfiehlt sich eine liegende Haltung auf einer weichen Unterlage (z. B. auf einer Yogamatte, Sofa oder auch Bett) oder, wenn Sie in liegender Position Probleme haben oder schnell einschlafen, können Sie den Body-Scan auch in aufrecht sitzender Haltung durchführen. Ihre Augen lassen Sie behutsam geschlossen oder leicht geöffnet.

Nehmen Sie eine entspannte Haltung ein, lassen Sie Ihre Arme neben sich auf der Unterlage ruhen, die Handflächen zeigen nach oben, die Füße fallen entspannt nach außen, das Kinn ist leicht zum Brustkorb geneigt, sodass Ihr Nacken flach auf der Unterlage liegen kann. Spüren Sie nun zunächst die Unterlage unter Ihnen, wie Ihr Körper von ihr getragen wird, die Schwerkraft, die Ihren Körper in die Unterlage sinken lässt, und nehmen Sie dann drei tiefe Atemzüge. Atmen Sie dazu erst tief in den unteren Bauch ein und spüren dabei, wie er sich wölbt, dann weiter in den Brustraum bis ihr Körper ganz von Luft erfüllt ist und atmen Sie dann in umgekehrter Reihenfolge wieder aus. Atmen Sie drei Mal auf diese Weise tief ein und wieder aus. Vielleicht können Sie spüren, wie die Luft beim Ausatmen wärmer ist als die Luft beim Einatmen. Spüren Sie, wie der Atem Energie beim Einatmen und Ruhe beim Ausatmen bringt. Gehen Sie dann zu einem normalen Atem über und beobachten Sie eine Weile das Heben und Senken Ihres Brustkorbs und wie der Atem durch Ihren Körper strömt. Wenden wir uns nun den großen Zehen zu. Gehen Sie mit Ihrer Aufmerksamkeit ganz in die großen Zehen. Wie fühlen sie sich an, ist da ein leichtes Kribbeln zu spüren, Wärme oder Kälte oder fühlen sie sich schwer an? Wandern Sie weiter in die zweiten Zehen, dann zu den mittleren, den vierten und zuletzt zu den kleinen Zehen. Gehen Sie dann mit Ihrer Aufmerksamkeit weiter zu den Fußballen, den Fußgewölben und schließlich zu den Fersen. Vielleicht können Sie Ihren Füßen etwas Dankbarkeit schenken dafür, dass sie Sie tagtäglich durch Ihr Leben tragen. Auf ihnen ruht Ihr ganzer Körper, sie bieten Ihnen eine feste Basis. Vielleicht können Sie sich vorstellen, wie Sie in Ihre Füße hineinatmen und aus ihnen wieder herausatmen. Wandern Sie nun weiter zu den Fußgelenken, wie fühlen die sich in diesem Moment an? Sollte Ihre Aufmerksamkeit abschweifen, werden Sie sich dessen bewusst und kehren Sie behutsam mit Ihrer Aufmerksamkeit zu Ihrem Körper zurück. Aufkommende Gedanken lassen Sie weiterziehen wie Wolken am Himmel, ohne sie zu bewerten. Lassen Sie Ihre Aufmerksamkeit weiter in Ihre Schienbeine und Waden wandern, von dort weiter in Ihre Knie und hinauf in die Oberschenkel. Wenden wir uns nun dem

Gesäß zu und spüren, wie es auf der Unterlage aufliegt. Schenken wir auch unserem Gesäß wohlwollende Dankbarkeit dafür, dass es uns ein weiches Polster bietet. Sollten Sie in einem Körperteil eine Spannung oder gar Schmerzen feststellen, so wenden Sie sich diesem Körperteil in besonderer Weise liebevoll zu, atmen Sie in diesen Körperteil ein und aus ihm wieder heraus und umsorgen Sie ihn voller freundlicher Zugewandtheit innerlich. Anstatt uns wie sonst über ein Körperteil, der Unwohlsein bringt, zu ärgern, wollen wir ihm nun Liebe und Zuwendung schenken. Nehmen Sie nun Ihre Hüfte und Becken wahr. Wandern wir nun mit unserer Aufmerksamkeit weiter in den unteren Rücken, von dort die Wirbelsäule entlang Wirbel für Wirbel nach oben zu den Schulterblättern und den Schultern. Spüren Sie, wie diese auf der Unterlage aufliegen. Nun wenden wir uns dem Bauch zu, spüren noch einmal, wie er sich mit dem Atem gleichmäßig hebt und senkt, und wandern weiter hoch zum Brustkorb. Wie viele innere Organe hier versteckt sind, die ununterbrochen für Sie arbeiten, ohne dass Sie sich dessen bewusst sind. Vielleicht mögen Sie Ihre Hand auf Ihr Herz legen und spüren dabei das Pochen. Gehen Sie nun mit Ihrer Aufmerksamkeit weiter über die Schlüsselbeine und die Schultern in die Oberarme. Welche Empfindungen können Sie hier wahrnehmen? Wandern Sie weiter über die Ellenbogen zu den Unterarmen, den Handgelenken in die Handinnenflächen und die einzelnen Finger. Werden Sie sich bewusst, welche Dienste unsere Hände täglich für uns tun, wie viel Kraft und Sensibilität in ihnen steckt. Richten Sie nun Ihre Aufmerksamkeit auf Nacken, Hals und Gesicht. Welche Empfindungen tauchen hier auf? Wo gibt es vielleicht Spannungen im Bereich der Stirn, Augenpartie, Wangen, Kinn, Kiefer? Atmen Sie in Bereiche der Spannung hinein und aus ihnen wieder heraus. Nehmen Sie wahr, wie der Atem durch die Nase ein- und wieder ausströmt und sich dabei Ihre Nasenflügel leicht bewegen. Spüren Sie, wie Ihr Hinterkopf auf der Unterlage aufliegt und wandern Sie mit Ihrer Aufmerksamkeit bis zum Scheitel des Kopfes. Nehmen Sie nun noch einmal Ihren Körper als ganzen wahr, wie er bei jedem Einatmen von frischer Luft erfüllt wird und bei jedem Ausatmen sich wieder völlig leert. Der Körper verbindet sich mit dem Atem, der automatisch ein- und ausfließt. Registrieren Sie nun, wie sich Ihr Körper im Vergleich zu vorher anfühlt. Hat sich etwas verändert? Und wenn ja, was? Nehmen Sie alle Empfindungen und Veränderungen mit einer akzeptierenden offenen Haltung an. Es gibt kein Ziel, das erreicht werden muss. Wir nehmen einfach nur wahr, was in und um uns in diesem Moment passiert. Bevor wir langsam zum Ende kommen, lassen Sie noch einmal mit tiefen kräftigen Atemzügen Energie in Ihren Körper strömen, machen Sie kleine Bewegungen mit ihren Füßen und Händen, drehen Sie leicht Ihren Kopf von links nach rechts und öffnen Sie nun Ihre Augen. Legen Sie eine Hand auf Ihr Herz und danken sich selbst für die wohltuende Achtsamkeitspraxis.

3.1.2 Atemübung

Anleitung für den Patienten

Die Arbeit mit dem Atem ist das Kernelement der Achtsamkeitspraxis. Er ist ein wichtiges Hilfsmittel, um den unsteten Geist zur Ruhe zu bringen. Da der Atem uns immer begleitet, egal wo wir sind, können wir in jeder denkbaren Situation auf ihn zurückgreifen, um uns wieder mit unserem Körper zu verbinden und vom Tun-Modus in den Sein-Modus zu gelangen, in dem wir zur Ruhe kommen und einfach nur sind. Sie können Ihren Atem bewusst verändern. Wenn Sie ihn schneller werden lassen, merken Sie direkt, wie Sie vielleicht unruhiger und angespannter werden. Wenn Sie ihn verlangsamen, können Sie vielleicht wahrnehmen, wie Ihr Körper dadurch mehr zur Ruhe kommt. Für uns ist es wichtig, bei der Arbeit mit dem Atem nichts zu forcieren, sondern einen Rhythmus zu finden, der sich für Sie angenehm ruhig anfühlt.

Setzen Sie sich für die Atemübung bequem mit geradem Rücken hin. Ihre Füße liegen flach auf dem Boden, Ihre Hände ruhen entspannt auf den Oberschenkeln. Versuchen Sie, eine Sitzhaltung zu finden, die sowohl bequem als auch aufrecht ist, sodass Sie entspannt und zugleich in wacher Haltung in die Atempraxis gehen. Die Augen können sanft geschlossen sein oder Sie richten den Blick auf den Boden. Spüren Sie zunächst in Ihren Körper hinein und wandern mit Ihrer Aufmerksamkeit einmal durch Ihren Körper, beginnend bei den Füßen, wie sie fest auf dem Boden ruhen, weiter über die Beine hoch in ihr Gesäß, wie es auf Ihrer Sitzunterlage aufliegt, dann den Rücken hoch in die Schultern, in den Brustkorb, der sich mit dem Atem hebt und senkt, weiter den geraden Nacken hinauf zum Kopfscheitel. Stellen Sie sich vor, dass ein unsichtbarer Faden Sie am hinteren Kopfende nach oben zieht, sodass Ihre Haltung noch aufrechter wird. Wenden Sie sich nun ihrem Gesicht zu. Sollten Sie in Ihrer Gesichtspartie Spannungen wahrnehmen, versuchen Sie diese loszulassen und zu entspannen, indem Sie den Kiefer leicht fallen lassen. Vielleicht können Sie ein leichtes Lächeln auf Ihre Lippen zaubern, um Ihre Intention der freundlichen Zuwendung zu Ihrem Atem und sich selbst zu bekräftigen.

Konzentrieren Sie sich nun auf Ihren Atem, wie er bei jedem Einatmen in Ihren Körper einströmt und bei jedem Ausatmen wieder hinausströmt. Um den Atem besser zu spüren, nehmen wir zunächst drei tiefe Atemzüge, indem Sie tief in den Bauch, dann weiter in den Brustkorb und zuletzt bis zu den Schlüsselbeinen einatmen, sodass Ihr Körper durch und durch mit Ihrem Atem gefüllt ist. Halten Sie den Atem kurz an und spüren den Empfindungen nach, die sich in Ihrem Körper zeigen. Dann lassen Sie langsam den Atem wieder ausströmen, sodass sich erst der Brustkorb wieder senkt und anschließend die Bauchdecke bis das letzte bisschen Luft Ihrem Körper entwichen ist, Sie ganz leer sind. Nehmen Sie auf diese Weise zwei weitere Atemzüge. Spüren Sie dabei genau in Ihrem Körper nach, wie die Luft sich langsam in alle Körperteile ausbreitet beim Einatmen und wie die Luft durch Ihre Nasenlöcher beim Ausatmen wieder langsam ausströmt. Vielleicht mögen Sie bewusst ein Atemgeräusch entstehen lassen, sodass Sie auch das Geräusch des Atems beobachten können. Gehen Sie nach den drei tiefen Atemzügen zu einem normalen Atem über. Versuchen Sie zu einem Ihnen angenehmen Atemrhythmus zu kommen, indem Sie zunächst etwa drei Sekunden einatmen, kurz innehalten und dann fünf Sekunden lang ausatmen. Variieren Sie den Atem dann so, dass Sie zu einem sanften Rhythmus finden, der Sie ruhiger werden lässt. Gehen Sie nun mit Ihrer Aufmerksamkeit in den Körperbereich, wo Sie den Atem am besten spüren, und verweilen eine Weile bei Ihrem Atem, lassen ihn ein- und ausströmen, ohne ihn weiter zu beeinflussen. Der Atem fließt ganz von alleine, ohne unser Zutun. Nehmen Sie wahr, welche Empfindungen der Atem im Körper auslöst. Vielleicht merken Sie, wie Sie innerlich ruhiger werden und sich Ihre innere Ruhe mit Ihrem freundlichen Gesichtsausdruck verbindet. Sie werden vielleicht feststellen, wie Ihre Gedanken hin und wieder abschweifen. Das ist normal. Unser unsteter Geist hält nicht inne, springt von einem Gedanken zum nächsten und verweilt niemals im gegenwärtigen Moment. Wenn wir merken, dass wir uns wieder in Gedanken verlieren, registrieren wir das einfach und kehren behutsam zu unserem Atem zurück. Manchen mag es helfen, die Atemzüge zu zählen und bei jeder Unterbrechung durch Gedanken wieder bei eins anzufangen. Dabei sollte kein falscher Ehrgeiz entstehen. Hier gibt es nichts zu erreichen, nur der gegenwärtige Moment zählt, in dem wir ganz bei unserem Atem sind. Sie sind wie ein Berg, über dem Ihre Gedanken wie Wolken vorüberziehen. Manchmal türmen sich große Gedankenwolken auf und verfangen sich in der Bergspitze; lassen Sie sie einfach weiterziehen und kehren zu dem ein- und ausströmenden Atem zurück. Der Atem strömt ganz von selbst durch Ihre Nase ein, füllt Ihre Lungen und strömt dann langsam wieder aus. Nehmen Sie diesen Rhythmus einfach nur wahr. Nehmen Sie sich die Zeit, nun ganz bei sich und Ihrem Atem zu sein, und schenken Sie sich dafür dankbare Anerkennung. Bevor wir zum Ende der Atemübung kommen, lassen Sie Ihren Atem noch einmal tief werden, spüren Sie die Unterlage, auf der Sie sitzen, den Kontakt der Fußsohlen zum Boden. Öffnen Sie dann langsam die Augen, wenn Sie dazu bereit sind.

3.1.3 Sitzmeditation

Anleitung für den Patienten
In der Sitzmeditation können wir das anwenden, was wir beim Body-Scan und bei der Atemübung gelernt haben. Wir können zum Beispiel unsere Sitzmeditation beginnen, indem wir uns zunächst für ein paar Minuten auf unseren Atem konzentrieren, damit unser Geist zur Ruhe kommt. Dies hilft uns, ganz bei uns anzukommen, uns von dem, was an diesem Tag hinter uns oder noch vor uns liegt, zu lösen. Anschließend können wir uns unserem Körper zuwenden, nachspüren, wie er sich in diesem Moment anfühlt. Und schließlich lassen wir jedes Ziel, jedes Tun-Wollen los und *sind* einfach nur, kommen zur Ruhe. Wir verweilen achtsam im jetzigen Moment.

Setzen Sie sich in eine angenehme aufrechte Haltung, entweder auf der vorderen Kante eines (Meditations-)Kissens, das linke Bein liegt vor dem rechten Bein auf dem Boden, sodass Ihre Knie nahe am Boden und Ihre Oberschenkel nach unten geneigt sind, oder wahlweise auf einem Stuhl, möglichst auf vorderer Stuhlkante, nicht angelehnt, mit aufrechtem Rücken. Ihre Hände ruhen sanft auf Ihren Knien. Wichtig ist, dass Sie so bequem für eine Weile sitzen und dabei eine wache aufmerksame Haltung bewahren können. Atmen Sie dann ein Mal tief durch die Nase ein und hauchen dann durch Ihren Mund den Atem kraftvoll wieder aus. Stellen Sie sich vor, Sie würden mit dem Aushauchen sämtliche Gedanken, die Sie noch vom Tag beschäftigen oder die Sie an Bevorstehendes erinnern, für diesen Moment aus sich hinaus hauchen. Diesen Gedanken können Sie sich später wieder widmen. Wiederholen Sie das tiefe Einatmen und Aushauchen noch ein oder zwei Mal, so wie Sie es benötigen. Diese Zeit widmen Sie ganz Ihrem achtsamen Gewahrsein des Hier und Jetzt, Gedanken zur Vergangenheit und Zukunft hauchen Sie aus sich heraus und lassen Sie weiterziehen. Gehen Sie dann sachte in einen ruhigen Atemrhythmus über. Beobachten Sie eine Weile das Ein- und Ausströmen Ihres Atems, wie der Atem ganz von selbst ohne Ihr Zutun die Bauchdecke hebt und wieder senkt, wie er Sekunde um Sekunde Ihren Körper mit Leben erfüllt. Nehmen Sie nun Ihren Körper wahr, wie er auf der Unterlage sitzt, entspannt und gleichzeitig wach. Vielleicht mögen Sie eine Hand auf Ihr Herz legen, dabei Ihre Mundwinkel zu einem leichten Lächeln formen und mit bejahender freundlicher Intention sich dem Verweilen in diesem Augenblick zuwenden. Schenken Sie sich Dankbarkeit dafür, dass Sie sich diese Zeit des Innehaltens einräumen. Gehen Sie dann mit Ihrer Aufmerksamkeit in den Raum. Welche Geräusche nehmen Sie wahr? Gibt es vielleicht bestimmte Gerüche, oder können Sie etwas anderes im Raum spüren, wie etwa einen leichten Windhauch, der Ihre Haut berührt, oder Wärme, die auf Ihren Körper trifft? Lassen Sie Ihre Wahrnehmungen durch Ihre Sinne einfach da sein, ohne ihnen weiter nachzugehen oder ihnen besondere Aufmerksamkeit zu schenken. Dann wenden Sie sich wieder ganz sich und Ihrem Körper zu. Vielleicht bemerken Sie einen physischen Stress im Körper. Wo genau ist er zu spüren? Und in welcher Qualität zeigt er sich? Ist es ein Drücken, ein Ziehen oder eher ein Stechen? Spüren Sie in diesen Körperbereich hinein, registrieren Sie den physischen Stress, wo und in welcher Qualität er sich zeigt und begegnen ihm mit einer liebevollen wohlwollenden Zuwendung, die ihn innerlich umsorgt und ihn da sein lässt, anstatt ihn zu bekämpfen. Vielleicht empfinden Sie auch einen emotionalen Stress, ein Gefühl wie innere Anspannung oder Unruhe, Wut oder etwa Trauer. Versuchen Sie auch hier das Gefühl zu registrieren, zu benennen und nachzuspüren, wie und wo im Körper es zu spüren ist. Entdecken Sie, wie das Gefühl mit Ihrem Atem korrespondiert und auch im Körper in Form von Anspannungen oder anderen sensorischen Manifestationen Gestalt annehmen kann. Begegnen Sie dann auch diesem emotionalen Stress mit einer offenen akzeptierenden Haltung. Wenn Sie bemerken, dass Ihr unsteter Geist Sie ins Denken abdriften lässt, nehmen Sie das einfach zur Kenntnis und kehren zu Ihrem Atem zurück. Nehmen Sie Ihren Atem für eine Weile beobachtend wahr und verbinden Sie sich über Ihren Atem mit sich selbst im Hier und Jetzt. Diese Zeit zum Meditieren gehört ganz Ihnen, Sie müssen jetzt nichts tun, seien Sie einfach da, lassen Sie jeden Drang, etwas zu tun, los. Ruhen Sie ganz in sich, wach und offen für das, was da ist und noch kommt. Nehmen Sie sich so viel Zeit für das In-sich-Ruhen, wie Sie es benötigen, kehren Sie dabei immer zu dem Anker Ihres Atems zurück, wenn Sie bemerken, wie Sie abschweifen und

Gedanken und Gefühle sich aufdrängen, und widmen sich dann wieder dem Ruhen im Hier und Jetzt. Bevor Sie die Meditation beenden, wenden Sie sich noch einmal Ihrem Körper zu, spüren Sie den Kontakt von Ihrem Gesäß und den Füßen auf der Unterlage, öffnen Sie dann sachte Ihre Augen und führen Sie ihre Handflächen zusammen vor ihre Brust. Als Geste der Anerkennung vor sich selbst und allen lebenden Wesen auf dieser Welt.

3.1.4 Achtsamkeit im Alltag üben

Zurück zu Frau B.: Schon bald konnte sie versuchen, nach dem täglichen 20-minütigen Üben von Achtsamkeit in einem abgeschiedenen ruhigen Raum diese auch in den Alltag hineinzubringen, wo ständig wechselnde Reize der Umgebung von Frau B. ein adäquates Handeln erforderten. Das bedeutet, Frau B. musste sich eine doppelte Aufmerksamkeit aneignen: Zunächst musste sie sich wie immer auf die konkrete Situation und deren Erfordernisse konzentrieren, zugleich aber auch sich selbst beobachten und wahrnehmen, was sie macht und wie sie es macht. Hier halfen ihr DBT-Skills sehr (DBT = Dialektisch-Behaviorale Therapie, begründet von Marsha Linehan [1996, 2016a, b]).

Aus der Fülle von Linehans Achtsamkeitsübungen (2016a, b) können nur einige herausgenommen und vorgestellt werden. In ihren beiden Büchern finden sich insgesamt etwa 120 Seiten nur zum Thema Achtsamkeit. Es kann hier also wirklich nur ein sehr kleiner thematischer Aspekt aufgegriffen werden.

Achtsamkeit möchte vom rationalen Geist und vom emotionalen Geist zum intuitiven Geist gelangen, der beide zusammenbringt. Mit diesem so entstehenden intuitiven Wissen (wise mind) wird also ein mittlerer Weg beschritten. Achtsamkeit besteht aus sechs Kernfähigkeiten:

a) den drei WAS-Fertigkeiten: Wahrnehmen, Beschreiben und Teilnehmen
b) den drei WIE-Fertigkeiten: Nichtwertend, Konzentriert und Wirkungsvoll

Sie werden nicht gleichzeitig, sondern einzeln geübt.[13]

13 Die Inhalte der Kapitel 3.1.4.1 und 3.1.4.2 wurden verändert übernommen aus Linehan (2016a, S. 76ff.).

3.1.4.1 Übungen zu den WAS-Fertigkeiten der Achtsamkeit

Wahrnehmen

Nehmen Sie mit Ihren Augen wahr:

1. Legen Sie sich auf den Boden und beobachten Sie die Wolken am Himmel.
2. Gehen Sie langsam und halten Sie an einer schönen Stelle an, registrieren Sie die Blumen, Bäume und die Natur selbst.
3. Setzen Sie sich draußen hin. Beobachten Sie, wer und was an Ihnen vorbeigeht, ohne ihnen mit dem Kopf oder mit den Augen zu folgen.
4. Registrieren Sie den Gesichtsausdruck und die Bewegungen eines anderen Menschen. Versuchen Sie nicht, die Gefühle, Gedanken oder Interessen dieses Menschen zu benennen.
5. Bemerken Sie nur die Augen, Lippen oder Hände des anderen Menschen (oder nur ein Merkmal eines Tieres).
6. Heben Sie ein Blatt, eine Blume oder einen Stein auf. Schauen Sie sich den Gegenstand genau an und versuchen Sie, jedes Detail zu sehen.
7. Finden Sie etwas Schönes, das Sie anschauen können, und verbringen Sie einige Minuten damit, es zu betrachten.

Nehmen Sie Geräusche wahr:

8. Bleiben Sie für einen Moment stehen und hören Sie nur. Hören Sie auf die Beschaffenheit der Geräusche um Sie herum. Hören Sie auf die stillen Augenblicke zwischen den Geräuschen.
9. Wenn jemand spricht, hören Sie auf die Tonlage der Stimme, auf die Weichheit oder Rauheit der Geräusche, auf die Klarheit oder das Murmeln von Sprechen, auf die Pausen zwischen den Worten.
10. Hören Sie Musik, nehmen Sie jede Note wahr, wenn sie kommt, und die Zwischenräume zwischen den Noten. Versuchen Sie, die Geräusche in Ihren Körper einzuatmen und sie mit Ihrem Ausatmen wieder hinausfließen zu lassen.

Beschreiben

Üben Sie zu beschreiben, was Sie um sich herum wahrnehmen:

1. Legen Sie sich auf den Boden und beobachten Sie die Wolken am Himmel. Finden und beschreiben Sie Wolkenmuster, die Sie sehen.
2. Setzen Sie sich an einer befahrenen Straße oder in einem Park auf

eine Bank. Beschreiben Sie eine Sache über jede Person, die an Ihnen vorbeigeht.
3. Finden Sie Gegenstände in der Natur – ein Blatt, einen Wassertropfen, ein Tier. Beschreiben Sie jeden Gegenstand so detailliert Sie können.
4. Beschreiben Sie so genau Sie können, was eine Person gerade zu Ihnen gesagt hat. Prüfen Sie, ob Sie es korrekt gemacht haben.
5. Beschreiben Sie das Gesicht einer Person, wenn sie gerade wütend, ängstlich oder traurig ist. Registrieren und beschreiben Sie Form, Bewegung und Haltung der Stirn, der Augenbrauen und der Augen, Lippen und Mund, Wangen usw.
6. Beschreiben Sie, was eine Person gerade gemacht hat oder was sie jetzt tut. Seien Sie dabei sehr genau. Vermeiden Sie, Absichten oder mögliche Resultate des Verhaltens zu beschreiben, die Sie nicht direkt beobachten können. Vermeiden Sie eine wertende Sprache.

Teilnehmen

Nehmen Sie teil und seien Sie sich der Verbundenheit mit dem Universum bewusst:

1. Lenken Sie Ihre Aufmerksamkeit auf die Stellen, an denen Ihr Körper einen Gegenstand berührt (Boden, Luftmoleküle, Stuhl, Armlehne, Betttuch, Bettdecke, Kleidung etc.). Versuchen Sie jede Art und Weise zu erkennen, in der Sie mit dem Gegenstand verbunden sind und von ihm angenommen werden. Betrachten Sie die Funktion dieses Gegenstands in Bezug auf Sie. Das heißt, überlegen Sie sich, was der Gegenstand für Sie tut. Stellen Sie sich die Freundlichkeit vor, mit dem der Gegenstand dies tut. Nehmen Sie Ihre Empfindung wahr, wenn Sie den Gegenstand berühren, und lenken Sie Ihre ganze Aufmerksamkeit auf diese Freundlichkeit, bis ein Gefühl von Verbundenheit oder Geliebt- oder Geschätztwerden in Ihrem Herzen auftaucht.
2. Tanzen Sie zu Musik.
3. Singen Sie zu der Musik, die Sie hören.
4. Singen Sie unter der Dusche.
5. Singen und tanzen Sie, während Sie Fernsehen.
6. Springen Sie aus dem Bett und tanzen Sie, oder singen Sie, bevor Sie sich anziehen.
7. Gehen Sie in eine Kirche, in der gesungen wird, und machen Sie mit.

8. Singen Sie mit Freunden Karaoke oder gehen Sie in einen Karaoke-Club oder in eine Bar.
9. Stürzen Sie sich in das, was eine andere Person sagt.
10. Gehen Sie Joggen und konzentrieren Sie sich ausschließlich auf das Joggen.
11. Machen Sie eine Ballsportart und stürzen Sie sich ins Spielen.

3.1.4.2 Übungen zu den WIE-Fertigkeiten der Achtsamkeit

Nichtwertend

Lassen Sie Vergleiche, Beurteilungen und Annahmen weg:

1. Üben Sie, bewertende Gedanken und Aussagen zu beobachten, und sagen Sie sich: »Ein bewertender Gedanke kam mir in den Sinn.«
2. Zählen Sie bewertende Gedanken und Aussagen (indem Sie kleine Gegenstände oder Papierstückchen von einer Hosentasche in die andere verlagern, Sie einen Clicker verwenden oder eine Strichliste führen).
3. Ersetzen Sie bewertende Gedanken und Aussagen durch nichtbewertende Gedanken und Aussagen.

Tipps zum Ersetzen von Bewertungen durch Betonen der Fakten:

1. Beschreiben Sie die Tatsachen des Ereignisses oder der Situation – nur das, was Sie mit Ihren Sinnen wahrnehmen.
2. Beschreiben Sie die Konsequenzen des Ereignisses. Halten Sie sich an die Fakten.
3. Beschreiben Sie Ihre eigenen Gefühle, die Sie als Reaktion auf die Tatsachen wahrnehmen (denken Sie daran, Emotionen sind keine Bewertungen).
4. Nehmen Sie Ihren bewertenden Gesichtsausdruck, Ihre Haltung und Ihren Tonfall wahr (einschließlich Stimmen in Ihrem Kopf).
5. Verändern Sie bewertenden Tonfall, Körperhaltung und Äußerungen.
6. Erzählen Sie einer Person, was Sie heute Nichtwertendes gemacht haben, oder sprechen Sie über ein aktuelles Ereignis. Bleiben Sie sehr konkret; beziehen Sie sich nur auf das, was Sie unmittelbar beobachtet haben.
7. Notieren Sie sich schriftlich eine nichtwertende Beschreibung eines Ereignisses, das eine Emotion ausgelöst hat.

Konzentriert

1. Achtsamkeit beim Tee- oder Kaffeekochen: Machen Sie eine Kanne Tee oder Kaffee für einen Gast oder für sich selbst. Führen Sie jede Bewegung langsam und bewusst aus. Lassen Sie kein Detail Ihrer Bewegungen vorbeigehen, ohne dass Sie es bewusst wahrgenommen haben. Bemerken Sie, dass Ihre Hand die Kanne am Henkel fasst. Bemerken Sie, dass Sie den duftenden heißen Tee oder Kaffee in die Tasse schütten. Folgen Sie jedem Schritt mit Bewusstheit. Atmen Sie sanft und tiefer als gewöhnlich. Wenn Ihr Geist beginnt zu wandern, gehen Sie mit der Aufmerksamkeit wieder zurück zum Atmen.
2. Achtsamkeit beim Geschirrspülen: Machen Sie den Abwasch bewusst, so als sei jede Tasse und jeder Teller ein Meditationsobjekt. Betrachten Sie jedes Glas als heilig. Folgen Sie Ihrem Atem, damit der Geist nicht abschweift. Versuchen Sie nicht sich zu beeilen, um die Tätigkeit hinter sich zu bringen. Betrachten Sie das Geschirrspülen als wichtigste Sache in Ihrem Leben.
3. Achtsamkeit bei der Handwäsche von Kleidungsstücken: Waschen Sie nicht zu viel Wäsche auf einmal. Wählen Sie nur drei oder vier Kleidungsstücke aus. Finden Sie die bequemst mögliche Position im Sitzen oder Stehen, um Rückenschmerzen vorzubeugen. Waschen Sie die Kleidungsstücke ganz bewusst. Bleiben Sie mit der Aufmerksamkeit bei jeder Bewegung Ihrer Hände und Arme. Lenken Sie Ihre Aufmerksamkeit auf die Seife und das Wasser. Wenn Sie mit dem Waschen fertig sind, werden sich Ihr Geist und Ihr Körper so sauber und frisch fühlen wie Ihre Wäsche. Denken Sie daran, die Tätigkeit mit einem leichten Lächeln auszuführen und mit der Aufmerksamkeit zum Atem gehen, jedes Mal, wenn der Geist zu wandern beginnt.
4. Achtsamkeit beim Hausputz: Teilen Sie Ihre Arbeit in einzelne Schritte: Aufräumen und Bücher wegräumen, Toilette putzen, Bad putzen, Böden wischen und Abstauben. Planen Sie für jede Arbeit genügend Zeit ein. Bewegen Sie sich langsam, dreimal so langsam wie gewöhnlich. Konzentrieren Sie sich voll und ganz auf jede einzelne Tätigkeit. Wenn Sie beispielsweise ein Buch auf ein Regal stellen, schauen Sie das Buch an; schauen Sie bewusst, welches Buch es ist; bemerken Sie, dass Sie es gerade auf das Regal stellen; und bemerken Sie, dass Sie beabsichtigen, es genau an diesen

bestimmten Platz zu stellen. Bemerken Sie, dass Ihre Hand nach dem Buch greift und es aufhebt. Vermeiden Sie jegliche abrupte oder heftige Bewegung. Bleiben Sie mit der Aufmerksamkeit beim Atem, besonders wenn die Gedanken wandern.

5. Achtsamkeit beim Baden: Genehmigen Sie sich 30 bis 45 Minuten, um ein Bad zu nehmen. Beeilen Sie sich keine einzige Sekunde. Vom Augenblick, an dem Sie das Badewasser einlassen, bis zu dem Augenblick, in dem Sie saubere Kleidung anziehen, lassen Sie jede Bewegung leicht und langsam ablaufen. Seien Sie in jeder Bewegung aufmerksam. Lenken Sie Ihre Aufmerksamkeit auf jeden Teil Ihres Körpers, ohne Bewertungen oder Angst. Spüren Sie jeden Wasserstrahl auf Ihrem Körper. Wenn Sie fertig sind, wird sich Ihr Geist so friedlich und leicht anfühlen wie auch Ihr Körper. Folgen Sie Ihrem Atem. Stellen Sie sich vor, wie Sie im Sommer in einem sauberen duftenden Lotusblütenteich liegen.

Wirkungsvoll

1. Nehmen Sie wahr, wenn Sie beginnen ärgerlich zu werden oder auf jemanden feindselig zu reagieren. Stellen Sie sich die Frage: »Ist das wirkungsvoll?«
2. Nehmen Sie wahr, wenn Sie anfangen »Recht« haben zu wollen, anstatt wirkungsvoll zu sein. Hören Sie auf, »Recht zu haben« und versuchen Sie stattdessen wirkungsvoll zu sein.
3. Bemerken Sie, wenn Eigensinn in Ihnen aufsteigt. Stellen Sie sich die Frage: »Ist das wirkungsvoll?«
4. Lassen Sie den Eigensinn fallen und üben Sie stattdessen, wirkungsvoll zu handeln. Bemerken Sie den Unterschied.
5. Wenn Sie sich verärgert oder feindselig fühlen oder merken, dass Sie drauf und dran sind, etwas Ineffektives zu tun, dann üben Sie »Offene Hände«[14].

Linehan empfiehlt, diese Übungen zu Hausaufgaben zu machen und diese zu dokumentieren – als Schritt zu größerer gedanklicher Strukturiertheit und Selbstverantwortung.

---

14 Für die Erläuterung der Übung »Offene Hände« siehe Kapitel 3.2.1.4 »Dialektisch-behaviorale Stressbewältigung«.

Nachbesprechung
Das Übertragen von Achtsamkeit in den Alltag ist die zweite Stufe dieses wichtigen Therapiebereichs, der in der Strategisch-Behavioralen Therapie auch »Arbeitsmodul Achtsamkeit« genannt wird. Die Übungen waren die Vorbereitung auf die Anwendung in den Situationen des täglichen Lebens. Da hier Unachtsamkeit eher die Regel ist und Achtsamkeit meist nur bei den diffizilen Verrichtungen entsteht, ist der Patient versucht, es bald wieder seinen habituellen Automatismen zu überlassen. Er hat dann etwas getan, was automatisch ohne große Aufmerksamkeit gelingt und erinnert sich schon kurz danach nicht mehr daran, wie er es gemacht hat. Es gehört eine starke Intention und Entschiedenheit dazu, im Alltag gegenüber den vielen kleinen und nicht so wichtigen Handlungen gegenüber achtsam zu bleiben – nicht während des Ausübens von Achtsamkeit, sondern bezüglich der vorausgehenden Bereitschaft dazu. Die Nachbesprechung hält das Bewusstsein aufrecht, dass es sich hier um eine ganz besonders wertvolle Aktivität handelt und dass es darum geht, diese Kunst allmählich zu lernen – durch beständiges Üben und Einsetzen.

Für Frau B. und mich tat sich eine therapeutische Falle auf, denn es galt ja, etwas Neues zu lernen. Für sie bedeutete das, möglichst bald sehr gut zu sein und die Übungen fehlerlos durchzuführen. Und das ist das Gegenteil dessen, was Achtsamkeit geben kann und soll. Also konnte sie Achtsamkeit nutzen, um sich bei diesem Streben, sehr gut zu sein, zu ertappen und in die Rolle der beobachtenden und nicht wertenden Beobachterin zurückzukehren.

Die *tiefe emotionale Erfahrung* kann darin bestehen, dass der Patient beobachtet und wertschätzt, wie reich sein Erleben und Tun durch Achtsamkeit wird. Bisher Nebensächliches bekommt Bedeutung. Die kleinen Dinge des Lebens rücken ins Licht und nehmen den großen Belastungen schon ein bisschen von ihrer Schwere. Vor allem ist es die Erfahrung, selbst auf so einfache Weise die Möglichkeit zu haben, den eigenen Gefühlszustand auf eine gute Weise zu beeinflussen, und die Erfahrung zu machen: »Du bist nicht Dein Gefühl. Du hast das Gefühl und Du kannst damit umgehen.« Für Frau B. waren diese beiden Sätze geradezu erlösend. Sie berichtete, dass dabei stets ihre übergroße Spannung wohltuend nachlassen konnte.

3.1.5 Sechs Therapieschritte zur Akzeptanz[15]

Die absolut basalen und unverzichtbaren ersten Schritte der Psychotherapie sind Hoffnung/Glaube/positive Erwartung, therapeutische Beziehung, Wunsch nach Veränderung, tiefe emotionale Erfahrung, Neubewertung und Akzeptanz (s. Abb. 22). Dabei fällt den Patienten die Akzeptanz am schwersten.

20
Zukunft
19 Die Zeit danach
18 Abschied
17 Selbstentwicklung
16 Selbstmanagement
15 Generalisierung
14 Automatisierung
13 Niederlagen
12 Selbsteffizienzerfahrung
11 Veränderung
10 Angst vor Veränderung
9 Loslassen, Trauer
8 Änderungsentscheidung
7 Ressourcenmobilisierung
6 Akzeptanz
5 Neubewertung
4 Tiefe emotionale Erfahrung (Exposition)
3 Therapiemotivation, Wunch nach Veränderung
2 Therapeutische Beziehung
1 Hoffnung, Glaube, positive Erwartung
Der Therapieprozess: 20 Schritte

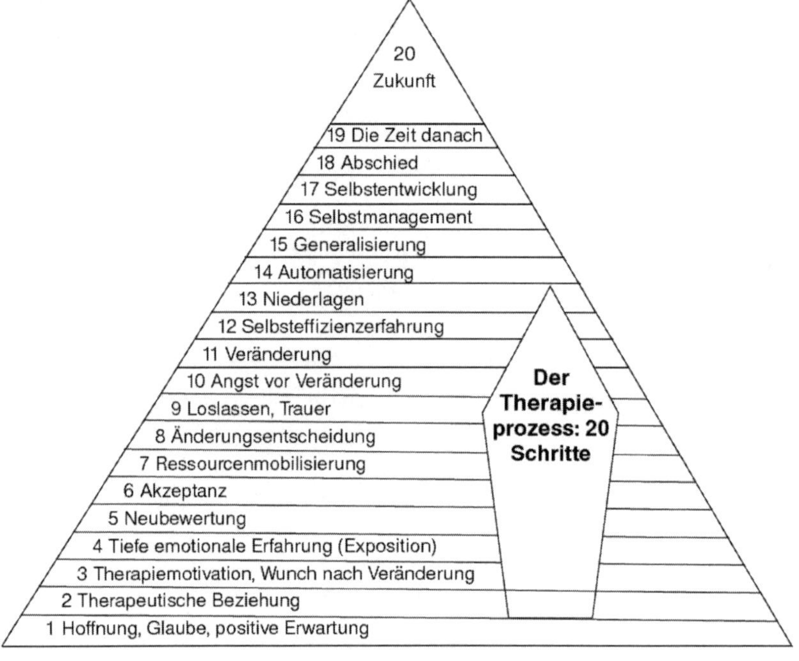

Abb. 22: Pyramide der 20 Schritte im Therapieprozess (aus Sulz 2011, S. 65)

Hoffnung und Glaube, dass der Therapeut die erforderliche Kompetenz hat und die Therapie zu einer erfolgreichen Behandlung führen wird, werden unter anderen von Frank (1961) und Orlinsky et al. (2004) als empirisch nachgewiesener Wirkfaktor genannt. Als gezielte Maßnahme wird dieser Vorgang von Grawe (1998) Erwartungsinduktion genannt, mit dem Hinweis, dass dieser Prozessschritt der Hauptwirkfaktor der Hypnose ist.

15 Dieses Kapitel wurde verändert übernommen aus Sulz (2011, S. 79).

Eine förderliche *therapeutische Beziehung* gilt nach Orlinsky et al. (1994) als weiterer wichtiger Wirkfaktor. Ihre Merkmale werden einerseits auf die von Frank (1961) genannten Wirkfaktoren (institutionalisierter, legitimierter Rahmen, emotional unterstützende Beziehung, plausibles Erklärungsmodell [»Mythos«], aus diesem abgeleitete Vorgehensweisen [»Rituale«]), die Variablen des Therapeutenverhaltens in der klientenzentrierten Gesprächstherapie (Rogers 1961), und andererseits auf die Eigenschaften einer tragfähigen Beziehung, wie sie die Bindungsforschung zeichnet (Bowlby 1975), zurückgeführt. Volkart und Walser Zalunardo (2000) diskutiert die therapeutische Beziehung unter dem Aspekt der Control-Mastery-Theorie. Die Control-Mastery-Theorie (Sampson & Weiss 1986) besagt, dass der Patient zunächst fürchtet, dass das Erreichen der Therapieziele ihm beziehungsweise seinen wichtigen Bezugspersonen schaden wird. Er führt deshalb unbewusst einen Beziehungstest durch, der darin besteht, zu prüfen, ob es ihm mit dem Therapeuten ebenso schlecht gehen wird wie mit den Personen seiner Kindheit. Erst wenn es dem Therapeuten gelingt, diese Erwartungen zu widerlegen, kann der therapeutische Widerstand beendet werden. In der Verhaltenstherapie haben Schulte (1996) und insbesondere Kohlenberg et al. (2000) auf die zentrale Bedeutung der therapeutischen Beziehung hingewiesen. Kohlenberg setzt die therapeutische Arbeit mit der Patient-Therapeut-Beziehung als wichtigsten Aspekt der Behandlung ein.

Der *Aufbau von Therapiemotivation* ist nach Kanfer et al. (1996) einer der ersten Schritte im psychotherapeutischen Prozess. Die Bereitschaft, an der Therapie mitzuarbeiten, muss oft erst hergestellt werden, da die bisherigen Ziele des Patienten nicht ohne weiteres mit denen der Therapie in Einklang gebracht werden können. Über den positiven Einfluss von Therapiemotivation auf den Therapieverlauf berichten zum Beispiel bei Angststörungen Hartung und Schulte (1991) und Fiegenbaum et al. (1992b).

Das Herstellen von *tiefer emotionaler Erfahrung* im Dienste der Klärung motivationaler Konstellationen ist eines der wichtigsten Elemente vieler Psychotherapien. Ihre Bedeutung wurde besonders durch die Arbeit von Greenberg et al. (1993) und Greenberg (2000) sichtbar. Greenberg stellt eine Therapie vor, die er als »Process-Experiencing-Approach« (dabei wird auf das fokussiert, was der Patient unmittelbar im therapeutischen Gespräch erlebt und erfährt) bezeichnet, entwickelt aus der klientenzentrierten Gesprächstherapie und der Gestalttherapie.

Sachse (1992) fand eine deutliche Korrelation zwischen der Tiefe der emotionalen Erfahrung und dem Ergebnis von gesprächstherapeutischen Behandlungen. Die Exposition in der Verhaltenstherapie ist ebenfalls ein Verfahren, das eine tiefe emotionale Erfahrung herstellt. Es zählt zu den wirksamsten Angsttherapien (Fiegenbaum et al. 1992a).

Die *Neubewertung* durch Korrektur der emotional-kognitiven Bewertungen ist der Hauptansatzpunkt der kognitiven Therapie nach Beck (1976) und der rational-emotiven Therapie nach Ellis (1962). Empirische Forschung belegt immer wieder deren Bedeutung (z. B. Richter et al. 2000). Heute gibt es ein elaboriertes Interventionsangebot, das situative und habituelle Kognitionen umstrukturieren hilft. Die Wirksamkeit dieser kognitiven Verfahren ist vielfach untersucht worden und empirisch belegt (Grawe et al. 1994).

Das *Herstellen von Akzeptanz* ist ein Therapieprinzip, das neuere behaviorale Therapieansätze in den Vordergrund stellt und zum Beispiel auf diese Weise in der Paartherapie deutliche Wirksamkeitsvorsprünge vor traditionellem behavioralem Vorgehen erreichte (Jacobson & Christensen 1992) beziehungsweise wirksame Therapien bei schwierigen Patienten durchführen konnte (Hayes & Batten 2000; Linehan 1996).

Die restlichen 14 Schritte der Therapie können entfallen, solange der Schritt der Akzeptanz des Nicht-Veränderbaren nicht einigermaßen erfolgreich angegangen wurde. Akzeptanz ist wie das einzig richtige Tor, durch das das Therapieziel erreicht werden kann. Alle anderen Wege führen im Kreis herum und wieder zurück zum Ausgangspunkt.

Der Königsweg zur Akzeptanz ist das stete Üben von Achtsamkeit. Aber auch die biografische Arbeit und die damit verbundene tiefe emotionale Erfahrung bringen weiter. Der Berg, der zu erklimmen ist, hat allerdings nicht die geometrische Form einer Pyramide, sondern die eines Tafelbergs (vgl. Abb. 23). Die ersten sechs Etappen gehen steil bergan. Mit guten Ressourcen ausgestattet kann dann die Änderungsentscheidung getroffen werden und von da an geht es nur noch allmählich steigend voran. Im letzten Kapitel dieses Buchs (Kapitel 7 »Entwicklung 2«) werden die Betrachtungen zu den zwanzig Prozessschritten weitergeführt.

Das erste große Teilziel ist somit die Akzeptanz.[16] Frau B. hatte gleich zu Beginn der Behandlung den Glauben, dass die Therapie ihr helfen

16 Vorausgehendes Wissen zu diesem Thema findet sich in dem zweibändigen Werk *Gute Verhaltenstherapie lernen und beherrschen* (Sulz 2017b, S. 13ff., 2017c, S. 138).

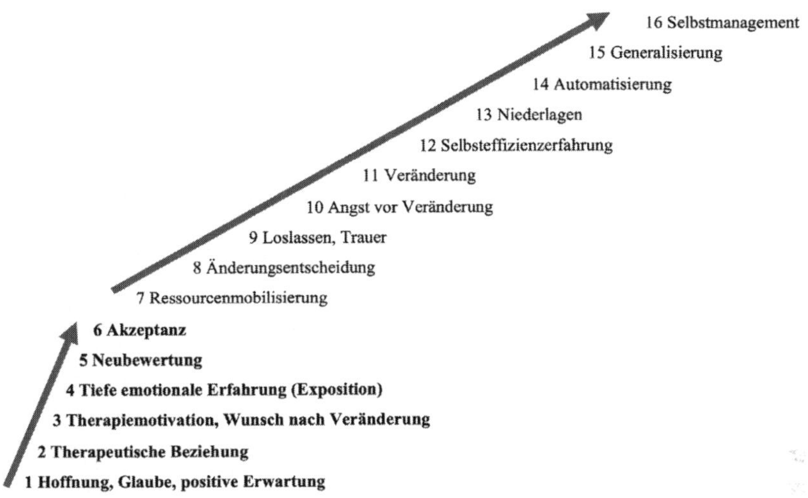

Abb. 23: Die sechs Schritte der Akzeptanz

wird. Sie konnte mit ihrem Therapeuten eine sicher gebundene Beziehung herstellen und ihre Motivation war nicht ehrgeizig, sondern neugierig. Beim Integrieren einer achtsamen Haltung in ihren Alltag konnte sie bereits vieles erkennen, zunächst bestürzt, dann aber zunehmend akzeptierend.

3.2 Stressbewältigung und Entspannung

3.2.1 Stressbewältigungstraining

Bevor psychische oder psychosomatische Symptome entstehen (eventuell zusätzlich zu denen, die den Patienten in die Psychotherapiepraxis brachten) ist oft ein Stress-Syndrom feststellbar, das durch Stressbewältigungstraining in den Griff zu bekommen ist. Deshalb gehört Stressbewältigung zum therapeutischen Repertoire. Dieses ist leicht anwendbar und bringt rasche Erfolge. Es gibt zwei wichtige, sich ergänzende Ansätze: die kognitive Verhaltenstherapie (z. B. Wagner-Link 2002) und die Dialektisch-Behaviorale Therapie (DBT) (Linehan 2016a, b). Zunächst wird das kognitiv-behaviorale Vorgehen betrachtet.

3.2.1.1 Stressanalyse

Theoretischer Hintergrund für eine Stressanalyse ist das Transaktionale Stressmodell von Lazarus (1999). Es wird Folgendes unterschieden:

S der Stressor ist die stressauslösende Situation S (z. B. Konflikte, »daily hassles« wie Zeitdruck, zu viele Aufgaben gleichzeitig)

O die gestresste Person beziehungsweise O-Variable mit nicht ausreichender Belastungsfähigkeit und Neigung zum Überfordert-Fühlen

R die Stressreaktion R kann anhand der vier Reaktionsmodi von Lazarus beschrieben werden:
- kognitiv (z. B. Konzentrationsstörungen)
- emotional (z. B. Ärger, Missmut, Angst)
- autonom (z. B. erhöhter Blutdruck)
- vegetativ (z. B. Herzklopfen, Schweißperlen auf der Stirn oder feuchte Hände)
- muskulär (z. B. Muskelverspannungen im Nacken, in den Armen)
- (willkürliche) komplexe Handlungen (z. B. unwirsche Antworten, unfreundliche Worte)

C die kurzfristigen Stress-Konsequenzen C mit reduzierter Effektivität der Aufgabenmeisterung und Missbefinden und schließlich die langfristigen Stressfolgen, die oft Symptomcharakter annehmen wie Schlafstörungen, schmerzhafte Muskelverspannungen, Kopf- und Rückenschmerzen, Schlafstörungen und verminderte Leistungsfähigkeit und -bereitschaft

Stress entsteht aus einer Wechselwirkung zwischen Umwelt (S) und Person (O). Die individuell sehr verschiedenen Bewertungen und Interpretationen der Stresssituation beziehungsweise Erwartungen bezüglich der Reaktionen anderer führen zu sehr unterschiedlichen Stressreaktionen. Werden die Folgen eines Fehlers, zum Beispiel die Zurechtweisung durch einen Vorgesetzten, oder eine Verspätung als sehr gravierend eingeschätzt, dann entsteht eine stärkere Stressreaktion. Wird beim zweiten Überlegen (Neueinschätzung) absolute Pünktlichkeit als zweitrangig eingestuft, dann nimmt die Intensität der Stressreaktion ab. Wagner-Link (2002) hat die Zusammenhänge durch das Diagramm in Abbildung 24 veranschaulicht.

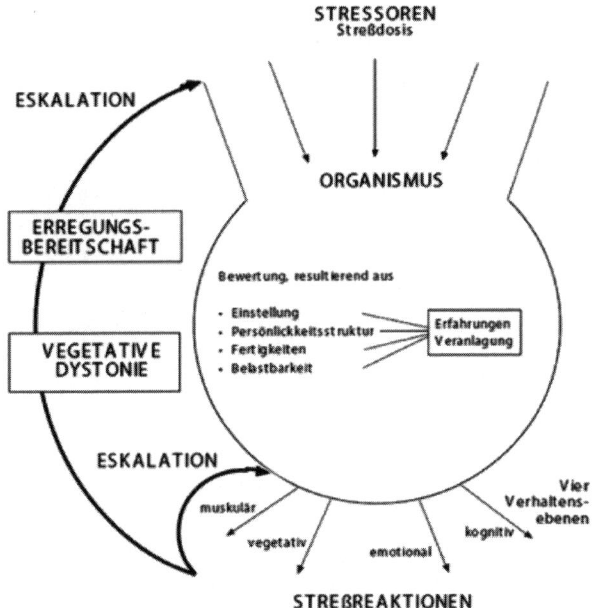

Abb. 24: Stressanalyse – Stressor, gestresster Organismus, Stressreaktionen (aus Wagner-Link 2002, S. 250)

3.2.1.2 Kognitiv-behaviorale Stressbewältigung

Anhand von Abbildung 25 und einer möglichst großen Zahl eigener Beispiele kann der Patient verstehen, wie seine Stressreaktionen zustande kommen und wie sie reduziert werden können. Er versteht, was seinen Stress vergrößert und was ihn reduziert. Dabei sind kurzfristige und langfristige Stressbewältigungsmaßnahmen zu unterscheiden.

Wie in Abbildung 25 zu sehen ist, gibt es zwei Ziele:

1. Da Stress unvermeidlich ist, ist es wichtig, die *Fähigkeit zur kurzfristigen sofortigen Stressreduktion* in der Stresssituation aufzubauen.
2. *Langfristig* wollen wir aber die Belastbarkeit beziehungsweise die *Stresstoleranz erhöhen*. Dazu gehört sich eine Einstellung zu eigen zu machen, die keinen Stress-Alarm auslöst, und den Alltag von inadäquat hoher Stressinduktion (äußerem Druck) zu befreien.

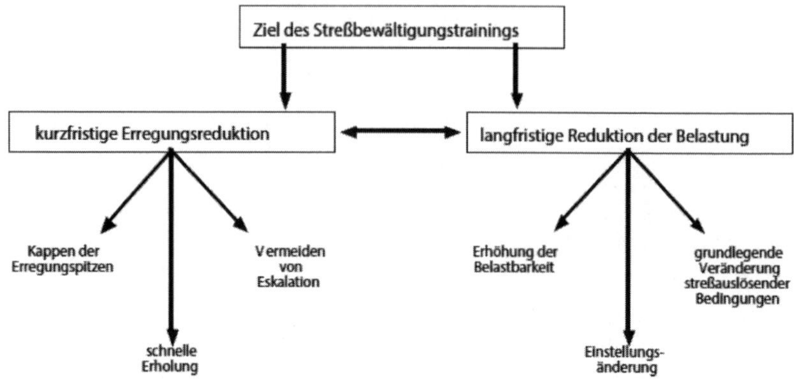

Abb. 25: Ziele des Stressbewältigungstrainings (aus Wagner-Link 2002, S. 251)

Kurzfristige Stressbewältigung (sofortige Stressreduktion)

Vor oder zu Beginn der stressigen Situation:

1. Achtsamkeit: Wahrnehmen der persönlichen Frühsignale von Stress (bei jedem Menschen ist das anders: einigen wird die Luft knapp, anderen wird es leicht schwindlig, die Beine werden kraftlos oder sind krampfartig verspannt, die Hände zittern, der Blick wird röhrenartig eingeengt, Mundtrockenheit, Harndrang, Druck im Brustkorb etc.)
2. Akzeptanz der Stressreaktion
3. Commitment:
   a) Neueinschätzung, dass es keinen objektiven Grund zum Stress gibt (Ich muss nicht exakt pünktlich sein. Ich bin gut genug. Das habe ich schon oft genug gut geschafft. Ich darf auch Fehler machen. Ich habe ausreichend Zeit. Ich muss nicht unbedingt fertig werden.)
   b) Entscheiden, jetzt zu üben mit dem Stress umzugehen und die Stressreaktion zu drosseln – im Bewusstsein, dass die Stressreaktion ein Fehlalarm ist

In der Situation:

1. Körperlich: Muskelspannung spüren, kurz anspannen und danach entspannen. Während des Entspannens ruhig und langsam ausatmen. Eventuell aufstehen und kurz herumgehen. Sich strecken. Fenster öffnen und tief die frische Luft einatmen. Und dann weiter die Aufmerksamkeit auf das Ausatmen lenken, das mit jedem Atemzug

eine Entspannung im Brustkorb entstehen lässt. Diese Entspannung wahrnehmen.

2. Kognitiv: Selbstinstruktionen, die helfen, die Aufmerksamkeit auf die fachliche Aufgabe zu lenken, weg von Befürchtungen: »Ich konzentriere mich auf meine Aufgabe. Am besten mache ich das so .... Das geht recht gut. Als nächstes gehe ich an diese Aufgabe ran ....«
3. Handeln: Die Tätigkeiten eher etwas langsam und bedacht und dabei sehr bewusst ausführen, fast gemächlich, sodass Gelassenheit und Ruhe einkehren können. Später darf es wieder flüssiger von der Hand gehen, ohne jedoch wieder hektisch zu werden.
4. Emotional: Wenn das Stressempfinden (Druck, Hektik, Insuffizienzgefühl, Zeitnot) noch da ist, vergleichen mit dem Anfang: »Es ist jetzt deutlich weniger geworden. Das ist schon ganz gut. Und es wird auch weiter abnehmen, während ich weiter übe.«

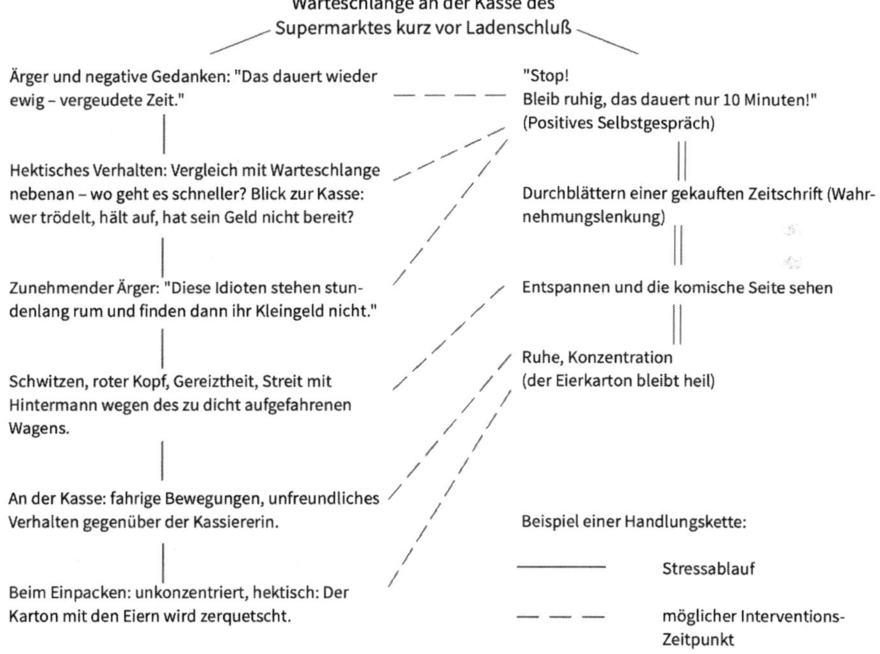

Abb. 26: Beispiel einer Stressbewältigung (aus Wagner-Link 2002, S. 256)

Es gibt Stresssituationen, in denen es keine Aufgabe zu lösen gilt, sondern in denen man nur anwesend sein oder warten muss. Dann ist zusätzliche Ablenkung hilfreich. Beispielsweise etwas anschauen wie eine Zeitschrift, ein Bild, ein Gebäude, eine Pflanze. Dabei aber trotzdem beim Entspannen und ruhigen Ausatmen bleiben. Zusätzlich an eine angenehme Erinnerung denken, wie eine schöne Freizeitsituation vom Wochenende oder vom Urlaub.

Wagner-Link (2002) empfiehlt bei nicht aufhörender Spannung für eine Abreaktion zu sorgen: Bei Ärger auf den Tisch schlagen oder mit dem Fuß stampfen. Eine im Lauf des Tages angesammelte Spannung durch Sport und Bewegung rauslassen – so lange bis man ausgepowert ist. 15 Minuten sind meist zu wenig.

Es sollte nicht versäumt werden, alles, was der Patient ab diesem Zeitpunkt machen soll, zuerst in der Therapiesitzung entweder im Rollenspiel oder als Trockenübung auszuprobieren. Wenn er es während der Sitzung das erste Mal getan hat, ist die Wahrscheinlichkeit größer, dass ein zweites Mal folgen wird. Dies wird in Abbildung 26 veranschaulicht werden.

Langfristige Stressbewältigung

Nachdem die kurzfristige Stressbewältigung etabliert ist, kann eine Erhöhung der Belastbarkeit angestrebt werden. Dies geht oft einher mit der Situationsanalyse: Ist die Situation objektiv zu belastend, sodass sie nahezu zwangsläufig zu einem Burn-out oder zu psychisch-psychosomatischen Symptombildungen führen muss (was leicht aus den Patientenberichten rauszuhören ist – wenn eine große Personalfluktuation besteht oder eine auffällige Häufigkeit von Krankmeldungen bzw. die Hälfte der Kollegen in ähnlicher Weise über ihre Leiden unter dem Stress berichten)? Wenn es gelingt, die von außen kommende Stressinduktion auf ein zumutbares Ausmaß zu senken, ist die Aufgabe der Erhöhung der Belastbarkeit handhabbar geworden. Erholung und langfristige Senkung des Stresslevels können erreicht werden durch regelmäßige, teils tägliche

a) Entspannungsübungen,
b) sportliche Aktivitäten wie Schwimmen, Gehen, Radfahren sowie Sportspiele etc. und
c) gesellige Treffen mit fröhlichem, spielerischem ungezwungenem Charakter.

Neben diesen Möglichkeiten der Rekreation ist vor allem eine neue Grundhaltung stressreduzierend, die von Gelassenheit geprägt ist und von der Einstellung, dass Stress als Mischung aus Angst und Ärger mit dem Ergebnis von Verspannung nur dann auftritt, wenn ich mir nicht die Erlaubnis gebe, selbst zu bestimmen, wie viel in die Aufgabe und in die Situation investiert wird. Und die Einstellung, selbst zu bestimmen, wie mit der eigenen Zeit umgegangen wird.

Da Frau B. schon im Akzeptanz-Modul 1 wichtige Voraussetzungen zur Stressreduktion geschaffen hatte, indem sie ihre dysfunktionale Überlebensregel in eine neue Erlaubnis gebende Lebensregel umformuliert hatte, konnte sie leichter eine Grundhaltung einnehmen, die in den alltagstypischen Situationen weniger Stress entstehen ließ.

3.2.1.3 Dialektisch-behaviorale Stressbewältigung

Linehan (2016a, b) stellt in ihrem dialektisch-behavioralen Ansatz (DBT) eine Fülle von Skills zur Stressbewältigung zur Verfügung, die sich zum Teil mit dem kognitiv-behavioralen überlappen. Die Inhalte dieses Kapitels orientieren sich daher stark an Linehan (2016a, S. 426ff.).

STOP-Skills (Anweisungen an den Patienten)

- *Stoppen:* »Wenn Sie spüren, dass Ihre Gefühle beginnen die Oberhand zu gewinnen, dann stoppen Sie! Reagieren Sie nicht. Bewegen Sie keinen Muskel! Frieren Sie einfach in Ihrer Bewegung ein. Für einen Moment einzufrieren unterstützt Sie dabei, nicht das zu tun, was Ihre Emotion von Ihnen will – nämlich zu handeln, ohne nachzudenken. Bleiben Sie kontrolliert. Denken Sie daran, Sie sind der Chef Ihrer Emotionen« (Linehan 2016a, S. 426).
- *Einen Schritt zurücktreten:* »Grenzen Sie sich ab von dem, was gerade geschieht. Nehmen Sie einen tiefen Atemzug. Atmen Sie so lange tief ein und aus (um den extremen emotionalen Zustand schnell zu schwächen), bis Sie sich wieder unter Kontrolle haben. Lassen Sie nicht Ihr Gefühl kontrollieren, was Sie tun« (ebd., S. 427).
- *Wahrnehmen:* »Beobachten Sie, was um Sie herum und in Ihnen vor sich geht, wer beteiligt ist, und was andere Menschen tun oder sagen. Um wirkungsvolle Entscheidungen zu treffen, ist es wichtig, nicht allzu schnell Schlussfolgerungen zu ziehen. Sammeln Sie stattdessen die relevanten Fakten, um zu verstehen, was geschieht, und welche Optionen zur Verfügung stehen« (ebd.).

- *Achtsam vorgehen:* »Fragen Sie sich: ›Was möchte ich von dieser Situation? Was sind meine Ziele? Welche Entscheidung könnte diese Situation verbessern oder verschlechtern?‹ Fragen Sie Ihre innere Weisheit, wie Sie mit diesem Problem umgehen sollen« (ebd.).

TAIM-Skills[17]

Die TAIM-Skills dienen dazu, die »Körperchemie« schnell zu verändern:

- *Temperatur:* Über eine Schüssel mit kaltem Wasser beugen. Den Atem anhalten und das Gesicht (bis zu den Schläfen) in die Schüssel bringen; ca. 30 bis 60 Sekunden mit dem Gesicht im Wasser bleiben, bis es unangenehm wird.
- *Atmen:* Tief in den Bauch atmen, langsamer atmen: vier Sekunden einatmen, acht Sekunden ausatmen.
- *Intensives Training:* 20 Minuten lang den Körper intensiv bewegen und die Herzfrequenz auf 140 Schläge pro Minute bringen (Laufen, Treppensteigen, Aerobic etc.).
- *Muskelentspannung:* Progressive Muskelrelaxation zuerst täglich üben, bis sie entspannend wirkt. Dann in der jeweiligen Stresssituation den ganzen Körper mit allen Muskeln auf einmal fünf Sekunden anspannen und zehn Sekunden entspannen und mit der Aufmerksamkeit ganz bei den sich entspannenden Muskeln bleiben.

  Mit bewusstem Atmen: Die Muskelentspannung wird mit bewusstem Atmen verbunden. Während der Anspannung einatmen und während der Entspannung ausatmen und dabei das Wort »Loslassen« sagen.

Ablenken mit intuitivem Wissen

- Aktivitäten, die nichts mit dem Stress zu tun haben, oder angenehme Aktivitäten beginnen und sich ganz auf diese konzentrieren.
- Unterstützen anderer Menschen, diesen bei etwas helfen, was sie gerade brauchen, und sich auf diese Aktion konzentrieren.
- Vergleichen mit anderen Menschen, die auch Probleme haben, und das eigene Problem weniger schwerwiegend einschätzen.
- Andere Gefühle evozieren, indem eine Aktivität begonnen wird, die dieses andere Gefühl hervorruft (z. B. den Thrill eines Krimis statt zuvor vorhandener Insuffizienzgefühle).

---

17 Abkürzung übernommen von Bohus und Wolf-Arehult (2012).

- Beiseiteschieben der Situation: Das kann geschehen, indem der Raum verlassen wird, wenn es sich um eine Stresssituation handelt. Wenn es um das Denken an ein belastendes Thema geht, mit den Gedanken aus dem Thema »gehen«: »Ich höre jetzt auf, daran zu denken!«
- Andere Gedanken: Andere Gedanken herholen und sich auf diese konzentrieren wie »Ich denke jetzt zum Beispiel daran, was ich noch einkaufen muss für mein Abendessen.«
- Andere Körperempfindungen: Auf einem Bein stehen, einen Arm fest gegen eine Wand pressen, Eisbeutel in die Hand nehmen etc.

Beruhigen

Linehan (2016a, S. 442) definiert es so: »Sich beruhigen bedeutet, besänftigend, nährend, friedensstiftend, sanft und freundlich achtsam zu sich selbst zu sein.« Dies kann in Bezug auf die fünf Sinne Sehen, Hören, Riechen, Schmecken und Spüren erfolgen.

- *Sehen:* Sterne in der Nacht, Sonnenuntergang, ein schöner Bildband, ein schönes Zimmer, eine brennende Kerze, ein schön gedeckter Tisch, Einkaufsbummel und Schaufenster anschauen, eine Galerie, die Natur
- *Hören:* beruhigende oder angenehme anregende Musik, Geräusche in der Natur, ein Lieblingslied mitsingen, ein Hörbuch
- *Riechen:* Lieblingsseife oder Lotion, Räucherstäbchen, Bohnenkaffee, frisches Gebäck
- *Schmecken:* Lieblingsspeise, liebstes beruhigendes Getränk, leckeres Bonbon, Lieblingssorte Speiseeis
- *Fühlen:* heißes Bad oder Dusche, Streicheln des Haustiers, sich massieren lassen, mit Lotion den Körper eincremen, Gegenstände mit angenehmer Oberfläche berühren, jemanden umarmen, in eine Decke einkuscheln, angenehm zu tragende Bluse oder Hemd anziehen

Den Moment BESSER machen[18]

- *Beten:* »Die Essenz des Betens ist, sich dem Augenblick vollkommen zu öffnen« (ebd., S. 446). Die Augen schließen, sich kurz auf den momentanen Stress konzentrieren, dann ein Gebet des Annehmens wie »Dein Wille geschehe« oder »Erlöse mich« sprechen oder ein ganz persönliches Gebet, das hilfreich ist.

---

18 Abkürzung übernommen von Bohus und Wolf-Arehult (2012).

- *Eintauchen in die Fantasie:* In eine Imagination gehen, sich selbst in dieser wohltuenden Situation vorstellen, zum Beispiel ein sicherer Ort, eine Atmosphäre, die Erlaubnis gibt, alles loszulassen und dort zu bleiben, solange es gebraucht wird.
- *Sinngebung:* Nicht dem, was einem selbst aufgeladen oder angetan wird, Sinn geben, sondern aus diesem heraus einen eigenen Sinn erschaffen, zum Beispiel: »Dadurch kann ich mehr meine Grenzen erkennen, mehr spüren, was ich wirklich brauche.«
- *Selbstermutigung:* Mit sich selbst in einer wohlwollenden, unterstützenden Weise sprechen, zum Beispiel: »Es ist gerade sehr schwer und kostet viel Kraft, es durchzustehen. Ich helfe Dir. Du wirst es schaffen!«
- *Entspannung:* Wie bereits beschrieben, alle Muskeln des Körpers fünf Sekunden anspannen, während eingeatmet wird, und dann zehn Sekunden entspannen, während langsam ausgeatmet wird. Oder sich nur auf den Vorgang des Ausatmens konzentrieren, bei dem der Brustkorb sich angenehm entspannt. Und dies immer wieder.
- *Ruhepause:* Eine kurze Auszeit nehmen, damit der Körper loslassen kann, die Gefühle wieder ruhiger werden und die Gedanken weggehen können von der Stresssituation.

Skills zum Annehmen der Realität

An den Patienten: »Skills zum Annehmen der Realität sind Fertigkeiten, um Ihr Leben, so wie es im Moment ist, zu akzeptieren. Sie sind besonders hilfreich, wenn Sie ein Leben leben, das nicht das Leben ist, das Sie wollen« (ebd., S. 450).

- *Radikale Akzeptanz:* »Vollständiges und bedingungsloses Annehmen, mit Ihrem Geist, Ihrem Herz und Ihrem Körper. [...] Etwas tief aus der Seele annehmen. [...] Sich vollständig dafür öffnen, die Realität in die Erfahrung zu bringen, so wie sie jetzt in diesem Moment ist« (ebd., S. 451).
    1. Wahrnehmen, dass die Realität infrage gestellt oder gegen sie gekämpft wird.
    2. Daran erinnern, dass die Realität genau das ist, was sie ist.
    3. Die Ursachen der Realität betrachten, die akzeptiert werden müssen.
    4. Akzeptanz mit dem ganzen Selbst üben (Geist, Körper und Seele).
    5. Entgegengesetztes Handeln üben.

6. Krisen vorbeugen.
7. Auf Körperempfindungen achten.
8. Der Enttäuschung, Traurigkeit oder dem Kummer erlauben innerlich aufzusteigen.
9. Anerkennen, dass das Leben lebenswert sein kann, auch wenn Schmerz da ist.
10. Eine Pro- und Kontra-Liste erstellen.

➢ *Entscheidung für einen neuen Weg* (s. Abb. 27): »Die Entscheidung muss jeden Tag wieder getroffen werden – manchmal sehr viele Male am Tag, oder sogar mehrmals in der Stunde oder Minute« (ebd., S. 464).

Die ENTSCHEIDUNG FÜR EINEN NEUEN WEG ist, als würde man sich mit einer Weggabelung konfrontiert sehen. Sie müssen Ihren Geist zu dem Weg der Akzeptanz hin und von dem Weg der Realitätsverleugnung weg bringen.

Die Fertigkeit, sich FÜR EINEN NEUEN WEG ZU ENTSCHEIDEN, ist die Entscheidung, die Realität so anzunehmen, wie sie ist.

Die ENTSCHEIDUNG für die Akzeptanz ist nicht gleich Akzeptanz selbst. Sie bringt Sie nur auf den richtigen Weg.

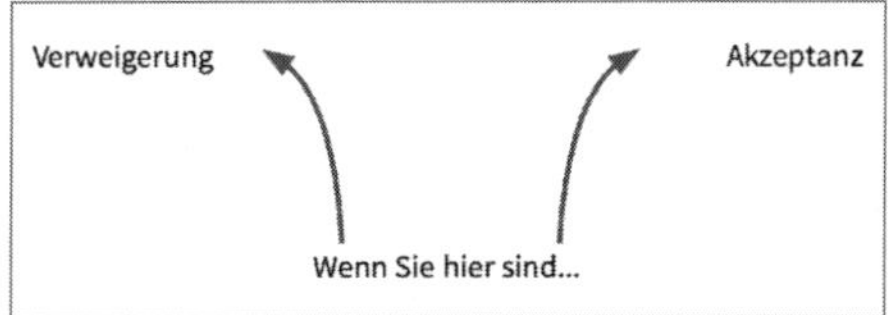

Entscheidung für einen neuen Weg, Schritt für Schritt

1. Nehmen Sie wahr, dass Sie nicht in der Akzeptanz sind. (Suchen Sie nach Wut, Bitterkeit, Genervtheit, Emotionsvermeidung; nach den Fragen *„Warum ich?“* / *„Warum passiert das?“* / *„Ich kann das nicht aushalten“* / *„Es sollte nicht so sein.“*)
2. Gehen Sie in sich und verpflichten Sie sich innerlich, die Realität so anzunehmen, wie sie ist.
3. Tun Sie es wieder und immer wieder. Hören Sie nicht auf, Ihren Feist jedes Mal zu Akzeptanz hin zu bewegen, wenn Sie an die Weggabelung kommen, an der Sie due Realität entweder verleugnen oder akzeptieren können.
4. Entwickeln Sie einen Plan, wie Sie sich selbst in der Zuunft wieder einfangen können, wenn Sie aus der Akzeptanz herausgefallen sind.

Abb. 27: Entscheidung für einen neuen Weg (aus Linehan 2016b, S. 346)

Hiermit ist die Entscheidung für die Akzeptanz gemeint, ohne anfangs schon akzeptieren zu können.

- *Innere Bereitschaft:* »Innere Bereitschaft ist die Bereitschaft, weise, adäquat, freiwillig und ohne Groll auf die Situationen des Lebens zu reagieren« (Linehan 2016a, S. 466). Eigenwille ist das Gegenteil, nämlich der Versuch, die Situation unter Kontrolle zu bekommen. Ein Arbeitsblatt dazu findet sich bei Linehan (2016b, S. 347):
  1. Den Eigenwillen wahrnehmen
     Dem Patienten wird erklärt: »Das erste, was Sie tun wollen, wenn Eigenwille auftaucht, ist ihn zu bemerken. Nehmen Sie ihn wahr. Identifizieren Sie ihn. Benennen Sie ihn. Beschreiben Sie ihn. Erleben Sie ihn. Sagen Sie: ›Hier zeigt sich Eigenwille.‹«
  2. Den Eigenwillen radikal akzeptieren
     Dem Patienten erläutern: »Der zweite Schritt ist, radikal anzunehmen, dass Sie sich in diesem Moment eigenwillig fühlen (oder eigenwillig handeln). Wenn Sie abstreiten, dass Eigenwille nicht hilfreich ist, können sie Eigenwille nicht mit Eigenwille bekämpfen. Im Grunde genommen müssen Sie den Eigenwillen lieben.«
  3. Entscheidung für einen neuen Weg
     An den Patienten: »Entscheiden Sie sich als nächstes für den Weg des Annehmens und der Bereitschaft. Entscheiden Sie sich dafür, an der Wirklichkeit genau so wie sie jetzt ist teilzunehmen.«
- *Leichtes Lächeln und Offene Hände* (s. Abb. 28): Linehan (2016a, S. 469) definiert den Skill »Leichtes Lächeln« folgendermaßen: »Wenn man ein leichtes Lächeln annimmt – ein heiteres annehmendes Gesicht – dann kann man die Emotionen damit etwas kontrollieren. Menschen können sich zum Beispiel annehmender fühlen, wenn ihr Gesicht Akzeptanz ausdrückt. […] Um ein leichtes Lächeln aufzusetzen, entspannen Sie Gesicht, Nacken und Schultermuskulatur, und formen Sie mit Ihren Lippen ein leichtes Lächeln. Versuchen Sie dabei einen heiteren Gesichtsausdruck anzunehmen. Denken Sie daran, die Gesichtsmuskeln zu *entspannen.*«

  Die »Offenen Hände« definiert sie so (ebd., S. 470): »›Offene Hände‹ ist eine andere Art, die Realität mit Ihrem Körper zu akzeptieren. Bei der Übung der offenen Hände ist folgende Körperhaltung wesentlich: die Hände sind geöffnet, mit den Handinnenflächen nach oben und mit entspannten Fingern. Offene Hände ist Teil von entgegengesetztem Handeln bei Wut. Zu Fäusten geballte Hände sind Indikatoren für Wut. Wut ist oft das Gegenteil von ›Die Realität annehmen‹. Die Wut sagt: ›Was hier ist, soll nicht sein.‹ Wut ist ein Gefühl, das Sie dazu motiviert, die Realität zu verändern, sie zu bekämpfen, sie zu besiegen. Wut hat ihren Platz. Wir üben hier aber Annehmen der Realität.«

Leichtes Lächeln

1. Entspannen Sie Ihr Gesicht von der obersten Stelle Ihres Kopfes bis hin zu Ihrem Kinn und Kiefer. Lassen Sie jeden Gesichtsmuskel los (Stirn, Augen und Augenbrauen; Wangen, Mund und Zunge; Zähne leicht auseinander). Wenn Sie Schwierigkeiten damit haben, versuchen Sie, zuerst alle Gesichtsmuskeln anzuspannen und dann loszulassen.
   Ein angespanntes Lächeln ist ein Grinsen (und könnte Ihrem Gehirn mitteilen, dass Sie sich oder Ihre wahren Gefühle verstecken).
2. Ziehen Sie beide Mundwinkel nur ein klein wenig nach oben, nur so wenig, dass Sie sie spüren können. Es ist nicht nötig, dass andere es sehen können. Ein leichtes Lächeln sind leicht nach oben gezogene Mundwinkel mit einem entspannten Gesicht.
3. Versuchen Sie, einen gelassenen Gesichtsausdruck anzunehmen.
   Denken Sie daran, Ihr Gesicht kommuniziert mit Ihrem Gehirn; Ihr Körper ist mit Ihrem Geist verbunden.

Offene Hände

Im Stehen:	Lassen Sie Ihre Arme von Ihren Schultern herabhängen, lassen Sie sie gerade oder an den Ellbogen leicht gebeugt. Drehen Sie Ihre geöffneten Hände nach außen, mit den Daumen nach außen, Handflächen nach oben und entspannten Fingern.
Im Sitzen:	Legen Sie Ihre Hände auf den Schoß oder die Oberschenkel. Drehen Sie Ihre geöffneten Hände nach außen, mit den Handflächen nach oben und entspannten Fingern.
Im Liegen:	Legen Sie die Arme neben den Körper und drehen Sie mit geöffneten Händen und entspannten Fingern Ihre Handflächen nach oben.

Denken Sie daran, dass Ihre Hände und Ihr Gehirn kommunizieren; Ihr Körper ist mit Ihrem Geist verbunden.

Abb. 28: Leichtes Lächeln und Offene Hände (aus Linehan 2016b, S. 348)

➢ *Achtsamkeit auf die gegenwärtigen Gedanken* (Linehan 2016a, S. 473): »Das Beobachten Ihrer Gedanken hilft Ihnen dabei, sich von Ihren Gedanken zu distanzieren. Das macht es Ihnen leichter herauszufinden, was Gedanke ist, was Tatsache ist und was Ihre emotionale Reaktion auf den Gedanken ist. [...] Distanzierung erlaubt Ihnen auch zu entdecken, dass Sie nicht Ihre Gedanken sind. Sie definieren sich nicht über Ihre Gedanken (oder durch Gedanken anderer über Sie). Viele Menschen können nicht zwischen sich und ihren Gedanken unterscheiden; sie werden zu ihren Gedanken. Gedanken können sich oft als Fakten verkleiden. Wir reagieren auf unsere Gedanken, als seien sie Tatsachen über uns selbst, über andere oder die Welt. Das Problem ist dann zwangsläufig, dass die Menschen große Schwierigkeiten haben, einen Gedanken als genau das zu akzeptieren, was er ist, nämlich ein Gedanke. Die meisten Menschen kleben an der Vorstellung, dass unsere Gedanken Tatsachen über die Wirklichkeit darstellen. Oder wir haften der Idee an, dass Bedeutung und Konzepte wichtig sind – wichtiger als die Tatsachen dessen, ›was ist‹.«

In Tabelle 9 sind alle dialektisch-behavioralen Strategien zur Erhöhung der Stresstolerant noch einmal übersichtlich zusammengefasst.

Tab. 9: DBT-Strategien zum Aufbau von Stresstoleranz

STOP-Skills	**TAIM-Skills**	**Ablenken mit intuitivem Wissen**	**Beruhigen**	**den Moment BESSER machen**	**Skills zum Annehmen der Realität**
Stoppen	Temperatur	Aktivitäten jenseits vom Stress		Beten	Radikale Akzeptanz
einen Schritt zurücktreten	tiefes Atmen	Unterstützen		Eintauchen in die Fantasie	Entscheidung für einen neuen Weg
Wahrnehmen	Intensives Training	Vergleichen		Sinngebung	innere Bereitschaft
Achtsam vorgehen	Muskelentspannung	inkompatible Gefühle		Selbstermutigung	leichtes Lächeln & offene Hände
	bewusstes Atmen	Beiseiteschieben der Situation		Entspannung	Achtsamkeit auf die gegenwärtigen Gedanken
		Gedanken		Ruhepause	
		Körperempfindungen			

Im DBT-Handbuch von Marsha Linehan (2016a, b) finden sich zahlreiche weitere praktische Interventionen mit Arbeitsblättern und Handouts. Frau B. konnte ihren Lerneifer annehmen und erkennen, wie hilfreich er ist, um aus ihrer schwierigen inneren Situation herauszufinden. Also akzeptierte sie ihn, beobachtete ihn wohlwollend und konnte zunehmend spielerischer an ihr Lernen herangehen. Für sie waren die DBT-Übungen zur Stressreduktion eine ganz neue und wunderbare Art sich von ihrem Stress zu befreien.

3.2.2 Entspannungstraining

Progressive Muskelrelaxation (PMR) wurde vielfach empirisch evaluiert. Sie ist als Teilintervention wirksam bei Angst, Depression, Zwang, Schmerz und Somatisierung. Sie hat sich zum Beispiel in der Depressionstherapie in einigen Studien als wirksamer erwiesen als Aktivitäten-Aufbau, was gut nachvollziehbar ist, wenn man bedenkt, dass Depression das Stresssystem des Gehirns extrem intensiviert.

Wie berichtet, wurde bei Frau B. gleich zu Beginn der Therapie mit Progressiver Muskelrelaxation begonnen. Dabei wurde folgendermaßen vorgegangen:

1. Einweisung in die Methode der Progressiven Muskelrelaxation (ausführlich bei Sulz 1998c)
   - In jeder Therapiestunde einmal Entspannung mit dem Patienten durchführen (anfangs 20 Minuten, später zehn Minuten).
   - Dem Patienten eine CD oder einen USB-Stick mitgeben, womit er zweimal täglich die Entspannung durchführen soll. Besser ist es, wenn er sich selbst instruieren kann.[19]
   - Den Patienten ein Protokoll schreiben lassen mit Angabe der Entspannungswirkung (z. B. von 70 % Spannung auf 30 % reduziert) je Übung.
   - Dem Patienten zeigen, wie er PMR im Alltag einsetzen kann.
2. Entspannungsprotokoll (s. Beispiel Frau B. in Tab. 10)

19 Unter https://eupehs.org/wp-content/uploads/Entspannungsanleitung-sulz.mp3 kann auch auf eine 30-minütige Anleitung im mp3-Format zugegriffen werden.

Tab. 10: Entspannungsprotokoll (Beispiel Frau B.)

Datum	Spannung vorher	Spannung nachher	Bemerkungen
1. 20.6.	80 %	50 %	etwas entspannter
2. 21.6.	70 %	50 %	etwas entspannter
3. 22.6.	70 %	40 %	entspannter
4. 23.6.	70 %	30 %	gut entspannt
5. 24.6.	80 %	30 %	gut entspannt
6. 25.6.	70 %	20 %	sehr entspannt
7. 26.6.	70 %	20 %	sehr entspannt

0 % = völlig entspannt 100 % völlig angespannt

3. Entspannung in Alltagssituationen anwenden

Neben dem Herabregulieren des allgemeinen Anspannungslevels durch tägliches Üben ist es wichtig, in möglichst vielen konkreten Alltagssituationen die Anspannung zu reduzieren. Ohne es zu bemerken, verspannen wir uns ganz automatisch auch schon bei kleinstem Stress, obwohl unsere Vernunft sagt, dass die Situation nicht schwierig ist, dass wir ihr bestens gerecht werden können und dass nichts Gravierendes auf dem Spiel steht. Doch diese funktionalen Gedanken gehören zu unserem expliziten bewussten kognitiven System, das langsamer reagiert als unser implizites unbewusstes emotionales System. Durch die in den Entspannungsübungen aufgebaute bessere Körperwahrnehmung wird uns die Verspannung jedoch immer früher bewusst und wir können sofort auf sie einwirken.

Frau B. berichtete über Beispiele erfolgreicher Entspannung in Alltagssituationen:

- *Situation:* Ihr Chef fragte mit strenger Stimme, wie sie das Problem mit der unzufriedenen Kundin gelöst habe.
- *Körper:* Anspannung in den Schultern und im unteren Rückenbereich.
- *Aktion:* Diese Region kurz anspannen und dann die Muskeln loslassen. Dabei ausatmen.
- *Wiederholung der Aktion:* Unbemerkt vom Gegenüber mehrfach wiederholen. Dabei innerlich die Selbstinstruktion sprechen: Loslassen, Ruhe, entspannen.

- *Gedanke:* Die Situation als nicht bedrohlich einschätzen: »Kein Grund für Stress. Keine Gefahr. Meine Verspannung ist Fehlalarm.«
- *Verhalten:* Auf die Sachebene des Gesprächs konzentrieren und das Anliegen vortragen.

Das Hinnehmen sowohl der Achtsamkeitsübungen als auch der Stressbewältigungsstrategien der DBT führte zu weitreichenden Veränderungen ihres Umgangs mit Stress.

3.3 Fazit zu Modul 3

Das Mentalisierungsspezifische scheint es auf den ersten Blick in diesem Kapitel nicht zu geben. Denn sowohl die Interventionen der DBT als auch die Übungen zur Achtsamkeit, die sich an Jon Kabat-Zinn (1996) und Thich Nhat Hanh (2013) orientieren, entstammen anderen Ansätzen. Das Gemeinsame ist der Fokus auf die Affektregulierung. Der Unterschied ist, dass sie nicht auf einer komplexen Entwicklungstheorie aufbauen, sondern sich ganz auf das Gegenwärtige konzentrieren. Das hindert jedoch nicht daran, beide empirisch und klinisch gut bewährten Vorgehensweisen als Tools der Mentalisierungsförderung in der MVT einzusetzen.

DBT ist per se Mentalisierungsförderung. Wie bei der MBT besteht im ersten Teil der Therapie die Hauptarbeit darin, Affektregulierung herzustellen, was ja bei Borderline-Patienten »never ending« ist. Die hier ausgewählten Übungen zur Einübung von Achtsamkeit im Alltag und zur Stressregulation ermöglichen es, dem Patienten gleich zu Beginn der Therapie Instrumente an die Hand zu geben, die dazu führen, dass er alsbald erwarten kann, seine Gefühle steuern zu können. Es kann sein, dass am psychodynamischen Brückenkopf mehr Bedenken bestehen, mit dem Patienten zeitweise auf eine Art zu arbeiten, die psychoedukativ ist. Ihm zu zeigen, wie Atem-Meditation geht, wie er die Beobachter-Position einnehmen und seinen Gefühlsprozess von außen wahrnehmen kann. Mit ihm in der nächsten Sitzung zu besprechen, wie gut es geklappt hat. Ihm zu helfen, es besser zu machen. Dabei kann davon ausgegangen werden, dass Achtsamkeit zugleich mentalisierungsfördernd ist und vom Patienten in Eigenregie von Beginn der Therapie an angewandt werden kann. Deshalb wäre es meines Erachtens eine Unterlassung, wenn sie nicht in die MVT als Modul integriert würde.

4 Mentalisierung 1

Emotion Tracking

4.1 Emotion Tracking als Instrument zur Problemaktualisierung

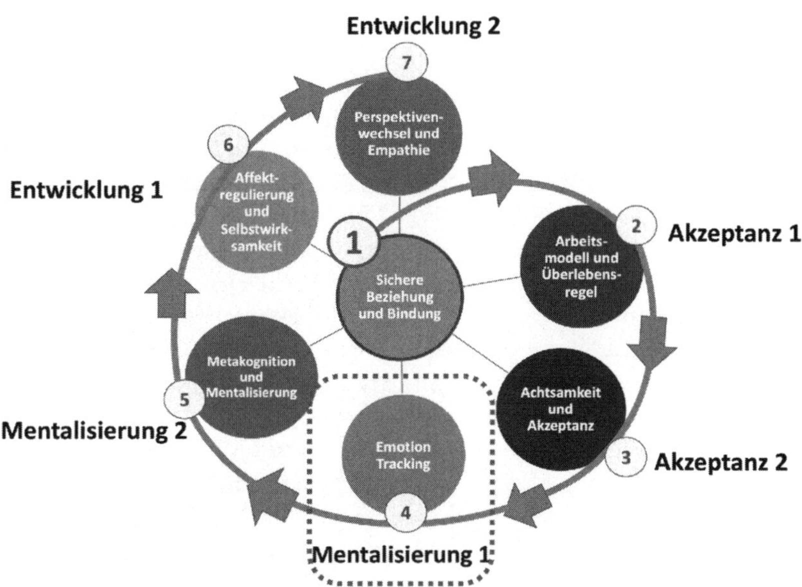

Abb. 29: Mentalisierung 1 – Emotion Tracking (Modul 4 der MVT)

Grawe (1998) hebt hervor, dass nur wenig therapeutische Wirksamkeit erzielt werden kann, wenn das Gefühl, das das aktuelle Problem affektiv ausmacht, nicht innerhalb der Therapiesitzung bewusst wahrnehmbar ist, und dass ein rein kognitives Abhandeln nur zu wenig Veränderungen führt, da die Gefühle *Top-down* nicht erreicht werden können. Deshalb gehört es zum selbstverständlichen Kompetenzbereich des Therapeuten, dem Patienten zu helfen, diese Gefühle *Bottom-up* wahrzunehmen. Greenberg und seine Forschungsgruppe belegen dies (Greenberg 2000).

Besonders drei Vorgehensweisen haben sich als emotionsfokussierende Therapiestrategien bewährt: Focusing (Gendlin 1996), Emotion-fokussierte Therapie (EFT) (Greenberg 2000; Elliott et al. 2008) und Microtracking (Pesso & Perquin 2008; Bachg 2005). Möchte man keine neue Psychotherapie-Ausbildung absolvieren, beginnt man diese Emotionsarbeit zum Beispiel in die behaviorale Behandlungskonzeption und in den verhaltenstherapeutischen Prozess zu implementieren (Sulz 2007) – im Rahmen einer affektiv-behavioralen Verhaltenstherapie im Sinne von Woolfolks und Allen (2014).

Das Ziel des Therapeuten ist es, dass der Patient bewusst wahrnimmt, welche Gefühle sein Denken und Handeln beherrschen und welche emotionale Bedeutung Ereignisse, Umstände und Beziehungen für ihn haben. Das Vorgehen des Therapeuten besteht folglich darin, in der Sitzung die Aufmerksamkeit des Patienten auf Indikatoren dieser Gefühle zu lenken und es ihm zu erleichtern, diese wahrzunehmen, und ihn zu ermutigen, sie in dem Ausmaß zuzulassen, wie sie als emotionale Energie wirklich vorhanden sind.

Das weitere Vorgehen benennt den Kontext, der ein Gefühl auslöst, sodass der Patient sein Gefühl aus dem aktuellen Prozess heraus genau einem Situations- oder einem Beziehungsaspekt metakognitiv zuordnen kann. Ergebnis ist, dass reflektierte Affektivität im Sinne von Fonagy et al. (2004) entstehen kann. Um das zu erreichen, muss der Therapeut lernen, subtile körperliche Anzeichen von Gefühlen im Gesicht und im Körper des Patienten wahrzunehmen (somatische Marker im Sinne von Damasio 2003). Einerseits muss er den Patienten mit großer Aufmerksamkeit beobachten und darf sich nicht zu sehr vom Narrativ ablenken lassen. Andererseits muss er mit Empathie der Erzählung des Patienten folgen und dabei darauf achten, dass seine Empathie nicht zu einer Projektion eigener Gefühle auf den Patienten wird. Nur das Beobachtbare zählt. Das vom Therapeuten ausgedrückte Mitgefühl (z. B. »Das macht Sie jetzt sehr traurig«) muss vom Patienten stets kritisch geprüft werden, ob es auch wirklich in ihm wahrnehmbar ist oder ob es sich einfach um eine (falsche) Vermutung des Therapeuten handelt.

Wesentlich ist, dass während des Erzählens sowohl beim Patienten als auch beim Therapeuten ein inneres Bild der Geschehnisse entsteht. Idealerweise stimmen diese beiden Bilder gut überein. Das innere Bild löst beim Patienten das Gefühl aus und führt beim Therapeuten zu einer empathischen Reaktion. Sobald Überlegungen erfolgen, geht der Patient wieder aus dem Bild heraus und das Gefühl verschwindet. Das heißt, dass eine Warum-Frage des Therapeuten den Patienten wieder auf die kognitive Gesprächsebene bringt, während sich dessen Erleben gerade noch ganz in inneren Bildern und Szenarien befand.

4.2 Das therapeutische Prinzip des Emotion Tracking[20]

Das von Sulz (2007) beschriebene Emotion Tracking als Adaptation von Pessos Microtracking (Pesso 2008b; Bachg 2005) auf behaviorale und psychodynamische Psychotherapien soll im Nachfolgenden beschrieben werden.

Ähnlich dem Achtsamkeitsansatz versucht der Therapeut mithilfe des Emotion Tracking die Aufmerksamkeit des Patienten auf seine Bewusstseinsprozesse im Hier und Jetzt zu lenken – das ist der Moment des Gesprächs mit dem Therapeuten. Welches Gefühl, welcher Gedanke, welcher Körperprozess (vegetativ oder motorisch), welche Imagination, welche Erinnerung, welche Wahrnehmung erfolgt genau jetzt in der Gegenwart? Der Patient muss dabei meist erst lernen, ein Gefühl als Gefühl, einen Gedanken als Gedanken und eine Erinnerung als inneres Bild der Vergangenheit zu identifizieren. Während der Achtsamkeitsansatz bei einer distanzierenden Beobachtung ohne Reflexion über Herkunft und Zusammenhänge zum Beispiel von Gefühlen bleibt, wird beim Emotion Tracking der Patient nach dieser differenzierenden Zuordnung von Kognitionen, Emotionen, Wahrnehmungen, Erinnerungen und Fantasien zu einem Erkennen der Zusammenhänge geführt.

Das Gefühl X trat auf, als die Erinnerung Y kam. Oft ist das Gefühl da, und der Patient hat es sich noch nicht bewusst gemacht. Der Therapeut spricht das von ihm beobachtete Gefühl aus. Im Gegensatz zur klientenzentrierten Gesprächstherapie wird nicht nur das Gefühl vom Therapeuten ausgesprochen, sondern stets auch, während oder nach welcher Äußerung des Patienten es auftritt. Es ist erstaunlich, wie prompt der Patient zuerst nonverbal und dann verbal zustimmt, wenn der Therapeut das richtige Gefühl erkannt hat.

20 Dieses Kapitel wurde übernommen aus Sulz (2007, S. 225ff). Siehe auch Buchholz (2020).

Der Gedanke W ist nur ein Gedanke und keine Realität. Er ist eine von außen übernommene selbstsuggestive Botschaft und gar kein eigenes Produkt. Also kann er probatorisch wieder nach außen verlagert werden, als ob gerade jemand diese Worte zum Patienten sagen würde. Auf diese Weise wird eine sehr elegante Art der kognitiven Umstrukturierung bewirkt, weil der Patient einen von jemand anderem ausgesprochenen Satz daraufhin prüfen kann, ob er seinen Inhalt annehmen oder sich dagegen wehren möchte. Und ein solcher (dysfunktionaler) Gedanke, den er gerade noch innerlich zu sich selbst gesagt hat, wird nun in eine Interaktion mit jemand anderem zurückverlagert, sodass Beziehung beginnt. Später kann darauf zurückgekommen werden: »Wer sagt da was zu mir? Was macht der dadurch mit mir? Welche Beziehung ist das?«

Der Körper als Schnittstelle zwischen Gefühl und Handlung hilft oft weiter: Da der Patient oft motorisch unruhig wird, während er sich mit einem emotional bewegenden Thema beschäftigt, kommt es immer wieder zu Bewegungen mit Händen, Füßen oder anderen Körperteilen. Nicht selten sind das Ansätze zu komplexen interaktiven Handlungen, wie auf die Person zugehen, um die es gerade geht, fliehen oder schlagen, treten, die Hand geben, streicheln, festhalten, umarmen, wegstoßen usw. Der Therapeut lenkt die Aufmerksamkeit auf diese Bewegungen und kann fragen, was die Hand macht, was für eine Bewegung daraus entstehen möchte.

Der Körper hilft bereits von Beginn des Emotion Tracking an: Das Gesicht des Patienten ist der Ort, an dem der Therapeut versucht, das momentane Gefühl des Patienten zu erkennen. Natürlich hilft es ihm, die emotionale Bedeutung dessen, was der Patient gerade sagt, empathisch zu erspüren. Doch Empathie allein reicht nicht, der Therapeut muss seine Fähigkeit, Gefühle am Gesicht ablesen zu können, schulen. Erst dann kann er durch die prompte und unwillkürliche Bestätigung des Patienten den roten Faden der Emotionsprozesse beibehalten. Auch für den Patienten ist das Gesehen- und Erkanntwerden seines Gefühls eine so positive Erfahrung, dass ihm die Erleichterung am Gesicht abzulesen ist.

Dieser Teil des Emotion Tracking ist die bisher umfassendste Art, somatische Marker (Damasio 2003) im Sinne der Hirnforschung in der Psychotherapie einzusetzen. Neurolinguistisches Programmieren (NLP) und Hypnotherapie arbeiten zwar schon lange damit, aber nicht mit dieser Konsequenz und diesem zentralen Stellenwert.

Diese emotionale Arbeit vertieft zugleich die Fähigkeit des Patienten, sein Bewusstsein auf die Gegenwart und die real ablaufenden Prozesse zu lenken, und seine Fähigkeit, kognitiv Zusammenhänge zu erkennen. Der Begriff der Einsicht, von der wir wissen, dass sie nur partiell hilft, um therapeutische Veränderungen zu erzielen, trifft diese Erweiterung des kognitiven Horizonts des Patienten nicht ganz, weil dies meist globaler und abstrakter erfolgt. Betrachten wir die Reaktionssequenz auf der Mikroebene, so können wir sehr gut nachvollziehen, dass die Kognition eine Emotion auslöst und aus dieser wiederum ein Handlungsimpuls hervorgeht. Zugleich wird aber auch der psychosoziale Kontext ins Bewusstsein gerückt. Denn der Gedanke oder die Erinnerung führt zu den Lebenssituationen und wichtigen Beziehungen des Patienten, zu den Ereignissen, die den Kontext für die jetzt ablaufenden Gefühle und Gedanken bilden. Dieser Kontext kann vom Therapeuten weiter exploriert werden, sodass er immer mehr die gegenwärtigen Reaktionen des Patienten versteht.

Bis hierher wurden die Basics des Emotion Tracking untersucht. Wenn sie in der Klärungsphase der Therapie als Bottom-up-Verhaltens- und -Bedingungsanalyse eingesetzt wurden, kann der Therapeut gemeinsam mit dem Patienten das bedingungsanalytische Gespräch weiterführen, wie er es gewohnt ist. Er bleibt dann in einer problem- und defizitorientierten Analyse, die zu diesem Zeitpunkt stimmig ist. Schmerz und Leid, die zu den vom Patienten beklagten Problemen und Symptomen führten, sind zutage getreten, und es ist ein grobes kausales Verständnis entstanden. Punkt für Punkt erfolgt die Mentalisierung der Affekte des Patienten: den Affekten wird eine kognitive Struktur zur Seite gegeben, sie werden versprachlicht, Gefühle des Patienten werden vom Therapeuten aufgenommen und mitgefühlt, in ihrer Intensität heruntermoduliert, sodass sie handhabbar werden.

Im letzten Schritt beziehungsweise dritten Akt des Dramas der Therapie wird eine neue Bühne eröffnet, auf der eine hypothetische und synthetische Kindheit inszeniert wird mit idealen familiären (und gesellschaftlichen) Bedingungen, mit idealen Eltern, sodass der Patient (nicht durch die Regie des Therapeuten) aus seinem Gefühl heraus entwickeln kann, was er wirklich gebraucht hätte und wie es sich angefühlt hätte, das auch zu bekommen. Diese Erfahrung ist so beglückend, dass diese Arbeit nicht nur Klärung ist, sondern bereits eine eindeutig ressourcenorientierte Methode, die ein neues Gedächtnis samt intensiven somatischen Markern schafft, das als dauerhafte Ressource verfügbar bleibt und künftiges Verhalten konkurrierend zum biografischen Gedächtnis mitbeeinflusst.

4.3 Praxisanleitung Emotion Tracking

Nachfolgend sei das praktische Vorgehen beim Emotion Tracking zusammenfassend beschrieben.

Ziel

- Emotionsanalyse
- Verhaltensanalyse der Affektreaktion
- Metakognition und mentale Reflexion der Emotionsauslöser und deren Bedeutung

Vorbereitung

Der Therapeut setzt sich so hin, dass er das Gesicht des Patienten und dessen mimische Veränderungen gut sehen kann. Mit dem Patienten wird vereinbart, über ein emotional sehr belastendes Thema zu sprechen, dessen Bewältigung ein sehr großes Anliegen des Patienten ist. Der Therapeut sagt, dass er sich auf die während des Gesprächs auftretenden Gefühle konzentrieren und diese aussprechen wird. »Ich sehe, wie traurig Sie werden.« Er bittet den Patienten, jedes Mal gleich zu prüfen, ob er das von ihm benannte Gefühl wirklich gerade fühlt, und ihn unbedingt korrigieren soll, wenn es nicht so ist, damit der Therapeut das Gespräch nicht in eine falsche Richtung führt. »Nein, es ist nicht Trauer, es ist Verzweiflung.«

Der Therapeut wird außerdem dazu sagen, nach welchem Bewusstseinsprozess (Erinnerung, Vergegenwärtigung, Überlegung) dieses Gefühl aufgetreten ist, um dem Patienten die Gelegenheit zu geben, zu erkennen, was (welcher Kontext) bei ihm welches Gefühl auslöst. Und um es möglich zu machen, ein tieferes Verständnis für die emotionale Bedeutung des Geschehens zu finden. »Ich sehe, wie verzweifelt Sie sich fühlen, wenn Sie sich erinnern, dass Ihr Bemühen, um seine Anerkennung immer ins Leere ging.«

Der Therapeut wird den Patienten auch darauf vorbereiten, dass er Äußerungen, die zu selbstkritisch oder sich selbst abwertend oder beschuldigend oder entmutigend sind, aufgreift als von außen übernommene Botschaften früherer Bezugspersonen, die wieder experimentell nach außen zurückgegeben werden können, indem der Therapeut eine fantasierte äußere Person oder auch nur eine äußere Stimme diesen Gedanken sprechen lässt. Dadurch kann der Patient spüren, wie es sich anfühlt, wenn nicht er selbst, sondern eine andere Person so zu ihm spricht. »Ich leihe dieser abwertenden Person meine Stimme, von der Sie sagten, dass sie von links hinten zu Ihnen spricht: Du wirst es nie schaffen, gut genug zu sein. Was macht das mit Ihnen?« Umgekehrt wird der Therapeut wichtige und wertvolle Gedanken aufgreifen, damit sie bewahrt werden können: »Das war jetzt ein sehr wichtiger und guter Gedanke, dass Sie ja heute nicht mehr so abhängig sind von ihr und sich in vielem helfen können.«

Vorgehen im Gespräch

Der Therapeut ist mit seiner Aufmerksamkeit halb beim Inhalt der Erzählung und halb bei der Wahrnehmung des Gesichts und des Körpers, um somatische Marker zu entdecken, die auf ein gerade auftretendes Gefühl hinweisen. Am einfachsten ist es dem Gesicht anzumerken, wenn ein trauriges oder ein sehr ärgerliches Gefühl entsteht. Aber auch Freude und Furcht sind gut erkennbar. Da viele Patienten durchgehend ohne Punkt und Komma erzählen, kann er nicht eine Atempause abwarten, sondern muss unvermittelt sagen, welches Gefühl er wahrnimmt. Findet er nicht schnell genug die richtige Benennung, so bittet er einfach, das Sprechen zu stoppen, weil er spiegeln möchte, welches Gefühl gerade aufgetreten ist. Er sollte möglichst jedes Gefühl ansprechen und den Auslöser dazu benennen. Dadurch kommt es zur Verlangsamung des Gesprächsablaufs, die notwendig ist, um das Gefühl im Hier und Jetzt wahrnehmen zu können.

Es kommt der Punkt im Gespräch, an dem der Patient sein Leid und seine Not so umfassend dargelegt hat, dass ein plastisches inneres Bild der Umstände und Ereignisse beim Therapeuten entstanden ist. Nun kann er empathisch spiegeln, was der Patient stattdessen gebraucht hätte, welches »Gegengift« (Antidot im Sinne von Pesso 2008) benötigt worden wäre, um das Leiden zu beenden oder erst gar nicht auftreten zu lassen. »Sie hätten jemanden gebraucht, der ganz auf Ihrer Seite ist und dafür sorgt, dass diese Person sofort aufhört, so mit Ihnen umzugehen.« Der sofort heraussprudelnde somatische Marker und kurz darauf die Worte »Ja, das stimmt!« bestätigen, wenn der Therapeut das wirkliche Antidot erspüren und spiegeln konnte. Kommt erst nach einem Zögern nur ein dünnes Ja, dann war es kein Treffer. Die Antidot-Hypothese sollte im Emotion Tracking nicht weggelassen werden. Sie ist der Zielpunkt dieser Emotionsanalyse, die sich in zwei Akten vollzieht. Der erste Akt umfasst das emotionale Problem der Gegenwart. Der zweite Akt das Unglück der Kindheit.

Im Sinne der ressourcenorientierten Zielfindung, wie es durch das ZRM (= Züricher Ressourcen Modell; Storch & Krause 2002) vorgeschlagen wird, ist der dritte Akt des Dramas (das empfundene Glück in einer Imagination von Eltern, wie sie gebraucht worden wären) sehr gewinnbringend. Nicht nur Befreiung von negativen Gefühlen sollte das Ziel sein, sondern ein positiver Zielzustand, verbunden mit sehr positiven Gefühlen wie Zufriedenheit, Freude und Glück, der in der Imagination erlebt und als Vision aufrechterhalten wird, die stärker zu zielführendem Verhalten motiviert als ein nur gedachtes Ziel. »Ich möchte Sie zu einer Fantasie einladen, in der Sie genau den Menschen herholen können, den Sie damals gebraucht hätten. Sie können sich vorstellen, was er für ein Mensch gewesen wäre, was er sagt, wie er handelt – genau so, dass Sie die damals benötigte Befriedigung Ihrer wichtigsten Bedürfnisse erfahren können. Wie alt waren Sie damals? Stellen Sie sich vor, jetzt das Kind in diesem Alter zu sein. Und stellen Sie sich vor, genau den Menschen ganz für sich zu haben, der Ihnen das gibt (z. B. Willkommensein, Geborgenheit, Sicherheit, Liebe, Verständnis, Wertschätzung, Selbstbestimmung), so viel, wie Sie wollen und brauchen, so zuverlässig anhaltend – und ohne dass Sie etwas dafür tun oder geben müssen. Lassen Sie innerlich dieses Bild entstehen und beschreiben Sie es, damit ich es auch sehen kann. Sprechen Sie auch Ihr inneres Befinden aus. Ich werde von meiner Seite aus Ideen aussprechen, was er/sie sagen oder machen könnte.«

Bald mischt sich beim Patienten das Glücksgefühl mit Traurigkeit, sodass Tränen das Glück begleiten können. »Da kommt auch Traurigkeit dazu, die Erinnerung und der Schmerz, dass es leider in Wirklichkeit nicht so war. Das ist ganz normal. Lassen Sie die Traurigkeit zu und gehen Sie wieder in die Imagination des Kindes von damals, richten Sie Ihre Aufmerksamkeit wieder auf das erfüllende Erleben dieses bedürfnisbefriedigenden Menschen, der wie ein guter Vater oder eine gute Mutter ist beziehungsweise der Vater oder die Mutter sein könnte, den/die Sie damals gebraucht hätten.«

Diese Antidot-Fantasie entspricht weitgehend der im nachfolgenden Kapitel beschriebenen »Ideale-Eltern«-Übung von Perquin und Howe (2008). Sie führt zuverlässig zu einer beglückenden Fantasie, die sehr beeindruckend ist. Diese wird zur jederzeit utilisierbaren Ressource als mächtiger Motivator für Veränderung, vor allem, wenn in der Erinnerung dieses Erlebens auch der Körper in seinem zielverbundenen Zustand wahrgenommen und im Gedächtnis abgespeichert wird (vgl. Hauke 2010 sowie Sulz 2004; Storch & Krause 2002).

4.4 Die »Ideale-Eltern«-Übung als ressourcenorientierte Emotionsübung[21]

Das Vorgehen bei dieser Übung kann darin bestehen, dass der Therapeut während der Exploration der Eltern mit ihren unbefriedigenden Eigenschaften und Verhaltensweisen den Vorschlag macht, sich zu vergegenwärtigen, wie denn im Kontrast diejenigen Eltern gewesen wären, die der Patient als Kind in einem bestimmten Alter oder hinsichtlich eines extrem frustrierenden Aspekts der Kindheit wirklich gebraucht hätte. Wenn der zunächst verdutzte Patient einwilligt, fragt der Therapeut nach den gewünschten oder ersehnten Attributen, spricht der Patient seine Wünsche aus, zum Beispiel »Sie hätte immer Zeit haben müssen für mich!«, wiederholt der Therapeut jede gewünschte Eigenschaft oder Handlungsweise, zum Beispiel kann er die ideale Mutter sagen lassen: »Wenn ich damals, als du vier Jahre alt warst, da gewesen wäre als die Mutter, die du gebrauchst hättest, hätte ich immer Zeit für dich gehabt!« Ist durch die Schilderung ein lebendiges Bild zum Beispiel der idealen Mutter entstanden, so schlägt der Therapeut vor, eine Rollenspielerin (in der Gruppentherapie) oder ein Objekt (in der Einzeltherapie) auszuwählen, die beziehungsweise das die ideale Mutter repräsentiert. Die Rollenspielerin wird vom Patienten genau dort und genau so positioniert, dass sie die wunscherfüllende Vision in Szene setzt. Von jetzt an spricht die Rollenspielerin die wunscherfüllenden Sätze aus. Zögerlichen Patienten hilft der Therapeut behutsam, auch im körperlichen Zueinander Positionen auszuprobieren, die dem Wunsch des Kindes von damals (je nach Alter sehr verschieden) entsprechen, zum Beispiel Hand halten, den Arm um die Schulter legen, den Kopf an ihren Brustkorb legen können usw. Am zunehmenden Wohlgefühl, das auch ohne mikroskopisches Emotion Tracking von Weitem wahrnehmbar ist, erkennt der Therapeut, dass eine Situation inszeniert wird, die immer mehr bedürfnisbefriedigend wird. Irgendwann merkt der Patient, dass der ideale Vater fehlt, sodass dieser hinzugenommen wird. Meist wird er spontan zur idealen Mutter so positioniert, dass ein sich liebendes Paar dort steht oder sitzt, das, ohne sich als Paar vom Kind trennen zu lassen, dieses zu sich holen und ihm das geben, was es braucht. So entsteht eine Art Skulptur als Schlussbild mit in allen Belangen befriedigenden und dadurch beglückenden Aspekten. Der Therapeut fordert den Patienten auf, sich dieses Bild

21 Nach Perquin und Howe (2008), verändert übernommen aus Sulz (2007, S. 213f.).

gut einzuprägen mit allen Sinnen, szenisch, körperlich, emotional. Auch wenn es nur eine kurze Übung von 15 Minuten ist, kommt man doch zu einem sehr schönen Erlebnis, das als Ressource beliebig oft wieder in Erinnerung gerufen werden kann.

4.5 Vorgehen beim Emotion Tracking

Therapeut und Patient vereinbaren, wie sie miteinander umgehen: Der Patient möchte über ein belastendes Thema sprechen oder Patient und Therapeut kommen gemeinsam auf ein Thema, das sich als wichtig und belastend herausstellt, sodass sie vereinbaren, darüber zu sprechen. Es wird unterschieden zwischen dem inhaltlichen Thema und dem Gefühlsprozess. Ersteres ist der Kontext, der das Gefühl hervorruft und seine Bedeutung verstehen lässt. Therapeut und Patient vereinbaren, dass sie sich auf das Gefühl konzentrieren wollen, weil es die Bedeutung eines Ereignisses zeigt und es dabei spürbarer wird. Beide können das entstandene Gefühl ansprechen. Wenn der Patient es anspricht, fügt der Therapeut den auslösenden Kontext hinzu und gibt ihm Gelegenheit, zu erkennen, wodurch dieses Gefühl hervorgerufen wurde, zum Beispiel: »Sie wurden ärgerlich, als Sie sich daran erinnerten, dass Ihr Vater Sie schon wieder belehren wollte.« Oft ist es aber so, dass die Aufmerksamkeit des Patienten ganz bei dem Inhalt der Erinnerung bleibt, den er als inneres Bild oder inneren Film sieht. Das durch das erinnerte Bild hervorgerufene Gefühl wird jedoch nicht so sehr beachtet wie die bildliche Szene.

Der Therapeut geht empathisch mit der Erzählung mit, sodass auch bei ihm ein inneres Bild dieser Situation entsteht. Er versetzt sich in den Patienten hinein und fühlt mit ihm zum Beispiel das Ärgerliche am Verhalten des Vaters und das Gefühl des Ärgers, das er empfindet. Aber nicht so stark wie der Patient. Deshalb spiegelt der Therapeut ihm das Gefühl »markiert« im Sinne von Fonagy et al. (2008). Sich in ihn hineinversetzend fühlt er einerseits den Ärger wie er, andererseits äußerer Zuhörer bleibend ist es für ihn nicht so ärgerlich wie für den Patienten. Deshalb ist der Gefühlsausdruck des Therapeuten weniger ärgerlich, mehr verstehend und bestätigend. Anfangs unterlässt er sogar den Ausdruck von Ärger in seiner Stimme. Denn wenn dieser stärker ist als die bewusste Wahrnehmung von Ärger des Patienten, würde der Therapeut ihn von seinem eigenen Gefühl ablenken. Also bleibt er in einer behutsam zuhörenden Haltung und spricht nur aus, was er hört und sieht, mit einem Ausdruck feinfühliger Präsenz. Es kann sein, dass das Gefühl des Patienten noch ein zartes Pflänzchen ist, dem ein gewährender und schützender Raum gegeben werden muss, damit es dableiben und wachsen kann. Therapeut und Patient wenden sich beide dem Gefühl zu, vielleicht überrascht und verwundert. Sie betrachten es beide und nehmen zugleich zur Kenntnis, welcher Aspekt der Erzählung zu diesem Gefühl geführt hat. In diesem Moment geht der Patient vorübergehend und nur teilweise aus der emotionalen Haltung heraus. Während ein Teil von ihm den Ärger empfindet, reflektiert der andere Teil die neue Erkenntnis: »Aha, die Erinnerung an das immer wieder Belehrende des Vaters hat den Ärger ausgelöst.« Mit diesem doppelten Prozess entsteht eine tiefe emotionale Erfahrung im Sinne von Greenberg (2000). Das Gefühl allein ist ein Erleben, aber noch keine Erfahrung. Erst das Hinzufügen des auslösenden Kontexts bringt die Erfahrung, die das Gefühl verstehen lässt. Es geht darum, das Narrativ und das dadurch ausgelöste Gefühl gedanklich in kausalen Zusammenhang zu bringen. Im Gehirn ist der Ort des Fühlens das limbische System und der Ort des Erkennens der PFC. Die Erkenntnis entsteht aus dem Ursache-Wirkungs-Denken, aus dem Herstellen eines kausalen Zusammenhangs. Durch Vermittlung des Hippocampus wird die neue Erkenntnis als Erfahrung im Gedächtnis abgespeichert. Sehr viele solcher neuen Erfahrungen fügen sich im Lauf der Zeit zu einer Theory of Mind/Theorie des Mentalen zusammen, sodass immer besser Verhalten auf Intentionen und diese auf Bedürfnisse und Ängste zurückgeführt werden können – bei sich selbst und bei anderen. Der Therapeut geht mit dem Patienten also zuhörend in seine Affektivität, sie fügen das Erkennen des situativen Auslösers hinzu, womit eine reflektierte Affektivität im Sinne des Mentalisierungsansatzes entsteht. »Ich fühle und ich weiß, warum ich so fühle.«

Man könnte die ursprüngliche therapeutische Haltung auch der Achtsamkeit zuordnen, ein sehr offenes, interessiertes, dabei geduldiges Sehen und Hören, voll Akzeptanz. Es folgt das nicht wertende Benennen des wahrgenommenen Gefühls. Wenn schon eine sichere Bindung entstanden ist, mag Achtsamkeit als Haltung genügen. Aber der Patient braucht in diesem Moment unbedingt mehr auf ihn fokussierte Zuwendung, sodass er sicher sein kann, sich so offen zeigen zu können. Er braucht, dass sein Therapeut ganz mit ihm und ganz bei ihm ist. Bei diesem Vergleich von Achtsamkeit mit der emotiven Gesprächsführung kann jedoch festgehalten werden, dass die Achtsamkeit bereits wesentliche Aspekte enthält, aber dazu kommen muss, dass dem Patienten ein zuverlässiges Beziehungsangebot gemacht wird: »Ich bin jetzt ganz für Sie da und ich bin nur für Sie da. Ich bleibe da und ich werde nicht jemand anderem meine Unterstützung geben. Das mache ich gern und Sie müssen nichts tun, damit ich an Ihrer Seite bleibe.« Diese Einladung wird nicht ausgesprochen. Sie ist eine Haltung, die dem Patienten ohne Worte vermittelt wird. Wenn dieser später erzählen soll, wie er seinen Therapeuten erlebt hat, dann sollte ein Bild entstehen, das diese Haltung widerspiegelt. Immer und überall auftretende Übertragungsprozesse werden dafür sorgen, dass er zwischendurch daran zweifeln wird. Aber es gehört zum Wesen dieser emotiven Gesprächsführung, dass zumindest während der Therapiesitzung kaum Platz für die Übertragung negativer Beziehungsmuster aus der Kindheit ist. Die authentische, deutlich spürbare behutsame und feinfühlige Präsenz des Therapeuten übertönt das Rauschen der Zweifel und des Misstrauens negativer Übertragungsprozesse. Das darf nicht verwechselt werden mit dem etwas verkrampften Versuch eines Anfängers, auf keinen Fall so sein zu wollen wie die negativen Aspekte der Eltern des Patienten. Es ist auch kein Versuch, dem Patienten ein Re-Parenting als quasi ideale Eltern zukommen zu lassen. Therapeuten verlassen nicht ihre psychotherapeutische Profession, um elterliche Zuwendung zu geben. Sie befriedigen nicht Bedürfnisse, die Eltern nie befriedigt haben und deren Befriedigung so sehr ersehnt wird. Sie verstehen nur empathisch, wie groß das Bedürfnis und die Sehnsucht ist, wie sehr seine Frustration schmerzt. Sie befriedigen nicht das zentrale Bedürfnis nach Liebe etc., aber sie begleiten Patienten in ihrem Schmerz, nicht geliebt zu werden. Gibt es im Erleben des Patienten dann nicht doch etwas Ideales, etwas was so guttut, wie kaum etwas im Leben davor? Der Patient hat zuvor kaum einen Menschen kennengelernt, der sich ihm durchgängig in so einer positiven Weise zugewandt hat. Das könnte doch Stoff für eine idealisierende Übertragung geben. Dieser Gefahr begegnet der Therapeut dadurch, dass er dem Patienten in der Imagination oder in einer Gruppentherapie im Rollenspiel ideale Eltern zukommen lässt. Mit diesen kann er Bedürfnisbefriedigung, Wunscherfüllung und Glück erleben. Und die intensive Erinnerung an sie nimmt er nach der Therapiestunde mit nach Hause. Dadurch ist der Therapeut nicht der Glücksbringer, sondern nur der Bote oder Vermittler.

Um sich ein emotives Gespräch (Emotion Tracking) vorstellen zu können, folgt nun ein Beispiel aus der Praxis.

Herr C. ist Bildungsberater bei einer gemeinnützigen Einrichtung –

durchaus erfolgreich und sehr kompetent. Er hätte am liebsten Musik studiert, traute es sich aber nicht zu.

P: Ich möchte heute gern über meinen Vater sprechen und darüber, dass ich mich nie von ihm anerkannt gefühlt habe.

T: Oh ja, das ist ein sehr wichtiges Thema für Sie. Beginnen Sie zu erzählen.

P: Er hat mich letzte Woche in Berlin besucht. Jetzt wo er berentet ist, ist ihm langweilig und er ruft mich öfter an. Das ist früher nie geschehen. Immer gab es Wichtigeres als mich. Immer musste ich um etwas Zeit betteln und nie hat er dann wirklich zugehört.

T: (sieht im Gesicht des Patienten Schmerz und wiederholt dann möglichst genau mit den Worten des Patienten den gefühlsauslösenden Kontext) Es schmerzt Sie sehr, dass Sie in Ihrer Erinnerung immer um etwas Zeit betteln mussten und er nie wirklich zugehört hat.

P: (mit Tränen in den Augen) Das hat so weh getan! Ich wundere mich, dass es immer noch so weh tut.

T: (wiederholt und fügt den auslösenden Kontext noch einmal dazu) Und Sie wundern sich, dass es immer noch so weh tut, wenn Sie sich daran erinnern, dass Sie um etwas Zeit betteln mussten und er nie wirklich zugehört hat.

P: Ja, ich staune darüber und schüttle den Kopf – auch weil ich es so unfassbar finde, dass ein Vater so mit seinem Sohn umgeht.

T: (entdeckt Ärger im Gesicht des Patienten und hört den ärgerlichen Ton) Sie finden es unfassbar, dass ein Vater so mit seinem Sohn umgeht und werden jetzt sehr ärgerlich.

P: Ich bin richtig wütend! Ich habe so eine große Wut!

T: (sieht die geballten Fäuste des Patienten) Sie haben so eine große Wut, dass die Wut vielleicht am liebsten etwas machen möchte, auch wenn Sie es nie tun würden. Welche Bewegung will entstehen, was will die Wut tun?

P: Ich möchte ihn packen und schütteln, damit er endlich kapiert, was er da macht.

T: Ihre Wut möchte ihn packen und schütteln, damit er endlich kapiert, was er da macht. Wollen Sie das mal in der Fantasie ausprobieren?

P: Ja.

T: Dazu können Sie aufstehen und sich vorstellen, dass er vor Ihnen steht, sich lieber Wichtigerem zuwenden möchte und Ihnen nicht richtig zuhört. Sind Sie soweit?

P: Ja, ich sehe ihn vor mir und ich bin so wütend, dass ich ihn richtig durchschütteln möchte.

T: (seitlich neben dem Patienten stehend) Sie können Ihre Arme strecken, ihn an den Schultern packen und anfangen zu schütteln.

P: (zögert, beginnt dann zu schütteln) Jetzt musst Du meine Wut spüren, kannst nicht mehr weghören oder weggehen.

T: Stellen Sie sich sein Gesicht vor und seine Augen. Schauen Sie ihm in die Augen. Stellen Sie sich vor, er schaut Sie an und sieht die Zornesfurche auf Ihrer Stirn und Ihren entschlossenen zornigen Blick.

P: Du hast mich nicht gesehen, nicht mitgekriegt, dass ich ein großes musikalisches Talent habe. Da war nie Bewunderung da, die ich so von Dir gebraucht hätte.

T: (hört, dass die Stimme brüchig wird, und sieht, dass die Kraft aus Gesicht und Körper weicht und wie die Mimik Traurigkeit zeigt) Sie werden jetzt sehr traurig, wenn Sie vergegenwärtigen, wie sehr Sie seine Bewunderung dafür gebraucht hätten, wie talentiert Sie in der Musik sind.

P: (mit Tränen und sich schnäuzend) Warum hast Du mir nicht gegeben, was ein Vater seinem Sohn einfach geben muss? Das wäre doch so einfach gewesen.

T: (konzentriert sich auf das Bedürfnis und spricht empathisch aus, was dem Patienten fehlte) Sie hätten einen Vater gebraucht, der sich viel Zeit nimmt für seinen Sohn, der sehr gern mit Ihnen zusammen ist und Ihnen mit großem Interesse zuhört. Ein Vater, der Sie für Ihre Musik bewundert.

P: (sein trauriges Gesicht hellt sich auf) Ja, genau.

T: Wenn Sie wollen, können wir in einer Imagination diesen Vater, den Sie gebraucht hätten, hierherholen.

P: Ja, sehr gern.

T: Dann können Sie damit anfangen, zuerst ein plastisches inneres Bild dieses Vaters zu zeichnen. Wie sieht er aus, was für ein Mensch ist er? Was macht er so alles?

P: (sprudelt heraus) Er ist nicht so wuchtig und grob wie mein wirklicher Vater. Er ist feinsinnig, liebt die Musik und kennt sich da auch sehr gut aus. Er bringt mir auch viel bei, musiziert mit mir. Er ist warmherzig und ich muss nicht dauernd fürchten, etwas falsch zu machen.

T: Können wir hier im Raum eine Szene erfinden, in der Sie beide zusammen sind?

P: Ja, er kann sich auf diesem Stuhl zu mir setzen.
T: Sehr gut. Sie sitzen jetzt also beide hier zusammen. Wie schaut er Sie an?
P: Freundlich, liebevoll.
T: Was könnte er sagen?
P: Er soll sagen, dass er sich auf unser Treffen gefreut hat.
T: Ich kann ihm jetzt meine Stimme leihen. Er könnte also sagen: Ich habe mich sehr auf das Treffen mit Dir gefreut?
P: Ja.
T: Wenn er das sagt mit meiner geliehenen Stimme, schauen Sie nicht zu mir her, sondern schauen Sie ihn an. Ich werde mit meinem ausgestreckten Arm auf ihn deuten, sodass es Ihnen leichter fällt, bei ihm zu bleiben. (Ich strecke meinen Arm zu dem imaginiert auf dem anderen Stuhl sitzenden »idealen« Vater hin): Ich habe mich sehr auf das Treffen mit Dir gefreut.
P: (gerührt und dankbar) Und darüber bin ich sehr froh. Es ist ungewohnt. Hast Du Dich wirklich gefreut? Und hast Du wirklich Zeit?
T: (mit dem ausgestreckten Arm dem idealen Vater meine Stimme leihend) Ja, ich habe mich wirklich sehr gefreut und ich habe unendlich Zeit.
P: (seine Augen werden feucht) Das ist schön. Das tut so gut. Wie findest Du denn meine Musik?
T: (wieder dem idealen Vater die Stimme leihend) Du bist ja so gut, super gut. Ich bewundere Dich dafür.
P: Wirklich?
T: (spricht wieder für den idealen Vater) Ja, ich bin ganz begeistert und finde Dich richtig gut!
P: (mit Tränen und Traurigkeit) Das habe ich nie, nie, nie von meinem Vater gehört. Und das tut so weh.
T: (nicht mehr für den idealen Vater sprechend) Es macht Sie so traurig und es tut so weh, dass Sie nie von Ihrem realen Vater hören konnten, dass er begeistert ist und Sie richtig gut findet. Kehren Sie noch einmal zurück in die Imagination, zu der Begegnung mit dem Vater, den Sie gebraucht hätten. Gibt es noch andere Sätze, die Sie gern von ihm hören würden?
P: Ja, dass er mich liebt und ich immer willkommen bin.
T: (mit dem ausgestreckten Arm dem idealen Vater meine Stimme leihend) Du bist mein geliebter Sohn. Ich liebe Dich sehr und bin so froh, dass es Dich gibt. Du bist immer herzlich willkommen.

P: Ich liebe Dich auch und freue mich auf unser nächstes Treffen.

T: Sie können sich diese Begegnung gut einprägen und sich immer wieder daran erinnern, so oft Sie wollen. Sich einfach vorstellen, Sie hätten diesen Vater gehabt und hätten ihn noch.

Dinge, die der Therapeut in diesem Beispiel nicht tut:

- Ein Thema vorschlagen.
- Kritisch kühl distanziert bleiben.
- Absichtslos unengagiert sein.
- Das Gespräch durch Fragen strukturieren und die Führung übernehmen.
- Von der eigenen Empathie ausgehen, ohne auf somatische Marker zu achten.
- Den Patienten fragen, welches Gefühl gerade da ist.
- Ein Gefühl benennen, ohne den Kontext hinzuzufügen.
- In eigenen Worten wiederholen, was der Patient gesagt hat.
- Den Gedanken des Patienten oder seiner weiteren Erzählung folgen und dadurch das gerade vorhandene Gefühl übergehen.
- Ein starkes Gefühl unmarkiert spiegeln.
- Körperreaktionen ansprechen, die dem Patienten nicht bewusst sind und die nicht den Handlungsimpuls andeuten, auf den sich als nächstes konzentriert werden soll.
- Die Reflexion der Emotion so abrupt oder kühl analysierend einführen, dass der Patient sein Gefühl nicht mehr wahrnimmt.
- Den Patienten fragen, was er in der berichteten schwierigen Situation gebraucht hätte.
- Interventionsschritte ohne ausdrückliches Einverständnis des Patienten beginnen.
- Zögern des Patienten übergehen.
- Zweifel des Patienten übergehen.
- Sträuben des Patienten übergehen.
- Laut denken.
- Den eigenen Irrtum unkorrigiert stehen lassen und überspielen.
- Bei der eigenen Gefühlswahrnehmung bleiben, ohne dass der Patient zugestimmt hat.
- Die eigenen psychodynamischen Interpretationen aussprechen.
- Eine tiefenpsychologische Deutung aussprechen.
- Eine Theorie vermitteln.

- Die eigene Meinung zu einem vom Patienten angesprochenen Sachverhalt mitteilen.
- Ein eigenes intensives Gefühl aussprechen.
- Die eigene Wertorientierung oder moralische Haltung als Richtlinie (evtl. auch nur subtil) vorgeben.
- Normen (Gebote und Verbote) der eigenen Weltanschauung zwischen den Zeilen vermitteln.
- Die eigene noch dysfunktionale Überlebensregel als Verhaltensmaxime ins Gespräch bringen.
- Eine eigene, vielleicht ähnliche Thematik dem Patienten überstülpen.
- Dem Patienten gegenüber wie ein idealer Vater sein.
- Schlecht über die realen Eltern reden.
- Früh Verständnis für die realen Eltern erwarten beziehungsweise fordern.
- Sich über den Patienten stellen.
- Das Selbstbewusstsein ausstrahlen, dass er ein sehr guter Therapeut ist.
- Sich als so wissend geben, dass alles, was der Patient erzählt, ihm längst vertraut ist.

Obgleich es eine Wiederholung ist, wird in Tabelle 11 gegenübergestellt, wie sich der Therapeut tatsächlich verhalten hat und wie er sich alternativ hätte verhalten können.

Tab. 11

	Das alternative Verhalten des Therapeuten	**Das tatsächliche Verhalten des Therapeuten**
1	Ein Thema vorschlagen.	Der Patient bringt ein ihn belastendes Thema vor.
2	Kritisch kühl distanziert bleiben.	Warmherzig zugewandt sein.
3	Absichtslos unengagiert sein (Achtsamkeitsgrundhaltung).	Interessiert und engagiert sein.
4	Das Gespräch durch Fragen strukturieren und die Führung übernehmen.	Dem Bewusstseinsprozess des Patienten folgen.
5	Von der eigenen Empathie ausgehen, ohne auf somatische Marker zu achten.	Sowohl Empathie als auch Sehen des somatischen Markers des Gefühls.
6	Den Patienten fragen, welches Gefühl gerade da ist.	Aussprechen, welches Gefühl er wahrnimmt.
7	Ein Gefühl benennen, ohne den Kontext hinzuzufügen.	Zum Gefühl immer den auslösenden Kontext hinzufügen und den emotionsauslösenden Aspekt der Situation benennen.
8	In eigenen Worten wiederholen, was der Patient gesagt hat.	Die Aussagen des Patienten so gut es geht in seinen Worten wiederholen.
9	Den Gedanken des Patienten oder seiner weiteren Erzählung folgen und dadurch das gerade vorhandene Gefühl übergehen.	Beim Gefühl bleiben, ohne in Überlegungen abzudriften oder dem zu raschen Weitereilen im Erzählen zu folgen.
10	Ein starkes Gefühl unmarkiert spiegeln.	Auch wenn die Erzählung des Patienten bei beiden ein intensives Gefühl auslöst, dieses nur markiert spiegeln.
11	Körperreaktionen ansprechen, die dem Patienten nicht bewusst sind und die nicht den Handlungsimpuls andeuten, auf den sich als nächstes konzentriert werden soll.	Er sieht eine körperliche nervöse oder Stressreaktion, zum Beispiel intensive Röte im Halsbereich, spricht sie aber nicht an; der somatische Marker wird nicht benannt, sondern nur das Gefühl, das der Patient anzeigt.
12	Die Reflexion der Emotion so abrupt oder kühl analysierend einführen, dass der Patient sein Gefühl nicht mehr wahrnimmt.	Mentalisierende Reflexion behutsam zum Gefühl hinzufügen, sodass das Gefühl da bleiben kann, während der Kontext gehört und verstanden wird.

	Das alternative Verhalten des Therapeuten	Das tatsächliche Verhalten des Therapeuten
13	Den Patienten fragen, was er in der berichteten schwierigen Situation gebraucht hätte.	Sobald er relativ sicher mitfühlend spürt, welches Bedürfnis dringend hätte befriedigt werden müssen, damit der Patient aus seiner Not befreit wird, spricht er diese Vermutung aus; das Gesicht des Patienten hellt sich sofort auf, wenn es stimmt.
14	Interventionsschritte ohne ausdrückliches Einverständnis des Patienten beginnen.	Wenn der Patient verstanden hat, was wozu gemacht wird, fragen, ob er der Einladung folgen möchte.
15	Zögern des Patienten übergehen.	Zögern ansprechen und klären.
16	Zweifel des Patienten übergehen.	Zweifeln Raum geben.
17	Sträuben des Patienten übergehen.	Bei Sträuben innehalten.
18	Laut denken.	Die eigenen Gedanken für sich behalten.
19	Den eigenen Irrtum unkorrigiert stehen lassen und überspielen.	Einen Irrtum zurücknehmen.
20	Bei der eigenen Gefühlswahrnehmung bleiben, ohne dass der Patient zugestimmt hat.	Bestätigung des Patienten einholen, ob die Wahrnehmung zutrifft.
21	Die eigenen psychodynamischen Interpretationen aussprechen.	Am besten nicht nach psychodynamischen Interpretationen suchen; sie vermindern die Wahrnehmung im Hier und Jetzt.
22	Eine tiefenpsychologische Deutung aussprechen.	Nicht deuten.
23	Eine Theorie vermitteln.	Nur erklären, wozu das dient, was gerade abläuft.
24	Die eigene Meinung zu einem vom Patienten angesprochenen Sachverhalt mitteilen.	Keine eigenen Einstellungen, Meinungen äußern, keine entsprechenden Kommentare.
25	Ein eigenes intensives Gefühl aussprechen.	Wenn die Erzählung des Patienten ein intensives Gefühl auslöst, dieses nicht aussprechen.
26	Die eigene Wertorientierung oder moralische Haltung als Richtlinie (evtl. auch nur subtil) vorgeben.	Sich bewusst machen, wenn die eigenen Werte und die eigene Moral eine affektive Reaktion hervorrufen, nicht darüber zu sprechen.
27	Normen (Gebote und Verbote) der eigenen Weltanschauung zwischen den Zeilen vermitteln.	Wenn die eigenen Normen ein Gebot oder Verbot in sein Bewusstsein bringen und nach deren Befolgen drängen, bleibt das sein privater Prozess, den er nicht auf die Therapie einwirken lässt.

	Das alternative Verhalten des Therapeuten	Das tatsächliche Verhalten des Therapeuten
28	Die eigene noch dysfunktionale Überlebensregel als Verhaltensmaxime ins Gespräch bringen.	Eine Erlaubnis gebende Haltung vermitteln, die die Begrenzungen der Überlebensregel überwinden hilft.
29	Eine eigene, vielleicht ähnliche Thematik dem Patienten überstülpen.	Zwischen dem eigenen Thema und dem des Patienten unterscheiden und die sich aufdrängende Projektion unterlassen.
30	Dem Patienten gegenüber wie ein idealer Vater sein.	Ein sehr aufmerksamer, wohlwollender Zuhörer bleiben.
31	Schlecht über die realen Eltern reden.	Keine eigenen Urteile über die Eltern äußern.
32	Früh Verständnis für die realen Eltern erwarten beziehungsweise fordern.	Keine mildernden Umstände für die Eltern nahelegen.
33	Sich über den Patienten stellen.	In der nicht-wissenden Haltung bescheiden bleiben und dem Patienten wertschätzend auf Augenhöhe begegnen.
34	Das Selbstbewusstsein ausstrahlen, dass er ein sehr guter Therapeut ist.	Derjenige bleiben, der gerade dabei ist, vom Patienten zu lernen und etwas zu verstehen.
35	Sich als so wissend geben, dass alles, was der Patient erzählt, ihm längst vertraut ist.	Auch wenn er vieles verstanden hat, bleibt er in der nicht-wissenden Haltung.

In der Tabelle finden sich nicht nur die für das Emotion Tracking charakteristischen Vorgehensweisen. Es sind auch einige allgemeine Aspekte professionellen psychotherapeutischen Vorgehens dabei, weil beim Emotion Tracking die Versuchung besonders groß ist, den professionellen Weg zu verlassen. Vieles bedarf der Begründung und Erläuterung (siehe Tab. 12).

Tab. 12: Begründungen der Vorgehensweise

	Das alternative Verhalten des Therapeuten	**Das tatsächliche Verhalten des Therapeuten**
1	Ein Thema vorschlagen.	Der Patient bringt ein ihn belastendes Thema vor.
	Das ist meist ein Beziehungsproblem, ein ihn belastendes Ereignis oder ein ihn unglücklich machender Aspekt der Beziehung zu einem wichtigen Menschen. Nicht der Therapeut, sondern der Patient entscheidet, worüber gesprochen wird. Von Anfang an nimmt der Therapeut eine klientenzentrierte Haltung im Gespräch ein. Er hat keinen Führungsanspruch und überlässt es dem Patienten, die Zeit für sich und sein Anliegen zu nutzen. Er ist Handelnder und nicht Behandelter. Er ist nicht klein und der Therapeut nicht groß.	
2	Kritisch kühl distanziert bleiben.	Warmherzig zugewandt sein.
	Das Gespräch steht und fällt mit einer sicheren Bindung. Das Bindungssystem (Sicherheitssystem im Sinne von Bischof 2001) sollte nicht mehr aktiv sein müssen. Es sollten keine Bemühungen mehr notwendig sein, um Sicherheit in der therapeutischen Beziehung herzustellen. Denn sonst geht es im Gespräch gar nicht so sehr um das Thema (den Kontext), sondern darum, dass die Psyche des Patienten unbewusst versucht, herauszufinden, wie es zu schaffen ist, dass der Therapeut als neue Bezugsperson eine sichere Bindung einzugehen bereit ist. Mit einer sachlichen kühl analysierenden Haltung als Therapeut und wenn er distanziert bleibt, signalisiert er viel weniger Bindungsbereitschaft als durch Warmherzigkeit. Diese vermittelt Geborgenheit und Schutz. Neurobiologisch geht Bindungssicherheit mit beidseits erhöhtem Oxytocin-Spiegel einher.	
3	Absichtslos unengagiert sein.	Interessiert und engagiert sein.
	Der Therapeut kann offen, einladend und verfügbar sein, dabei absichtslos bleiben und kein Engagement ergreifen. Er kann also achtsam sein, ohne dass eine Kraft in ihm sich aktiv und engagiert dem Patienten zuwendet. Damit befriedigt er jedoch nicht das Bindungsbedürfnis des Patienten. Er ist zwar da, aber nicht für ihn. Der Patient muss spüren können, dass der Therapeut sich ihm aktiv zuwendet und dass er ihn meint. Er muss sein Interesse und sein Engagement spüren.	
4	Das Gespräch durch Fragen strukturieren und die Führung übernehmen.	Dem Bewusstseinsprozess des Patienten folgen.
	In dem Wechselspiel von Führen und Folgen nimmt der Therapeut weitgehend die Rolle der Person ein, die dem anderen folgt. Seine wenigen Fragen versuchen nicht, eine gedankliche Struktur in das Gespräch zu bringen. Die Struktur des Gesprächs entsteht durch die Eigendynamik des Emotion Tracking. Er folgt mit großer Aufmerksamkeit der Erzählung und den durch sie angestoßenen Bewusstseinsprozessen des Patienten: innere Bilder, die Emotionen auslösen, die für den Therapeuten an somatischen Markern erkennbar sind. Er spiegelt (markiert) die sichtbaren Gefühle. Seine Empathie folgt den Gefühlen des Patienten und er spricht mitfühlend.	
5	Von der eigenen Empathie ausgehen, ohne auf somatische Marker zu achten.	Sowohl Empathie empfinden als auch Sehen des somatischen Markers des Gefühls.

<table>
<tr><th></th><th>Das alternative Verhalten des Therapeuten</th><th>Das tatsächliche Verhalten des Therapeuten</th></tr>
<tr><td></td><td colspan="2">Wäre der Therapeut blind, müsste er sich allein auf sein Zuhören und seine Empathie verlassen. So aber hat er zwei Informationspfade zur Verfügung: das Hören und das Sehen. Das Hören erzeugt bei ihm ein inneres Bild des Geschehens und er versetzt sich in den Patienten empathisch hinein, fühlt mit ihm, nimmt sein eigenes Mitgefühl wahr und erkennt dadurch das Gefühl des Patienten. Das kann schon genug Information sein. Aber er achtet genau so sehr auf die somatischen Marker im Gesicht des Patienten und im übrigen Körper. Die Spiegelneurone lassen dabei unwillkürlich in seinem Gesicht und seinem Körper ganz ähnliches geschehen – nur nicht so intensiv wie beim Patienten. Sein Körper signalisiert ihm diesen Gefühlszustand und hilft dabei dieses auslösende Gefühl des Patienten zu dekodieren. Der Therapeut ist zwar empathisch beim Patienten, gleichzeitig aber auch bei sich selbst. Seine Interozeptionen sind ebenfalls somatische Marker, nicht sichtbar, aber spürbar. Nach dem Hineinversetzen in den Patienten kommt also das Zurückkommen zu sich selbst und das Hineinspüren in die eigenen Gefühle. Anschließend wandert seine Aufmerksamkeit wieder zum Patienten und zu den somatischen Markern, die er bei ihm beobachtet. Alles zusammen ergibt eine gute Treffsicherheit seines Spiegelns.</td></tr>
<tr><td>6</td><td>Den Patienten fragen, welches Gefühl gerade da ist.</td><td>Aussprechen, welches Gefühl er wahrnimmt.</td></tr>
<tr><td></td><td colspan="2">Der Therapeut könnte nun vorsichtshalber den Patienten fragen, welches Gefühl gerade da ist. Es ist aber festzustellen, dass sich der Patient bis zu dieser Frage viel weniger mit seinem Gefühl befasst hat als der Therapeut. Also wird die Aussage des Therapeuten meist nicht weniger treffend sein als die des Patienten. Der Therapeut fragt in der Regel nur, weil er sich unsicher fühlt; weil er meint, das Gefühl nicht gut genug in seinem Gesicht lesen zu können; weil er nichts Falsches sagen möchte. Damit ein Therapeut das Emotion Tracking lernt, muss er seine Unsicherheit überwinden und wagen, das auszusprechen, was er sieht. Und seine Wahrnehmung darf auch falsch sein. Wenn er das Richtige gesagt hat, stärkt er die Beziehung zum Patienten. Dieser fühlt sich bei ihm besser aufgehoben, sicherer.</td></tr>
<tr><td>7</td><td>Ein Gefühl benennen, ohne den Kontext hinzuzufügen.</td><td>Zum Gefühl immer den auslösenden Kontext hinzufügen und den emotionsauslösenden Aspekt der Situation benennen.</td></tr>
<tr><td></td><td colspan="2">Um sich verstanden und gut begleitet zu fühlen, reicht es dem Patienten, wenn der Therapeut zum Beispiel mitfühlend sagt: »Das macht Sie sehr traurig.« Er kann dann ganz bei seinem Gefühl bleiben und ist nicht allein damit. Der Therapeut ist bei ihm. Er ist mit ihm zusammen traurig. Er bringt zwar eine kleine Störung in den Gleichklang, indem er markiert spiegelt, also nicht so sehr traurig ist wie der Patient, und damit das Problem als bewältigbar zurückgibt. Aber sowohl das Mit-ihm-Sein in der Traurigkeit als auch die Begrenzbarkeit des Schmerzes, den seine Markierung signalisiert, lindern das Leid und geben Hoffnung. Dann folgt eine zweite kleine Störung. Der Therapeut lässt den Patienten nicht im rein emotionalen Erleben, sondern spricht den kontingenten Zusammenhang aus. Er fügt den Auslöser des Gefühls hinzu: »Es macht Sie sehr traurig, dass er nicht kam« und sagt, dass sein Gefühl durch das Verhalten seiner Bezugsperson ausgelöst wurde. Genauer gesagt durch die Erinnerung an deren Verhalten (nicht zu ihm kommen). Die Ursache seines Gefühls ist also das erinnerte Verhalten der anderen Person. Der Therapeut spricht also eine Wenn-dann-Aussage aus. Diese impliziert logisches Denken, Denken in Kategorien von Ursache und Wirkung. Die Aussage des Therapeuten kann der Patient nur verstehen, wenn er seinen PFC aktiviert, der ihm hilft, das gedanklich nachzuvollziehen, was dieser gesagt hat.</td></tr>
</table>

	Das alternative Verhalten des Therapeuten	Das tatsächliche Verhalten des Therapeuten
	Zusätzlich zu den emotionalen Prozessen im limbischen System wird also ein metakognitiver beziehungsweise mentaler Prozess im Cortex in Gang gesetzt. Der Patient mentalisiert, das heißt, er denkt über sein Gefühl und dessen Ursache nach. Er stellt fest, was bei ihm so ein Gefühl auslöste. Das Hinzufügen des auslösenden Kontexts zum wahrgenommenen und gespiegelten Gefühl ist also eine entscheidende Weichenstellung im Ablauf der Bewusstseinsprozesse des Patienten. Der Therapeut fördert Mentalisierung. Der Patient übt Mentalisieren. Er elaboriert seine Theory of Mind, seine Theorie des Mentalen. Diese hilft ihm, Verhalten auf innere Ursachen zurückzuführen.	
8	In eigenen Worten wiederholen, was der Patient gesagt hat.	Die Aussagen des Patienten so gut es geht in seinen Worten wiederholen.
	Therapeuten drücken sich eher in einer Fachsprache aus, nicht selten mit Fremdwörtern, auf alle Fälle weit von der gesprochenen Sprache des Patienten entfernt. Um ihn zu verstehen, muss der Patient also zuerst die Aussage des Therapeuten in Umgangssprache, in seine Sprache übersetzen. Das ist eine kortikale Leistung, die erfordert, dass sein Bewusstsein sich kurz vom limbischen System abwendet und sein Sprachverständnis-Zentrum aktiv wird. Das verdünnt die Qualität des therapeutischen Prozesses unnötig. Deshalb verwendet der Therapeut möglichst genau die Worte des Patienten. Das mag umständlich sein, weil er, da verstanden hat, was der Patient sagt, die Information längst in seine Fachsprache übersetzt hat und nun am einfachsten in seiner eigenen Sprache antworten könnte. Was für den Therapeuten bequem ist, ist jedoch für den Patienten störend. Deshalb macht er sich die Mühe, sich genau die Worte zu merken, die der Patient verwendet hat.	
9	Den Gedanken des Patienten oder seiner weiteren Erzählung folgen und dadurch das gerade vorhandene Gefühl übergehen.	Beim Gefühl bleiben, ohne in Überlegungen abzudriften oder dem zu raschen Weitereilen im Erzählen zu folgen.
	Der Patient möchte seine Geschichte erzählen. Er lässt sich durch das Spiegeln des Therapeuten nicht so sehr davon abhalten. Er erzählt weiter. Ein flüssiger Bericht. Ein Ereignis folgt dem anderen. Jedes löst ein anderes Gefühl aus. Jedes sorgt dafür, dass das zum vorigen Ereignis gehörende Gefühl aus dem Bewusstsein verschwindet. Es ist verloren, außer der Therapeut unterbricht den Patienten. Bei der Abwägung von höflichem Aussprechen-Lassen gegenüber dem Gefühle-wahrnehmen-und-Verstehen, hat natürlich die Gefühlswahrnehmung Vorrang. Der Therapeut bittet also den Patienten innezuhalten und sich auf das Gefühl zu besinnen, das bei der Erinnerung an das soeben erzählte Ereignis auftrat.	
10	Ein starkes Gefühl unmarkiert spiegeln.	Auch wenn die Erzählung des Patienten bei beiden ein intensives Gefühl auslöst, dieses nur markiert spiegeln.
	Es kann sein, dass der Patient über unerhörtes Verhalten anderer spricht und den Therapeuten ebenso aufbringt, entsetzt, erschreckt oder so wütend macht wie ihn. Wenn diesem nicht gleich danach ist, seine eigene Aufgebrachtheit zu äußern, so möchte er zumindest die Angemessenheit seines intensiven Gefühls unterstreichen, indem er es unmarkiert spiegelt.	

<table>
<tr><th></th><th>Das alternative Verhalten des Therapeuten</th><th>Das tatsächliche Verhalten des Therapeuten</th></tr>
<tr><td></td><td colspan="2">Das ist aber keine Unterstützung auf dem Weg zur Affektregulierung. Der Therapeut hat es gerade noch geschafft, nicht mit seinem eigenen Gefühl herauszuplatzen. Dadurch, dass er aber unmarkiert spiegelt, lässt er den Patienten mit dessen unreguliertem Gefühl zurück. Es kann sogar sein, dass er nun doppelt regulieren muss: einerseits sein eigenes Gefühl und andererseits das von ihm zu intensiv wahrgenommene Gefühl des Therapeuten. Bei vielen Patienten ist es als Kind die Aufgabe gewesen, die überbordenden Gefühle der Mutter zu regulieren und dafür zu sorgen, dass sie sich wieder beruhigt. Dadurch wurde indirekt sein eigenes Gefühl herunterreguliert. Wichtig wurde nun, dafür zu sorgen, dass die Mutter sich nicht mehr aufregt. Es war nicht mehr wichtig, was ihm angetan worden war und was sein eigenes Gefühl ausgelöst hatte.</td></tr>
<tr><td>11</td><td>Körperreaktionen ansprechen, die dem Patienten nicht bewusst sind und die nicht den Handlungsimpuls andeuten, auf den sich als nächstes konzentriert werden soll.</td><td>Er sieht eine körperliche nervöse oder Stressreaktion, zum Beispiel intensive Röte im Halsbereich, spricht sie aber nicht an; der somatische Marker wird nicht benannt, sondern nur das Gefühl, das der Patient anzeigt.</td></tr>
<tr><td></td><td colspan="2">Es müssen zwei Körperreaktionen unterschieden werden, die beim Patienten während eines Emotionsausdrucks entstehen. Die einen sind einfach Ausdruck oder somatischer Bestandteil des Gefühls. Es bringt den Patienten nicht weiter, wenn der Therapeut sagt: »Sie sind ganz rot geworden oder Sie haben rote Flecken am Hals bekommen oder Sie schwitzen.« Er fühlt sich vielmehr ertappt bei einem intimen Vorgang. Die anderen Körperreaktionen sind beginnende und noch zurückgehaltene Bewegungen. Ein Ballen der Faust, ein Bewegen der Beine, ein Vorbeugen, ein Zurücklehnen etc. Hier kann der Therapeut, so wie es die Gestalttherapeuten machen, sagen: »Sie sind wütend geworden und haben die Faust ein bisschen geballt. Achten Sie darauf und lassen Sie die Bewegung zu, mit der Ihr Körper gerade anfing. Machen Sie das noch deutlicher, noch mehr. So sehr wie Ihr Gefühl und Ihr Körper das wollen.« Wenn nun eine eindeutige Handlung daraus wird, sind wir an dem Punkt angekommen, an dem die Handlung oder Interaktion entstehen will, die das Gefühl intendiert. »Ihre Wut will, dass Sie sich wehren. Dazu ist Wut ja da. Sie brauchen nicht erschrecken und fürchten, dass Sie automatisch handgreiflich werden, wenn Sie Wut ins Bewusstsein lassen. Denn ohne meine Aufforderung wäre es ja beim leichten Ballen der Faust geblieben. Aber wir sehen, wie sehr Sie das wütend macht, was Sie erzählt haben.«</td></tr>
<tr><td>12</td><td>Die Reflexion der Emotion so abrupt oder kühl analysierend einführen, dass der Patient sein Gefühl nicht mehr wahrnimmt.</td><td>Mentalisierende Reflexion behutsam zum Gefühl hinzufügen, sodass das Gefühl da bleiben kann, während der Kontext gehört und verstanden wird.</td></tr>
<tr><td></td><td colspan="2">Der Inhalt der Aussagen des Therapeuten bleibt das Gefühl des Patienten und das Verhalten des anderen, das sein Gefühl ausgelöst hat. Er gibt keine abschließende abstrakte psychologische Analyse der Transaktion, von der der Patient erzählt hat. Er bleibt punktuell an dem Moment des Geschehens, an dem das Gefühl entstanden ist, holt nur wenig aus und fügt nur ganz konkret das vorausgehende Ereignis hinzu. Im Fokus bleibt die gerade vorhandene Emotion des Patienten: »Sie fühlen sich so verletzt, wenn Sie erinnern, dass er Sie einfach stehen ließ und sich anderen zuwandte.« So kann er das Gefühl im Bewusstsein halten und zusätzlich vergegenwärtigen, was genau so verletzend war. Der Therapeut ist in seinem Tonfall nicht sachlich nüchtern geworden, sondern empathisch mitfühlend geblieben.</td></tr>
</table>

<table>
<tr><th></th><th>Das alternative Verhalten des Therapeuten</th><th>Das tatsächliche Verhalten des Therapeuten</th></tr>
<tr><td>13</td><td>Den Patienten fragen, was er in der berichteten schwierigen Situation gebraucht hätte.</td><td>Sobald er relativ sicher mitfühlend spürt, welches Bedürfnis dringend hätte befriedigt werden müssen, damit der Patient aus seiner Not befreit wird, spricht er diese Vermutung aus; das Gesicht des Patienten hellt sich sofort auf, wenn es stimmt.</td></tr>
<tr><td></td><td colspan="2">Ein dramaturgischer Höhepunkt des Emotion Tracking ist die Antidot-Hypothese (Pesso, 2008a, b). Was der Patient erleben musste, war Gift für ihn. Seine Bezugsperson hat ihn gedemütigt oder im Stich gelassen oder aggressiv angegriffen etc. Meist geschah das in einer Situation, in der er gehofft und erwartet hatte, dass diese Person ein zentrales Bedürfnis befriedigt, einen großen Wunsch erfüllt. Umso größer waren die Frustration und der emotionale Schaden, der beim Patienten entstand. Die therapeutische Aufgabe ist es, sich in den Patienten in der geschilderten Situation so sehr hineinzuversetzen, dass mitfühlend gespürt werden kann, welches Bedürfnis er in dieser Situation dem anderen Menschen gegenüber hatte. Es kann sein, dass die Berichterstattung erst einige Zeit weitergehen muss, bis das Mitgefühl des Therapeuten spürbar genug wird, bis es sich ihm geradezu aufdrängt (cave eigene Projektionen) und er es benennen kann. Manchmal ist es aber auch sofort da, weil der Sachverhalt so offensichtlich ist. »Sie hätten jemanden gebraucht, der Sie vor seiner Aggression schützt« oder »Sie hätten gebraucht, dass Ihr Vater sieht, wie gut Ihnen das gelungen ist« oder »Sie hätten jemanden gebraucht, der Sie an der Hand nimmt und Sie auf diesem schwierigen Weg begleitet« oder »Sie hätten gebraucht, dass Ihre Mutter sich gegen den Vater durchsetzt« oder »Sie hätten gebraucht, dass Ihr Vater Sie liebt, ohne dass Sie dauernd Bestleistungen bringen müssen« oder »Sie hätten gebraucht, dass Ihre Eltern liebevoll miteinander umgehen« usw. Auch wenn sich der Therapeut nicht ganz sicher ist, ob seine Antidot-Hypothese zutrifft, ob seine Aussage wirklich das genaue Gegengift enthält, formuliert er sie nicht als Frage. Mit der Frage würde er viel für die Beziehung und die Therapie Wertvolles verschenken. Kaum wurde ausgesprochen, was der Patient gebraucht hätte, hellt sich dessen Gesicht auf, da er sich bereits vorstellt, er würde das bekommen. Es entsteht ein inneres Bild, das Bild einer Szene, in der er das Ersehnte erhält. Neurobiologisch ist die Insula sowohl der Ort, der bei Empathie aktiviert ist, als auch der Ort, an dem die lebendigen inneren Bilder erzeugt werden. Manche Patienten wirken entlastet und froh. Wenn nichts dergleichen im Gesicht des Patienten erkennbar ist, er vielmehr seine Stirn runzelt und nach oben schaut, um zu prüfen, inwiefern meine Behauptung wahr sein könnte, muss der Therapeut die Antwort nicht erst abwarten. Er weiß schon, dass er daneben lag. Das ist aber nicht schlimm. Therapeut und Patient müssen dann gemeinsam erforschen, was er wirklich gebraucht hätte. Für die Therapeut-Patient-Beziehung ist es nicht abträglicher, als wenn die Hypothese als Frage formuliert worden wäre. Durch das Fragen hätte er dagegen den möglichen Gewinn eines sehr bedeutsamen Moments im Erleben des Patienten verschenkt. Pesso (2008a) nannte diesen Moment »click of closure«. Es ist der Wendepunkt von einer problemorientierten zu einer ressourcenorientierten Vorgehensweise. Es ist ein Aha-Erlebnis. Der Spannungsbogen wird zum entspannenden Abschluss gebracht. Es ist die Auflösung eines großen Rätsels, die Beantwortung einer offenen unendlich bedeutsamen Frage, die Erlösung aus einer Not, fast aus aller Not. Es wäre das Ankommen im Paradies, wo es genau das gibt, was wirklich gebraucht wird. Nicht unendlich viel, aber eben genau das, was gefehlt hat. Und es ist der Konjunktiv: »Ja das wäre schön!« Und es ist schön, dass bereits der Konjunktiv so ein gutes Gefühl macht.</td></tr>
</table>

	Das alternative Verhalten des Therapeuten	**Das tatsächliche Verhalten des Therapeuten**
14	Interventionsschritte ohne ausdrückliches Einverständnis des Patienten beginnen.	Wenn der Patient verstanden hat, was wozu gemacht wird, fragen, ob er der Einladung folgen möchte.
	Während des Emotion Tracking liegt es immer wieder nahe, eine Intervention anzubieten, die das vom Patienten vorgebrachte Problem deutlicher werden lässt. Das können verschiedene Interventionen sein: eine der vielen Interventionen von Pesso (z. B. eine schützende Person stellt sich zwischen den Patienten und eine Person, die ein Scheitern im Leben vorhersagt) oder eine Stuhlarbeit (der Patient stellt sich z. B. vor, dass der Vater auf einem Stuhl ihm gegenüber sitzt und der Patient ihm nun erstmalig sagt, wie sehr er sich im Stich gelassen fühlt) oder eine Wutexposition. Dem Patienten wird das Ziel der Übung erläutert, und er wird gefragt, ob er sich vorstellen kann, dies zu tun. Und schließlich, ob er sich entscheidet, es zu tun.	
15	Zögern des Patienten übergehen.	Zögern ansprechen und klären.
	Meist zögert der Patient, weil die vorgeschlagene Intervention neu und eher fremdartig für ihn ist. Der Therapeut schildert ihm den Vorgang deshalb noch etwas konkreter, sagt, dass er ihn bei jedem Schritt begleiten und ihm mitteilen wird, was er tun kann. So kann er sich sicher fühlen und zustimmen.	
16	Zweifel des Patienten übergehen.	Zweifeln Raum geben.
	Bei manchen Patienten entstehen Zweifel. Sie können sich nicht vorstellen, wozu so eine Intervention gut sein soll. Sie fürchten, dass sie sich während der Übung sehr unwohl fühlen werden. Der Therapeut versucht, die Befürchtungen zu erfragen, sodass er auf sie eingehen kann. »Wenn mir dann nichts einfällt!« ist eine häufige Aussage. »Da helfe ich Ihnen«, antwortet der Therapeut mit ruhiger Stimme, die signalisiert, dass er ein schützender »Bergführer« ist.	
17	Sträuben des Patienten übergehen.	Bei Sträuben innehalten.
	Manchmal ist es nicht nur ein Zögern, nicht nur ein fragendes Zweifeln, sondern ein deutlich spürbares Sträuben: »Ich will das nicht machen. Das ist mir sehr unangenehm!« »Ja, ich merke, dass Sie sich bei dem Gedanken, das tun zu müssen, richtig unwohl fühlen. Ich kann das gut verstehen. Sie müssen es nicht machen.« Der Therapeut versucht nicht, den Patienten zu überreden. Denn dann ist er nicht mehr frei. Es ist wichtig, dass er in seiner Beziehung zum Therapeuten seinen Wunsch und sein Bedürfnis zur Geltung bringen kann und keine Kompromisse machen muss. Und dass er weiß, dass er sich darauf verlassen kann. Wenn es nur Angst oder Unsicherheit wäre, könnten sie sich noch einig werden, aber ein eindeutiges Nein sollte validiert werden.	

	Das alternative Verhalten des Therapeuten	Das tatsächliche Verhalten des Therapeuten
18	Laut denken.	Die eigenen Gedanken für sich behalten.
	Der Therapeut behält Gedanken, die dem Patienten nicht guttun oder in diesem Moment nicht guttun, zurück. Ebenso theoretische Betrachtungen und psychodynamische Interpretationen. Darüber kann in einer anderen Sitzung gesprochen werden, aber nicht während des Emotion Tracking. Hier stören sie auch den Therapeuten selbst in seiner klientenzentrierten Haltung. Was ihm aber im Prozess des Emotion Tracking einfällt und was zu diesem gehört, spricht er aus. Solche Gedanken lässt er »laut werden« und teilt sie dem Patienten mit. Zum Beispiel: »Ich weiß nicht, ob wir noch bei Ihrer Wut auf den Vater bleiben sollen oder ob wir gleich anschauen sollten, was Sie statt dieser Frustration gebraucht hätten.«	
19	Den eigenen Irrtum unkorrigiert stehen lassen und überspielen.	Einen Irrtum zurücknehmen.
	Zu diesem Laut-Denken gehört auch, dass der Therapeut gleich ausspricht, wenn seine Vermutung falsch war oder wenn er eine falsche Absicht unterstellt hatte. »Aha, Sie wollten gar nicht die Beste sein. Da habe ich mich getäuscht. Sie wollten nur, dass er sieht, wie sehr Sie sich anstrengen, um seine Aufmerksamkeit und Wertschätzung zu bekommen.«	
20	Bei der eigenen Gefühlswahrnehmung bleiben, ohne dass der Patient zugestimmt hat.	Bestätigung des Patienten einholen, ob die Wahrnehmung zutrifft.
	Bleibt der Therapeut mit seiner Wahrnehmung ganz beim Patienten und jagt keiner Hypothese nach, zeigt ihm dessen Gesicht sofort, ob das Spiegeln seines Affekts zutrifft. Er fühlt sich gesehen und der Therapeut wiederum kann das recht gut sehen. Wenn er jedoch stattdessen weitereilt, um eine Bestätigung seiner Interpretation einzuholen, geht er weg vom Patienten und merkt eventuell nicht, dass sein Spiegeln nicht gut genug zutraf. »Dann haben Sie sich auf diese Weise doch noch geholt, was Sie brauchen, und er musste es Ihnen geben, wenn auch nur ungern.« Der Patient hätte den Therapeuten vielleicht korrigiert und gesagt: »Ich war einfach nur sehr traurig. Er hat das gemerkt und ist dann auf mich eingegangen.«	
21	Die eigenen psychodynamischen Interpretationen aussprechen.	Am besten nicht nach psychodynamischen Interpretationen suchen; sie vermindern die Wahrnehmung im Hier und Jetzt.
	Nicht nur mit einer psychoanalytischen Ausbildung lässt sich der psychodynamische Hintergrund einer Reaktion des Patienten erkennen. Auch die verhaltenstherapeutische funktionsanalytische Betrachtung führt zum Erkennen einer nicht bewussten Intention. Selbst wenn der Ausdruck der Hilflosigkeit eines Patienten sehr appellativ auf den Therapeuten wirkt, sagt er nicht: »Da war der Wunsch sehr groß, dass er merkt, wie sehr Sie seine Hilfe brauchen.« Er bleibt beim Spiegeln: »Sie fühlten sich so hilflos und da wäre es so wichtig gewesen, dass er hilft.« Mit dem Spiegeln seiner Hilflosigkeit und der Notwendigkeit von Hilfe fühlt sich der Patient gesehen. Mit dem Aussprechen eines nicht bewusst wahrgenommenen Appells fühlt er sich dagegen weniger verstanden. Das Emotion Tracking fällt leichter, wenn psychodynamische Interpretationen nicht aufgegriffen werden. Sie sind für den Patienten manchmal ein Invalidieren oder Etikettieren, da er sie nicht oder noch nicht in sein Selbstbild einordnen kann.	

	Das alternative Verhalten des Therapeuten	Das tatsächliche Verhalten des Therapeuten
22	Eine tiefenpsychologische Deutung aussprechen.	Nicht deuten.
	Was ist eine Deutung? Ist die Antidot-Hypothese eine Deutung? Von Therapeutenseite wird eine ihm offensichtliche innere Wahrheit des Patienten ausgesprochen. Wenn der Patient diesen Sachverhalt noch verdrängen muss, weil er eine schwer zu ertragende Wahrheit enthält, richtet eine Deutung Schaden an. Das ist zu oft der Fall, weshalb sie im Kontext des Emotion Tracking keinen Platz hat. Ein Beispiel wäre, dass große Eifersucht von eigenen verdrängten Wünschen nach einem außerehelichen Abenteuer herrühren können.	
23	Eine Theorie vermitteln.	Nur erklären, wozu das dient, was gerade abläuft.
	Der Therapeut erläutert psychoedukativ, was warum und wozu gerade im Gespräch geschieht, aber er rekurriert nicht auf die zugrunde liegende Störungs- und Therapietheorie. Nur das, was dabei hilft, das momentane Geschehen zu verstehen, wird erläutert, nicht die Theorie, die dahintersteht. »Wir können jetzt eine schützende Person (in der Imagination oder im Rollenspiel) einführen, damit Sie das nicht allein meistern müssen und erleben wie das geht.« Er sagt nicht dazu: Sich selbst schützen können setzt die Erfahrung voraus, dass meine Bezugsperson anfänglich zu meinem Schutz da war und ich erfahren konnte, dass sie mich wirksam und zuverlässig schützte. Dass ich zunächst stellvertretend das kraftvolle Wehren und Schützen in einer Beziehung erlebte, um es später ebenso machen zu können. Und dass wir diese fehlende Kindheitserfahrung jetzt stückweise nachholen in der Erwartung, dass der Patient mit ihr künftig mehr Selbstbehauptung verfügbar haben wird.	
24	Die eigene Meinung zu einem vom Patienten angesprochenen Sachverhalt mitteilen.	Keine eigenen Einstellungen, Meinungen äußern, keine entsprechenden Kommentare.
	Der Patient wird hellhörig, wenn es um Werte und Normen geht. Wenn der Therapeut eine Meinung oder Einstellung äußert, dann hat dies auf den Patienten eine normative Wirkung. Er erfährt, was ider Therapeut gutheißt und was er ablehnt. Im Bemühen, mit ihm eine gute Bindungsbeziehung aufzubauen, nutzt der Patient dieses Wissen dazu, um sich an ihn besser anzupassen und so eine bessere Bindungsqualität zu erzielen. Er gerät in eine Wiederholung alter Beziehungsmuster hinein. Es ist ein Verstoß gegen die gewährende akzeptierende, Erlaubnis gebende Grundhaltung des Emotion Tracking.	
25	Ein eigenes intensives Gefühl aussprechen.	Wenn die Erzählung des Patienten ein intensives Gefühl auslöst, dieses nicht aussprechen.
	Es ist nicht gemeint, dass die Haltung des Therapeuten im Umgang mit seinen Gefühlen als Therapeut völlig zurückhaltend sein soll. Denn damit wäre er weniger authentisch, weniger als Mensch spürbar, es könnte sich weniger Beziehung einstellen. Und doch wären für den Patienten die plötzlich auftauchenden intensiven Gefühle des Therapeuten sehr verstörend. Er wird aber eher über sein Gefühl sprechen, als es wie im Privatleben einfach auszudrücken – soweit es nicht seine Projektion ist und seine eigene Geschichte, die das Gefühl hat so heftig werden lassen. Außerdem fügt der Therapeut wie auch bei den Gefühlen des Patienten den Kontext hinzu. Zum Beispiel: »Es ärgert mich, dass er schon zum zweiten Mal in unsere Therapiesitzung hineinplatzt.«	

<table>
<tr><th></th><th>Das alternative Verhalten des Therapeuten</th><th>Das tatsächliche Verhalten des Therapeuten</th></tr>
<tr><td>26</td><td>Die eigene Wertorientierung oder moralische Haltung als Richtlinie (evtl. auch nur subtil) vorgeben.</td><td>Sich bewusst machen, wenn die eigenen Werte und eigene Moral eine affektive Reaktion hervorrufen, nicht darüber zu sprechen.</td></tr>
<tr><td></td><td colspan="2">Es ist unmöglich, in dieser Hinsicht völlig abstinent zu bleiben. Der Therapeut muss seine Wertorientierung nicht verstecken. Sie macht ihn als Mensch und als Psychotherapeutenpersönlichkeit aus. Da der Patient aber, wenn es um Gebote und Verbote geht, feine Antennen ausfährt, um Orientierung zu erhalten, gelangen die Werte und Normen des Therapeuten doch in den Therapieraum. Da aber seine generelle Haltung dem Patienten gegenüber eine Erlaubnis gebende ist, achtet er darauf, dass dort, wo er sich aufgrund seiner Werte und Normen Grenzen setzt, sie nicht zu gleichermaßen für ihn geltende Gebote und Verbote werden.</td></tr>
<tr><td>27</td><td>Normen (Gebote und Verbote) der eigenen Weltanschauung zwischen den Zeilen vermitteln.</td><td>Wenn die eigenen Normen ein Gebot oder Verbot in sein Bewusstsein bringen und nach deren Befolgen drängen, bleibt das sein privater Prozess, den er nicht auf die Therapie einwirken lässt.</td></tr>
<tr><td></td><td colspan="2">In bestimmten Momenten erlaubt der Therapeut dem Patienten etwas, was er sich selber nicht erlauben würde. So kann es sein, dass es in einer bestimmten Situation notwendig ist, seinen ganzen Schmerz so laut hinauszuschreien, dass es »die ganze Welt« hört. Der Therapeut überwindet seine eigenen Werte und Normen, indem er in authentischer Weise dem Patienten das Recht einräumt, anders zu handeln, als er es selber tun wollen würde. Ob das noch glaubhaft für den Patienten ist, muss der Therapeut erkunden beziehungsweise es wird ihm von diesem zurückgespiegelt.</td></tr>
<tr><td>28</td><td>Die eigene noch dysfunktionale Überlebensregel als Verhaltensmaxime ins Gespräch bringen.</td><td>Eine Erlaubnis gebende Haltung vermitteln, die die Begrenzungen der Überlebensregel überwinden hilft.</td></tr>
<tr><td></td><td colspan="2">Wenn das aus der frühen Kindheit beibehaltene innere Arbeitsmodell (Bowlby 1975) des Therapeuten noch als dysfunktionale Überlebensregel sein Fühlen, Denken und Handeln bestimmt, ohne dass er es sich oft genug bewusst macht und gegensteuert, dann geht auch das als unausgesprochenes Gesetz auf den Patienten über. Er hat schon längst in sich ein Introjekt der Persönlichkeit des Therapeuten als psychische Repräsentanz etabliert. Er kommuniziert also nicht nur mit ihm als reales Gegenüber, sondern immer auch mit diesem Introjekt. Dieses hilft ihm in vieler Hinsicht. Es wäre jedoch besser, wenn es nicht die dysfunktionale Überlebensregel des Therapeuten beinhalten würde. Diese Gefahr ist umso geringer, je mehr dieser sich bewusst mit seiner Überlebensregel auseinandersetzt und sich selbst dabei ertappt, wieder mal ihren Vorgaben gefolgt zu sein.</td></tr>
</table>

<table>
<tr><th></th><th>Das alternative Verhalten des Therapeuten</th><th>Das tatsächliche Verhalten des Therapeuten</th></tr>
<tr><td>29</td><td>Eine eigene, vielleicht ähnliche Thematik dem Patienten überstülpen.</td><td>Zwischen dem eigenen Thema und dem des Patienten unterscheiden und die sich aufdrängende Projektion unterlassen.</td></tr>
<tr><td></td><td colspan="2">Wenn der Therapeut ein Problem des Patienten gut von sich selbst kennt und es noch zu seinen »Baustellen« gehört, ist größte Wachsamkeit geboten. Das Thema triggert seine eigenen Gefühle so sehr, dass es ihm schwerfällt, bei dem markierten Spiegeln zu bleiben, das wirklich nur seine eigenen Gefühle (abgeschwächt) enthält. Der Patient wird bemerken, wie nah es dem Therapeuten geht, und schon ist es keine Markierung mehr. Das heißt, es ist nicht mehr sein Gefühl. Dabei soll der Patient lernen zu unterscheiden, welches sein Gefühl ist und welches das Gefühl der Bezugsperson. Das ist notwendig, damit er eine realitätsgerechte Theory of Mind bzw. Theorie des Mentalen aufbauen kann.</td></tr>
<tr><td>30</td><td>Dem Patienten gegenüber wie ein idealer Vater sein.</td><td>Ein sehr aufmerksamer, wohlwollender Zuhörer bleiben.</td></tr>
<tr><td></td><td colspan="2">Wenn das Narrativ des Patienten nicht nur Mitgefühl, sondern Mitleid im Therapeuten hervorruft, würde dieser gern das Leid des Patienten lindern. Er verhält sich dann vielleicht besonders gütig, geduldig und nachsichtig, wie ein Vater, den sich der Patient gewünscht hätte (und den der Therapeut darüber hinaus auch gebraucht hätte?). Diese Gegenübertragungstendenz ist ein ganz natürlicher Vorgang, der sein darf und nicht unterdrückt werden muss. Aber der Therapeut nimmt sie als seine Antwort auf die Übertragung wahr und folgt ihr nicht. Stattdessen bleibt er bei seiner Grundhaltung, die zwar warmherzig und akzeptierend ist, die aber nicht das Übertragungsbedürfnis bedient und ihn so zu einer Person werden lässt, die für den Patienten eine Bedeutung im eigenen familiären Kontext bekommt. Mit der gesuchten Bedürfnisbefriedigung durch einen Vater geht der Therapeut später anders um (Imaginationsübung oder Rollenspiel).</td></tr>
<tr><td>31</td><td>Schlecht über die realen Eltern reden.</td><td>Keine eigenen Urteile über die Eltern äußern.</td></tr>
<tr><td></td><td colspan="2">Wieder sind es die Gefühle des Therapeuten, die so stark sein können, dass er eine Wut auf den Vater des Patienten bekommt und dass er dieser Wut oder Verachtung dadurch Ausdruck verleiht, indem er sehr harte Worte für den Vater findet, härtere Worte, als sie dem Empfinden des Patienten entsprechen. Worte, die mehr über den Therapeuten aussagen als über die Beziehung von Patient und Vater. Worte, mit denen er den Vater verurteilt. Auch hier ist es wieder hilfreich, die eigenen Worte des Patienten für die Wiederholung und die Beschreibung des Kontexts zu verwenden. Dann bleibt es bei der emotionalen Bedeutung, die die geschilderte Begegnung mit dem Vater für den Patienten hat.</td></tr>
</table>

<table>
<tr><th></th><th>Das alternative Verhalten des Therapeuten</th><th>Das tatsächliche Verhalten des Therapeuten</th></tr>
<tr><td>32</td><td>Früh Verständnis für die realen Eltern erwarten beziehungsweise fordern.</td><td>Keine mildernden Umstände für die Eltern nahelegen.</td></tr>
<tr><td></td><td colspan="2">Wenn dem Therapeuten hingegen die Verurteilung des Vaters durch den Patienten zu hart und ungerecht vorkommt, kann er dazu neigen, Verständnis für den Vater zu wecken: »Es war nicht seine Absicht, Ihnen so sehr weh zu tun. Er war selbst überfordert.« Damit nimmt er dem Patienten seine emotionale Energie weg, die er für den Moment der Verarbeitung der Beziehung benötigt. Später wird er ohnehin verständnisvoller sein können. Jetzt aber soll er ganz und gar für sich eintreten können, ohne Rücksicht auf die Bedürftigkeit des Vaters. Entscheidend ist zunächst nur, was der Vater bewirkt hat, welche schwere Hypothek er seinem Sohn mit auf seinen Lebensweg mitgegeben hat. An dieser Stelle ergreift der Therapeut ganz Partei für den Patienten, um ihm seine emotionale Energie, zum Beispiel seine Wut zu lassen. Diese Ungerechtigkeit muss nicht gleich korrigiert werden, die darf er noch eine Zeit lang behalten.</td></tr>
<tr><td>33</td><td>Sich über den Patienten stellen.</td><td>In der nicht-wissenden Haltung bescheiden bleiben und dem Patienten wertschätzend auf Augenhöhe begegnen.</td></tr>
<tr><td></td><td colspan="2">Der Patient zeigt sich dem Therapeuten überwiegend mit seiner schwachen Seite, mit der Seite, der viele Kompetenzen fehlen, sodass sich im Therapeuten leicht ein einseitiges Bild seiner Persönlichkeit bildet. Der Patient versteht so viel nicht, was er längst verstanden hat. Er ist in diesem Arbeitsteam der Wissendere und Stärkere. Das ist doch eine Tatsache. Warum sollte er ich also nicht überlegen fühlen? Das geschieht in so einer Konstellation ganz von selbst. Deshalb muss der Therapeut bewusst gegensteuern, wenn unbedingte Wertschätzung für den Patienten und eine bescheidene Haltung nicht fest und sicher zu ihm gehören. Er macht sich bewusst, dass er sich überlegen fühlt und was am Patienten bei ihm dieses Gefühl auslöst. Seine Achtsamkeit hilft ihm, dieses Gefühl da sein zulassen und zur Bescheidenheit zurückzukehren, um wieder Wertschätzung für den Patienten zu empfinden.</td></tr>
<tr><td>34</td><td>Das Selbstbewusstsein ausstrahlen, dass er ein sehr guter Therapeut ist.</td><td>Derjenige bleiben, der gerade dabei ist, vom Patienten zu lernen und etwas zu verstehen.</td></tr>
<tr><td></td><td colspan="2">Therapeuten wissen, dass sie ihren Beruf gut ausüben, manchmal sogar sehr gut. Das ist Grund zur Freude und auch für Stolz. Es gibt Studien, die ergaben, dass 90 % der Therapeuten sich für überdurchschnittlich kompetent halten, 40 % sich also überschätzen. Auch wenn es der Wahrheit entspräche, dass der Therapeut überdurchschnittlich gut ist, wäre es inkompetent, mit dieser Ausstrahlung dem Patienten zu begegnen. Der sichere Umgang mit den vielen schwierigen Therapiesituationen muss nicht das Gefühl in diesen Situationen bestimmen.</td></tr>
</table>

	Das alternative Verhalten des Therapeuten	Das tatsächliche Verhalten des Therapeuten
35	Sich als so wissend geben, dass alles, was der Patient erzählt, ihm längst vertraut ist.	Auch wenn er vieles verstanden hat, bleibt er in der nicht-wissenden Haltung.
	Auch wenn der Therapeut es immer wieder braucht, sich sehr kompetent zu fühlen, lässt er das außerhalb der therapeutischen Beziehung. Er bleibt der potenziell Nicht-Wissende, der vom Patienten lernt – und bleibt dabei authentisch. Sofern ihm das gelingt, ist es seine eigentliche berufliche Kompetenz (Wertschätzung, Akzeptanz, Authentizität), sodass der Patient eine sichere Bindung aufbauen, seine Affekte regulieren und eine hilfreiche Theorie des Mentalen (Theory of Mind) aufbauen kann.	

Herr C. berichtete später, dass er noch einige Zeit jeden Abend vor dem Einschlafen dieses innere Bild herholte und dabei die Wunscherfüllung und das Gefühl von Liebe und Geliebtwerden erleben konnte. Es gab ihm Kraft und er konnte das verbissene Festhalten an der Frustration, die ihm sein Vater zuteilwerden ließ, allmählich loslassen. Zugleich erzählte er ganz verwundert, wie die Treffen mit seinem Vater lockerer und freundlicher wurden, sodass er sich tatsächlich auf sie freuen konnte. Er konnte erkennen, dass seine neue Fähigkeit zur Versöhnung dem Vater die Möglichkeit gab, eine neue Beziehung zu ihm zu beginnen. Dadurch, dass er die Frustrationen in die Vergangenheit verwies, gab er sich und seinem Vater die Chance eines Neubeginns. Damit war aus einer tiefen emotionalen Erfahrung mittels reflektierter Affektivität ein großer Schritt in die Mentalisierung gelungen.

4.6 Fazit zu Modul 4

Das Mentalisierungsspezifische dieses Kapitels wird deutlich, wenn wir die therapeutische Arbeit mit Emotionen in mentalisierungsfördernden Therapien vergegenwärtigen: Der MBT-Ansatz (Allen 2008, 2010) beschreibt folgende Schritte der Arbeit mit Emotionen:

1. Affektidentifizierung: in der MVT geschieht das im Emotion Tracking
2. Affektmodulierung: in der MVT geschieht das bei der Reflexion und Mentalisierung
3. Affektäußerung: in der MVT geschieht das bei den beiden vorausgehenden Teilschritten

Affektregulierung geschieht durch Reflexion der Affekte. Diese müssen dazu ins Bewusstsein geholt werden. Mentalisierung ohne bewusstes Gefühl ist keine Mentalisierung. Nur über ein Gefühl zu reden, das nicht wahrgenommen wird, hilft nicht weiter. Der Affekt bleibt unreguliert. Reflektierte Affektivität meint, dass beides gleichzeitig bewusst ist: der Affekt und die ihn betreffende Reflexion.

Es ist nicht leicht, ein Gefühl ins Bewusstsein zu holen und es im Bewusstsein deutlich da bleiben zu lassen, während reflektiert wird. Nicht viele Therapeuten beherrschen diesen elementaren Therapieprozess ohne Schulung ihrer Wahrnehmung. Deshalb wurde in der MVT dafür ein explizites Therapiemodul geschaffen – das Emotion Tracking als Königsweg zu den Gefühlen. Oft eingeübt erfolgt dadurch die Entwicklung der Affektregulierung, die wesentliches Ziel jeglicher Psychotherapie ist.

5 Mentalisierung 2

Metakognitions- und Mentalisierungsförderung

5.1 Metakognitives Training zum Aufbau einer Theory of Mind/Theorie des Mentalen

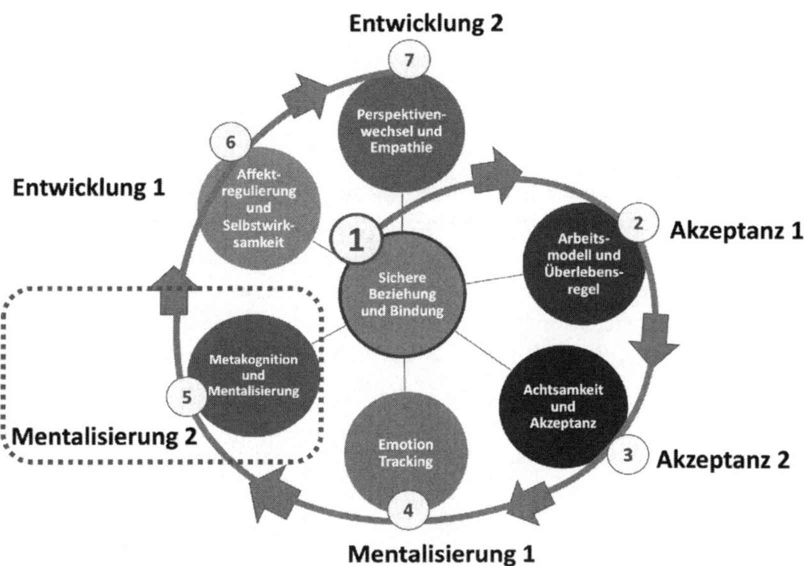

Abb. 30: Mentalisierung 2 – Theory of Mind (Modul 5 der MVT)

Es gibt drei verschiedene Modelltypen zur Entstehung einer Disposition zu psychischen und psychosomatischen Erkrankungen.

➢ Modelltyp 1: Weitaus am häufigsten sind Modelle, die annähernd alles der invalidierenden familiären Umwelt zuschreiben (kognitiv-behaviorale und psychodynamische Modelle).

- Modelltyp 2: Ein zweiter Modelltyp, der aber in dieser Reinform so nicht existiert, ist die (fast) ausschließliche Zuschreibung auf angeborene Merkmale wie beispielsweise das Temperament.
- Modelltyp 3: Nur sehr wenige Modelle nehmen den Aspekt der Entwicklung hinzu. Bei ihnen ist die Störung oder Stagnation der genetisch vorgegebenen Entwicklung höherer psychischer Funktionen ein Mediator zwischen geerbten und erworbenen Dispositionen: Kindliches Trauma oder Defizit führt zu Entwicklungsverzögerung oder -stillstand bezüglich der kognitiven Funktionen (kausales Denken, Theory of Mind, Mentalisierung, Perspektivenwechsel). Aufgrund dessen werden Verhaltensweisen und Motive anderer Menschen falsch interpretiert, es werden keine oder falsche Vorhersagen der Antwort anderer auf eigenes Verhalten getroffen, Erfahrungen werden falsch im Gedächtnis abgespeichert und es werden falsche oder dysfunktionale Schemata gebildet (z. B. dysfunktionale Überlebensregeln), die in einer ähnlichen Situation zu maladaptivem Verhalten führen.

Damit ist aber auch die *Emotionsregulation* unterentwickelt. Denn Emotionen werden durch kognitive Regulationsprozesse des PFC gesteuert. Es fehlt die wirksame Kontrolle der Emotionsintensität, sodass die Gefühle unmoduliert zu intensiv oder zu schwach sind und ihre motivationale Funktion nicht situationsgerecht erfüllen können. Der Umgang mit Emotionen ist demnach die Endstrecke einer gestörten Entwicklung: Defizit, Trauma → Stagnation der kognitiven Entwicklung → unterentwickelte Emotionsregulation.

Hier muss an den Unterschied zwischen Lernen und Entwicklung erinnert werden. Wenn ein falsches Verhalten gelernt wird, besteht die Änderung darin, es wieder zu verlernen, es also aus seinen Kontingenzen herauszulösen, zum Beispiel durch Löschung oder durch Etablierung eines alternativen Verhaltens, das eine wesentlich höhere Auftretenswahrscheinlichkeit in der gleichen Situation hat. Hier kann natürlich kognitive Reattribution helfen, sodass keine falschen Interpretationen mehr bezüglich der Motive und Ziele anderer Menschen vorkommen. Manchmal allerdings erreichen weder Umkonditionierung noch Reattribution das gewünschte Veränderungsziel – sei es wegen der fehlenden Effizienz der Emotionsregulation oder wegen der Unfähigkeit, die Folgen eigenen Verhaltens durch kausales Denken vorherzusagen.

Ähnlich wie bei psychoanalytischer Diagnostik, die zwischen Konflikt und Struktur unterscheidet, lassen sich von metakognitiver Warte her Lernen und Entwicklung unterscheiden. Entwicklungsverzögerung entspricht einem strukturellen Defizit und benötigt aufwändigere therapeutische Interventionen, Erlernen und Verlernen reicht nicht beziehungsweise kommt an zweiter Stelle. Zuerst kommt die Entwicklung. Erst wenn eine Fähigkeit entwickelt ist, kann sie lernend überformt werden, erst dann sind kognitiv-behaviorale Interventionen erfolgversprechend.

5.1.1 Metakognitives Training mit dem Ziel konkret logischen Denkens

Kognitive Therapie (Beck 1979; Hautzinger 2013) konzentriert sich zunächst auf die Reattribution dysfunktionaler Interpretationen von frustrierenden Situationen. Hier kann die *Drei- oder Vierspaltentechnik* (Situation – automatischer dysfunktionaler Gedanke – Gefühl – realitätsgerechter funktionaler Gedanke) angewandt werden oder der *Sokratische Dialog*, bei dem die Fragen so gestellt werden, dass der Patient selbst die richtige Aussage trifft und nicht vom Therapeuten belehrt wird. Dies ist zugleich das *geleitete Entdecken* neuer gedanklicher Einschätzungen von Situationen. Während die kognitive Therapie sich darauf konzentriert, wie dysfunktional Gedankeninhalte sind, die Emotionen evozieren, befasst sich das Metakognitive Training mit der übergeordneten Problematik, dass und wie solche dysfunktionalen Denkinhalte von Affekten ausgehend erzeugt werden und wie sie einer Steuerung zugänglich gemacht werden können.

Eigenschaften des Metakognitiven Trainings:

- Reattribution dysfunktionaler Interpretationen von frustrierenden Situationen, zum Beispiel durch Sokratisches Fragen
- Kausal denken: Ursachen von Frustrationen erschließen und Folgen eigenen Verhaltens voraussehend bedenken
- Theory of Mind: Denken und Fühlen anderer Menschen berücksichtigen und ihr Handeln auf innere Prozesse und Intentionen zurückführen
- Zielgerichtetes Verhalten planen und dessen Wirkung prüfen
- Nach wirksamem Handeln Selbstwirksamkeit erfahren

Der Therapeut formuliert die Fragen so, dass diese nur beantwortet werden können, wenn kausal gedacht wird. Die Fragen werden so lange so formuliert, bis kausales Denken entwickelt und eine neue Denkstruktur entstanden ist.

Die von Beck aufgezeigten kognitiven Fehler hat McCullough (2007) in Bezug zu Piagets Entwicklungstheorie des Denkens gesetzt und sie der noch nicht stattgefundenen Entwicklung auf die konkret logische Stufe der kognitiven Entwicklung zugeschrieben. Er kommt damit zum gleichen Schluss wie Sulz (1994, 2011a): Der Patient ist in schwierigen konflikthaften Situationen noch auf der prä-logischen Entwicklungsstufe und kann die Ursachen von Frustrationen nicht erschließen. Er kann in schwierigen Situationen nicht kausal denken. Die Prinzipien von Ursache und Wirkung sind ihm (in konflikthaften Problemsituationen) fremd. Er kann auch die Folgen eigenen Verhaltens noch nicht voraussehend bedenken. Und erst recht kann er Denken und Fühlen anderer Menschen noch nicht berücksichtigen. Das impliziert, dass er eigene Einflussmöglichkeiten noch nicht erkennen kann – sich also nicht selbst helfen kann. Und letztendlich kann er zielgerichtetes Verhalten nicht planen und auch nicht dessen Wirkung prüfen, sodass es zu keiner Selbstwirksamkeitserfahrung kommt.

Es gibt aber auch das Gegenteil: Manche Menschen haben ein sehr großes Bedürfnis, für Ereignisse eine Ursache zu finden. Sie denken sich eine kausale Attribution aus. Erst wenn sie meinen, eine Ursache gefunden zu haben, gibt ihr Geist Ruhe. Sie können nicht akzeptieren, dass etwas zufällig geschehen ist. Denn der Zufall ist unberechenbar und erhält ihr Gefühl der Unsicherheit aufrecht. Für sie ist es wichtig, anzuerkennen, dass zum Beispiel der sportliche Sieg eines gleich guten Rivalen Glück oder Zufall war. Depressive Menschen neigen zu internaler Attribution von Misserfolg: »Weil ich unfähig bin, ist mir diese Aufgabe nicht gelungen.« Dagegen führen sie im Gespräch oft eine externale Attribution von Erfolg an: »Dass ich heute der Beste war, war reines Glück, einfach zufällig. Es ist keinerlei Beleg für meine besonderen Fähigkeiten.«

Es wird deutlich, dass der metakognitive Zugang zugleich ein Entwicklungsansatz ist. Analog zum Mentalisierungskonzept von Fonagy und Bateman (2008) wird hier an der Entwicklung der Reflexionsfähigkeit gearbeitet, das heißt, dem Patienten wird geholfen, sich auf eine Stufe der kognitiven Entwicklung hinaufzubewegen, auf der ihm logisches Denken und die Fähigkeit, sich selbst zu helfen, zugänglich wird.

Auf der Basis dieses metakognitiven Modells ergibt sich ein konsequentes schrittweises Vorgehen, wie es Sulz (1995, 2009b) und McCullough (2007) in ganz ähnlicher Weise vorschlagen:

a) *Situationsanalyse* zur Reattribution dysfunktionaler Interpretation der Situation
b) *Reaktionsanalyse*, die zeigt, dass sekundäre Gefühle zu vermeidendem Verhalten führten
c) *Konsequenzanalyse*, die die unbefriedigenden Folgen bisherigen Verhaltens benennt
d) Praktisches Vorgehen: neues zielgerichtetes Verhalten durchführen
e) *Wirksamkeitsanalyse:* Wodurch führte das neue Verhalten zum erwünschten Ergebnis?

Diese Betrachtungen sind eine entwicklungstheoretische Variante der horizontalen Verhaltensanalyse (S – R – K), die die Organismusvariable noch nicht beleuchtet, die ja in der vertikalen Verhaltensanalyse untersucht wird. Bei letzterer greifen sowohl McCullough (2007) als auch Sulz (1994, 2012) auf die Biografie zurück. Die biografischen Erfahrungen werden mit der Heuristik der dysfunktionalen Überlebensregel zusammengefasst, während McCullough (2007) dafür die Formel der »Kausaltheoretischen Schlussfolgerung« etabliert. Sowohl die Überlebensregel als auch die kausaltheoretische Schlussfolgerung beinhalten die falsche Vorhersage des von heutigen Bezugspersonen zu erwartenden Verhaltens, ausgehend von den lange zurückliegenden Erfahrungen mit den eigenen Eltern.

Wichtig ist, dass nicht das neue Verhalten das vorrangige Ziel ist, sondern das neue der heutigen Realität gerecht werdende kausale Denken auf höherem Entwicklungsniveau, das durch einen Prozess der Entwicklung erreicht werden soll. Das Prinzip wird anhand eines Beispielfalls aufgezeigt werden:

Herr D. ist ein 32-jähriger Musiker, der mit einer im Abschlussexamen befindlichen Juristin zusammenlebt. Sie haben ein zehn Monate altes Kind. Sie ist überfordert und überfürsorglich mit dem Kind. Niemand schafft es, so mit dem Kind umzugehen, wie sie es braucht, um beruhigt zu sein (auch nicht die beiden Omas). Er ist etwas nachlässig, geht in passiven Widerstand, wenn sie Forderungen stellt, die er nicht nachvollziehen kann.

Es wird in mehreren Schritten vorgegangen:

1. Analyse des bisherigen Verhaltens
2. Planung und Praktisches Vorgehen: Verhalten und Ziel
3. Metakognitive Reflexion

Zu 1: Analyse des bisherigen Verhaltens

A Vorgehen: Der Therapeut stellt acht Fragen (ausgehend von einer frustrierenden Situation):

1. Was geschah in der Situation?

   Meine Freundin kommt von der Uni nach Hause, sieht sofort, dass das Kind schon längst das Fläschchen gebraucht hätte und dass die Windeln nicht gewechselt sind, dass Gegenstände herumliegen, an denen es sich verletzen könnte.

2. Was hat die andere Person gesagt/getan?

   Sie ist laut, schreit, geht fast körperlich gegen mich vor. Bis sie kam, spielte das Kind ruhig und war vergnügt. Nun schreit es und will zur Mama.

3. Welche Bedeutung hat ihr Verhalten für Sie?

   Ich bin wie elektrisiert, hoch erregt, empfinde Furcht, Ärger, Schuldgefühle und Trotz.

4. Was haben Sie in der Situation gesagt/getan?

   »Bis jetzt war es ruhig und schön hier. Du kommst und machst Terror. Ohne wirklichen Grund. Dem Kind geht es gut.«

5. Wie ist die Situation ausgegangen? Wozu führte Ihr Verhalten?

   Sie schreit mich an, wirft ein Buch durch den Raum und sagt: »Du bist eine Gefahr für das Kind. Du musst nur die Augen aufmachen, dann siehst Du, was es braucht. Du willst einfach nicht, machst das absichtlich!«

6. Welches Ergebnis hätten Sie stattdessen gebraucht?

   Ich hätte gebraucht, dass sie sieht, dass ich viele Stunden investiere, damit sie studieren kann, dass das Kind sich bei mir wohlfühlt und dass das mit dem Fläschchen wohl noch nicht so dringlich war, weil das Kind sich schon gerührt hätte. Auch wenn nasse Windeln zu unangenehm für es geworden wären, hätte es sich gerührt.

7. Warum haben Sie das nicht bekommen?

   Weil ich tatsächlich das Fläschchen schon hätte geben sollen und auch die Windeln hätte wechseln müssen. Ich zögere das aber aus Bequemlichkeit raus. Und weil ich ihr gleich selbst einen Vorwurf gemacht habe.

8. Welches alternative Verhalten wäre aussichtsreich?

   Ich hätte zugeben sollen, dass ich damit zu spät dran war, und hätte es bedauern sollen. Und ich hätte sie nicht angreifen sollen, sondern Verständnis zeigen für ihre Besorgnis. Damit sie das Gefühl hat, dass ich nicht gegen sie bin, sondern sie unterstützen möchte.

B Der Therapeut sollte bei der Übung folgendes beachten:

1. Lassen Sie sich die Situation so beschreiben, dass Sie sich diese plastisch vorstellen können.
2. Durch Nachfragen verändert sich oft, was wirklich gesagt wurde.
3. Erst dann fragen Sie, was die Situation mit dem Patienten machte und macht (was daran frustrierend war).
4. Die eigenen Verhaltensweisen des Patienten, von denen er berichtet, zeigen, auf welche Weise er nicht wirksam war oder nicht situationsadäquat.
5. Lassen Sie den Patienten den kompletten Ablauf berichten.
6. Erst anschließend lassen Sie den Patienten berichten, welches Bedürfnis da war und was er eigentlich stattdessen gebraucht hätte, sich gewünscht hätte.
7. Jetzt danach fragen, warum es wohl schiefging. Helfen Sie mit Ideen aus, wenn der Patient keine Ursache findet (sokratisches Fragen oder direkt die eigene Vermutung aussprechen).
8. Am schwierigsten ist es für den Patienten, sich ein wirksames kompetentes Verhalten vorzustellen, denn dieses wird ja durch seine Überlebensregel verboten.

Nachfolgend werden nun die einzelnen Schritte genauer betrachtet.

a) Situationsanalyse

Das Ziel der Situationsanalyse ist die Korrektur dysfunktionaler Interpretation des situativen Geschehens. Das Vorgehen besteht darin, den Patienten durch Fragen zu nachfolgenden Gedankengängen und Antworten zu führen.

1. Ich bin mit dem sich wiederholenden Ergebnis von bestimmten Situationen unzufrieden. Es geht um die frustrierende Situation ....
2. Welche Bedeutung hat die Situation und die Person für mich? ....
3. Was brauche ich von der anderen Person in dieser Situation? ....
4. Was macht die andere Person stattdessen mit mir? Wie geht sie mit mir um? Welche Bedeutung hat dieses Verhalten für mich? ....
5. Ist meine Einschätzung der Situation richtig? ....

6. Wenn nicht, weshalb nicht? ....
7. Welche Einschätzung ist richtig? ....

Bei dem Gespräch mit Herrn D. wird deutlich, dass das Denken des Patienten bisher global (ungenau) und egozentrisch ist (bezieht Ereignisse auf sich, bedenkt nicht das Denken und Fühlen anderer), aus Momentaufnahmen besteht, deren Abfolge noch nicht aufeinander bezogen wird (keine kausale Verknüpfung beider Momente), also nicht logisch ist. Die Folge ist, dass er bisher seine eigenen Impulse nicht kognitiv steuern kann und somit auf das Verhalten anderer nicht wirksam Einfluss nehmen kann.

Die Gesprächsführung ist dabei sokratisch. Wichtig ist, dass die Fragen so gestellt werden, dass sie aus dem impulsiven Modus heraus nicht beantwortet werden können, sondern nur der souveräne Modus, also das Denken auf der souveränen Stufe, eine Antwort finden kann. Das Fragen nach den Intentionen und Gefühlen des anderen und nach eigenen Bedürfnissen und Gefühlen fördert metakognitives Denken und die Entwicklung einer Theory of Mind. Es geht aber noch weiter mit dem Metakognitiven Training (Sulz 2017c).

b) Reaktionsanalyse

Das Ziel der Reaktionsanalyse ist es, die bisherige Art der Vermeidung mithilfe sekundärer Gefühle zu erkennen. Das Vorgehen besteht aus Fragen, die den Patienten zwingen, den PFC einzuschalten und kausal zu denken.

1. Situation: ....
2. Was ist die richtige Einschätzung der Situation? ....
3. Welches Gefühl wird dadurch zuerst ausgelöst? ....
4. Zu welchem primären Handlungsimpuls führt das Gefühl? ....
5. Welche Folgen dieser Handlung fürchte ich? ....
6. Zu welchem sekundären Gefühl führt die Vergegenwärtigung dieser Folgen? ....
7. Führt dieses sekundäre Gefühl zur Unterdrückung des Impulses? Ja/Nein
8. Wie handle ich aus dem zweiten Gefühl heraus? ....
9. Ist meine Furcht realistisch? Ja/Nein
10. Wenn Nein, was ist realistischerweise als Folge zu erwarten? ....

Dieses zweite Gespräch führt dazu, dass der Patient jetzt bewusst wahrnimmt, was er selbst möchte und was nicht, dass er erkennen kann, wie sein bisheriges Verhalten auf andere gewirkt hat, dass er bewerten kann, inwiefern er mit dem Ergebnis seines bisherigen Verhaltens zufrieden ist, dass er entscheiden kann, ein neues wirksameres Verhalten auszuprobieren und dass er sein neues logisches Denken dazu verwenden kann, auf andere Menschen bewusst und gezielt Einfluss zu nehmen. Das führt schließlich zu der Erfahrung, dass er ein Mensch ist, der fähig ist, durch sein Verhalten im Umgang mit anderen Menschen ein Ergebnis zu erzielen, das er sich gewünscht hat (Selbstwirksamkeit).

Es kann natürlich sein, dass es am Verhalten des Patienten noch etwas zu optimieren gibt, damit er nicht zu heftig reagiert und sich dadurch ins Unrecht setzt. Dann kann ein Rollenspiel angeschlossen werden. Danach wird mit dem Patienten vereinbart, sich beim nächsten Vorfall auf die vereinbarte Weise zu verhalten. In der darauffolgenden Therapiesitzung werden metakognitive Überlegungen angestellt, die die Wirksamkeit seines neuen Verhaltens prüfen (Sulz 2017c).

c) Konsequenzanalyse

Mit der Konsequenzanalyse soll der Patient erkennen, wie sein eigenes Verhalten zu den unbefriedigenden Ergebnissen führte.

1. Situation: ....
2. Wie handelte ich bisher? ....
3. Welche Folgen hatte mein Verhalten?
   - ➢ In der Situation? ....
   - ➢ Nach der Situation? ....
   - ➢ Für mich? ....
   - ➢ Für die andere Person?
   - ➢ Für die Beziehung zwischen uns? ....
4. Sind die Konsequenzen meines bisherigen Verhaltens das, was ich gebraucht hatte? Ja/Nein
5. Wenn Nein, was hätte ich gebraucht? ....
6. Gibt es ein Verhalten, durch das ich erhalten hätte, was ich brauche?
   ....

Der Aufbau von Wenn-dann-Denken ist notwendig. Dies gelingt durch ständige sokratische Gesprächsführung mit Fragen, die den Patienten zwingen, kausal zu denken. Erst dann ist eine Verhaltensanalyse möglich, die zeigt, wie das alte Verhalten zu unerwünschten Ergebnissen und dadurch zu höchst aversiven Gefühlszuständen führte (Konsequenzen des eigenen Verhaltens). Erst dann ist es möglich, festzustellen, dass ein konkretes neues Verhalten zur Beendigung dieser aversiven Gefühlszustände führt.

Es kann festgehalten werden, welches neue Verhalten zu welchem erwünschten Ergebnis führt, was daran erkennbar ist, dass es die bisherigen aversiven Gefühle beendet. Damit ist der Vorgang der negativen Verstärkung kognitiv und affektiv bewusst nachvollziehbar. Es hat dann nicht nur Konditionierung stattgefunden, sondern das Verhalten ist der kognitiven Steuerung zugänglich geworden.

d) Umsetzen der neuen Intention: Neues zielgerichtetes Verhalten, das keine Vermeidung mehr ist

- Es handelt sich um folgende Situation: ....
- Vorher:
  - Was möchte ich in dieser Situation erreichen (Ziel)? ....
  - Ist dieses Ziel erreichbar (möglich in meiner Umwelt) beziehungsweise realistisch (meinen Fähigkeiten entsprechend)? Ja/ Nein – Wenn Nein, bitte umformulieren: ....
  - Welche (neue) Einschätzung der Situation hilft mir, mein Ziel zu erreichen? ....
  - Welches neue Verhalten trägt dazu bei, dass ich mein Ziel erreiche? ....
  - Wann probiere ich es aus? ....
- Nachher (Zielerreichung):
  - Was habe ich mit meinem neuen Verhalten in dieser Situation erreicht? ....
  - Vergleichen: Habe ich erreicht, was ich wollte? ....

Dieses Gespräch fördert auch schon metakognitives Denken (Gedanken über Gedanken, Gefühle, Bedürfnisse). Im Rahmen dieses Gesprächs ist jedoch die Kausalverknüpfung des Patientenverhaltens wichtig. Wenn er erkennt, welche unerwünschten Wirkungen (auf andere Menschen und dadurch auf sich selbst) sein bisheriges Verhalten hat, kann er sich für ein neues Verhalten entscheiden, das zu den erwünschten Wirkungen führt:

- Nur wenn ich dem anderen sage, was ich *möchte*, gebe ich ihm die Chance, meinen Willen sicher zu berücksichtigen.
- Nur wenn ich dem anderen sage, was ich *nicht möchte*, gebe ich ihm die Chance, zu unterlassen, was mich stört, ärgert oder verletzt.

Das gedankliche Fazit des Patienten ist:
- Ich kann durch mein Verhalten die Umwelt beeinflussen.
- Ich kann durch mein Verhalten zu einem gewünschten Ergebnis in meiner Umwelt gelangen.
- Ich kann durch mein Verhalten so auf meine Umwelt einwirken, dass aversive Gefühle ausbleiben.
- Ich kann durch mein Verhalten mein bisheriges Scheitern beenden (negative Verstärkung, Hoffnung, Zuversicht).

Der Therapeut hält anschließend gemeinsam mit dem Patienten die S-R-K Analyse fest:

S Situation: Meine Freundin beschwert sich lautstark über die nicht perfekte Versorgung unseres Kindes.

R Reaktion: Ich habe den Vorwurf zurückgewiesen und sie selbst angegriffen.

K Konsequenzen: Der Streit eskalierte. Sie war außer sich, konnte sich nicht mehr beruhigen. Ich verstummte voll Ärger und Trotz.

Mit diesem Ergebnis bin ich unzufrieden. Ich hätte stattdessen gebraucht, dass sie meinen Aufwand honoriert und mir die Nachlässigkeit nachsieht.

Zu 2: Planung und Praktisches Vorgehen: Verhalten und Ziel
- Es handelt sich um folgende Situation: *Freundin kritisiert die nachlässige Kinderbetreuung.*
- Vorher:
  - Was möchte ich in dieser Situation erreichen (Ziel)? *Dass sie meinen Aufwand honoriert und mir die Nachlässigkeit nachsieht.*
  - Ist dieses Ziel erreichbar (möglich in meiner Umwelt) beziehungsweise realistisch (meinen Fähigkeiten entsprechend)? Ja/Nein – Wenn Nein, bitte umformulieren: *Dass ich weniger nachlässig bin, zum Beispiel die Windeln früher wechsle. Und dass sie mir nachsieht, dass das Fläschchen noch nicht gegeben wurde.*
    - Welche (neue) Einschätzung der Situation hilft mir, mein Ziel zu erreichen? *Wenn sie nach einem anstrengenden Uni-Tag nach Hause kommt, braucht sie, dass sie sich nicht gleich wieder um das Kind sorgen und kümmern muss. Sie*

braucht das Gefühl, dass es bei mir zwar nicht perfekt, aber hinreichend gut aufgehoben ist.

- ➢ Welches neue Verhalten trägt dazu bei, dass ich mein Ziel erreiche? *Einerseits weniger nachlässig sein. Andererseits verstehen, dass sie meine Zuverlässigkeit braucht, um nicht so sehr in die Überforderung Beruf und Mutterschaft zu gelangen. Also Bedauern ausdrücken und Verständnis zeigen, was beruhigend wirken kann.*

➢ Nachher (Zielerreichung):

- ➢ Was habe ich mit meinem neuen Verhalten in dieser Situation wirklich erreicht? *Ich habe wirklich das gemacht, was für sie und für mich das Beste war. Und sie flippte nur kurz aus und konnte sich dann selbst wieder beruhigen.*
- ➢ Vergleichen: Habe ich erreicht, was ich wollte? *Ich habe erreicht, was realistischerweise erreichbar war. Damit kann ich zufrieden sein. Einen anderen Menschen kann ich nicht aus ihr machen. Also ist es in Ordnung.*

Zu 3: Metakognitive Reflexion

Es handelte sich um folgende Situation: *Freundin kritisiert die nachlässige Kinderbetreuung.* Ich hatte mich für folgendes neue Verhalten entschieden: *Einerseits weniger nachlässig sein, andererseits Verständnis zeigen und Bedauern ausdrücken.* Ich erreichte mein Ziel dadurch, *dass sie sich beruhigt und bereit ist, mich auch nicht perfekt auszuhalten.*

1. Wie trug meine richtige Einschätzung dazu bei, dass ich mein Ziel erreichte?

   Ich habe verstanden, dass sie gestresst und erschöpft von der Uni kommt und ein Zuhause ohne Ärger braucht.
2. Wie trug mein neues Verhalten dazu bei, dass ich mein Ziel erreichte?

   Ich zeigte Verständnis und Bedauern, sodass sie sich weniger über mich aufregen musste und sich beruhigen konnte.
3. Was lerne ich aus dieser Erfahrung?

   Dass der spontane Reflex, sich zu wehren, nur zu mehr Stress führt, während Verständnis für den anderen Menschen Eskalation verhindern kann.
4. Wie kann ich das in künftige Situationen übertragen?

   Vor meinem Wutausdruck erst einmal tief ein- und ausatmen, innehalten und überlegen, warum sie so handelt, welches Bedürfnis

> sie hat und welche Frustration ich ihr zukommen lasse. Dann fällt es mir leicht, mein Bedauern auszudrücken und mich zu entschuldigen, auch wenn ich nur zum Teil schuld bin.

Bei den vorherigen Fragen handelt es sich um eine sorgfältige metakognitive Analyse der inneren und äußeren Situation des Patienten, die dazu führt, dass er das Problem mit anderen Augen sehen kann. Er ist in seinen Motiven zwar noch egozentrisch, aber sein Weltbild ist realistischer, sodass er die Motive und Reaktionen anderer realistischer einschätzen kann. Es hat ein metakognitiver Prozess stattgefunden: Nachdenken über Denkprozesse, Reflektieren der Auslöser von Emotionen und der Auswirkungen von Emotionen sowie Berücksichtigen von Bedürfnissen.

Der Patient nimmt eine weitere Erkenntnis für seine Theory of Mind/Theorie des Mentalen mit, wodurch er diesen künftigen Situationen mehr gerecht werden kann als bisher. Auch wenn viel Redundanz in den Reflexionen zu stecken scheint, sollte auf diese Ausführlichkeit nicht verzichtet werden. Sie gewährleistet, dass der Patient die Erinnerung an die Problemsituation im Bewusstsein behält und damit das Gefühl, dessen Herkunft und Wirkung untersucht werden soll. Wenn es zu kurz abgehandelt wird, weil der Patient ja schon längst verstanden hat, worauf es ankommt, hakt er es ab, vergisst es und bleibt der Alte. Es ist keine neue Selbst- und Weltsicht entstanden und es entsteht keine ausreichende Motivation zum neuen Verhalten. Er wird sich wieder heftig wehren, sodass die Situation erneut eskalieren wird. Dagegen nimmt er nach dieser ausführlichen Reflexion einen neuen Blick auf seine Freundin mit und behält das Wissen verfügbar, wie er zu ihrer Beruhigung beitragen kann. Und dieses entlastend und positiv erlebte neue Ergebnis möchte er beim nächsten Mal wieder erreichen.

Diese nachträgliche Wirksamkeitsanalyse hebt die Verhaltensänderungen aus dem rein lernpsychologischen Kontext der positiven Verstärkung heraus und trägt zu einer deutlich bewussten Selbstwirksamkeitserfahrung bei und dazu noch zur Entwicklung auf die souveräne Stufe (DENKEN-Stufe) und zur Entwicklung einer realitätsbezogenen Theory of Mind. Mentalisieren kostet kurzfristig Mühe und erspart langfristig Beziehungsprobleme.

Es wird viel Wirksamkeit verschenkt, wenn die nachträgliche Reflexion über gelungene Verhaltensschritte vernachlässigt wird. Deshalb führen Therapeut und Patient eine Nachbesprechung durch, in der sein Erfolg wertgeschätzt wird. Und sie analysieren noch einmal genau, wie der Patient seine neuen Fertigkeiten angewandt hat und welche erfolgreichen Folgen diese hatten. Es wird mit seiner möglichen neuen und realistischen Interpretation der Situation und der Motive der anderen Menschen begonnen, die es erst ermöglicht haben, das neue situationsadäquate Verhalten zu zeigen. Dann wird sein neues Verhalten und dessen Wirkungen auf die anderen Personen gewürdigt und Therapeut und Patient überlegen gemeinsam, weshalb dieses Verhalten so erfolgreich war (weshalb die anderen auf so ein Verhalten meist positiv reagieren). Vom konkreten zurückliegenden Fall wird auf allgemeine Erwartungen künftiger Fälle übergegangen – als allgemeinere Kompetenz der sozialen Wahrnehmung und des sozialen Verhaltens: »Das weiß ich jetzt und das kann ich jetzt!« (Selbstwirksamkeitserfahrung und souveränes Selbstbild). Dies wirkt auch der Tendenz depressiver Patienten entgegen, Erfolg external zu attribuieren und sich zu sträuben, ihn auf eine dauerhaft vorhandene Fähigkeit oder Eigenschaft zurückzuführen, etwa zu sagen: »Das gelang mir so gut, weil ich so gut bin. Und das wird mir in Zukunft wieder so gut gelingen, weil ich diese Fähigkeit jetzt habe.«

Zur Selbstwirksamkeit gehört die Zufriedenheit damit, für sich selbst gut eingetreten zu sein, für seine eigenen Bedürfnisse und Wünsche das Richtige getan zu haben. Dies vermittelt ein souveränes Selbstbild: »Die Welt kann gemeistert werden, ich bin ihr nicht mehr ausgeliefert und nicht mehr darauf angewiesen, dass andere das Notwendige für mich tun.« Ein neues souveränes Weltbild ist entstanden, in dem die Welt nicht mehr groß und übermächtig erscheint, sondern sich eine Ebenbürtigkeit eingestellt hat. Piaget (1995) nennt diese qualitative Änderung der Repräsentanz von Selbst und Welt »Akkommodation«. Sie ist das Zeichen, dass nicht nur Assimilation, also quantitative Anpassung an alte Sichtweisen stattfand, sondern dass ein Entwicklungsschritt erfolgte. Ein Schritt, der außer in einer Krisen- oder traumatischen Situation nicht reversibel ist. Die neuen Denk- und Handlungsweisen gehen nicht mehr verloren.

In Kurzzeittherapien ist die Entwicklung von der emotional-impulsiven Stufe (AFFEKT-Stufe) auf die kognitiv-souveräne Stufe (DENKEN-Stufe) mit der neuen Errungenschaft der Fähigkeit zu logischem Denken schon ein befriedigender Änderungsschritt. Und es wäre ein therapeutischer Fehler, den Patienten in kurzer Zeit auf die nächsthöhere Stufe (zwischenmenschliche oder EMPATHIE-Stufe) »hochzujagen«, weil er dort nicht mehr so egozentrisch und dem Therapeuten damit sympathischer wäre. Die Devise heißt: Ein Schritt nach dem anderen! Nicht zu früh den zweiten Schritt tun und auf keinen Fall den ersten auslassen!

Wer auf einer Treppe zwei Stufen auf einmal nimmt, kommt leicht ins Stolpern. Der Patient ist gut auf der souveränen Stufe des kausalen Denkens angekommen und beherrscht dieses sicher, wenn er sich gut behaupten kann und dieses neue Denken und Verhalten bereits automatisiert ist. Er muss dann nicht mehr jedes Mal daran denken, dass es jetzt notwendig ist, sich zum Beispiel zu melden, und er muss sich auch nicht mehr überwinden, dies zu tun. Nun kann daran gedacht werden, in nächster Zeit die weitere Entwicklung auf die zwischenmenschliche beziehungsweise EMPATHIE-Stufe anzugehen.

5.1.2 Metakognitives Training mit dem Ziel der Empathiefähigkeit

Die Begriffe *Metakognition*, *Theory of Mind* und *Mentalisierung* sind nahezu synonym. Im Gegensatz zum kognitiven Ansatz von Beck geht es nicht nur um das Denken, sondern um das Denken über das Denken. Es geht darum, dass das Kind sich ab vier Jahren eine Theorie über das Funktionieren der Welt aneignet, die sich auf die Intentionen bezieht, die zu beobachteten Verhaltensweisen führen. Worum geht es dem anderen Menschen, wenn er sich so verhält, was will er, was braucht er, was fühlt er? Was erscheint ihm bedrohlich, was gibt ihm Sicherheit? Die gleichen Fragen werden auch in Bezug zu eigenem Verhalten gestellt und beantwortet. Zuerst hat sich die Verhaltenstherapie dem Thema Metakognition nur bezüglich dysfunktionaler Metakognitionen bei Angststörungen zugewandt (Wells 2011). Wenn aber die Entwicklung des Patienten auf die zwischenmenschliche Stufe gefördert werden soll, damit er empathiefähig wird, konzentriert sich die Therapie auf den eigentlichen Begriff der Metakognition als Theory of Mind, die dabei hilft, die soziale Welt und die Beziehungen zu gestalten.

Die MVT geht bei diesem Schritt etwas anders vor als McCullough (2007). Dieser geht eher psychodynamisch vor und stellt Übertragung und Gegenübertragung mehr in den Vordergrund. Die nachfolgenden Empfehlungen für das Vorgehen im Gespräch beruhen auf Piagets Theorie der Entwicklungsstufen, der affektiv-kognitiven Entwicklungstheorie (Sulz 2012d, 2017b, c) und den Konzepten der Theory of Mind (siehe u. a. Bischof-Köhler 2011) und der Theorie des Mentalen (Fonagy et al. 2008).

Für die vorausgehende DENKEN-Stufe (Stufe des konkret-logischen Denkens) ist charakeristisch: Das Denken des Patienten ist noch egozentrisch, der andere Mensch noch ein Objekt, das der Bedürfnisbefriedigung dient. Zwar hat der Patient bereits erkannt, dass die Bezugsperson anders denkt und fühlt, aber ihre Bedürfnisse interessieren ihn noch nicht. Es besteht noch keine Empathiefähigkeit und noch kein Interesse daran, den anderen zu verstehen und dass es dieser Person gut geht.

Das Metakognitive Training hat als Ziel die Empathiefähigkeit – dem Patienten soll so geholfen werden, auf die EMPATHIE-Stufe zu gelangen:

a) Der Patient soll sich nicht nur in den anderen hineindenken, sondern hineinfühlen: seine Perspektive einnehmen, fühlen wie er, denken wie er, sein Bedürfnis spüren, ihm helfen, es zu befriedigen.
b) Der Patient soll über seine eigenen Gefühle und Bedürfnisse so offen sprechen, dass der andere mitfühlen und empathisch sein kann. Der Therapeut stellt Fragen, die nur beantwortet werden können, wenn die Perspektive des anderen eingenommen und mitgefühlt wird. Immer wieder fragen, bis der Perspektivenwechsel klappt.

Sehr wertvoll für das Metakognitive Training ist Piagets (1995) doppelte Definition von Empathie. Er weist darauf hin, dass *Empathiefähigkeit* zwei Aspekte hat: Einerseits das Bedürfnis und die Fähigkeit den anderen Menschen zu verstehen, andererseits das Bedürfnis und die Fähigkeit vom anderen Menschen verstanden zu werden. Hierzu ist sprachliche Kommunikation erforderlich. Während des Sprechens wird synchron die Perspektive des Zuhörers eingenommen. Nach Piaget ist hierzu formal-operatives Denken (Abstraktionsfähigkeit) erforderlich. Um dies zu schaffen, muss der Schritt auf die nächsthöhere Stufe (zwischenmenschlich – formal-operativ – EMPATHIE-Stufe) gelingen. Eigenes Verhalten dient nun nicht mehr vorrangig dazu, eigene Wünsche zu erfüllen, sondern vielmehr dazu, dass sich die Bezugsperson in und nach der Begegnung wohlfühlt. Es kann nicht nachgewiesen werden, dass Empathiefähigkeit an die Fähigkeit zu abstrakt-logischem Denken gebunden ist. Deshalb kann davon ausgegangen werden, dass sie nicht erst ab dem Alter von elf Jahren (Sekundarstufe) verfügbar ist, sondern schon im Grundschulalter entstehen kann.

Für das therapeutische Gespräch ist das allgemeine *Prinzip der Entwicklungsförderung* hilfreich: Der Patient muss bei seinem bisherigen (hier souveränen) Denken gestört werden, ihm muss ein Anreiz zum Perspektivenwechsel gegeben werden und er braucht eine sichere Begleitung auf dem neuen Weg zum zwischenmenschlichen Denken. Denn Entwicklung bedeutet das Verlassen der sicheren »Umgebung« der alten Entwicklungsstufe durch die Aufgabe und den Verlust des alten Selbst- und Weltbilds, es bedeutet den qualitativen Sprung, den die Akkommodation erfordert und das bedeutet wiederum Verunsicherung und Instabilität.

Die erste Etappe der Entwicklung von Empathiefähigkeit besteht im Empathie erzeugenden Sprechen des Patienten und im empathischen Zuhören dessen, was die andere Person äußert. Der Therapeut achtet darauf, a) dass der Patient so mit seinem Gegenüber spricht, dass dieser seine Gefühle, Bedürfnisse und Beweggründe verstehen kann, und b) dass der Patient so zuhört oder nachfragt, dass er die Gefühle, Bedürfnisse und Motive seines Gegenübers verstehen kann.

Als Übungssituation eignen sich sowohl die vom Patienten berichteten Situationen mit wichtigen Bezugspersonen als auch die Patienten-Therapeuten-Interaktion während der Therapiesitzung. Es folgt je ein Beispiel für die zuvor genannten Punkte.

a) Sprechen, das dem anderen die Chance gibt, empathisch zu sein

Nehmen wir an, der Patient hat sich von einem Freund im Stich gelassen gefühlt. Er hatte ihm schon oft geholfen und jetzt hätte er seine Hilfe dringend gebraucht. Er brach den Kontakt ab, ohne mit seinem Freund darüber zu sprechen. Im Rollenspiel soll der Patient nun so sprechen, dass der andere eine Chance hat, empathisch zu sein. Das Gespräch könnte folgendermaßen ablaufen:

Patient: Ich war so wütend auf dich, als du mir nicht geholfen hast, sodass ich nichts mehr mit dir zu tun haben wollte. Du wolltest nicht zu spät zu der Party kommen. Das war dir wichtiger.

Freund: Ja, du weißt ja, dass mir das viel Spaß macht und ich dachte, du schaffst es auch allein.

Patient: Ich hätte deine Hilfe aber sehr gebraucht und habe mich im Stich gelassen gefühlt.

Freund: Ich habe nicht gemerkt, wie dringend es ist. Das tut mir sehr leid.

b) Zuhören und einfühlen, sodass Empathie für den anderen entsteht

Auch dieser Punkt lässt sich mit einem Beispiel veranschaulichen: Der Patient verkündet seiner Frau, mit der er zwei kleine Kinder im Alter von zwei und vier Jahren hat, dass er ab jetzt mehr für seine Gesundheit tun müsse und zweimal wöchentlich ins Fitnesstraining gehen werde. Er komme also an diesen beiden Tagen erst um halb neun nach Hause. Die Kinder ins Bett zu bringen, sei ja kein großes Problem. Es kommt zu einem heftigen Streit, der bis heute noch nicht beendet ist. Das Rollenspiel könnte folgendermaßen ablaufen:

Patient: Ich würde gern wieder mehr Sport machen, das ist für meine körperliche Gesundheit und mein Wohlbefinden gut und wichtig. Was hältst du davon, wenn ich wieder ins Fitnessstudio gehe? Am liebsten wäre mir zweimal wöchentlich.
Ehefrau: Dann muss ich die Kinder allein versorgen und sie haben dich dann als Vater noch weniger. Mir ist das sowieso jetzt schon zu viel.
Patient: Wenn es dir jetzt schon zu viel ist, kann ich verstehen, dass es dir davor graut, dass es noch mehr wird.
Ehefrau: Ja, ich würde mir selbst so einen Abend wünschen, an dem ich die Last des Mutterseins los bin.
Patient: Lass uns doch erst mal überlegen, wie du deinen freien Abend kriegen kannst. Und erst danach schauen wir, ob es für mich auch eine Möglichkeit gibt.
Ehefrau: Das würde mich sehr freuen.

Der Therapeut lenkt bei der gemeinsamen Betrachtung von Situationen die Aufmerksamkeit des Patienten durch Fragen immer wieder darauf, was die Bezugsperson gefühlt, gedacht, gebraucht und gefürchtet haben könnte. Auch inwiefern das eigene Verhalten des Patienten darauf Einfluss nahm oder nehmen könnte. Es wurde bereits darauf hingewiesen, dass dieses Metakognitive Training zugleich ein Ansatz nach dem Prinzip »Entwicklung als Therapie« ist. Deshalb werden wir in den beiden Entwicklungskapiteln (Kapitel 6 »Entwicklung 1« und Kapitel 7 »Entwicklung 2«) wieder auf diese Betrachtungs- und Vorgehensweisen stoßen.

5.2 Mentalisierungsfördernde Gesprächsführung

Eigentlich müsste Mentalisierungsförderung noch in derselben Therapiesitzung wie das Emotion Tracking stattfinden: die gemeinsame Reflexion des belastenden Themas und der dadurch ausgelösten Gefühle. Dies wird auch schon beim Emotion Tracking gemacht. Das markierte Spiegeln des Therapeuten enthält immer zwei Botschaften: einerseits die emotionale Rückmeldung und Benennung des Gefühls, das beim Patienten wahrgenommen wurde, und andererseits die metakognitive Botschaft des kausalen Zusammenhangs im Beziehungskontext des Patienten, zum Beispiel: »Ich sehe, wie traurig es Sie macht, wenn Sie daran denken, dass Sie die ganze Woche wieder allein sein werden.« Aber das ist ja nur ein einziger Satz, quasi eine

Überschrift über ein aktuelles und konkretes Beziehungsproblem, über das noch weiter reflektiert beziehungsweise mentalisiert werden kann.

All diese Fragen lenken die Bewusstseinsprozesse des Patienten zum PFC. Er kann sie nur beantworten, wenn der PFC aktiv wird. Dieser muss genügend gereift und funktionsfähig sein. Manche Patienten verlieren die Fähigkeit zum logischen Denken, wenn sie in eine emotional dichte Situation geraten. Sie werden kopflos und reagieren aus ihren Impulsen heraus. Sie können dann kausale Zusammenhänge nicht erkennen, weil ihr PFC durch die Amygdala blockiert wird. Die Fragen des Therapeuten erzwingen dagegen das Einschalten des PFC. Das gelingt, wenn der Patient sich in der Gegenwart seines Therapeuten sicher genug fühlt und sich schon etwas beruhigt hat.

Fragen an eine Patientin, die von ihrem Mann eine Woche lang alleingelassen wird, weil er sich mit Freunden verabredet hat, können beispielsweise so lauten:

- ➢ Warum werden Sie allein sein?
- ➢ Wäre das zu verhindern gewesen?
- ➢ Was hätten Sie tun müssen, um es zu verhindern?
- ➢ Was hat Sie davon abgehalten, das zu tun?
- ➢ Welche Angst hat verhindert, dass Sie es tun?
- ➢ Welches konkurrierende Bedürfnis war wichtiger, sodass Sie darauf verzichtet haben, es zu tun?
- ➢ Welche Verbote haben verhindert, dass Sie es tun?
- ➢ Verbieten Sie es sich selbst oder kommt das Verbot von anderen Menschen?
- ➢ Welche Gebote haben dazu geführt, dass Sie stattdessen etwas anderes tun?
- ➢ Was wäre wirklich geschehen, wenn Sie es trotzdem getan hätten?
- ➢ Wären diese Folgen verkraftbar gewesen?
- ➢ Wenn nicht, warum nicht?
- ➢ Was hätten Sie gebraucht, damit Sie es trotzdem tun können?
- ➢ Was für ein Mensch wäre in der Lage gewesen, Ihnen dabei zu helfen, damit Sie es schaffen?
- ➢ Was hätte dieser Mensch tun müssen, damit Sie es schaffen?
- ➢ Wie fühlt sich die Vorstellung an, es geschafft zu haben?
- ➢ Wie fühlt sich Ihr Körper an?
- ➢ Ist es erstrebenswert für Sie, es zu schaffen?
- ➢ Wollen Sie es schaffen?

➢ Wenn dieser Mensch als innerer unsichtbarer Begleiter dabei ist (das können Sie bestimmen), werden Sie es tun?

Dazu ein Beispielgespräch: Eine 35-jährige Patientin berichtet, dass sie beide gleichzeitig aus betrieblichen Gründen Urlaub nehmen müssen, ihr Mann aber mit zwei Freunden auf eine Radtour gehen wird, während sie zu Hause bleibt und keine Freundin hat, die mit ihr zusammen etwas in dieser Woche machen könnte. Er weigert sich, seine Radtour zu verschieben, um stattdessen den Urlaub gemeinsam mit ihr zu verbringen. Sie kann nicht gut allein sein, schafft es aber auch nicht, sich oft genug mit Freundinnen zu treffen, um das Alleinsein auf nur wenige Stunden zu reduzieren.

T: Warum werden Sie allein sein?

P: Weil mein Mann sich weigert, seinen Freunden abzusagen, um stattdessen mit mir eine Woche wegzufahren.

T: Wäre das zu verhindern gewesen?

P: Ich hätte es nicht zulassen dürfen.

T: Was hätten Sie tun müssen, um es zu verhindern?

P: Ich hätte sagen müssen, dass ich es mir nicht gefallen lasse, so beiseite geschoben zu werden. Meine Urlaubswoche ist genauso wertvoll wie seine.

T: Was hat Sie davon abgehalten, das zu tun?

P: Es hätte Streit gegeben. Er wäre sauer geworden.

T: Welche Angst hat verhindert, dass Sie es tun?

P: Ich habe Angst, ihn zu verlieren, Angst, dass er mich verlässt.

T: Welches konkurrierende Bedürfnis war wichtiger, sodass Sie darauf verzichtet haben, es zu tun?

P: Ich brauche eine nahe Beziehung, die mir Sicherheit und Geborgenheit gibt.

T: Welche Verbote haben verhindert, dass Sie es tun?

P: Ich darf eigene Wünsche nicht anmelden oder gar durchsetzen. Das ist verboten.

T: Verbieten Sie es sich selbst oder kommt das Verbot von anderen Menschen?

P: Das habe ich von klein auf erfahren müssen. Meine Mutter ließ mich links liegen, wenn ich mich gegen sie gewehrt habe. Und dann hatte ich Angst, dass sie mich ins Heim schickt.

T: Welche Gebote haben dazu geführt, dass Sie stattdessen etwas anderes tun?

P: Ich muss mich anpassen, muss gefügig und brav sein, sodass er zufrieden bleibt und bei ihm kein Unmut entsteht.

T: Was wäre wirklich geschehen, wenn Sie es trotzdem getan hätten?

P: Ich weiß ja, dass er mich nicht verlassen wird. Und manchmal hat er auch nachgegeben und war mir nicht lang böse.

T: Wären diese Folgen verkraftbar gewesen?

P: Wenn ich weiß, dass er mich nicht verlässt und dass er nur einen halben Tag böse auf mich ist, könnte ich das aushalten.

T: Wenn nicht, warum nicht?

P: Weil ich aber immer denke, dass er mich jetzt verlässt, halte ich es nicht aus.

T: Was hätten Sie gebraucht, damit Sie es trotzdem tun können?

P: Ich bräuchte jemanden an meiner Seite, der mich daran erinnert, dass meine Angst ein Fehlalarm ist und dass mein Mann sicher bei mir bleiben wird.

T: Was für ein Mensch wäre in der Lage gewesen, Ihnen dabei zu helfen, damit Sie es schaffen?

P: Jemand, der eine Autorität ist und dem ich glaube und vertraue.

T: Was hätte dieser Mensch tun müssen, damit Sie es schaffen?

P: Mich an der Hand nehmen, mich beruhigen, ausstrahlen, dass nichts passieren wird, und mir Mut machen.

T: Wollen Sie sich kurz vorstellen, mit seiner Begleitung zu Ihrem Freund zu gehen und ihm zu sagen, dass Sie verlangen, dass er seinen Freunden absagt?

P: Ja, das ist eine verlockende und spannende Idee. Ich stelle mir das jetzt vor. Ich sage es ihm und er ist überrascht und beeindruckt, dass ich das wirklich so meine und bereit bin, es durchzusetzen.

T: Wie fühlt sich die Vorstellung an, es geschafft zu haben?

P: Richtig stark! Mit dem Halt meines Begleiters ist es erstaunlich einfach. Und das zu bewirken, ist ein super Gefühl!

T: Wie fühlt sich Ihr Körper an?

P: Kraftvoll, aufrecht, mit einer guten Spannung – Ich bin voll Spannkraft wie ein gespannter Bogen beim Bogenschießen.

T: Ist es erstrebenswert für Sie, es zu schaffen?

P: Auf alle Fälle!

T: Wollen Sie es schaffen?

P: Am liebsten jetzt gleich.

T: Wenn dieser Mensch als innerer unsichtbarer Begleiter dabei ist (das können Sie bestimmen), werden Sie es tun?

P: Ich kann mir das jetzt wirklich vorstellen, es zu tun: Heute Abend!

Im günstigsten Fall läuft es so wie in diesem Beispielgespräch ab. Der Therapeut kann aber auch schon zufrieden sein, wenn es noch offenbleibt, ob und wann das Wagnis eingegangen wird.

Warum-Fragen bergen die Gefahr, dass der Befragte keinen Zugang zu seinen eigentlichen Motiven findet. Um nicht sagen zu müssen »Ich weiß es nicht«, wird etwas Plausibles zusammengereimt, sodass sich für die Vernunft ein Sinn ergibt (Pseudo-Mentalisieren). Sowohl der Fragende als auch der Befragte geben sich dann zufrieden und können sich beruhigt einem anderen Thema zuwenden. Rationalisierung als Abwehrmechanismus kann hinzukommen. Das heißt, dass das wahre Motiv nicht ins Bewusstsein kommen darf, weil es Schuld- oder Schamgefühle hervorrufen würde.

Zum Glück sind wir nicht auf der Suche nach der Wahrheit, sondern wollen einfach die Metakognition und das Mentalisieren fördern. Das immer konkreter werdende Nachfragen führt weg von Plausibilitätsgedanken (PFC) hin zu bildhaften Erinnerungen (limbisches System und Insula), die Emotionen evozieren, Bedürfnisse spürbar machen und so doch noch die wirklichen Beweggründe aufscheinen lassen.

Noch einmal ganz konkret: Es geht um ein emotional sehr bewegendes Thema, bei dem der Patient dazu neigt, immer wieder ins Emotionale abzurutschen und den Kontakt zur Reflexion zu verlieren. Damit ihm das nicht passiert, werden ihm Fragen gestellt, die ihn dazu führen, zwar im Gefühl zu bleiben, aber zugleich den auslösenden Kontext immer besser zu verstehen (reflektierte Affektivität). Dieser Spagat verhindert, dass er abrutscht. Er verhindert auch, dass er ganz im Kognitiven bleibt. Die Fragen beziehen sich auf das emotional Bedeutsame und Problematische, es rückt so die Emotion wieder ins Bewusstsein. Und die Fragen beziehen sich auf die Logik von Ursache und Wirkung, was die Intensität der Emotion vermindert (Affektmodulation im Sinne von Fonagy et al. 2008).

Es wäre allerdings ein Fehler, das emotionale Erleben abrupt zu verlassen und ganz rational zu werden. Die Wissenschaft zeigt, dass rein kognitive Überlegungen therapeutisch nicht wertvoll und wirksam sind, ebenso wenig wie rein emotives Erleben ohne metakognitives Verstehen wertvoll und wirksam ist. Das eine Mal bleiben die Prozesse ganz im limbischen

System (reine Affektivität), sind also zukünftig nicht Top-down zugänglich und damit auch nicht steuerbar. Das andere Mal verharren die Prozesse ganz im PFC (reine Reflexion) und haben keine Wirkung auf die Handlungsmotivation. Nur wenn wir dafür sorgen, dass die bewusste Verbindung zur Emotion erhalten bleibt, während wir mentalisieren, erzeugen wir reflektierte Affektivität und Änderungsmotivation, läuft Metakognition ab und erhält die Theory of Mind/Theorie des Mentalen wieder neue Informationen, die zu einem tieferen Verstehen der eigenen Gefühle und Gedanken und der Gefühle und Gedanken anderer führen.

Wir wissen aber, wie schnell ein Gefühl verschwindet, wenn wir uns Gedanken machen. Wie geht das also, in Verbindung mit dem Gefühl zu bleiben, während man über das Problem nachdenkt, das das Gefühl ausgelöst hat? Bildlich gesprochen müsste es eigentlich wie beim Stricken oder Weben gemacht werden, zum kognitiven Faden stets den emotionalen Faden reinstricken oder einflechten.

Der Therapeut könnte zu jedem Gedanken das momentane Gefühl aussprechen lassen, zum Beispiel spiegeln, dass die Weigerung des Ehemannes, seinen Freunden abzusagen, sehr zornig macht. Er könnte spiegeln, dass der Gedanke, sie hätte es nicht zulassen dürfen, dass er bei seiner Weigerung bleibt, in ihr Bitterkeit und Reue hervorruft. Er hätte spiegeln können, dass die Vorstellung, ihm zu sagen, dass sie es sich nicht gefallen lässt, ein Gefühl von Wehrhaftigkeit entstehen lässt. Und er könnte gleich danach spiegeln, dass sein Wehren ihm wiederum Angst macht.

Dann gibt es aber kaum mehr einen Unterschied zum Emotion Tracking. Am Ende landet der Patient dann immer wieder beim Gefühl, was ja beim Emotion Tracking erreicht werden soll. Nun soll der Patient aber vom Gefühl ausgehend in die Reflexion und zum tieferen Verständnis kommen und das Erlebte so verarbeiten, dass am Ende das Verstehen steht. Deshalb wurde beim Emotion Tracking nach der Gefühlswahrnehmung bereits die Reflexion des Auslösers hinzugefügt. Das Benennen des Gefühls dient als erster Schritt der reflektierten Affektivität nur dazu, mit dem Gefühl in bewusster Verbindung zu bleiben, um danach die dazu gehörende Reflexion hinzuzufügen. Emotion Tracking ist der erste unverzichtbare Schritt des Mentalisierens. Ihm müssen aber zwei weitere notwendige Schritte folgen:

a) mentales beziehungsweise metakognitives Ursache-Wirkungs-Denken bezüglich des emotionsauslösenden Kontexts einsetzen
b) sich in den anderen durch Perspektivenwechsel hineinversetzen und Empathie empfinden

Beim Emotion Tracking beginnt der Patient über ein Ereignis, eine Interaktion oder ein Geschehen in einer Beziehung zu sprechen und die Erinnerung daran, die ein deutlich wahrnehmbares Gefühl erzeugt. Der Therapeut weist ihn auf den auslösenden sozialen Kontext hin: »Die Erinnerung an die letzten Male tagelangen Alleinseins macht Sie sehr traurig.« Dies führt den Patienten bereits zu einem ersten punktuellen Mentalisieren – ein Gefühl und ein Kontext.

Beim zweiten Schritt, der Reflexion, die dem Emotion Tracking folgt, wird das Verständnis der emotionalen Bedeutung des kontextuellen Geschehens noch vertieft. Dies geschieht durch obige Fragen. Jede neue Erkenntnis wirkt sich auf das Gefühl aus. Das ursprüngliche Gefühl wird begriffen, moduliert, handhabbar und kann für künftige Begegnungen genutzt werden. Es kann ein ganz neues Gefühl entstehen, aus Traurigkeit kann Wut werden. Wut kann zu Entschlossenheit führen. Die eigene Courage kann wiederum Angst machen. Jedes dieser Gefühle sollte Aufmerksamkeit finden und benannt werden. Ohne Aussprechen ist es zu schnell wieder aus dem Bewusstsein verschwunden. So schnell, dass es nicht mit der Reflexion verbunden werden kann.

Wir pendeln also auf der Achse PFC – Amygdala beziehungsweise limbisches System hin und her. Zwischen metakognitivem Erkennen und Affekt hin zu einem Verstehen der Zusammenhänge und deren Bedeutung für den Patienten. So führt die reflektierte Affektivität zu einer tiefen emotionalen Erfahrung im Sinne von Greenberg (2000, 2007) beziehungsweise der von Grawe (1998) geforderten therapeutisch wirksamen Problemaktualisierung.

5.2.1 Metakognitive Gesprächsführung

Dieser Leitfaden zur metakognitiven Gesprächsführung ist eine Adaption der Empfehlungen der MBT-Arbeitsgruppe (Fonagy et al. 2008; Allen 2010). Wenn wir einen vergleichbaren Leitfaden für Emotion Tracking hätten, wären 17 der nachfolgenden 24 Kriterien Mentalisierungsfördernder Gesprächsführung identisch. Allerdings ist mitten im Gespräch die Richtung gegensätzlich: Emotion Tracking führt zu einem Gefühl hin, das noch nicht bewusst ist, und versucht, dabei zu bleiben, fügt allerdings mentalisierungsfördernd den Kontext hinzu. Mentalisierungsfördernde Gesprächsführung hingegen geht vom bereits im Bewusstsein vorhandenen Gefühl aus und reflektiert dessen Ursache, Bedeutung und Wirkung, sodass ein tieferes Verständnis entsteht. Emotion Tracking verzichtet auf ein ausgiebiges Mentalisieren, da dieses das Gefühl abschwächen und zu früh Distanz zu ihm herstellen würde. In der schützenden feinfühligen Begleitung des Therapeuten kann und darf der Patient so lange nicht-mentalisiert emotional bleiben, bis die Szene als inneres Bild wieder entstanden ist und er sich im jetzigen Moment in dieser Szene in der Beziehung zu den in der Fantasie hergeholten Bezugspersonen erlebt (bzw. in der Gruppe zu den von Gruppenmitgliedern gespielten Bezugspersonen). Der Patient geht in einen therapeutisch induzierten Als-ob-Modus.

Obwohl es nicht ganz zu trennen ist, gibt es zwei Arten des Verstehens: Das metakognitive Verstehen, das als reflektierte Affektivität Ergebnis des Mentalisierens ist und bei dem das tiefe Gefühl durch ein tiefes Verstehen abgelöst wird, das Distanzieren ermöglicht und an die Sprache gebunden ist. Dies wird von Greenberg (2000; vgl. auch Elliott et al. 2008) tiefe emotionale Erfahrung genannt. Mit der Tiefe ist die Tiefe des Verständnisses gemeint. Und es gibt eine zweite Art des Verstehens: das emotionale Erfassen, das durch die gegenteilige Bewegung, nämlich Hineingehen ins Gefühl entsteht, angeregt durch innere Bilder, bei denen Sprache nur Beiwerk ist. Hier entsteht eine Tiefe des Gefühls und daher kann dieser Prozess im Unterschied zu vorigem »tiefes emotionales Erleben und Erfassen« genannt werden. Je mehr es gelingt, im Emotion Tracking als ersten Schritt des Mentalisierens dieses tiefe emotionale Erleben und Erfassen herzustellen, umso fruchtbarer kann im zweiten Schritt das gemeinsame Reflektieren erfolgen (Tab. 13). Kann nicht genügend Tiefe im emotionalen Erleben hergestellt werden, wird das Mentalisieren weniger ergiebig sein und trägt so weniger zum Ausbau der Theory of Mind/Theorie des Mentalen bei.

Tab. 13: Vergleich von mentalisierungsfördernder Gesprächsführung und Emotion Tracking

	Mentalisierungsförderung	Emotion Tracking
1.	Sicherheit in der Beziehung herstellen	ja
2.	Dichte Führung der Bewusstseinsprozesse des Patienten	Dichtes Folgen der Bewusstseinsprozesse des Patienten
3.	Fragen-Antwort-Dialog statt freiem Assoziieren	Kontext erfragen, Emotion spiegeln
4.	Columbo-Fragen: Nicht-Wissen	nicht-wissende Haltung – wenig Fragen
5.	Nicht-Wissen statt metatheoretische Allwissenheit	ja
6.	Intellektuelle Pseudo-Einsichten (Pseudo-Mentalisieren) unterbrechen	ja, wieder zum Gefühl hinführen
7.	Laut denken als unfertige Überlegung	ja
8.	Aktuelle Gefühle im Hier und Jetzt fokussieren	ja
9a.	Mentalisierung wertschätzen	ja
9b.	Nicht-Mentalisierung hinterfragen	nein, Hinterfragen führt vom Gefühl weg
10.	Alternative Interpretationen zu nicht-mentalisierten Äußerungen anbieten	keine alternativen Interpretationen anbieten
11.	Empathisches Eingehen auf unausgesprochene Gefühle	ja
12.	Konfrontationstechnik »Stopp – nicht weiter!«	ja
13.	Umgang mit teleologischem Modus: markiert spiegeln	nein, das führt zu sehr vom Gefühl weg
14.	Erkennen, wenn Patient im Als-ob-Modus ist	ja
15.	Sagen, wenn ein Gedanke ein Irrtum war	ja
16.	Gemeinsam reflektieren	sparsam
17.	Metatheoretische Erklärungen des Geschehens vermeiden	ja
18.	Konkret nach Motiven für ein Verhalten fragen	nein, selbst Antidot-Hypothese aussprechen
19.	Eigene Hypothesen nicht aufdrängen	ja

	Mentalisierungsförderung	Emotion Tracking
20.	Metaphern und Bilder nur sparsam anbieten	ja
21.	Strukturiert und supportiv vorgehen	ja
22.	Immer wieder deutliche bis intensive Gefühle entstehen lassen	ja
23.	Sich seine Gegenübertragungstendenzen bewusst machen	ja
24.	Dem Patienten an einem Beispiel die Übertragung verständlich machen	ja

Hier die Erläuterungen dazu (siehe Allen 2010):

1. Sicherheit in der Beziehung herstellen

   Der Patient muss sich sicher und geschützt fühlen, bevor er sich ungeschützt dem Therapeuten öffnet und mit ihm zusammen sein Innenleben betrachtet. Es ist Aufgabe des Therapeuten, zu prüfen, ob schon genügend Beziehungssicherheit vorhanden ist. Wenn nicht, ist es seine Aufgabe, diese herzustellen.

2. Dichte Führung der Bewusstseinsprozesse des Patienten

   Der Therapeut sollte nur kurze Pausen im Gesprächsfluss entstehen lassen, damit der Patient nicht seiner belastenden und eventuell chaotischen Gefühlswelt ausgeliefert wird.

3. Fragen-Antwort-Dialog statt freiem Assoziieren

   Dazu gehört, dass kein zielloses Assoziieren angestoßen wird, sondern der Patient in einen Dialog fest eingebunden ist, indem er auf Fragen antwortet, also erfragte Erinnerungen und Beispiele berichtet. Die therapeutischen Fragen strukturieren seine Bewusstseinsprozesse. Zugleich gibt es kurze Gesprächspausen, in denen das auftretende Gefühl wahrgenommen werden kann. Dazu kommen eigene Gedanken ins Bewusstsein, die dann kommuniziert werden können.

4. Columbo-Fragen: Nicht-Wissen

   Der Therapeut soll vermeiden, wissend Bestätigung für mitgebrachte oder spontane Hypothesen einzuholen, stattdessen aus einem bescheidenen Nicht-Wissen als Lernender fragen, der immer noch etwas mehr verstehen möchte, was im Patienten abläuft. Der Therapeut mag zwar eine richtige Vermutung haben, holt sich aber durch seine Fragen die Bestätigung des Patienten. Columbo-Fragen gehören auch zu Kanfers Selbstmanagementtherapie (Kanfer 2000) und Linehans (2016a, b) Dialektisch-Behavioraler Therapie.

5. Nicht-Wissen statt metatheoretische Allwissenheit

   Der Therapeut zeigt eine authentische Haltung von Nicht-Wissen (statt vorher oder sofort alles zu wissen). Er kann nicht wissen, was beim Patienten wie zusammenhängt. Das erfährt er erst von ihm. Denn wer sich (all-)wissend fühlt, befindet sich wohl selbst auf einer frühen (prä-mentalen) Entwicklungsstufe, die noch nicht zulässt, die therapeutische Realität wirklichkeitsnah einzuschätzen.

6. Intellektuelle Pseudo-Einsichten (Pseudo-Mentalisieren) unterbrechen

   Wenn der Patient über Gefühle und Gedanken spricht, ohne zu fühlen und zu verstehen, sondern einfach gelernte Denkschablonen abspult, stoppt der Therapeut ihn und fragt so nach, dass er ins Fühlen und wirkliche Reflektieren über sich und seine Beziehungen kommt.

7. Laut denken als unfertige Überlegung

   Laut Gedanken aussprechen, die gerade entstehen – darüber, wie die Aussagen des Patienten mit seinen Gefühlen zusammenhängen beziehungsweise seine Gedanken mit seinen Gefühlen. Durch diese Transparenz wird der Patient in die Reflexionen mitgenommen, an ihnen beteiligt und Schlussfolgerungen sind eher ein gemeinsames Ergebnis.

8. Aktuelle Gefühle im Hier und Jetzt fokussieren (wie beim Emotion Tracking)

   Der gegenwärtige innere Prozess des Patienten mit seinen Vergegenwärtigungen, Erinnerungen, Gefühlen und Gedanken ist Gegenstand des Gesprächs. Vergangenes ist lediglich das Material für seine aktuellen inneren Prozesse, der Kontext, der diese hervorruft.

9. Metakognitive Reflexion (Mentalisierung) wertschätzen, Nicht-Mentalisierung hinterfragen

   Für metakognitive (mentalisierende) Äußerungen des Patienten sofort Anerkennung aussprechen, Äußerung von unreflektierten affektiven (nicht-mentalisierten) Inhalten ebenfalls sofort als zu hinterfragen etikettieren (»Das müssen wir nachher nochmal genauer anschauen.«).

10. Alternative Interpretationen zu nicht-mentalisierten Äußerungen anbieten

Vermutungen des Patienten über gegnerische oder feindselige Absichten der anderen Person infrage stellen und eine alternative Interpretation anbieten, die eine gute Absicht denkbar macht (wie sie einer realitätsgerechten Theory of Mind entstammen würden).

11. Empathisches Eingehen auf unausgesprochene Gefühle (Emotion Tracking)

    Wenn der Therapeut beim Patienten ein Gefühl wahrnimmt, das er (noch) nicht ausgesprochen hat, spiegelt der Therapeut ihm dieses und geht empathisch darauf ein. Der Therapeut versprachlicht das Gefühl, sodass es einen Namen bekommt und nicht mehr exklusiv über den Bottom-up-Weg aktualisierbar bleibt. Auf neurobiologischer Ebene wird dadurch die Verbindung zwischen dem Neocortex und dem limbischen System durchlässiger.

12. Konfrontationstechnik »Stopp – nicht weiter!«

    Wenn plötzlich inadäquate schädliche affektive Reaktionen kommen, den Redefluss abrupt stoppen: »Stopp – nicht weiter!« Anschließend gemeinsam die Bewusstseinsinhalte erforschen, die Auslöser waren.

13. Umgang mit teleologischem Modus: markiert spiegeln

    Ein Patient befindet sich immer wieder auf der dritten sensomotorischen Stufe Piagets (1978), das ist die Stufe der sensumotorischen Intelligenz. Der Therapeut hat es also mit einem teleologischen Akteur oder einem Menschen im teleologischen Modus (Fonagy et al. 2008) zu tun. Dieser gibt konkretem Verhalten des Therapeuten übermäßige Bedeutung und versucht auf dieses intentional Einfluss zu nehmen, zum Beispiel während der Sitzung auf die Uhr schauen. Der Patient sagt daraufhin gereizt und gekränkt: »Ich langweile Sie wohl?« Der Therapeut bekommt die Zweckgerichtetheit des Patienten unmittelbar zu spüren und fühlt sich in die von ihm intendierte Richtung gedrängt. Er antwortet mit markierter Spiegelung: »Ich merke, dass es Ihnen gerade ganz wichtig ist, dass ich Ihnen sage, ob ich da eingreifen will.« Die markierte Spiegelung ist eigentlich eine ganz natürliche Reaktion des Therapeuten, die einerseits signalisiert, dass er ein Bedürfnis oder ein Gefühl wirklich versteht, und andererseits zeigt, dass ihn die Sache weniger erregt und er die Lösungen des Problems schon in Reichweite sieht. Der Therapeut hinterfragt: »Es ist ärgerlich für Sie, wenn ich auf die Uhr schaue. Sie denken, dass ich das mache, weil ich mich langweile. Kann das auch einen anderen Grund haben?«

14. Erkennen, wenn der Patient im Als-ob-Modus ist

    Der Patient begibt sich in eine realitätsferne Gedanken- und Gefühlswelt (Spiel- und Fantasiemodus bzw. Als-ob-Modus), in der er keinen Kontakt mehr zu seinem Fühlen und Denken in seiner realen psychophysischen Welt hat. Wir kennen von spielenden Kindern den Spiel- und Fantasiemodus recht gut. Sie tauchen vollständig in ihre Spiel- und Fantasiewelt ein, in der das Leben vollkommen anders abläuft, in der ganz andere Regeln gelten und in der sie ganz andere Menschen sind als in ihrer realen Welt.

    Wenn der Patient sich im Als-ob-Modus befindet, hat er keinen Zugang zur Realität. Deshalb kann das Gespräch keine therapeutische Wirkung haben. Es ist daher wichtig, den Patienten durch Fragen zur Realität aus diesem Als-ob-Modus in die Realität zurückzuführen.
15. Sagen, wenn ein Gedanke ein Irrtum war

    Im Sinne des Lautdenkens und der Transparenz wird dem Patienten mitgeteilt, wenn eine therapeutische Überlegung nicht richtig war. Auch dies verhindert, dass der Therapeut als allwissender Experte wahrgenommen wird. Ähnlich wie beim markierten Spiegeln werden dabei zwei Botschaften gesendet: Ich irre mich manchmal. Das hindert mich aber nicht daran, kompetent zu arbeiten, damit sich der Patient bei mir gut aufgehoben fühlen kann.
16. Gemeinsam reflektieren

    Das Lautdenken des Therapeuten lädt den Patienten dazu ein, gemeinsam weiter zu reflektieren und so teilzuhaben an dem Ergebnis der Schlussfolgerungen bezüglich der Zusammenhänge.
17. Metatheoretische Erklärungen des Geschehens vermeiden

    Was in der Sitzung geschieht, sollte der Therapeut nicht durch Metatheorie erklären oder etikettieren (Fachtermini wie Gegenübertragung, Wiederholungszwang, narzisstischer Modus etc. vermeiden).
18. Konkret nach Motiven für ein Verhalten fragen

    Statt offene Fragen zu stellen, fragt der Therapeut direkt nach dem Motiv eines konkreten Verhaltens des anderen. Dadurch regt er zur Reflexion der Gefühle und Bedürfnisse des Patienten an.
19. Eigene Hypothesen nicht aufdrängen

    Auch wenn sie ganz offensichtlich erscheinen, drängt der Therapeut seine eigenen Hypothesen über Motive des Patienten oder dessen Bezugsperson nicht auf. Er spricht diese nur aus als eine mögliche Interpretation. Der Patient muss diese nicht aufgreifen oder übernehmen, wenn er noch nicht so weit ist.

20. Metaphern und Bilder nur sparsam anbieten

    Symbolisierungs-(Mentalisierungs-)schwache Patienten sind durch Metaphern und Bilder leicht irritiert. Der Therapeut bietet diese daher nur wenig an. Und auch, wenn diese aus dem Erfahrungshorizont des Patienten stammen, kann der Wechsel der Reflexionsebenen (Mentalisierungsebenen) zu schwierig sein.

21. Strukturiert und supportiv vorgehen

    Die Gesprächsführung ist strukturiert und supportiv und bezieht sich primär auf das Hier und Jetzt der Therapiesitzung.

22. Immer wieder deutliche bis intensive Gefühle entstehen lassen (Emotion Tracking)

    Reflexion (Mentalisieren) von Gefühlen und Motiven benötigt im Hier und Jetzt wahrnehmbare Gefühle. Deshalb versucht der Therapeut immer wieder, die Bewusstseinsprozesse des Patienten so zu steuern, dass er angesichts eines Gesprächsthemas deutliche Gefühle spüren kann.

23. Sich seine Gegenübertragungstendenzen bewusst machen

    In der Regel überträgt der Patient aus der Kindheit kommende Beziehungsmuster auf den Therapeuten. Ohne es gleich zu merken, übernimmt dann der Therapeut elterliche Funktionen. Er verspürt eventuell eine auffallende Fürsorglichkeit für einen eigentlich recht selbstständigen Patienten. Oder er entwickelt ein schlechtes Gewissen und Angst, nicht ausreichend fürsorglich zu sein.

    Je mehr die Übertragung des Patienten dazu führt, dass beim Therapeuten starke Gegenübertragungsgefühle auftreten und er aus diesen heraus agiert oder agieren möchte, umso wichtiger ist es, sich diese mental zu vergegenwärtigen und deren Funktionalität (Psychodynamik) zu verstehen. Und zu erkennen, dass man selbst in einen rein affektiven (prä-mentalen) Zustand geraten ist.

24. Dem Patienten an einem Beispiel die Übertragung verständlich machen

    An einem Beispiel, das für den Patienten nicht so zentral konflikthaft ist, wird ihm der Vorgang der Übertragung erklärt. Deren Verständnis gehört zu einer elaborierten Theory of Mind.

Die Kriterien mentalisierungsfördernder Gesprächsführung (Allen 2010) in Tabelle 14 können beim Betrachten eines Therapievideos vom Therapeuten zu Hilfe genommen werden.

Tab. 14: Checkliste für ein mentalisierungsförderndes Gespräch (Bitte Zutreffendes ankreuzen und die Summe der Kreuze bilden.)

(X)	**Mentalisierungsförderndes Gespräch**
	1. Sicherheit in der Beziehung herstellen
	2. Dichte Führung der Bewusstseinsprozesse des Patienten
	3. Fragen-Antwort-Dialog statt freiem Assoziieren
	4. Columbo-Fragen: Nicht-Wissen
	5. Nicht-Wissen statt metatheoretische Allwissenheit
	6. Intellektuelle Pseudo-Einsichten (Pseudo-Mentalisieren) unterbrechen
	7. Laut denken als unfertige Überlegung
	8. Aktuelle Gefühle im Hier und Jetzt fokussieren
	9. Mentalisierung wertschätzen, Nicht-Mentalisierung hinterfragen
	10. Alternative Interpretationen zu nicht-mentalisierten Äußerungen anbieten
	11. Empathisches Eingehen auf unausgesprochene Gefühle
	12. Konfrontationstechnik »Stopp – nicht weiter!«
	13. Umgang mit teleologischem Modus: markiert spiegeln
	14. Erkennen, wenn Patient Im Als-ob-Modus ist
	15. Sagen, wenn ein Gedanke ein Irrtum war
	16. Gemeinsam reflektieren
	17. Metatheoretischen Erklärungen des Geschehens vermeiden
	18. Konkret nach Motiven für ein Verhalten fragen
	19. Eigene Hypothesen nicht aufdrängen
	20. Metaphern und Bilder nur sparsam anbieten
	21. Strukturiert und supportiv vorgehen
	22. Immer wieder deutliche bis intensive Gefühle entstehen lassen

(X)	**Mentalisierungsförderndes Gespräch**
	23. Sich seine Gegenübertragungstendenzen bewusst machen
	24. Dem Patienten an einem Beispiel die Übertragung verständlich machen
	Summe Mentalisierungsförderung

Beim Ausfüllen der Checkliste ist zu beachten, dass in einem einzigen Video nicht sämtliche Aspekte mentalisierungsfördernder Gesprächsführung deutlich werden. Einige Punkte kann nur der Therapeut beantworten, da sie äußerlich nicht sichtbar sind.

Sehr wichtig ist es, zu unterscheiden zwischen den zwei Phasen der Gesprächsführung. Phase 1 ist das Hinführen zum Gefühl und das Bewusstwerden des auslösenden Kontexts (Emotion Tracking). Phase 2 ist das Reflektieren des Gefühls hinsichtlich Bedürfnissen und Intentionen des Patienten und seiner Bezugsperson (Mentalisieren). Tabelle 15 soll dies noch einmal deutlich machen. Das Vorgehen bleibt effizienter, wenn Phase 2 erst kommt, nachdem der Patient Bedürfnisbefriedigung in der Imagination oder im Rollenspiel erfahren konnte – aus Zeitgründen meist erst in der nächsten Therapiesitzung.

Eigentlich besteht Emotion Tracking nicht aus Fragen, sondern aus markiertem Spiegeln. Nur behelfsweise wird gefragt, wenn der Therapeut völlig im Dunkeln stochert, ihm also kein somatischer Marker eine Gefühlsregung des Patienten verrät und auch seine Empathie ihm nicht weiterhilft. Die Fragen beziehen sich auf Einzelheiten oder Besonderheiten des Narrativs. Der folgende Vergleich kann deshalb leicht eine falsche Vorstellung von Emotion Tracking als andere Variante eines Fragen-Antwort-Dialogs hervorrufen, während das Prinzip ist, nur das zu erfragen, was der Therapeut nicht sehen oder mitfühlen kann. Die Gedanken dazu spricht der Patient aus, ohne danach gefragt zu werden. Fragen nach den Gedanken des Patienten würden wieder weg vom Gefühl führen. Beim Emotion Tracking wird nicht direkt danach gefragt, was der Patient denkt.

Tab. 15: Phase 1 und 2 der Mentalisierungsförderung im Vergleich

Affektfördernde Sätze (Emotion Tracking) Phase 1	**Mentalisierende Sätze (gemeinsames Mentalisieren) Phase 2**
Die Fragen so formulieren, dass das *Gefühl* bewusster wird (welches Gefühl?):	Die Fragen so formulieren, dass ein *Nachdenken* erfolgt:
Welches Gefühl ist gerade da?	Wie kam es, dass ....?
Fühlen Sie gerade ....?	Was ging Ihrem Gefühl voraus?
Ist noch ein anderes Gefühl dabei?	Was war das zum Beispiel Ärgerliche/Bedrohliche daran?
Ist es ein ....-Gefühl?	Was war die Folge Ihres Verhaltens?
Wie fühlt sich das körperlich an?	Welche Wirkung Ihres Verhaltens hätten Sie sich gewünscht?
Wo im Körper spüren Sie das?	Wie erklären Sie sich, dass die Person ganz anders reagiert hat?
Die Fragen so formulieren, dass das Gefühl *Kontext* erhält (Auslöser):	Die Fragen so formulieren, dass *Perspektivenwechsel* erfolgt (in den anderen hineinversetzen):
Sie wurden traurig als Sie erinnerten, dass ....?	Worum ging es ihr/ihm in dieser Situation?
Die Erinnerung an seine Antwort verursacht bei Ihnen Ärger?	Was wollte sie/er erreichen?
Die Vorstellung, ihn wegzuschicken, freut Sie?	Welches Verhalten erwartete sie/er von Ihnen?
Die Fantasie, er wäre hier, macht Ihnen Angst?	Welche Folgen hatte der Ausgang der Situation für sie/ihn?
Die Fragen so formulieren, dass der Affekt-*Impuls* bewusst wird (Handlung):	Die Fragen so formulieren, dass *Empathie* entstehen kann (Mitfühlen):
Will da eine Körperbewegung entstehen?	Wie ging es ihr/ihm wohl dabei?
Wenn Sie den Körperimpuls verstärken, was entsteht?	Wie erklären Sie sich, dass sie/er sich .... fühlte?
Will aus dem Gefühl heraus eine Reaktion erfolgen?	Was hätte sie/er zu diesem Zeitpunkt gebraucht?
Danach: Das Gefühl .... will so .... reagieren?	Was hat er/sie befürchtet?
Wie geht es Ihnen bei der Vorstellung, so zu handeln?	Was hätten Sie tun können, damit er/sie beruhigt ist?
Aha, da entsteht ein zweites Gefühl von ....?	

Affektfördernde Sätze (Emotion Tracking) Phase 1	**Mentalisierende Sätze (gemeinsames Mentalisieren) Phase 2**
Ist dann das erste Gefühl ganz verschwunden?	
Die Fragen so formulieren, dass das *Bedürfnis* bewusst wird:	Die Fragen so formulieren, dass die *Interessen* des anderen gewahrt sind:
Er hat ganz anders reagiert, als Sie erwarteten?	Was hätten Sie davon, wenn die Person bekommt, was sie möchte?
Was hätten Sie stattdessen in dieser Situation gebraucht? (Nur fragen, wenn keine eigene Antidot-Hypothese entsteht.)	Wie viel können Sie ihr geben, ohne leer auszugehen?
Präzisieren: Sie hätten gebraucht, dass ....?	Können Sie das aus freier Entscheidung beschließen?
Wenn da jemand wäre, der Ihnen das gibt, wie wäre diese Person?	Ist das dann ein faires Ergebnis?
Was für ein Mensch wäre sie?	Wie wirkt sich das auf die Qualität Ihrer Beziehung aus?
Was würde sie sagen oder machen?	Wie fühlt sich eine bessere Beziehung an?
Die Fragen so formulieren, dass *Bedürfnisbefriedigung* gespürt wird:	Die Fragen so formulieren, dass wirksames Verhalten geplant wird:
Wollen Sie sich das Folgende kurz vorstellen? (Imagination)	Wenn Sie wieder in diese Situation kommen ....
Dass jetzt dieser Mensch da ist	.... in der Sie erreichen wollen, dass ....
.... mit den Eigenschaften	.... und einschätzen, wie viel erreichbar ist ....
.... und sagt/macht .... worauf Sie ein Recht haben, was gerecht ist?	Welches eigene Verhalten hilft Ihnen dabei?
Gelingt die Fantasie? (Click of Closure?)	Und welches Verhalten sollten Sie weglassen?
Wie fühlt sich das an?	
Wie läuft die Situation ab?	
Wie fühlt es sich an, zu bekommen, was Sie brauchen?	

Wenn wir die Entwicklungspsychologie als konzeptionellen Rahmen nehmen, geht es darum, sich mit dem Patienten auf der Treppe der Entwicklung auf Stufen zu bewegen:

a) Den Patienten zu seinen Gefühlen hinführen. Er ist dann ganz Affekt (AFFEKT-Entwicklungsstufe).
b) Den Patienten die Ursache seines Gefühls erkennen lassen. Er ist dann im Denken (DENKEN-Entwicklungsstufe).
c) Den Patienten in sein Gegenüber hineinversetzen lassen (dessen Perspektive einnehmen lassen). Dann ist er auf der Ebene der Empathie (EMPATHIE-Entwicklungsstufe).

Diese drei Schritte dürfen nicht vermischt werden. Es geht um Entwicklung und nicht um bloße Verhaltensänderung. Im Sinne von Piaget (1995) ist der Übergang zur nächsthöheren Entwicklungsstufe mit einer qualitativen Änderung des Selbst und der Welt verbunden (Akkommodation). Es ist nicht nur eine quantitative Änderung – nicht nur etwas »mehr desselben«. Jedem Schritt muss daher genügend Raum und Zeit gegeben werden, das heißt nicht zu früh in die Metakognition und Mentalisierung gehen. Und erst recht nicht zu früh in die Empathie gehen. Wer es noch nicht geschafft hat, gut für sich selbst zu sorgen, darf nicht schon wieder von sich und seinen Bedürfnissen weggehen. Erst wenn es gelungen ist, dem Patienten zu ausreichend Selbstwirksamkeitserfahrung zu verhelfen, kann damit begonnen werden, aus der egozentrischen Haltung heraus und in die zwischenmenschliche Haltung der Empathie zu gehen. Wenn wir wie McCullough (2007) von einem partiellen Entwicklungsdefizit ausgehen, dann müssen wir in Rechnung stellen, dass in bestimmten sozialen Situationskontexten der PFC nicht ausreichend verfügbar und kausales Denken nicht möglich ist. In anderen Situationen und bei nicht so zentralen Beziehungen kann dagegen sehr wohl realitätsgerecht auf die Motive anderer Menschen Rücksicht genommen werden. Diese Differenzierung entspricht wiederum der Verhaltenssignatur (Mischel 2004, 2015; Mischel & Shoda 1995), die besagt, dass unsere Kompetenzen in manchen (leider wichtigen) Situationskontexten nicht zugänglich sind. Wenn wir in die Kennzeichnung der Persönlichkeit eines Menschen diese Situationsabhängigkeit hineinnehmen, kommen wir zu wesentlich treffsicheren Vorhersagen seiner Reaktion. Eine an sich sozial sehr kompetente und auch forsche Frau wird in Situationen mit ihrer Mutter zum selbstunsicheren quengelnden Kind, um im nächsten Moment ihre Aufgabe als Vorgesetzte wieder völlig im Griff zu haben.

Das therapeutische Vorgehen dieser Entwicklungstherapie wird in den beiden folgenden Kapiteln beschrieben. Bleibt die Frage: Was ist die Henne und was ist das Ei? Ist zuerst die Theory of Mind/Theorie des Mentalen elaboriert und hilft sie den Schritt zum Perspektivenwechsel und zur Empathie zu gehen? Oder ist die durch Perspektivenwechsel entstehende Empathie die Grundlage der Theory of Mind/Theorie des Mentalen? Es ist unmittelbar einsichtig, dass es eine gegenseitige Unterstützung gibt. Eine elaborierte Theory of Mind erleichtert Empathie und Empathie bereichert die Theory of Mind/Theorie des Mentalen.

5.3 Fazit zu Modul 5

Das Mentalisierungsspezifische dieses Kapitels besteht darin, dass – davon ausgehend, dass Metakognition, Theory of Mind und Theorie des Mentalen Synonyme sind – das Therapieziel ist, das Verstehen innerer Prozesse des Patienten so weit voranzubringen, dass die Befähigung entsteht, gute Beziehungen aufzubauen und zu bewahren. Durch den Rückschluss auf innere Motive des Handelns kann der Patient sowohl den anderen Menschen als auch sich selbst besser verstehen, sodass falsche Interpretationen (»Das macht er nur, weil …«) das Zusammenleben weniger verkomplizieren und seltener ausweglose Beziehungskrisen entstehen, die zur Symptombildung führen. So wie das innere Arbeitsmodell ist auch die Theorie des Mentalen ein Schritt zur Ökonomisierung sozialer Situationen. Es muss nicht jedes Mal wieder neu überlegt werden, was der bestmögliche Umgang mit dem anderen Menschen oder mit den eigenen Gefühlen und Bedürfnissen ist.

6 Entwicklung 1

Von der AFFEKT- auf die DENKEN-Stufe[22]

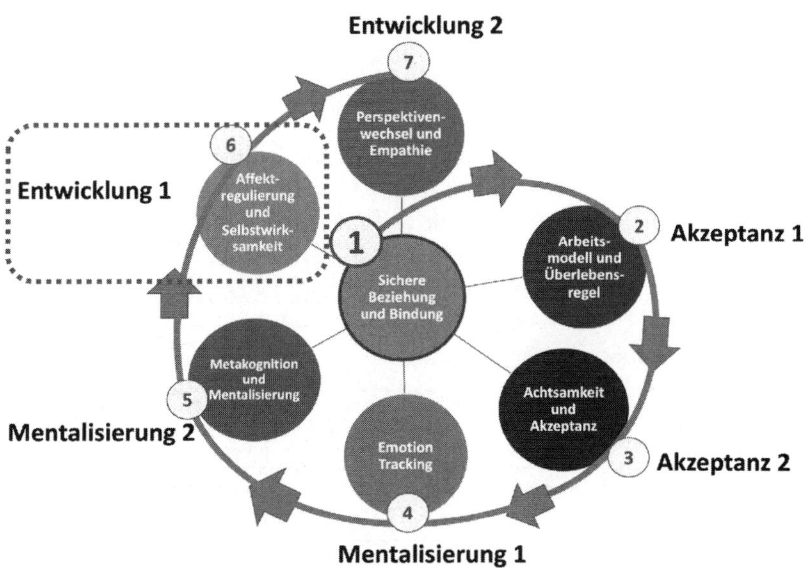

Abb. 31: Entwicklung 1 (Modul 6 der MVT)

In das Arbeitsmodul »Entwicklung« münden die Interventionen des Emotion Tracking und der Metakognitionsförderung ein. Umgekehrt ist Entwicklung in jedem Arbeitsmodul implizit enthalten. Beim Training metakognitiver Kompetenz wird sogar explizit der Entwicklungsschritt von der impulsiven (AFFEKT-Stufe) auf die souveräne (DENKEN-Stufe)

22 Dieses Kapitel wurde verändert und erweitert übernommen aus Sulz (2011a, S. 237ff., 2017c).

und von der souveränen auf zwischenmenschliche Stufe (EMPATHIE-Stufe) beschrieben, sodass hier nur noch einmal kurz auf das Prinzip der Entwicklung und ihren Stellenwert in der Therapie eingegangen werden muss (Abb. 31).

6.1 Entwicklungsanalyse

Auf der Basis von Piagets Stufen der kognitiven Entwicklung (1978, 1995) lassen sich – mit McCullough (2000, 2007) davon ausgehend, dass sich bei erwachsenen Menschen nur partielle Entwicklung vorfinden – einzelne Entwicklungsstufen beschreiben. In diesem Buch werden die Stufenbezeichnungen der verschiedenen Autoren (Freud 2001; Piaget 1995; Kegan 1986; Fonagy et al. 2008) vereinfachend dargestellt (Tab. 16, letzte Spalte). Diese Vereinfachung hat den Vorteil, dass das Primat jeder Stufe unterscheidbar hervorgehoben wird: Auf der KÖRPER-Stufe geht alles vom Körper aus, auf der AFFEKT-Stufe regieren die Gefühle, auf der DENKEN-Stufe wird die Welt reflektierend verstanden und auf der EMPATHIE-Stufe helfen Empathie und Mitgefühl gute Beziehungen aufrechtzuerhalten.

Tab. 16: Entwicklungsstufen

Alter	Freud	Piaget	Kegan	Fonagy	Sulz
Geburt	Oral	sensomotorisch I	einverleibend	physischer Akteur	Körper
		sensomotorisch II		sozialer Akteur	
9 Monate		sensomotorisch III		teleologischer Akteur	
18 Monate	anal	prä-operativ	impulsiv	prä-mental	Affekt
4 Jahre	ödipal	konkret operativ	souverän	intentionaler mentaler Akteur	Denken
7 Jahre	Latenz	formal operativ	zwischenmensch-lich	repräsentativer Akteur	Empathie

Bei den ersten Entwicklungsstufen ist unmittelbar zu erkennen, dass sie in hohem Maße körperlich bestimmt sind. Hier ist die Einbettung psychischer Funktionen in den Körper (Embodiment) noch unmittelbar evident. Erleben und Verhalten sind stets körperlich-psychisch.

Die AFFEKT-Stufe (impulsive Stufe nach Kegan) steht therapeutisch im Vordergrund. Es handelt sich um die zweite Stufe, in der reflexhaft aus Bedürfnissen oder äußeren Anreizen heraus gehandelt wird, ohne dass dieses impulsive Handeln willentlich gesteuert werden kann. Deshalb werden zwar die unbefriedigenden Folgen eigenen Verhaltens beklagt, aber sie werden weder als Verursachung erlittener Frustrationen erkannt, noch kann reflektiert werden, welches Verhalten zum erwünschten Ergebnis führen würde. Denn kausales Denken ist noch nicht verfügbar. Der aufrechte Gang und die Möglichkeit des Weggehens wird einerseits von spontaner Bedürfnisbefriedigung, andererseits von Verlustangst begleitet, wenn die Bezugsperson sich zu weit entfernt. Wut führt zu dem Impuls wegzugehen. Es wird eine Bezugsperson benötigt, die Schutz gibt und der Impulsivität Grenzen setzt.

Die KÖRPER-Stufe (Kegans einverleibende Stufe) befindet sich vor der AFFEKT-Stufe. Wer sich hier befindet, hat noch keinen Zugang zu den impulsiven Errungenschaften des Stützapparats (Bewegung als Greifen, Wegwerfen, Hingehen, Weggehen). Die Interaktion mit der Umwelt geschieht noch durch Wahrnehmung und Beantworten von Wahrnehmung: Hören und gehört werden, Sehen und gesehen werden, Fühlen und gefühlt werden. Es gibt noch keine Bewegungslust, noch kein Laufen und Rennen. Haut und Schleimhäute haben neben den Sinnesorganen noch große kommunikative Bedeutung. Lust entsteht durch sinnliches Genießen. Selbsthilfe ist nicht möglich. Flucht und Angriff gehören nicht zum Verhaltensrepertoire. Zentrale Angst ist Vernichtungsangst. Zentrales Bedürfnis ist Willkommensein und das Recht auf einen eigenen Platz im Leben (Pesso 2008a, b). Wenn Patienten auf dieser Stufe sind, benötigen sie den Anreiz und die Unterstützung, sich auf die impulsive AFFEKT-Stufe zu begeben, auf der sie weniger darauf angewiesen sind, dass eine Bezugsperson ihre Bedürfnisse wahrnimmt und auch bereit ist, diese zu befriedigen.

Die DENKEN-Stufe (Kegans souveräne Stufe) entspricht Piagets konkret-logischer Stufe, in der kausales Denken bezüglich konkreter Situationen möglich ist. Das ist die große kognitive Errungenschaft. Die Herkunft und die Folgen von Verhaltensweisen werden logisch erschlossen und das künftige Verhalten kann darauf eingerichtet werden. Dadurch entsteht die Fähigkeit, sich selbst zu helfen und bei Gelingen die Erfahrung von Selbstwirksamkeit zu machen. Angst vor Kontrollverlust ist damit vergesellschaftet. Das zentrale Bedürfnis ist es, die Situation oder andere Menschen zu steuern. Dabei ist die Fähigkeit vorhanden, sich selbst zu steuern, indem eigene Impulse aufgeschoben werden können: Warten auf den günstigsten Moment erhöht die Chance auf größtmöglichen Gewinn. Die Aufgabe des Therapeuten besteht meist darin, dem Patienten zu helfen, sich von der impulsiven auf die souveräne Stufe zu entwickeln. Auf dieser Stufe bleibt er allerdings noch egozentrisch und kann deshalb Beziehungen noch nicht langfristig pflegen.

Die EMPATHIE-Stufe (Kegans zwischenmenschliche Stufe) ist in der Therapie meist die höchste zu erreichende Stufe, auch wenn in einem menschlichen Leben die Entwicklung weitergeht. Wenn in der Therapie genügend Zeit bleibt und der Patient sich wirklich lange genug auf der souveränen Stufe aufgehalten hat, ist der Schritt auf die EMPATHIE-Stufe ein wertvoller Fortschritt. Denn dieser führt zur Fähigkeit des abstrakt-logischen Denkens (Piaget 1978, 1995) und damit zur Fähigkeit des Perspektivenwechsels, der zur reifen Empathie benötigt wird (im Gegensatz zur frühen Spiegelneuron-Empathie). Der Patient kann sich nun in die Bezugsperson einfühlen. Fühlen, was sie fühlt, und ihr Bedürfnis erspüren. Das gibt ihm die Möglichkeit das Wohlbefinden der anderen Person in den Vordergrund zu rücken und eigene Bedürfnisse hintanzustellen, wenn sie für die Beziehung abträglich sind. Der so entstandene Verzicht ist kein Verzicht, da die Beziehung wichtig geworden ist. Darin liegt auch die therapeutische Gefahr: Patienten, die zur Dependenz neigen, sind zu schnell bereit, auf Eigenes zu verzichten; ihnen fehlt dann das Gegengewicht der Selbstbehauptung und Abgrenzung.

Die Entwicklungsstufen lassen sich charakterisieren durch stufenspezifische Bedürfnisse, Ängste, Wuttendenzen, Ressourcen, Gefühle, Konflikte und Beziehungen (vgl. Tab. 17).

Tab. 17: Kriterien zum Finden der Entwicklungsstufe

zentrales Bedürfnis	Ich brauche jetzt ....
zentrale Angst	Ich fürchte jetzt ....
zentrale Wut	Meine Wut ist jetzt ....
zentrale Ressource	Ich kann jetzt ....
zentrale Gefühle	Ich fühle jetzt ....
zentraler Konflikt	Mein Konflikt ist jetzt ....
zentrale Beziehungsform	Meine Beziehung ist jetzt ....
zentrale Selbstaussage	Ich bin jetzt ....

Auf jeder Stufe ist ein anderes Selbst und andere Beziehungen vorzufinden. Jede Stufe stellt somit eine andere Welt dar. Es ist, als ob der Mensch von Stufe zu Stufe eine jeweils andere Welt betreten und während des Betretens sich verwandeln würde.

Diese idealtypische Zeichnung dient dazu, sich eine plastische Vorstellung der Stufe zu machen. Der Übergang dauert jedoch seine Zeit, sodass keine Steilwände zwischen den Stufen existieren, sondern schiefe Ebenen. Entwicklung braucht Zeit. Und die Übergänge bedürfen eigener Betrachtung (Kegan 1986). Eine hilfreiche Differenzierung ist die Betrachtung von Stufendefiziten und -errungenschaften (Sulz & Theßen 1999). Im Vergleich zweier benachbarter Stufen fällt auf, dass auf den unteren Stufen etwas noch nicht gekonnt wird, etwas noch gebraucht wird und etwas noch bedrohlich ist, was auf der nächsthöheren Stufe kein Thema mehr ist, denn das Können ist schon da, die Bedürftigkeit ist verschwunden und die Gefahr ist nicht mehr vorhanden.

Defizite und Errungenschaften auf einer Entwicklungsstufe

Errungenschaften:

- Ich kann ……………………………………
- Ich brauche nicht mehr ……………………………
- Ich fürchte nicht mehr ……………………………

Defizite:

- Ich kann noch nicht ……………………………
- Ich brauche ……………………………………
- Ich fürchte ……………………………………

Beispielsweise kann der impulsive Mensch seine Impulse noch nicht hemmen, das Verhalten anderer Menschen noch nicht steuern, benötigt noch Schutz und fürchtet noch Trennung. Der souveräne Mensch dagegen kann seine Impulse hemmen und den anderen Menschen steuern. Er hat Kontrolle. Deshalb braucht er nicht mehr den zuverlässigen Schutz und muss Trennung nicht mehr fürchten. Dagegen muss er fürchten, seine neue Errungenschaft zu verlieren: Er hat Angst vor Kontrollverlust.

Der Entwicklungsschritt zur nächsthöheren Stufe impliziert, dass die Defizite der gegenwärtigen Stufe behoben werden, zum Beispiel dass Schutz nicht mehr das vorherrschende Bedürfnis ist, Trennung nicht mehr die größte Gefahr, wenn die impulsive Stufe verlassen wird. Wer diese Bedürftigkeit und dieses Bedrohtsein beibehält, zum Beispiel aufgrund unsicherer Bindung zur Mutter oder aufgrund traumatischer Erfahrungen, kann sich nicht auf die souveräne Stufe entwickeln.

Mein Entwicklungsschritt

Um von meiner Entwicklungsstufe (...............) auf die nächsthöhere Stufe (...............) zu kommen, muss ich lernen:

- ➢ zu können: ....
- ➢ nicht mehr zu brauchen: ....
- ➢ nicht mehr zu fürchten: ....

Bildlich betrachtet ist jede Stufe durch einen Sockel des Könnens, der Fähigkeiten beziehungsweise Errungenschaften und eine Senke des Defizits, der Schwächen gekennzeichnet (Abb. 32). Um auf die nächsthöhere Stufe gelangen zu können, muss zuerst die Senke aufgefüllt werden. Das heißt, die stufenspezifische Bedürftigkeit zu verlieren und keine Bedrohung mehr zu empfinden.

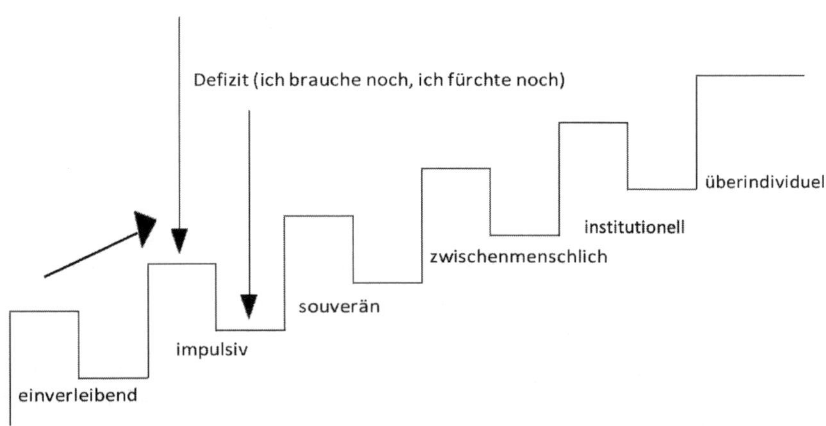

Abb. 32: Entwicklungsstufen mit Errungenschaften und Defiziten

Therapie kann darin bestehen, einem Menschen zu helfen, sich von der übergroßen Bedürftigkeit bezüglich seines übergroßen Bedürfnisses zu befreien (z. B. Schutz) und sich weniger bedroht zu fühlen durch seine zentrale Angst (z. B. Trennung). Gelingt dies, so ist die Barriere behoben, die den fälligen Entwicklungsschritt zum Beispiel von der impulsiven (AFFEKT) auf die souveräne Stufe (DENKEN) blockierte (Abb. 33 und 34). Zuvor sollte jedoch eine Entwicklungsdiagnostik erfolgen (Sulz & Theßen 1999). Diese setzt die Zuordnung eines bestimmten Könnens und eines bestimmten Defizits zu einer Entwicklungsstufe voraus.

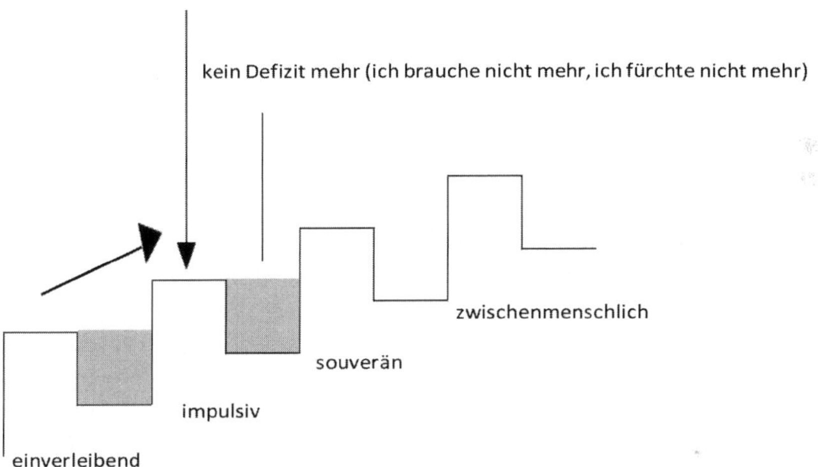

Abb. 33: Entwicklungsarbeit

Die Entwicklungsdiagnostik wird dadurch verkompliziert, dass ein Mensch zum Beispiel auf der impulsiven Stufe sein kann, jedoch so viel Bestrafung für impulsives Verhalten erfährt, dass er es aus Angst vor Strafe unterdrückt. Er befindet sich im gehemmten Modus der impulsiven Entwicklungsstufe. Solche Menschen charakterisieren sich selbst oft als rücksichtsvoll und verständnisvoll, sodass ein Therapeut eher an die zwischenmenschliche Stufe denkt. Oder sie schildern sich als einverleibend, ohne noch die Defizite der einverleibenden Stufe zu haben.

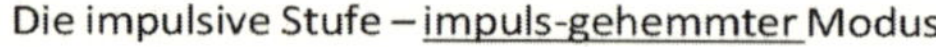

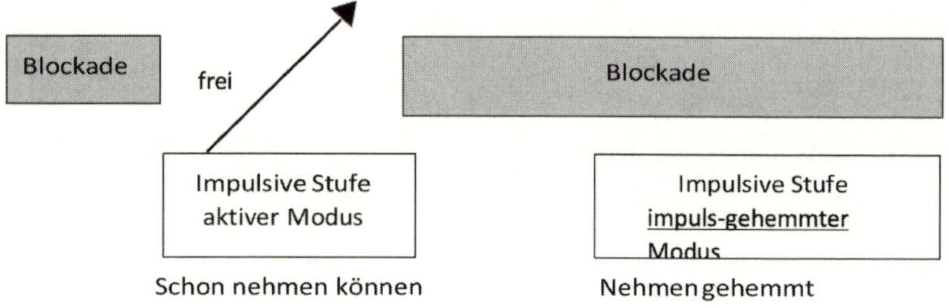

Abb. 34: Entwicklung aus dem impuls-gehemmten Modus der AFFEKT-Stufe heraus

6.1.1 Eine phänomenologische Heuristik zur Erkennung der impulsiven Stufe/des impulsiven Modus

Auf der Suche nach einer wirklich verständlichen Beschreibung der beiden Entwicklungsstufen beziehungsweise Selbstmodi kann die nachfolgend beschriebene Heuristik verwendet werden, sodass Patienten sofort in ihren impulsiven Anteilen erkannt werden können. Für das therapeutische Gespräch ist es hilfreich, von den prägnanten Unterschieden in der Phänomenologie auszugehen. Diese Heuristik gründet auf neurobiologischem und entwicklungspsychologischem Wissen.

6.1.1.1 Neurobiologische und entwicklungspsychologische Wissensbasis

Jeder Mensch hat zwei psychische Systeme: impulsiv (emotional, AFFEKT) und souverän (kognitiv, DENKEN). Neurobiologisch existieren ebenfalls zwei psychische Systeme:

1. das emotional-implizit-autonome System (limbisches System)
2. das kognitiv-explizit-willkürliche System (Cortex, insbesondere PFC)

Ersteres ist ab Geburt funktionsfähig (entspricht der einverleibenden und impulsiven Stufe nach Kegans Neo-Piaget'scher Stufeneinteilung).

Das zweite System ist erst ab fünf Jahren funktionsfähig (kausal-logisches Denken, Theory of Mind, Mentalisierung). Das entspricht der souveränen (dritten) Entwicklungsstufe, auf der bewusste willkürliche Entscheidungen getroffen, Ziele formuliert und Pläne verfolgt werden können.

Die vierte Entwicklungsstufe (zwischenmenschlich, EMPATHIE) setzt neben der flüssigen Kooperation dieser beiden Systeme (emotional plus kognitiv) auch abstrakt-logisches Denken mit der Fähigkeit zum Perspektivenwechsel voraus. Dadurch sind erst reife Empathie und Mitgefühl möglich, die Voraussetzung für stabile Langzeitbeziehungen sind. Das gelingt zunehmend ab sechs bis 12 Jahren, also nicht sofort mit der Verfügbarkeit des PFC mit fünf Jahren.

Unter sehr schwierigen Bedingungen regredieren Menschen auf die impulsive (AFFEKT-)Stufe und können nicht mehr ausreichend kausal denken, um Problemlösungen zu finden. Stattdessen entwickeln sie ein psychisches oder psychosomatisches Symptom. Patienten, die sich in ihrer Not hilfesuchend an einen Therapeuten wenden, befinden sich bezüglich des Problemkontexts auf der impulsiven Stufe. Damit sie die Ursache und Entstehung ihres Symptoms verstehen können, um dann auf die souveräne Stufe zu gelangen, benötigen sie die Hilfe des Therapeuten.

Eine Entwicklungsstufe kann auch als Modus des Erlebens und Verhaltens oder als Selbstmodus betrachtet werden. Denn im Sinne des Attraktorkonzepts von Grawe (1998) gibt es gemeinsam auftretende Bündel des Erlebens und Verhaltens, die mit geschultem Blick gut zu identifizieren sind.

6.1.1.2 Unterscheidung von impulsiver und souveräner Entwicklungsstufe

In der folgenden Darlegung findet keine Berücksichtigung von einverleibendem Modus = erste Entwicklungsstufe (Vernichtungsangst, Perzeption [Sinne] statt Motorik-Bewegung im Sinne von Hin- und Weggehen bzw. zupacken und wegwerfen) und von zwischenmenschlichem Modus = vierte Entwicklungsstufe (Liebesverlustangst, Beziehung geht vor Selbst) statt. Klinisch bedeutsam ist zu Beginn einer Psychotherapie nur das Erkennen des impulsiven (AFFEKT-)Modus im Kontrast zum souveränen (DENKEN-)Modus.

Ein erwachsener Mensch ist nie rund um die Uhr im impulsiven Modus, sondern nur situativ. Er ist zum Beispiel im Alltagsgeschehen im souveränen Modus (DENKEN-Stufe). Erst in schwierigen Situationen mit schwierigen und wichtigen Menschen (oder in sehr schönen Situationen) fällt er zurück in den impulsiven Modus (AFFEKT-Stufe). Das ist dann die Regression von einem reiferen Modus in den kindlichen Modus der Impulsivität. Hier wurde auch noch nicht berücksichtigt, dass es neben den impulsiv ausagierenden Menschen auch solche auf dem gleichen Entwicklungsniveau gibt, deren Angst permanent so groß ist, dass sie ständig ihre Impulse hemmen, also impulsgehemmte Menschen sind. Oder Menschen, die ihre Gefühle nur selten oder sehr schwach oder gar nicht spüren. Diese würden wir nicht als impulsiv bezeichnen. Sie befinden sich aber auch noch nicht auf der souveränen Stufe und erst recht nicht auf der zwischenmenschlichen.

Der impulsive (AFFEKT-)Modus führt zur Symptombildung oder zu einer dysfunktionalen Persönlichkeitsakzentuierung beziehungsweise -störung. Der souveräne (DENKEN-)Modus führt zu Selbstwirksamkeit und Kompetenz im Umgang mit anderen. Der zwischenmenschliche (EMPATHIE-)Modus führt zu langfristig tragfähigen Beziehungen.

Eine Möglichkeit neben obigem phänomenologischen Blick auf den Patienten ist die Checkliste VDS38 RDR[23] der Ressourcen und Defizite. Sie enthält Fähigkeiten, die erst auf der DENKEN-Stufe oder auf der EMPATHIE-Stufe entwickelt und verfügbar sind (siehe Kapitel 3 »Das Verhaltensdiagnostiksystem«). Der impulsive (AFFEKT-)Modus entspricht der mäßig integrierten Struktur des OPD-Systems (OPD [= Operationalisierte Psychodynamische Diagnostik] und VDS38 RDR sind sich sehr ähnlich, nur dass RDR zu keiner Strukturniveau-Diagnose gelangt). Die einverleibende (KÖRPER-)Stufe entspricht der gering integrierten Stufe.

Das Konzept der Souveränität ist in der Psychoanalyse so nicht vorhanden und deshalb berücksichtigen tiefenpsychologisch orientierte Psychotherapeuten die DENKEN-Stufe nicht (auch Fonagy nicht – sie wird einfach weggelassen), im Gegensatz zur Verhaltenstherapie, die sich hauptsächlich mit dieser beschäftigt. In Tabelle 18 werden impulsive (AFFEKT-Stufe)und souveräne (DENKEN-Stufe) Merkmale aus Sicht des Patienten gegenübergestellt.

23 Die Checkliste »VDS38 RDR Ressourcen- und Defizitrating Fähigkeiten und Umweltressourcen« ist zu finden in: Sulz (2013b). *VDS Verhaltensdiagnostik- und Therapieplanungsmappe*. 2. Aufl. München: CIP-Medien.

Tab. 18: Phänomenologischer Vergleich des Erlebens und Verhaltens auf der AFFEKT- und auf der DENKEN-Stufe. Unterscheidung impulsiver Modus und souveräner Modus

Nr.	impulsiv	Beispiel für impulsives Erleben und Handeln	souverän
1	Ungeduldig, ich möchte es gleich haben.	Ich kann nicht warten und es nur schwer aushalten, bis ich drankomme.	Ich kann warten.
2	Ich reagiere aus dem Affekt und dem Bedürfnis heraus.	Das ärgert mich, da mache ich jetzt nicht mehr mit. Ich brauche jetzt unbedingt etwas zu trinken.	Ich reagiere zielorientiert und weiß, was ich will.
3	Der Affekt übernimmt die Regie und wird so stark, dass er das Handeln bestimmt.	Also jetzt muss ich einfach etwas sagen, ich halte das sonst nicht mehr aus.	Der Wille ist Instrument der bewussten Selbststeuerung, er behält die Zügel in der Hand.
4	Es wird im Moment nur das eigene Anliegen gesehen. Wie das für den anderen ist, spielt keine Rolle.	Wenn du jetzt alles nimmst, reicht es für die anderen nicht. Antwort: Ich habe aber jetzt einen so großen Appetit darauf.	Die Folgen des eigenen Handelns, das heißt die Auswirkungen auf mich, werden berücksichtigt.
5	Der Affekt lässt erst nach, wenn er seine Funktion erfüllt hat, wenn also die Frustration beseitigt bzw. das Bedürfnis befriedigt ist.	Wenn andere auf meine affektiven Signale nicht eingehen, bleibt das Gefühl so lange stark, bis endlich doch jemand mir gibt, was ich brauche und will.	Der Affekt wird nicht so stark, dass er das Handeln bestimmt. Er bleibt so gering, dass er die Handlungsregulation nicht stört und diese effektiv bleibt.
6	Wird nicht erreicht, was gebraucht wird, treten andere Gefühle ein, die den anderen dazu bewegen können, trotzdem noch das Gewünschte zu geben. Beispielsweise führt Traurigsein zu Trost, Beleidigtsein zu Nachgiebigkeit des anderen, Hilflosigkeit zu Hilfsbereitschaft des anderen. Oder es erfolgt ein finaler Anlauf mit einem großen Wutausbruch, der den anderen erschreckt und kompromissbereit macht.	Ich bin so traurig, dass ich das nicht haben kann. Reaktion des anderen: Trösten und einen Weg finden, dass das Bedürfnis doch gleich befriedigt werden kann, zum Beispiel doch noch irgendwoher eine Süßigkeit zu zaubern. Oder beleidigt schmollen: Du hast mir weniger gegeben. Antwort: Also dann bekommst Du noch eine zweite Portion. Oder: Ich kann das nicht allein. Antwort: Ich mache das für Dich. Oder: Wutausbruch, weil die Gefühle so stark geworden sind, dass sie im psychischen Innenraum keinen Platz mehr haben.	Wird das Ziel nicht erreicht, dass der andere in meinem Sinne handelt, entsteht Zorn und Unmut und die Zügel werden straffer gezogen, damit der andere sich doch meinem Willen beugt (Machtkampf). Oder ich werde manipulativer und versuche den anderen rumzukriegen.

Nr.	impulsiv	Beispiel für impulsives Erleben und Handeln	souverän
7	Der andere ist für mich und meine Bedürfnisbefriedigung zuständig und verantwortlich. Er hat, was ich brauche, oder kann es mir verschaffen. Ich selbst kann das nicht. Deshalb ist er schuld, wenn ich frustriert bin.	Ja, mein Mann ist für meine Bedürfnisse da. Gibt er mir nicht, was ich brauche, reagiere ich frustriert – mit Ärger, Unzufriedenheit, Missmut, Empörung, Beleidigtsein, Traurigsein usw. Ich zeige das nicht absichtlich, diese Gefühle stellen sich einfach ein.	Ich bin verantwortlich dafür, dass das geschieht, was ich will. Ich bin selbstständig. Ich packe zu und nehme Aktionen und Projekte in die Hand.
8	Mein Denken ist nicht logisch, sondern wird bestimmt von den sichtbaren Phänomenen. Ich stelle durch Denken keine Zusammenhänge her, keine logischen Schlussfolgerungen. Deshalb bedenke ich auch nicht die Folgen meines Handelns und bin oft völlig überrascht, bestürzt, entsetzt, weshalb der andere so und so handelt, wo ich doch nur ...	Ich weiß nicht und ich verstehe nicht, weshalb meine Frau heute zu Hause bleiben will. (Sie hatte einen anstrengenden Arbeitstag hinter sich.) Ich verstehe nicht, dass mein Mann jetzt keine Lust mehr hat, mit mir ins Kino zu gehen. (Sie hat ihn beleidigt und verletzt mit ihrem Wutausbruch, bei dem sie ihm wahllos Schimpfwörter an den Kopf warf.)	Mein Denken ist logisch, ich erkenne Ursache und Wirkung, allerdings noch nicht auf abstrakter Ebene, sondern in der konkret vorgefundenen Welt meiner realen Wahrnehmung.
9	Ich bin nicht nur ein Emotions- und Bedürfnismensch, ich bin auch ein Beziehungsmensch. Ich brauche einen Menschen, der meine Bedürfnisse rasch und vollständig genug befriedigt. Also bleibe ich mit ihm in Kontakt und passe auf, dass er in der Nähe bzw. verfügbar bleibt.	Ganz automatisch bleibe ich immer in der Nähe und im Kontakt mit meinen Bezugspersonen, die mir Geborgenheit und Sicherheit vermitteln. Längere Zeit von ihr/ihnen entfernt fühle ich mich unwohl.	Ich bin ein Denk- und Handlungsmensch.
10	Ich bleibe trotzdem egozentrisch. Die Gefühle und Bedürfnisse des anderen sind nicht im Mittelpunkt meiner Aufmerksamkeit und meines Bemühens.	Es stimmt schon, dass ich aus mir heraus erlebe und handle und nicht so gut aufpasse, wie es dem anderen damit geht. Das ist ja das Schöne an der Beziehung, dass man so ungezwungen sein kann, tun und lassen, wonach mir ist.	Ich bleibe egozentrisch, auch wenn ich erkenne, was der andere braucht. Ich gebe es ihm dann, wenn ich dadurch bekomme, was ich will. (Ich bin also noch nicht empathisch mitfühlend, fürsorglich, beziehungspflegend.)

Nr.	impulsiv	Beispiel für impulsives Erleben und Handeln	souverän
11	Ich kann nicht verstehen, dass der andere nicht so denkt und fühlt wie ich.	Ich finde, so jemanden müsste man sofort rauswerfen. Ich verstehe nicht, dass mein Mann ihn verteidigt. Dazu gibt es doch überhaupt keinen Anlass.	Ich bin mir bewusst, dass die andere Person andere Bedürfnisse und Sichtweisen hat.
12	Ich halte es nicht aus, wenn der andere eine deutlich andere Sichtweise hat als ich.	Meine Frau und ich sind da ganz unterschiedlicher Auffassung. Wenn wir so viel haben und andere nichts, müssen wir doch einfach teilen. Mir macht das so sehr zu schaffen, dass sie mir nicht zustimmt, dass ich mich in der Beziehung mit ihr nicht mehr so wohl fühle.	Ich erkenne die andere Sichtweise an und kalkuliere sie in meine eigene Handlungs- bzw. Kommunikationsstrategie ein.
13	Ich beziehe Äußerungen und Handlungen des anderen auf mich: Das war absichtlich für oder gegen mich.	(Der Ehemann kommt eine Stunde zu spät nach Hause und hat das telefonisch nicht angekündigt.) Das ist reine Rücksichtslosigkeit, ich bin Dir nicht wichtig, Dir sind andere viel wichtiger.	Ich bin zwar egozentrisch in meinen Anliegen, aber ich erkenne die Welt und andere Menschen mithilfe meiner jetzt vorhandenen Theory of Mind. Das bedeutet, dass ich Handlungen anderer Menschen auf deren Bedürfnisse und Gefühle zurückführen kann und nicht auf mich beziehe.
14	Ich habe das Bedürfnis viel bzw. alles meiner wichtigen Bezugsperson mitzuteilen.	Ich erzähle meiner Freundin wirklich alles, wir haben keine Geheimnisse voreinander. Und ich erzähle viel und ausgiebig.	Meine Theory of Mind ist meine Theorie, mit der ich logische Schlussfolgerungen ziehe, ohne das aber auszusprechen.
15	Ich bin mit meinen Gefühlen und Gedanken gläsern, diese sind öffentlich.	Jeder kann sofort sehen, was ich von einer Sache halte, wie ich gefühlsmäßig drauf bin.	Das ist wie beim Karten spielen. Wenn der andere mitbekommt, was ich vorhabe, und das gegen seine Interessen ist, würde das Veröffentlichen meine Selbstwirksamkeit mindern.
16	Ich kann nichts für mich behalten.	Wenn mir etwas auch nur ein bisschen wichtig erscheint, muss ich es meiner Freundin erzählen.	Ich habe Steuerungsfähigkeit bezüglich meiner Impulse, zügle also mein Mitteilungsbedürfnis zugunsten meiner Ziele.

Nr.	impulsiv	Beispiel für impulsives Erleben und Handeln	souverän
17	Ich kann nichts verheimlichen.	Auch wenn ich es mir vorgenommen habe oder versprochen habe, kann ich einfach kein Geheimnis haben. Das erzeugt eine so große Spannung, dass ich es dann doch mitteilen muss.	Ich teile nur das mit, was mir hilft, den anderen dazu zu bewegen, in meinem Sinne zu handeln.
18	Ich kann nicht lügen, und wenn ich es doch tue, halte ich die entstehende Spannung nicht aus.	Die Dinge sind so wie sie sind (und ich sie sehe). Die Wahrheit zu verdrehen und zu lügen, kann und will ich nicht.	Ich kann auch lügen, wenn die Lüge mir dabei hilft, meine Ziele zu erreichen. Aber eben im Rahmen meiner Moral, die jedoch nicht sehr streng ist.
19	Ich habe keinen Humor, keinen Witz, denn das erfordert das Spielen mit gedanklichen Realitäten und Möglichkeiten.	Was manche für Humor halten, finde ich gar nicht witzig. Und Witze verstehe ich auch nicht immer.	Witze, Scherze und Streiche gehören zu dem, was mir Spaß macht. Da gehört auch Situationskomik dazu. Oder Clownerien.
20	Ich werde in meinem Handeln noch nicht durch Moral gesteuert, sondern durch meine Bedürfnisse und Ängste. Ich unterlasse ein Verhalten, wenn ich Angst habe, dafür bestraft zu werden. (Konditionierungen bestimmen mein Verhalten bzw. meine Vermeidung.)	Gebote und Verbote sind für mich keine abstrakten Gesetze, sondern etwas zwischen mir und meinen Bezugspersonen. Ich bekomme keine Schuldgefühle, sondern Angst vor ihrer Strafe oder Trennung.	Zu meiner Denkwelt mit Theory of Mind gehört bereits Moral, die meine Egozentrik begrenzt. Erlaubt ist, was mir nützt und dem anderen nicht zu sehr schadet.
21	Ich kann die Ursache meines Problems nicht logisch reflektierend finden.	(Seine Frau wertet ihn an Wochenenden zunehmend unerträglich oft ab. Er lässt sich das wehrlos gefallen. Seine tiefe Verletztheit dringt nicht nach außen. Schließlich wird er depressiv.) Es gibt in meinem Leben keinen Grund für Depression. Uns geht es doch gut. Und meine Frau ist halt so. Das hat nichts damit zu tun.	Ich kann die Ursache meines Problems logisch reflektierend finden.

Nr.	impulsiv	Beispiel für impulsives Erleben und Handeln	souverän
22	Ich kann deshalb die Lösung meines Problems nicht logisch erschließen.	(Die Lösung wäre, dass er sich erlaubt, auf seine Frau wütend zu sein und sich wirksam zu wehren). Ich weiß nicht, was ich gegen die Depression machen soll. Das muss doch der Arzt wissen. Ich kann meine Frau nicht ändern.	Ich kann durch logisches Denken mein Problem lösen.
23	Ich kann mir nicht selbst helfen.	Ich weiß nicht, was man da tun kann. Man müsste meiner Frau sagen, dass sie damit aufhören soll – ich kann das nicht.	Ich kann mir selbst helfen.
24	Ich bin auf die Hilfe anderer angewiesen.	Jemand anderes müsste kommen und helfen. Auf meinen Bruder hört sie, aber der unterstützt mich auch nicht.	Ich brauche oft keine Hilfe anderer.
25	Mein Denken besteht aus Momentaufnahmen.	Zu dem Vortrag von Herrn T. sind aber sehr viele Leute gekommen. Sie haben ihm alle aufmerksam zugehört. Und am Schluss gibt es natürlich viel Applaus. Und danach gingen viele zu ihm und haben Fragen gestellt.	Mein Denken erkennt Zeitverläufe mit Ursache und Wirkung.
26	Ich kann die Abfolge der Momentaufnahmen noch nicht aufeinander beziehen. Ich kann noch nicht reflektieren, dass der eine Moment durch den vorausgehenden ausgelöst wurde und kann die kausale Verknüpfung beider Momente nicht gedanklich erfassen: »Weil Y die Frage von X nicht beantworten konnte, half ihm Z bei der Antwort.«	Was fehlt in der Beschreibung? Zu dem Vortrag von Herrn T. sind sehr viele Leute gekommen, weil das Thema hoch aktuell ist. Sie haben ihm alle aufmerksam zugehört, weil er das so spannend dargestellt hat. Und am Schluss gibt es natürlich viel Applaus, weil die Zuhörer so begeistert waren und er ihnen aus dem Herzen gesprochen hat. Und danach gingen viele zu ihm und haben Fragen gestellt, weil ihr Interesse und Engagement durch seinen Vortrag so groß geworden ist.	Nacheinander ablaufende Ereignisse werden als Kausalkette aufeinander bezogen.

Nr.	impulsiv	Beispiel für impulsives Erleben und Handeln	souverän
27	Wenn ich eine Geschichte erzähle, ist das eine Aneinanderreihung von Momentaufnahmen. »Zuerst hat X eine Frage gestellt. Und dann hat Y gesagt, dass … Und dann hat Z gesagt, und dann …«	Ich komme zurzeit nicht aus dem Bett. Heute war ein Freund da, und er hat mir viel geholfen. Er hat mir zugehört und viele Fragen gestellt. Er war interessiert. Er hat mir dann Ratschläge gegeben.	Nacheinander ablaufende Ereignisse werden in ihrem Sinn- und Kausalzusammenhang berichtet.
28	Was ich denke oder sehe, ist Realität. (Äquivalenzmodus nach Fonagy, nicht mentalisierender Modus)	(Freunde sind in Wirklichkeit besorgt und sehr bemüht, laden ihn ein, doch er lehnt stets ab.) Sie rufen nur aus Pflichtgefühl an. Ich langweile sie. Sie sind nicht gern mit mir zusammen. Das ist keine echte Sorge.	Äußere Realität und (inneres) Denken wird unterschieden. Ich prüfe, ob meine Wahrnehmung und meine Interpretation zutreffen.
29	Es gibt im Erleben überwiegend nur Gegenwart. Es wird nicht planend und gestaltend in die Zukunft gedacht. Deshalb bin ich oft und auch sehr überrascht, wenn etwas geschieht, das ich nicht erwartet habe.	(Nach einem zwar spontanen, aber trotzdem schönen Besuch von Freunden.) Ja, das war schön. Ich hätte nie gedacht, dass Ihr mich besucht. (Es kommt nicht die Überlegung, wie man solche Treffen häufiger werden lassen kann.)	Ich denke voraus, überlege die zukünftigen Folgen meines Verhaltens.
30	Ich brauche Geborgenheit, Wärme, Schutz, Sicherheit Zuverlässigkeit. Diese Bedürfnisse sind zwar bewusstseinsfähig, es wird aber nicht an sie gedacht. Ganz automatisch und unreflektiert wird zu Menschen gegangen, die zum Beispiel Geborgenheit geben. Wenn sie fehlt, wird eher gehofft, dass der andere kommt.	Ich bin abends gern mit meinem Mann in unserem Haus. Das ist wie ein warmes Nest. … Ja, da fühle ich mich richtig geborgen, da fehlt mir gar nichts. Da bin ich auch geschützt und sicher. Ich kann mich auf ihn verlassen. (Wie fühlen Sie sich, wenn er nicht da ist?) Ohne ihn fühle ich mich nicht geborgen und ungeschützt.	Ich brauche Selbstwirksamkeit (Kontrolle, Einfluss, selbst etwas machen können, selbst bestimmen können).
31	Ich fürchte Alleinsein, Verlassen werden, Trennung.	Wenn es Streit gibt oder wenn ich etwas gemacht habe, was ihn sehr ärgert, bekomme ich gleich Angst, dass er mich verlässt.	Ich fürchte Kontrollverlust.

Nr.	impulsiv	Beispiel für impulsives Erleben und Handeln	souverän
32	Meine Wut ist Trennungswut.	Wenn ich ganz große Wut auf ihn habe, würde ich ihn am liebsten verlassen.	Meine Wut ist, völlige Macht über Dich haben.
33	Ich kann hingehen und ich kann weggehen.	Ich kann zu ihm gehen, auf ihn zugehen, wenn ich mich auf ihn freue. Ich kann rausgehen, weggehen, wenn ich mich zu sehr über ihn ärgere.	Ich kann meine Impulse steuern, mich bremsen.
34	Ich kann nehmen und ich kann geben.	Wenn ich etwas von ihm brauche, kann ich mir das von ihm holen und nehmen. Wenn ich quasi satt davon bin, überdrüssig bin, kann ich es wieder loslassen und hergeben. Ich kriege es ja wieder, wenn ich es erneut brauche.	Ich kann etwas bewirken.
35	Identität: Ich bin Bedürfnis, Gefühl.	Ich bin ganz dabei, zu spüren, was ich brauche. Oder mir zu holen, was ich brauche, und erst wenn ich es habe, festzustellen, das war jetzt genau das, was ich gebraucht habe. In einem Moment entsteht bei mir ein Gefühl (ich weiß nicht warum) und ich spreche und handle aus diesem Gefühl heraus. Da mache ich mir nicht unnötige Gedanken.	Ich bin klug (Theory of Mind), bin Wille, bin Kontrolle.
36	Ich habe noch keine gedankliche Theorie (Theory of Mind), wie andere Menschen denken, fühlen, was sie brauchen und wie ihr Verhalten dadurch bestimmt wird: Ich kann noch nicht in andere hineinschauen.	Ich kann mich nicht gut in andere hineinversetzen. Ich weiß nicht, weshalb und wozu sie etwas sagen oder tun. Genauso wenig weiß ich das von mir selbst. Ich weiß nicht, wie sie zu mir stehen und was sie als nächstes vorhaben. Ich fühle mich deshalb am wohlsten mit Menschen, die genau so denken und fühlen wie ich.	Ich habe eine Theory of Mind, mit der ich das Verhalten anderer und mein Verhalten auf Bedürfnisse und Gefühle zurückführen kann. Ich kann in andere hineinschauen, sodass ich ihre Bedürfnisse kenne und sie berücksichtigen kann.

Nr.	impulsiv	Beispiel für impulsives Erleben und Handeln	souverän
37	Deshalb sind Interpretationen der Motive anderer oft falsch (rein selbstbezogen): Du hast mir das nicht gegeben, weil Dir etwas anderes wichtiger war.	Andere wehren sich dagegen, wenn ich sage, dass sie so spät kamen, weil ich ihnen nicht so wichtig bin. Aber das ist sicher so, wie ich es sehe. Das kann gar nicht anders sein.	Meine Theory of Mind hilft mir, das Verhalten anderer richtig zu interpretieren (welche Bedürfnisse sie bewegen, welche Absichten sie verfolgen).
38	Deshalb wird auch nur die Auswirkung des Verhaltens der anderen auf die eigene Person gelten gelassen: Das hat mir so gefehlt.	Wenn sie weiß, wie sehr ich mich nach unserem Treffen gesehnt habe und mich auf einen langen Nachmittag freute, dann hätte sie es doch leicht schaffen können, diese Arbeit auf morgen zu verschieben.	Ich bedenke mithilfe meiner Theory of Mind, zum Beispiel dass der andere in so einer schlechten Verfassung war, dass er nichts geben konnte.
39	Ich habe noch keine Vorstellung, welches Verhalten das frustrierende Verhalten des anderen in ein befriedigendes Verhalten umwandeln könnte.	Ich weiß einfach nicht, was ich tun kann, damit sie mich nicht immer so warten lässt. Ich habe es doch schon so oft gesagt, wie schlimm das für mich ist. (Statt zum Beispiel den anderen zu ganz konkreten Abmachungen zu motivieren und zugleich dafür zu sorgen, dass ihn bei mir etwas erwartet, worauf er sich freuen kann.)	Ich entfalte Ideen, wie ich dafür sorgen kann, dass der andere sich nicht mehr frustrierend, sondern meine Bedürfnisse befriedigend verhält.
40	Ich kann mich nicht selbst beruhigen, brauche jemanden, der meine Gefühle aufnimmt und mich beruhigt.	Angst und Stress bleiben bei mir so lange sehr stark, bis mein Mann kommt und mich beruhigt und mir das Problem abnimmt.	Ich kann mich selbst beruhigen, indem ich mir überlege, wie man ein Problem lösen kann und dann eine Lösung eines Problems herbeiführe.
41	Verlustangst bremst mein impulsives Verhalten.	Oft würde ich aus Wut am liebsten richtig toben und ihn verletzen. Dann kommt aber schnell die Angst, ihn zu verlieren, und meine Wut ist fast weg.	Steuerungsfähigkeit bremst impulsives Verhalten.
42	Das führt zum Steckenbleiben im Konflikt zwischen Angst und Bedürfnis/Trieb.	Meine Wut kommt immer wieder, weil er so rücksichtslos ist. Ich wehre mich aber nicht, dann ist ja sofort die Angst da.	Der Konflikt zwischen Angst und Bedürfnis wird gelöst durch realitätsgerechten Aufschub der Bedürfnisbefriedigung.

Nr.	impulsiv	Beispiel für impulsives Erleben und Handeln	souverän
43	Ich kann den Konflikt nicht lösen, das muss meine Bezugsperson machen, indem sie zum Beispiel entängstigt/ beruhigt: Du musst nicht fürchten, dass ich weggehe, wenn Du Dir das nimmst.	Da bin ich richtig gefangen, gelähmt. Nur wenn mein Mann einige Stunden später zu mir kommt und mich tröstet und beruhigt und sagt, dass er mich versteht und mir doch noch gibt, was ich brauche, wird es besser.	Ich hole mir meine Bedürfnisbefriedigung dann, wenn ich nicht negative Folgen fürchten muss. Ich kann warten.
44	Gefühle führen zu Gedanken und Handlungen.	Ich spüre Angst, denke, er verlässt mich und handle nachgiebig.	Denken führt zu Gefühlen und Handlungen.
45	Mein impulsives Verhalten wird durch Verstärkung aufrechterhalten (d. h. es war oft erfolgreich).	Bei mir ist es ganz anders. Ich werde sehr wütend und heize meinem Mann richtig ein. Er gibt dann nach. Er beschwert sich später über mein Verhalten, aber ich kann das nicht ändern.	Verstärkung souveränen Verhaltens erfolgt durch das Gefühl der Selbstwirksamkeit.
46	Die Bezugsperson verstärkt mein impulsives Verhalten durch ihre beruhigende/befriedigende Antwort.	Nachdem ich richtig getobt habe, fängt mich mein Mann auf, nimmt mich in den Arm und gibt mir, was ich wollte.	Wenn die Bezugspersonen auf das souveräne Verhalten hin bedürfnisbefriedigend reagieren, verstärken sie Souveränität.
47	Das Selbstbild ist: Ich bin allein (ohne Dich) nicht lebensfähig.	Ich brauche einfach jemanden, der sich um mich kümmert. Allein würde ich das nie schaffen.	Das Selbstbild ist: Ich schaffe es zur Not auch allein (ohne Dich).

Eine hilfreiche Ergänzung bei der Differenzialdiagnose der AFFEKT- und DENKEN-Stufe sind die Kriterien der Checkliste VDS38 RDR (Tab. 19).

Tab. 19: Vergleich von AFFEKT- und DENKEN-Stufe anhand der VDS38 RDR-Kriterien

Nr.	**VDS38 RDR**	**impulsiv**	**Beispiel für impulsives Erleben und Handeln**	**souverän**
48	Funktionalität der Emotionsregulation (ein Gefühl wahrnehmen, benennen, seine Ursache erkennen, seine Situationsadäquatheit prüfen, die Gefühlsintensität modulieren können, aus dem Gefühl heraus verhandeln oder handeln können, ein Gefühl da sein lassen können, ohne gleich handeln zu müssen)	nicht entwickelt	Tobend: Ich bin doch nicht wütend, das ist einfach alles Scheiße hier. Dass Du an mir vorbeigehst und sie herzlich begrüßt, macht mir doch nichts aus. Auch wenn ich verdeckt stand, hättest Du mich zuerst begrüßen müssen. Da gelten keine Ausreden, Dein Verhalten ist so empörend. Ich will nicht mit Dir darüber diskutieren, ob ich überreagiert habe. Ich rede mit Dir auch nicht darüber, wie man es anders machen könnte. Wenn ich sehr zornig bin, muss ich gleich rausplatzen.	entwickelt
49	Fähigkeit zur Selbstwahrnehmung (Introspektion = innere Prozesse wie Gefühle und Intentionen wahrnehmen können, Selbstreflexion = innere Prozesse gedanklich betrachten und beurteilen können, Identität = sich als zeitlich konstant bleibendes Wesen kennen)	nicht entwickelt	Ich merke in vielen Situationen nicht, was sich in mir abspielt. Andere sagen, was sie vermuten, aber da ist nichts. Wenn ich feststelle, dass ich niedergeschlagen bin und mein Mann sagt, das sei seit dem Streit mit meiner Kollegin so, dann kann ich das nicht nachvollziehen oder seiner Vermutung folgen, dass sie mir sehr wichtig sei und mich deshalb ihre Kritik deprimiere. Ich könnte nicht sagen, wer ich bin, was mich ausmacht und welche bleibenden Eigenschaften ich habe.	entwickelt

Nr.	**VDS38 RDR**	**impulsiv**	**Beispiel für impulsives Erleben und Handeln**	**souverän**
50	Fähigkeit zur Selbststeuerung (Impulssteuerung, Antizipation der Wirkung von Impulsen, Selbstwertregulation, verlieren können, Ambivalenzfähigkeit, Ausdauer, Flexibilität)	nicht entwickelt	Ich sei impulsiv, oft zu laut, könne nicht aufhören, obwohl ich so oft schlechte Erfahrungen damit mache, sagt meine beste Freundin. Ich solle mir doch vorher überlegen, was ich da mit dem anderen Menschen mache. Ich brauche sehr oft die Bestätigung, dass ich wertvoll bin. Ich kann das Selbstwertgefühl nicht lange in mir bewahren. Ich freue mich dann aber riesig und bin voll Glück, wenn andere mich wertschätzen. Ich kann nicht verlieren, das wurmt mich noch ewig. Ich halte es nicht aus, wenn ich an einem Freund, den ich bisher sehr schätzte und mochte, eine Eigenschaft entdecke, die ich nicht mag. Ich beende dann die Freundschaft. Ich habe keine Ausdauer und gebe schnell auf, wenn es zu anstrengend wird. Ich beharre auf dem, was ich wünsche, und kann keine Kompromisse machen. Meine Freundin sagt, ich sei da richtig stur, verbohrt und verbissen.	entwickelt
51	Fähigkeit zur sozialen Wahrnehmung (Gefühle des anderen wahrnehmen, empathisch sein können, Nähe und Distanz angemessen einhalten können)	nicht entwickelt	Naja, es kann schon sein, dass er traurig und verletzt war. Aber dazu hat er doch keinen Grund. Manche Leute mögen es nicht so sehr, wenn ich schnell vertraut bin und über intime Dinge spreche.	nicht entwickelt
52	Fähigkeit zur Kommunikation (Wahrnehmungen, Gefühle und Bedürfnisse mitteilen können)	nicht entwickelt	Ich kann nicht aussprechen, was ich fühle. Das Gefühl ist so stark, da kann ich nichts sagen. Ich kann auch nicht sagen, was ich brauche oder mir wünsche. Wenn er mich liebt, muss er das doch spüren.	nicht entwickelt
53	Fähigkeit zur Abgrenzung (den anderen als Person mit eigenen Wünschen und Zielen (an-)erkennen und sich vor Übergriffen wirksam schützen können, streiten können)	nicht entwickelt	Meine Freundin sagt, dass mein Partner mich übergeht oder übervorteilt, aber ich kann ihm das nicht sagen. Wenn ich es ihm sage, macht er trotzdem so weiter.	entwickelt

Nr.	**VDS38 RDR**	**impulsiv**	**Beispiel für impulsives Erleben und Handeln**	**souverän**
54	Fähigkeit zum Umgang mit Beziehungen (als abgegrenztes Individuum einen Ausgleich zwischen eigenen und anderen Interessen herstellen können, zum Beispiel durch Vereinbarungen und Regeln)	nicht entwickelt	Ich nehme mir, was ich will. Er wird schon selbst für sich sorgen. Oder: Ich nehme mir nur das Nötigste, auch wenn ich viel mehr haben wollte. Das ist bei uns immer so, dass ich ihm alles lasse. Ich kann mit Regeln nichts anfangen. Das muss nach dem Gefühl gehen, das man gerade hat.	nicht entwickelt
55	Fähigkeit, sich von einer beendeten Bindung zu lösen	nicht entwickelt	Ich habe so große Angst vor dem Alleinsein, dass ich nicht von ihm weggehen kann.	entwickelt
56	Fähigkeit zur Utilisierung von Ressourcen (Begabungen, Kenntnisse, Kreativität, soziales Umfeld)	nicht entwickelt	Ich mache vieles gern, so lange es mir Spaß macht. Dann wechsle ich zum nächsten. Auch wenn ich etwas sehr gut kann und Leute sagen, ich sei begabt, bleibe ich nicht dran.	entwickelt
57	Fähigkeit zur Bewältigung krisenhafter Situationen (wirksame Bewältigungsstrategien, neue Bewältigungsstrategien erfinden können)	nicht entwickelt	Wenn zum Beispiel mit meinem Kind etwas geschieht und man noch nicht weiß, ob es wieder gut wird, bleibe ich panisch, verzweifelt, kopflos und finde keine Gedanken und Wege, die helfen könnten.	entwickelt
58	Leidenskapazität (Unvermeidbar Schmerzliches ertragen können, Unabänderliches akzeptieren können)	nicht entwickelt	Ich halte Schmerz, Unglück, Trauer nicht lange aus. Ich gehe zugrunde, wenn etwas Schlimmes nicht zu ändern ist.	nicht entwickelt

Auf ökonomische Weise kann die Entwicklungsdiagnostik (Sulz 2017d) auch mithilfe des Fragebogens VDS31 oder des Entwicklungs-Interviews (VDS33-Int) erfolgen.[24]

24 Beide können kostenlos als PDF heruntergeladen werden unter https://vds-Skalen.eupehs.org.

6.2 Therapie als Entwicklungsförderung

Folgende vier Therapieschritte sind zu bewältigen, wenn der Patient auf der ersten Stufe (KÖRPER) stecken geblieben ist:

a) der Schritt aus der Entwicklungsstagnation zurück auf die *aktive* Körper-Entwicklungsstufe (ungestörte Perzeption, er muss sich zuerst seine Körperlichkeit wieder zurückerobern),
b) danach auf die AFFEKT-Stufe (ungestörte Impulsivität),
c) dann auf die DENKEN-Stufe (ungestörte Selbstwirksamkeit) und
d) schließlich auf die EMPATHIE-Stufe (ungestörte Beziehungsfähigkeit).

Den Entwicklungsschritt von der AFFEKT- auf die nächsthöhere DENKEN-Stufe erfolgt in vier Etappen (Abb. 32 bis 35): Zunächst muss bei der Entwicklungsarbeit die eventuell vorhandene übermäßige Hemmung beim Patienten aufgehoben werden, sodass impulsives Handeln wieder stattfinden kann. Als Zweites muss dem Patienten genügend Zeit gegeben werden, um die impulsiven Erlebens- und Verhaltensmuster etablieren und praktizieren zu können. Erst wenn diese automatisiert sind, kann davon ausgegangen werden, dass die impulsive Stufe gelebt wurde. Wenn dann ein weiterer Entwicklungsanreiz oder eine weitere Entwicklungsnotwendigkeit besteht, kann der beschriebene dritte Schritt erfolgen – die Behebung der Defizite der impulsiven (AFFEKT-)Stufe. Der vierte Schritt besteht in der Förderung der Entwicklung der Errungenschaften der souveränen (DENKEN-)Stufe durch

- dosierte Frustration der Bedürfnisse der alten Stufe,
- Förderung der Fähigkeiten der neuen Stufe und
- durch in der Nähe bleiben, sodass der Entwicklungsschritt keinen Beziehungsverlust impliziert.

Ein weiteres Hindernis einer zuverlässigen Entwicklungsdiagnostik ist die Tatsache, dass Menschen sich bezüglich ihrer Errungenschaften weiterentwickeln, ohne die Defizite der vorausgegangenen Stufe zu beheben. Sie haben auf früheren Stufen Defizite, die als Entwicklungssenken oder -löcher (Sulz & Theßen 1999) betrachtet werden können. Jemand, der sich auf der souveränen Stufe befindet, kann sowohl Defizite auf der einverleibenden als auch auf der impulsiven Stufe aufweisen. Was ist, wenn jemand zum Beispiel auf der einverleibenden Stufe weder Errungenschaften noch

Defizite hat, auf der impulsiven Stufe hingegen beides besteht? Dann ist er in seinem Erleben und Verhalten auf der impulsiven Stufe. Er hat sich die Errungenschaften der einverleibenden Stufe nicht bewahren können. Ein weiteres Beispiel zeigt Abbildung 35.

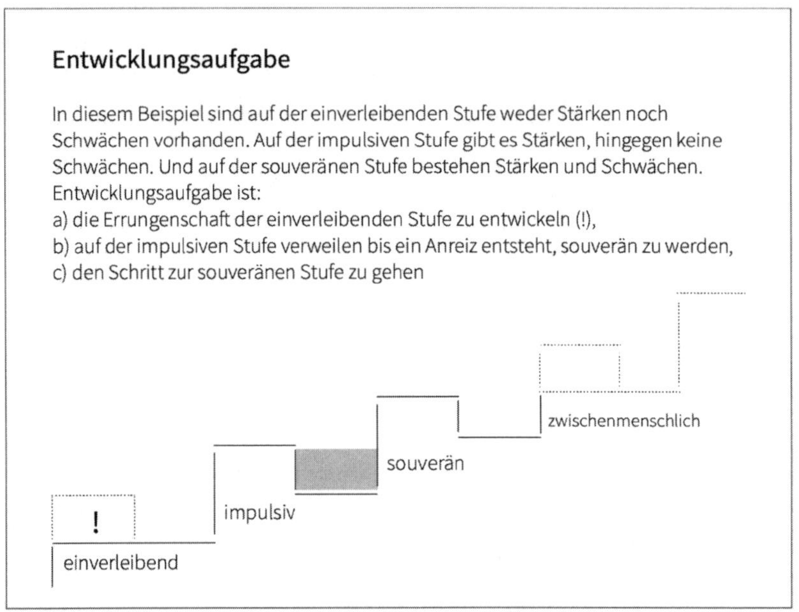

Abb. 35: Auffüllen von Entwicklungslöchern

Es gibt Menschen, die sich zwar nicht weiterentwickelt haben, die aber im Rahmen ihrer Überlebensstrategie die Errungenschaften der höheren Stufen durch operantes Konditionieren erlernen. So kann jemand auf der impulsiven Stufe im gehemmten Modus sein, hat sich aber die Fertigkeiten der institutionellen Stufe antrainiert, um mithilfe zwanghafter Ordnungs- und Regelungsversuche mit der Welt und den anderen Menschen zurechtzukommen. Ein anderer ist auf der einverleibenden Stufe und hat sich die zwischenmenschlichen Fähigkeiten des freundlichen Eingehens auf die Wünsche des anderen durch Lernen am Erfolg erworben. Er kann auf diese Weise als dependente Persönlichkeit emotional in seiner wichtigen Beziehung durch größte Rücksichtnahme und Selbstverzicht überleben. Diagnostisch behelfen kann man sich als Therapeut dadurch, dass zum Beispiel die gelernten Fähigkeiten der höheren Stufe zur Erreichung von homöostatischen Zielen der niedrigeren Stufe eingesetzt werden. Ein dependenter Mensch ist nicht wegen seines sozialen Bedürfnisses (Beziehungsaufbau) prosozial, sondern aufgrund seines egozentrischen Bedürfnisses nach emotionaler Versorgung (jemanden haben, um nicht allein zu sein). Er instrumentalisiert die Beziehung zur Befriedigung egozentrischer Bedürfnisse – ein Vorgang, der gerade beim dependenten Menschen nicht leicht als solches zu erkennen ist. Aus der tiefenpsychologischen Perspektive läge der Unterschied darin, dass beim dependenten Menschen das prosoziale Verhalten lediglich Abwehrfunktion hat. Dagegen meint der Mensch, der auf der zwischenmenschlichen Stufe angekommen ist, mit seinem Verhalten wirklich die Beziehung. Die Erfassung der zentralen Bedürfnisse und der zentralen Ängste hilft, die homöostatischen Ziele zu benennen. Diese können den Entwicklungsstufen zugeordnet werden:

- einverleibend: Bedürfnis nach Willkommensein und Geborgenheit, Furcht vor Vernichtung
- impulsiv: Bedürfnis nach Schutz und Zuverlässigkeit, Furcht vor Trennung
- souverän: Bedürfnis nach Einfluss und Kontrolle, Furcht vor Kontrollverlust
- zwischenmenschlich: Bedürfnis nach Liebe, Furcht vor Liebesverlust
- institutionell: Bedürfnis nach Regeln, Furcht vor Chaos und Aggression

Damit sind wir bei der Verknüpfung von Entwicklungs- und Persönlichkeitsdiagnostik angekommen. Sulz und Theßen (1999) korrelierten die VDS-Persönlichkeitsskalen (Sulz et al. 1998) mit den Entwicklungsskalen (Sulz 1995, 2009b). Demnach befinden sich schizoide Menschen eher auf der einverleibenden Stufe, emotional instabile und dependente Menschen zwischen der einverleibenden und der impulsiven Stufe, narzisstische, selbstunsichere und zwanghafte Menschen auf der impulsiven Stufe und passiv-aggressive und histrionische Personen zwischen der impulsiven und der souveränen Stufe.

Die defizitorientierte Betrachtung kann sich auf die ersten drei Stufen einverleibend, impulsiv und souverän beschränken. Fast alle wesentlichen klinischen Erscheinungen psychischer und psychosomatischer Störungen und ihre Störungsbedingungen liegen in diesem Bereich der Entwicklung. Störungsdiagnostik befasst sich also schwerpunktmäßig mit diesen drei Stufen.

Die ressourcenorientierte Analyse geht dagegen auf die späteren Stufen ein. Sowohl entwickelte als auch lediglich gelernte Fähigkeiten dieser Stufen helfen beim Aufbau funktionalen Erlebens und Handelns. Trotzdem muss eine ressourcenorientierte Therapie erst einmal bei den untersten Stufen beginnen: Aufbau der Fähigkeiten und Utilisierung der Ressourcen der einverleibenden Stufe als basale Intervention im Sinne eines Genusstrainings ist eine häufige Vorgehensweise nicht nur bei Depressionen. Auf der impulsiven Stufe werden die Lust und Freude am spielerischen und sportlichen Bewegen einerseits und die Fähigkeit, sich Gewünschtes selbst zu nehmen und Unerwünschtes wegzustoßen beziehungsweise davon wegzugehen, aufgebaut. Schrittfolge bei der Entwicklungsarbeit: Zuerst die gegenwärtige Stufe konsolidieren und dann erst zur nächsten weitergehen. Konkret bedeutet das (Entwicklungsarbeit auf der untersten Stufe mit vorhandenen Defiziten bzw. fehlenden Stärken): Zuerst Stärken auf- und Defizite abbauen, erst danach folgt der Schritt zur nächsthöheren Stufe.

Es wird deutlich, dass Entwicklungsdiagnostik ein sehr komplexer Vorgang ist und nicht allein mit quantifizierender Messung durchgeführt werden kann. Andererseits ist erkennbar, dass Implikationen für die Therapie aus ihr hervorgehen, die zum Teil zu einer überraschenden Veränderung der Zieltaxonomie führen. So ist es nicht mehr so beliebig, in welcher Reihenfolge welche Ziele verfolgt werden. Und es gibt Ziele, die zurückgestellt oder gestrichen werden müssen. Natürlich wird so mancher unüberwindliche therapeutische Widerstand durch die Entwicklungsperspektive verständlich. Ein Mensch, der sich am Beginn der impulsiven Stufe befindet, kann nicht forciert zur Selbstständigkeit hin therapiert werden. Er braucht zuerst auf der impulsiven Stufe die Erfahrung von Zuverlässigkeit und die Erfahrung des Beherrschens der impulsiven Fähigkeiten. Ein Beispiel: Eine Frau kann sich aus einer sehr unbefriedigenden Partnerschaft nur durch den frühen impulsiven Akt der Trennung befreien. Wäre sie auf der souveränen Stufe, hätte sie als Alternative das gekonnte Umgehen mit dem Partner, sodass sich dieser künftig befriedigend verhält. Eine Paartherapie, die letztere (reifere) Lösung anstrebt und den Entwicklungsstand der Frau nicht berücksichtigt, muss scheitern.

Die konkrete Entwicklungsarbeit vollzieht sich durch den bewussten Umgang mit Situationen, Personen und den eigenen Motiven, Emotionen, Kognitionen und Handlungen:

Entwicklungssituation: ....

a) Wahrnehmung:
   - Ich bin ....
   - Du bist ....

b) Kommunikation:
   - Ich brauche ....
   - Ich fürchte ....
   - Ich hasse ....
   - Ich wünsche mir von dir ....

c) Verhaltenssteuerung:
   - Ich werde nicht mehr ....

d) Interaktion:
   - Ich werde ab jetzt ....

e) Evaluation:
   - Mein Verhalten führte zu ....

Die Berücksichtigung und Differenzierung der Funktionsbereiche Wahrnehmung, Kommunikation, Verhaltenssteuerung und Interaktion bietet die Möglichkeit, die intra- und interpersonellen Aspekte gleichermaßen einzubeziehen. »Ich nehme mich und den anderen wahr. Ich teile dem anderen mein Bedürfnis, meine Angst beziehungsweise meinen Ärger mit. Ich steuere mein Verhalten im Sinne der Selbstregulation, indem ich meine bisherigen Handlungsimpulse hemme und das frühere Verhalten nicht mehr ausführe. Dazu muss ich den Automatismus der bisherigen Gewohnheit ins Bewusstsein heben und mich bei dem alten Verhalten möglichst gleich zu Beginn ertappen. Dann trete ich auf die neue Weise in Interaktion mit der anderen Person. Diesen Vorgang und sein Ergebnis, das heißt die Wirkung meines Verhaltens beachte und bewerte ich bewusst, erkenne den Erfolg des neuen Verhaltens und verstärke mich dafür.« Was ist der Unterschied zum Selbstmanagement? Im situativen Ablauf besteht kein Unterschied, lediglich in der Therapiestrategie: »Wozu ich welche Intervention plane und durchführe und zuvor schon, welches Verhalten Zielverhalten wird und welche Intervention zum Einsatz kommt« (Therapeut).

6.2.1 Affektregulierung führt zu Selbstwirksamkeit

6.2.1.1 Ungestörte Entwicklung und funktionale Emotionsregulation

Die Neurobiologin Nicole Strüber (2016) beschreibt die ideale Kindheit so:

> »In einer idealen Welt befindet sich das Ungeborene neun Monate lang sicher und geborgen in der Gebärmutter seiner glücklichen, gesunden und sportlichen Mutter. Neun entspannte Monate später wird es natürlich und komplikationslos entbunden. Seine Mutter spürt eine unbeschreibliche Freude auf die Zeit mit dem Baby. Sie stillt nach Bedarf und genießt das Miteinander mit ihrem Säugling. Bereits während der Schwangerschaft wird sie von ihrer eigenen Mutter, zu der sie eine sichere und innige Bindung hat, nach Kräften unterstützt. Aber auch ihr Mann ist immer für sie und das Baby da. Nach der Geburt nimmt er sich lange Urlaub, um bei ihr und dem Baby zu sein, und freut sich auf seine Elternzeit. Das Kind entwickelt sich zu einem glücklichen und ausgeglichenen kleinen Menschen. Gefällt ihm etwas nicht, regt es sich zwar auf, aber ebenso zügig wieder ab. Es ist ausgesprochen bindungsfähig und bereichert sein ganzes Umfeld. Schnell bildet sich ein differenziertes emotionales System heraus und das Kind kann seine eigenen Emotionen gut regulieren. Es ist intelligent, selbstständig, sozial hochkompetent und gewinnt im Nu viele Freunde« (S. 247).

Auch wenn es keine ideale Kindheit gibt und auch nicht geben muss, zeigt dies, wie viel Entwicklungspotenzial in einem Kind steckt und wie eine sichere Bindung dazu beitragen kann, dass möglichst viel von diesem Potenzial in einem Menschenleben ausgeschöpft wird. Therapeuten beschäftigen sich dagegen mit den Lebensumständen, in denen Eltern sehr viel vom Potenzial ihrer Kinder verschenken, weil sie nicht wissen, dass die Investition von zwei Jahren so viel ermöglichen würde und sie selbst nur zwei von 80 bis 90 Jahren Lebenszeit kosten würde. Und weil sie nicht bedenken, dass das, was sie verschenken, nicht ihnen gehört, sondern ihrem Kind.

Doch zunächst zur ungestörten Entwicklung: All das, was der Säugling und das Kleinkind noch nicht können, übernehmen seine Bezugspersonen, auch die Affektregulierung. Anfangs ist jede Emotion ein Alarm, der laut und intensiv bei der Mutter oder dem Vater ankommt, als ob etwas ganz Schlimmes geschehen wäre und sofortige Rettungsmaßnahmen erfolgen müssten. Eltern fühlen sich entsprechend alarmiert und erregt, vor allem beim ersten Kind. Bald stellen sie fest, dass es nur kleiner unbedeutender Maßnahmen bedarf, um ihr Kind zu beruhigen: auf den Arm nehmen, leicht wiegende Bewegungen, ein beruhigendes Summen. Natürlich auch die Brust geben und die Windeln wechseln. Während der Schritte, die sie auf das Kind zugehen, beruhigen sie sich selbst, und beim Kind angekommen, haben sie zwar noch Mitgefühl mit dessen Erregung und Alarmiertheit, können aber durch ihre elterliche Erfahrung und im Wissen darum, dass nichts Schlimmes im Gange ist, selbst beruhigt sein und so das Kind beruhigen. Das gelingt ihnen durch die an anderer Stelle beschriebene markierte Affektspiegelung. »Du Armes, es ist ganz arg unangenehm für Dich und ich helfe Dir jetzt, dass es bald wieder gut wird.« Das Kind hat sein Gefühl und es wird von der Mutter ernst genommen und validiert durch ihr Mitgefühl. Zugleich ist sie in sich ruhig und gelassen – in dem Gefühl, dass sie die Situation im Griff hat und das Kind beruhigen kann: »Ich bin da und werde das, was so unangenehm für Dich ist, beseitigen und dann geht es Dir wieder gut.« Sie greift also das unangenehme Gefühl und die Erregung des Kindes auf, fühlt mit ihm und signalisiert es dem Kind. Hinzu kommt, dass es für sie nicht so schlimm ist wie für das höchst alarmierte Kind. Auch das signalisiert sie ihm und das beruhigt dann (Markierung). Es ist also eine Gefühlsmischung, die sie dem Kind zurückgibt. Einerseits spiegelt sie, dass es sehr unangenehm ist und andererseits, dass sie helfen und beruhigen kann und es gleich wieder gut wird. Wir müssen bedenken, dass die kindliche Emotion nicht übertrieben ist. Denn seine Situation ist ja die, dass es dem Auslöser der Emotion ganz ausgeliefert ist und sich nicht schützen und helfen kann. Es weiß nicht, dass gleich die Mutter kommen wird. In so einer Situation würden wir ebenso alarmiert reagieren. Deshalb ist es so wichtig, dass das Kind erfährt, dass seine Emotion ganz richtig ist. Es wäre falsch, zu signalisieren, dass das Kind übertreibt und dass es keinen Grund gibt für so einen massiven Alarm. Aus dem markierten Spiegeln darf die Validierung des Gefühls nicht herausgelassen werden: »Ja, das ist wirklich bedrohlich für Dich.« Dazu kommt die Beruhigung: »Aber ich bin ja da und ich kann das rasch wieder gut machen (für mich ist es nicht bedrohlich).«

Der unreif aus dem Uterus in die Außenwelt entlassene Säugling braucht diese seine Affekte regulierende Bezugsperson, da ihm die Fähigkeit zur Emotionsregulation nicht mitgegeben wurde. Diese wird das Kind erst mit der Entwicklung seines Vorderhirns im Alter von vier bis fünf Jahren ausreichend beherrschen. Es ist also eine lange Zeit, bis das Kind die Eltern nicht mehr in diesem großen Ausmaß benötigt. Natürlich nicht mehr so lückenlos und ganz und gar eingreifend, sondern nur das Notwendige tuend. Aber doch so rasch und so umfassend, wie es ein Kind mit einem Jahr, mit zwei Jahren und mit drei Jahren jeweils braucht. Die externe Affektregulierung wird in dem Maß zurückgenommen, in dem die Frustrationstoleranz des Kindes zugenommen hat. Diese hängt mit dem Zeitempfinden des Kindes zusammen. Ein Säugling kann noch nicht warten. Mit jedem Jahr nimmt diese Fähigkeit jedoch zu. Und Eltern vermitteln, dass es ganz gut geht, noch ein bisschen zu warten. Und es ist auch gut, wenn nach zwei Jahren nicht nur die Eltern das übernehmen, sondern auch vertraute weitere Bezugspersonen, die sich auch um andere Kinder kümmern.

Wir können uns die Aneignung der Affektregulierung so vorstellen, dass das Kind durch die elterliche Spiegelung erfährt, dass es sich um sein Gefühl handelt und dieses auch einen Namen bekommt. Es erlebt zudem, dass dieses Gefühl beruhigt wird, indem der Auslöser beseitigt wird. Es erfährt unzählige Male, dass auf dieses Gefühl Beruhigung erfolgt. Mit dem Erleben des Gefühls stellt sich deshalb die berechtigte Erwartung ein, dass es bald und zuverlässig beruhigt werden wird. Bereits die Erwartung beruhigt schon etwas. Sie basiert auf einer zuverlässigen Verfügbarkeit der Elternperson. Und mit dem Herbeikommen der Bezugsperson nimmt die Erwartung zu, was weiter beruhigt. Wenn die Eltern dann damit beginnen, den Auslöser zu beseitigen, zum Beispiel die schmutzige Windel, ist schon viel Beruhigung geschehen. Diese erfolgt also nicht erst nach der Beseitigung des Auslösers. Das Kind erfährt, dass sein Gefühlsausdruck wirkt. Es erfährt, dass dieser dazu führt, dass Vater oder Mutter herbeikommen und helfen. Später wird es erfahren, dass es selbst etwas tun kann, um einen Gefühlsauslöser zu beseitigen. Es wird immer mehr Interventionen der Affektregulierung zur Verfügung haben. Und es wird die Verursachungen seiner Gefühle erkennen und auf diese einwirken können.

Identifizierung mit der elterlichen Bezugsperson und metakognitives Erkennen von Ursachen und Folgen des Verhaltens der eigenen Person und anderer Personen ermöglichen es, die Emotionsregulation selbst zu übernehmen. Von Entwicklungsseite her können wir sehen, dass das Kind zwischen drei und fünf Jahren eine enorme kognitive Entwicklung durchmacht, die ihm hilft, sich und die Welt immer realistischer einzuschätzen und damit zu immer treffenderen Vorhersagen von Ereignissen zu gelangen. Es kann sich immer besser auf soziale Interaktionen einlassen. Damit diese Entwicklung möglichst ungestört vonstatten gehen kann, braucht das Kind

- eine feinfühlige Mutter, die nicht selbst in unbewältigbarem Lebens- und Beziehungsstress steckt,
- eine sichere Bindung, das heißt die zuverlässige Verfügbarkeit einer Bindungsperson mit dem Ergebnis der Erzeugung von Sicherheit,
- markierte Spiegelung der Affekte des Kleinkindes mit dem Ergebnis der zunächst externen und später internen Affektregulierung,
- entwicklungsgerechtes Zurücknehmen der Hilfe und Schaffen eines geschützten Raums zur Erprobung eigener Fähigkeiten mit dem Ergebnis von Selbstwirksamkeitserfahrung.

Kuhl (2001) geht davon aus, dass die Fähigkeit zum Herunterregulieren negativer Affekte zum Beispiel durch fehlende Warmherzigkeit der Eltern behindert werden kann, sodass weniger Selbstwirksamkeitserfahrung möglich wird.

6.2.1.2 Gestörte Entwicklung und dysfunktionale Emotionsregulation[25]

Noch einmal: Kinder unter drei Jahren können ihre Gefühle noch nicht allein regulieren. Das gelingt erst mit vier bis fünf Jahren, wenn der PFC ausreichend entwickelt ist. Bis dahin brauchen sie ihre Bezugspersonen als emotionsregulierende Instanz. Es ist eher selten, dass Eltern diese Aufgabe so gut erfüllen, dass eine funktionale Emotionsregulation aufgebaut werden kann. Viel zu früh erwarten sie vom Kleinkind, dass es seine Gefühle selbst steuert. Die Affektregulierung ist aber ein metakognitiver Prozess, der dem kleinen Kind noch nicht verfügbar ist. Wenn ihnen nicht geholfen wird, versuchen die Kinder trotzdem zu einer Beruhigung ihrer Erregung zu kommen, indem sie eine Emotion mit einer anderen Emotion regulieren. Gegen die primäre (authentische) Emotion Wut helfen sekundäre (nicht-authentische) Gefühle wie Angst, Schuldgefühl, Scham, Ohnmacht, Hilflosigkeit, Resignation. Kinder müssen solche sekundären gegensteuernden Gefühle produzieren, obwohl sie eigentlich keinen Grund dazu haben. Hauptsache, die Wut ist weg und die Gefahr, die sich aus der eigenen Wut ergeben hätte, ist gebannt.

Mit der Entwicklung des Menschen entwickeln sich Gefühle und die Fähigkeit zur Gefühlsregulation. Angst und Wut beziehungsweise Ärger

25 Dieses Kapitel wurde verändert übernommen aus Sulz (2000b, S. 69ff.).

gehören zu den frühesten Emotionen. Deren Inhalte ändern sich aber mit der psychischen Entwicklung des Menschen. Die innere und äußere Situation einer Person entscheidet, was für sie bedrohlich ist. So ist für die gewonnene Existenz als Erdenbürger deren Verlust die größte Gefahr. Wer gerade mit Mühe eine tragfähige Bindung zu einem anderen Menschen aufgebaut hat, fürchtet am meisten die Trennung. Wer sich durch seine Fähigkeit, gezielt Einfluss auf das Verhalten anderer zu nehmen, aus dem Ausgeliefertsein herausgearbeitet hat, fürchtet Verlust der Kontrolle über eine Situation oder über das Verhalten des anderen. Wer es endlich geschafft hat, seine Impulse zu hemmen und zu steuern, mag fürchten, die Kontrolle über sie zu verlieren. Wer seine Selbstinteressen ganz seiner Liebesbeziehung geopfert hat und sich vollständig durch Beziehung definiert, fürchtet Liebesverlust. Wer sich aus der Nähe emotionaler Beziehung herausgeschält hat und seine Beziehungen durch Umgangsregeln und Gesetze verwaltet, fürchtet Chaos, das Außerkrafttreten von Gesetzen beziehungsweise Regeln und fürchtet auch, dass er sich emotional hingibt und sich in einer Beziehung (wieder) verliert. Verschiedene Angstinhalte beschreiben verschiedene Entwicklungsstufen. Auf den jeweils unteren Stufen ergibt die Angst der höheren Stufe keinen Sinn, denn man kann das, was man noch nicht hat, auch nicht verlieren. Die Entwicklungspsychologie Kegans (1986) bildet diese Abfolge der Entwicklung zentraler Angstinhalte recht gut ab. Sie wird unter anderen auch von Blanck und Blanck (1981, 1991, 1994) und Sulz (1995, 1999) beschrieben.

Die Bedürfnisse eines Menschen hängen ebenso von seinem entwicklungsbedingten Zustand und seiner ihn einbindenden Kultur ab. Auf der einverleibenden Stufe nach Kegan (1986) benötigen wir Versorgung, auf der impulsiven Stufe Geborgenheit und Schutz, auf der souveränen Stufe Kontrolle, auf der zwischenmenschlichen Liebe, auf der institutionellen Stufe Regeln und Gesetze und auf der überindividuellen Stufe Freiheit. Einerseits kann man diese Entwicklungsstufen bestimmten Altersstufen zuordnen, andererseits treffen wir im psychotherapeutischen Kontext Menschen an, die bezüglich des Umgangs mit sich und ihren wichtigen Beziehungen auf einer der ersten drei Stufen zu lokalisieren sind (Sulz & Theßen 1999). Gleichzeitig können sie in anderen Lebensbereichen sehr reife Formen des Erlebens und Verhaltens aufweisen (Noam 1988; Noam et al. 1995). Neben diesen homöostatischen Sollwerten ist auch die Identität Gegenstand der Entwicklung. In Anlehnung an Kegan können wir die Selbstdefinition des Menschen auf den verschiedenen Stufen formulieren.

Zunächst heißt es »Ich bin da«, dann »Ich bin Bedürfnis«, danach »Ich bin Kontrolle«, anschließend »Ich bin Beziehung«, schließlich »Ich bin Norm« und zuletzt »Ich bin Wert«. Über dieser letzten (überindividuellen) Stufe wäre der Mensch auch nicht mehr in seine Werte eingebunden. Dann könnte er sagen »Ich bin!«. Man kann probatorisch diesen Identitäten bevorzugte Gefühle zuordnen, zum Beispiel Angst und Sicherheit, Freude und Trauer, Stolz und Ärger, Liebe und Hass, Genugtuung und Zorn oder Schuld, Erfüllung und Streben. Emotionen können also bezüglich des Entwicklungsthemas eine spezifische Funktion haben. Je nachdem, welches Gefühl ein Mensch in einer bestimmten Situation hat, können wir Vermutungen bezüglich des Entwicklungsstands seines Selbst und seiner Beziehungen anstellen. Und es kann sein, dass das Thema der Therapie ein Entwicklungsthema wird (Sulz 1994, 1995, 1999a, b, 2000a).

6.2.2 Entwicklung von Selbstwirksamkeit: Von der impulsiven zur souveränen Stufe

Der Patient befindet sich, wenn er mit seinen Symptomen und seiner Erkrankung einen Therapeuten aufsucht, auf der Stufe der Impulse und Emotionen (AFFEKT-Stufe). Impulse und Affekte regieren ihn. Er kann sie nicht steuern. Da es gegenläufige Impulse gibt, blockieren diese sich gegenseitig. So blockiert Angst die Wut. Angst ist also das einzig verfügbare Steuerungsinstrument der AFFEKT-Stufe. Sie kann dazu führen, dass die Impulshemmung sehr weit geht, bis zum Beispiel weder Begeisterung noch Leidenschaft oder Übermut mehr möglich sind. Eventuell wird allen Gefühlen die Intensität genommen. Nur spärlich leuchten Rührung und Liebe auf: der gehemmte Mensch.

Ist die Angst nicht groß oder nur sehr kurz, dann werden Impulse ausgelebt, lustvolle ebenso wie aggressive: »Ich werde immer so wütend, obwohl ich das gar nicht will« oder »Ich esse doppelt so viel wie mein Körper braucht und kann es nicht lassen, obwohl ich weiß, dass es schon längst zu viel ist«. Andere stehen zu ihren Impulsen und stellen sie überhaupt nicht in Frage: der impulsive Mensch.

Dem gehemmten und dem impulsiven Menschen ist gemeinsam, dass sie keine Lösungen für ihre Probleme finden und sich deshalb nicht selbst helfen können. Sie brauchen andere Menschen, die sie aus dieser Lage befreien, das Problem in die Hand nehmen und dafür sorgen, dass es wieder gut wird. Beide können die Folgen ihres Handelns ebenso wenig vorhersehen wie sie die auslösende Ursache einer Emotion nicht erkennen können. Sie haben keine Menschenkenntnis (keine Theory of Mind bzw. keine Theorie des Mentalen) und können die Intentionen anderer Menschen nicht hinter deren Verhaltensweisen sehen.

Für viele Menschen trifft das nicht in allen Beziehungskontexten zu. Sie funktionieren und operieren lediglich in bestimmten Situationen (ignoriert werden, im Stich gelassen werden, benachteiligt werden, ausgeschlossen werden etc.) und in spezifischen Beziehungen (z. B. Vorgesetzten gegenüber, in der Öffentlichkeit, mit dem Partner) auf der AFFEKT-Stufe. Wir können analog zur Verhaltenssignatur von Mischel und Shoda (1995), die Persönlichkeitszüge spezifiziert, von einer Entwicklungssignatur sprechen: Ein Mensch ist nicht immer auf einer Entwicklungsstufe, sondern nur in besonderen benennbaren Kontexten. Das wirkt sich wie ein Entwicklungsloch aus (Sulz 1994, 2017b).

Auch wenn ein Mensch in den meisten Lebenssituationen auf der DENKEN- oder gar auf der EMPATHIE-Stufe ist, ist eine reine Verhaltensänderung nicht ausreichend, um dafür zu sorgen, dass sich seine Entwicklungssignatur ändert. Denn es gibt gute Gründe, die ihn an weiterer Entwicklung gehindert haben. Er hat in der Zeit, in der normalerweise der Entwicklungsschritt von der AFFEKT- auf die DENKEN-Stufe vollzogen wird, so große Belastungen erlebt, dass sein emotionales Überleben nicht zuließ, dass er auf der Treppe der Entwicklung bleiben konnte, um von dort auf die nächste Stufe hinaufzusteigen. Er musste sich quasi unter dieser Treppe verstecken, um vor den Bedrohungen in der Familie geschützt zu sein, etwa vor dem Jähzorn des Vaters oder den subtil sadistischen Strafen der Mutter. Sein inneres Arbeitsmodell (Bowlby 1975) beziehungsweise seine Überlebensregel (Sulz 1994) forderte maximale Anpassung, eventuell sogar Unterwerfung. Mit diesen festgeschriebenen absolut notwendigen Reaktionsweisen blieb kein Spielraum für Entwicklung mehr – in den Beziehungskontexten, in denen diese gefährlich geworden wäre. Selbstständiges Denken, das zu anderen Entscheidungen geführt hätte, als die Eltern es gutheißen oder aushalten, wäre unangebracht gewesen.

In der Therapie soll deshalb dieser blockierte Entwicklungsschritt ermöglicht werden: Die vorhandenen Gehirnstrukturen des PFC auch in den Beziehungskontexten einsetzen zu können, in denen dies bisher nicht möglich war. Metakognition als Denken über Gedanken, Gefühle und Bedürfnisse (der anderen und der eigenen) soll regelhaft und regelmäßig verfügbar sein und aktiv eingesetzt werden. Eine Theory of Mind/Theorie des Mentalen soll entsprechend zunehmend elaboriert werden, sodass befriedigende soziale Interaktionen und Beziehungen gestaltet werden können.

Das kann aber nur gelingen, wenn Affekte und Impulse gesteuert werden können, wenn also eine gut funktionierende Emotionsregulation vorhanden ist. Deren Aufbau ist das konkrete nächste Therapieziel. Wenn es im bisherigen Verlauf der Behandlung gelungen ist, eine hinreichend sichere Bindung aufzubauen und die Tür zu bisher unterdrückten Gefühlen zu öffnen, dann sind das gute Startbedingungen für die nun anstehende therapeutische Arbeit.

Worum geht es in der Entwicklung von der AFFEKT- auf die DENKEN-Stufe? Es geht darum, das ausschließliche Angewiesensein auf die Hilfe von Bezugspersonen zu beenden und zur Selbstwirksamkeit zu kommen. Diese besteht darin, dass die im Alltag anstehenden Situationen, auch wenn sie schwierig sind, selbstständig gemeistert werden können. Das bedeutet sowohl sich und die eigenen Impulse als auch die anderen Menschen so im Griff zu haben, dass diese bereit sind, auf die eigenen Bedürfnisse einzugehen und in eine gute Beziehung zu treten. Zur Steuerungsfähigkeit gehört zuerst das logische Denken, das dabei hilft, die Wirkung eigenen Verhaltens vorherzusehen und die Ursache des Verhaltens anderer zu erkennen. Das Erkennen der Ursache muss so weit gehen, dass dem anderen Menschen eine Intention zugeschrieben wird, die zu seinem Verhalten geführt hat. Was wollte, was brauchte der andere Mensch? Die Beantwortung der Fragen nach der Intention gelingt durch logisches Folgern. Im Lauf der Zeit wird der Ursache-Wirkungs-Zusammenhang aber im Gedächtnis abgespeichert und ist durch Erinnerung verfügbar, sodass nicht jedes Mal wieder die soziale Situation neu durchdacht werden muss. Das Gesamt aller derartigen Erfahrungen verdichtet sich zu einem Bild der Wechselwirkung von Selbst und Welt (Beck 1978) beziehungsweise einer Theory of Mind, in der Sprache von Fonagy et al. (2008) einer Theorie des Mentalen. Das können wir auch emotional-soziale Intelligenz nennen. Ergebnis ist der kluge Umgang mit Situationen und Menschen. Klug in dem Sinne, dass die Grundhaltung durchaus noch egozentrisch sein darf, auf den eigenen Vorteil bedacht und auf die Bedürfnisse des anderen nur Rücksicht nehmend, weil es klug ist, und nicht aus Mitgefühl mit dem anderen. Es ist sehr wichtig, dass dem Patienten die entwicklungsbedingte und für diese beiden Stufen notwendige Egozentrizität zugestanden wird. Er muss noch nicht empathisch sein. Das wird erst im darauffolgenden Therapieabschnitt angestrebt. Nur wer die Chance hat, gut für sich durch kompetente Selbstwirksamkeit zu sorgen, kann es sich leisten, sich dem anderen Menschen helfend zuzuwenden. Deshalb ist das Selbstbehauptungstraining der Verhaltenstherapie auch ein so wertvolles Therapiemodul.[26]

6.2.2.1 Emotion Tracking als Basis der Entwicklung

Als thematisches Material nimmt der Therapeut Situationen, mit deren Verlauf und Ergebnis der Patient unzufrieden ist, die ein wiederkehrendes Scheitern bedeuten. Er beginnt das Thema zu erfassen, indem er das Gespräch via Emotion Tracking zu den tiefen Emotionen führt, die das Unglück des Patienten deutlich spürbar werden lassen und die bewusst werden lassen, was er wirklich gebraucht hätte. Wenn der Patient sich in der Fantasie oder im Rollenspiel oder in einer Aufstellung in das emotionale Erleben des Unglücks begeben und ressourcenorientiert das Antidot erleben konnte (Befriedigung des zentralen Bedürfnisses in der Beziehung, die für diese Befriedigung da sein sollte), wurden Ist und Soll erlebbar gemacht und der Patient ist motiviert, die kommenden Schritte zu gehen. Der Therapeut hat damit erreicht, dass sein Patient in einer tiefen emotionalen Erfahrung die emotionale Bedeutung seines Problems verstanden hat, das Unglück der Frustration zentraler Bedürfnisse schmerzlich erlebt und das Glück der fantasierten Wunscherfüllung in einer befriedigenden Beziehung genießen konnte. Diese Befriedigung ist wie eine Glück verheißende Vision abgespeichert. Aus ihr geht ein attraktives Ziel hervor (Storch & Krause 2002; Storch et al. 2010), das zu den notwendigen Entwicklungsschritten motiviert.

6.2.2.2 Erlaubnis geben, um auf die »Treppe der Entwicklung« zurückzukehren

Wer aber nicht einfach auf der AFFEKT-Stufe stehen geblieben ist, sondern sich unter der Treppe versteckt hat, kann nicht gleich mit dem Nachholen der Entwicklung beginnen. Zuerst muss der Mut aufgebracht werden, aus dem sicheren Versteck hervorzukommen und sich auf die un-

26 Im Praxismanual zur Strategischen Kurzzeittherapie (Sulz 1995, 2009b, vgl. Sulz 2017c) sind die notwendigen metakognitiven Prozesse im Rahmen konkreter Übungen beschrieben.

geschützte Entwicklungstreppe zurückzuwagen, das heißt den eigenen Affekten wieder den Raum zu geben, den sie vor der Flucht eingenommen haben. Wir erinnern uns, dass in den ersten drei Lebensjahren das unkontrollierte Ausleben und Ausdrücken von Gefühlen in der Familie oft zu sehr bedrohlichen Konsequenzen geführt hatte, zum Beispiel wenn ein zornig um sich schlagendes Kind vom Vater heftig verprügelt wird. Ein lebendiges und ungezügeltes Kind hätte da nicht überleben können. Die Eltern haben entweder sehr aversiv reagiert oder sehr gelitten. Obwohl dem Kind in diesem Alter die Fähigkeit, seine Gefühle zu modulieren und seine Impulse zu steuern, noch völlig fehlt, musste es irgendwie dafür sorgen, dass sie für die familiäre Umwelt nicht mehr sichtbar und hörbar waren. Die große Angst hat geholfen, dem zu entfliehen, indem ein ganz anderes Kind entstand: ein sehr ängstliches, vorsichtiges, zurückhaltendes oder anschmiegsames, immer freundliches Kind oder ein pflichtbewusstes, fleißiges, leistungsbereites Kind usw. Aus der permanenten Interaktion mit den Eltern ergab sich ein inneres Arbeitsmodell beziehungsweise eine Überlebensregel, die dabei half, dieses andere Kind zu werden und zu bleiben – eines, das nicht es selbst sein durfte und konnte, sondern selbstunsichere, dependente, zwanghafte, histrionische oder narzisstische Züge usw. zu entfalten begann. Die Drohung, dass emotionales Überleben auf der ungehemmten AFFEKT-Stufe nicht möglich sein wird, verhindert den Schritt zurück auf die Entwicklungsstufe, von der aus die weitere Entwicklung ihren Anfang nehmen kann.

Bei der Begleitung des angstvollen Patienten auf seinem Pfad zurück zum Affekt, zurück zu seiner Vitalität, gilt also zuvorderst, ihn die Erlaubnis erleben zu lassen, dass er seine Gefühle wieder in Besitz nehmen darf. Das wird nicht durch eine rein sprachlich-kognitive Botschaft erreicht, sondern erlebnisorientiert durch Beziehung und bildhafte Erfahrungen vermittelt. Nur wenn der Patient in der Therapiesitzung in einer fantasierten oder im Rollenspiel erlebten Beziehung diese Erlaubnis glaubhaft und befreiend entgegennehmen kann, verliert sich die Angst und es erfordert keinen Mut mehr, sich auf der AFFEKT-Stufe mit seinen Gefühlen zu zeigen. Auch wenn Rollenspiele nicht mehr sind als Trockenübungen, verbessern sie die Chance des Patienten, sich in realen Situationen entsprechend zu verhalten.

Die Erlaubnis, die eigenen Gefühle zu haben, sie bewusst wahrzunehmen, sie da sein zu lassen und sie zu zeigen, steckte ja schon implizit und durchgängig im Vorgehen des Emotion Tracking. Dabei wurde vereinbart, dass Patient und Therapeut gemeinsam die beim Patienten auftauchenden Gefühle als eigentlichen roten Faden des Gesprächs nehmen. Das Erzählen führt zu einem Gefühl hin, das wertvoll für das Verständnis des berichteten Problems ist. Der Therapeut wendet sich aufmerksam, behutsam, feinfühlig und wertschätzend diesem Gefühl zu, spiegelt und benennt es mitsamt dem auslösenden Kontext der erzählten Geschichte. Jedes Gefühl ist wertvoll, keines ist verboten. Die Bindungssicherheit in der therapeutischen Beziehung schafft ein Klima der Fehlerfreundlichkeit und Toleranz, wie sie sonst kaum zu finden ist.

Zu dieser Erlaubnis kann noch auf eine andere Weise gelangt werden: durch die Übung »Von der gebietenden und verbietenden Überlebensregel zur neuen Erlaubnis gebenden Lebensregel«. Dort werden systematisch die entscheidenden impliziten Verbote herausgearbeitet und sprachlich gefasst, obwohl sie ursprünglich nichtsprachliche Systemregeln waren. Die Überlebensregel ist auch nicht Ergebnis eines kognitiven oder metakognitiven gedanklichen Durchdringens der situativen Schwierigkeiten mit den Eltern der frühen Kindheit. Sie entstand als inneres Arbeitsmodell im ersten Lebensjahr, zunächst um möglichst viel Bindungssicherheit zu erreichen. In den weiteren Jahren ging es nicht nur um Bindung, sondern auch um Selbstwert und Autonomie. Sehr deutlich werden die Gebote und Verbote bei der Betrachtung dysfunktionaler Persönlichkeitszüge, die wir mit dem VDS30 erheben. Jede Persönlichkeit hat ihre spezifische Überlebensregel und setzt sich aus Verhaltensgeboten und -verboten zusammen, die an der Überlebensregel ablesbar sind, zum Beispiel: »Nur wenn ich mich immer ängstlich zurückhalte und wenn ich nie vorlaut und frech meine Wünsche äußere, bewahre ich mir die Sympathie anderer und verhindere, dass sie mich ablehnen« (selbstunsichere Überlebensregel). Wer mit dieser Überlebensregel aufwächst, ist ganz selbstverständlich so geworden und muss sich nicht dauernd daran erinnern, dass er unbedingt die Überlebensregel einhalten muss. Kurzfristig erlebt er die vielen Vorteile: keine Ablehnung, kein Streit. Langfristig merkt er, dass er seine Begabungen und Fähigkeiten nicht ausleben kann, dass er sich nicht traut, seinen Interessen und seiner Lebensneugier zu folgen, und vor allem, dass er nicht wagt, sich zu wehren. Vielleicht kann er sich bewusst machen, dass er in seiner Persönlichkeitsentwicklung auf einer unteren Stufe steckengeblieben ist und deshalb weder seine Emotionen gut regulieren noch seine Beziehungen befriedigend gestalten kann. In der Therapie wird deutlich, dass nicht nur die Gültigkeit der Überlebensregel aufgehoben werden muss, sondern dass die dysfunktionalen Persönlichkeitszüge einen sehr großen therapeutischen Widerstand (Attraktor) darstellen. Doch auch deren Änderung beginnt mit der internalisierten und sich zu eigen gemachten Erlaubnis, seinen primären unverfälschten Gefühlen zu folgen (Abb. 36). Die therapeutische Intervention ist die Emotionsexposition.

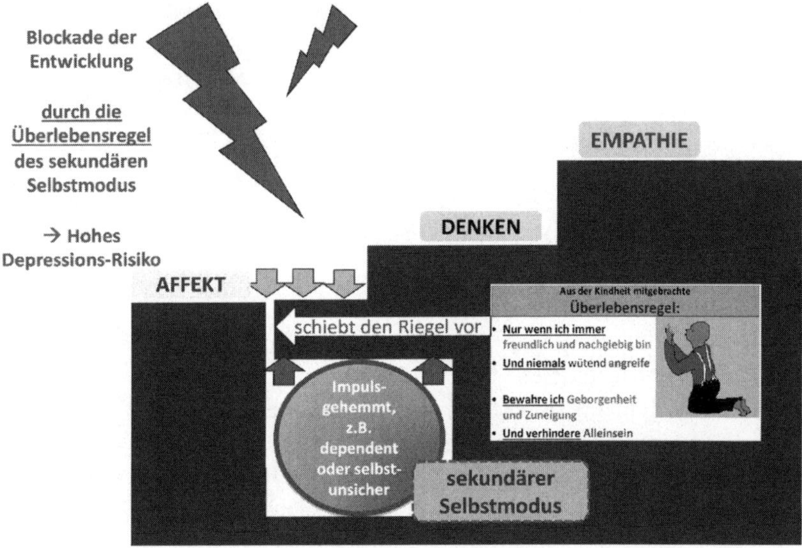

Abb. 36: Erlaubnis und Ermutigung, das Versteck unter der Treppe der Entwicklung zu verlassen

6.2.2.3 Wutexposition als Beispiel für das Zurückerobern der eigenen Vitalität

Folgende Situation: Ein Patient hat mindestens einmal durch eine emotionale und soziale Autorität, die in der Gruppe ein Rollenspieler darstellte und in der Einzeltherapie eine fantasierte Person war, glaubhaft die Erlaubnis erhalten, so zu sein, wie er ist, mit all den Gefühlen, die entstehen, aber einige Tage später zweifelt er an der Erlaubnis. Dann haben die Gebote und Verbote seiner Überlebensregel wieder die Macht ergriffen und steuern jede Zelle seines Körpers und seines Gehirns. Bei jeder Emotionsexposition muss daher zunächst die Erlaubnis wieder hergestellt werden, sogar mitten in der Übung ein zweites und ein drittes Mal. Vorausgehendes Zentrieren mit einer Achtsamkeitsübung kann hier helfen, zum Beispiel: Tief atmen, den Atem ausströmen lassen, sich ganz dem Atmen widmen, alles andere loslassen. Sich an die Stimme erinnern, die die Erlaubnis ausgesprochen hat, mit jedem Ausatmen Erlaubnis da sein und sich ausbreiten lassen: »Ich habe die Erlaubnis so zu sein wie ich bin.«

Jedes bisher tabuisierte und verbotene beziehungsweise verpönte Gefühl aktiviert die Überlebensregel in Sekundenbruchteilen und diese sorgt dafür, dass das Gefühl sofort wieder verschwindet. Wenn nicht, wird mithilfe von sekundären Gefühlen wie Schuldgefühlen, Scham und Angst dagegen angegangen. Schnell werden Gedanken hinzugefügt, die es richtig erscheinen lassen, das Gefühl unberücksichtigt zu lassen, wie: »Du brauchst ja nicht so viel wie er« oder »Harmonie ist wichtiger«. Letztlich wird die Überlebensregel wieder eingehalten. Während einer Expositionsübung ist das aber nicht das, was passieren soll. Also holt der Therapeut den Patienten auf seine Seite zurück und begleitet ihn unterstützend und Mut machend dabei, zum Beispiel seine Wut auf den Vater im Bewusstsein zu lassen und auch den zugehörigen Handlungsimpuls zu spüren und in der Fantasie zu einer kraftvollen Handlung werden zu lassen.

Ein Beispiel: Herr E. ist ein 30-jähriger Pädagoge, seine Mutter band ihn an sich, sein Vater verachtete ihn mangels »echter« Männlichkeit.

P: Was ich auch machte, wie sehr ich mich auch anstrengte, niemals sagte mein Vater auch nur ein Wort der Wertschätzung.

T: Sie haben viele sportliche und schulische Leistungen für ihn erbracht und nie war es ihm genug.

P: Ja, ich hätte nicht der Zweitbeste, sondern der Beste sein müssen. Ich hätte nicht im Handball, sondern im Fußball der beste Spieler sein müssen.

T: Es hat sie oft enttäuscht und frustriert, dass Sie Ihrem Vater nie gut genug waren.

P: Ja, das macht mich richtig sauer.

T: Ich kann gut verstehen, dass Sie sehr wütend sind. Spüren Sie die Wut auch im Körper, zum Beispiel in Armen und Händen? (Der Patient hat beide Hände zur Faust geballt.)

P: Mein ganzer Oberkörper bebt. Ja und meine Fäuste wollen zuschlagen.

T: Sie wissen ja, dass wir hier nicht reale Situationen nachspielen oder ausprobieren. Wir schauen uns nur an, was in Ihnen drin ist und was raus will. In wirklichen Situationen werden Sie sich dann ganz anders verhalten können. Aber die Fantasie, das zu tun, wonach Ihnen ist, kann uns helfen.

P: Und wenn ich das dann bei der nächsten Auseinandersetzung mit meinem Vater doch mache?

T: Wir können uns da beide auf Sie verlassen. Und je mehr wir Ihrer Wut auf den Grund gehen, umso unwahrscheinlicher wird es, dass Sie impulsiv sein werden – was Sie ohnehin nicht sind.

P: Ja, das stimmt. Wenn ich meine Wut besser verstanden habe, kann ich besser mit ihr umgehen.

T: Ich möchte Sie zu einer Übung einladen. Wir können Ihren Vater in der Fantasie auf diesen Stuhl gegenüber von Ihnen setzen. Und sie sagen ihm, wie schlimm das alles für Sie war und was Sie stattdessen von ihm gebraucht hätten. Und wenn Wut entsteht, dann sagen Sie ihm wie wütend Sie das macht.

P: Da muss ich mich richtig überwinden, aber ich will es machen.

T: Sagen Sie mir, wenn Sie so weit sind, dass Sie ihn auf dem Stuhl sitzen sehen.

P: Jetzt kann ich ihn vor mir sitzen sehen. Ich bin ganz aufgeregt.

T: Fangen Sie irgendwie an, was Ihnen als Erstes einfällt.

P: Ich habe mich nie getraut, Dir zu sagen, wie schrecklich meine Kindheit und Jugend mit Dir war. Jetzt sage ich es Dir endlich. Weil ich jetzt meine Wut richtig spüren kann. Die hilft mir.

T: Sehen Sie, hier habe ich ein Polster, auf das Sie mit der Faust hauen können. Bei jedem Satz einen Schlag, um zu unterstreichen, wie wichtig Ihnen das ist und wie Sie zu dem stehen, was Sie ihm sagen. Probieren Sie es mal aus. Noch einmal fester. Und noch einmal ganz fest. Ja, so ist es gut. Und schauen Sie ihm dabei in die Augen. Spüren Sie die Zornesfalten zwischen Ihren Augenbrauen? Spüren Sie in Ihrem Kiefer Ihren starken Willen, ihm Ihren Zorn zu zeigen? Sie können auch leicht schnauben vor Wut. Probieren Sie das mal. Ich mache es vor und wir machen es dann zu zweit. Was hat er oft gesagt und getan?

P: Nie hast Du mich herzlich begrüßt, nie fühlte ich mich bei Dir willkommen. Immer gab es wichtigeres, Andere, besseres und Bessere. Nie habe ich von Dir gehört, dass ich sehr gut bin. Dass Du stolz auf mich bist. (Mit jedem Satz schlägt der Patient mit der Faust auf das Polster, das in Ellbogenhöhe auf einem Tischchen liegt. Oder im Stehen auf einem Pult, ebenfalls in Ellbogenhöhe.)

T: (soufflierend) Dazu hätte ich Dich als Vater gebraucht.

P: Ich hätte gebraucht, dass Du mit zu meinen Sportveranstaltungen gehst, mich anfeuerst, mir die Daumen drückst, Dich begeisterst, wenn mir etwas gelungen ist, Dich mit mir ärgerst, wenn ich etwas nicht geschafft habe, oder mich tröstest, wenn ich verzage. Nichts hast du getan. Nichts!

T: Wie viel Wut macht das?

P: Ich habe eine Mordswut auf Dich! Am liebsten würde ich Dich jetzt anspucken oder vom Stuhl kippen. Dir eine reinhauen.

T: Wir können jetzt versuchen, das in der Fantasie entstehen zu lassen. Das geht aber besser, wenn Sie aufstehen und sich vorstellen, er steht vor Ihnen. Wollen Sie das probieren?

P: Ja, das will ich. Ich bin außer mir vor Wut und Zorn.

T: Sagen Sie ihm noch einmal, was Sie besonders wütend macht. Spüren Sie dann Ihren Handlungsimpuls, holen sie aus und schlagen kraftvoll zu. Vielleicht so, dass er in Ihrer Fantasie torkelt oder hinfällt, sich vor Schmerz die Wange hält.

P: Ich muss Dir jetzt einfach zeigen, wie weh Du mir die ganzen Jahre getan hast. (Holt aus und schlägt dreimal zu.)

T: Ist das genug? Ist die Wut verflogen? Wenn nicht, machen Sie weiter, stellen Sie sich bei jedem Schlag vor, wie er trifft und wirkt. Wie viel Kraft in Ihnen ist und wie viel gerechter Zorn.

P: So jetzt reicht es. Ich bin fertig mit Dir. (Er hat noch zehnmal kräftig zugeschlagen.)

T: Wie fühlt es sich an? Wie fühlen Sie sich?

P: Einerseits hat es Kraft gekostet und ich bin erschöpft. Andererseits fühle ich mich stark, kräftig, selbstbewusst, befreit.

T: Und wie fühlt es sich an, ihn sich jetzt danach vorzustellen?

P: Ich habe kein Mitleid. Er war es, der unsere Beziehung kaputt gemacht und mit Füßen getreten hat. Er hat es verdient.

T: Wir hatten ja vereinbart, dass ihr Vater wie jeder Mensch zwei Seiten hatte, den negativen, mit dem Sie jetzt gesprochen haben und dem ihre Wut gegolten hat, und den positiven, den es ja auch immer wieder gab und der jetzt nicht gemeint war. Mit dem Sie ein anderes Mal ein Gespräch führen können.

P: Ja, das ist wichtig, dass das nur der negative Teil meines Vaters war. Dem anderen hätte ich damit Unrecht getan. Und es macht mich traurig, dass ich mit dem positiven nicht mehr in einer guten Beziehung sein durfte, weil dieser Kerl es verhindert hat.

Dieser handgreifliche Wutausdruck in die Fantasie hinein muss nicht oder nicht beim ersten Mal erfolgen. Oft reicht es, mit der Faust auf das Polster, quasi auf den Tisch zu hauen und sich so Respekt zu verschaffen. Wichtig ist, dass Art und Ausmaß der emotionalen Energie, die im Patienten bisher verborgen und unterdrückt ruhte, einmal ins Bewusstsein gehoben wird und so erlebt, erkannt und verstanden wird. Mit dem Fazit, dass die Wut richtig, gerecht, wichtig, notwendig und passend ist angesichts dessen, was der Vater ihm angetan hat. Diese Wut hat, so groß und so handgreiflich sie auch sein mag, die Erlaubnis, ins Bewusstsein zu treten, da zu sein und Wahrheit in die Beziehung zum Vater zu bringen. Sie wird in der realen Begegnung niemals handgreiflich gegen den Vater gerichtet werden. Sie zeigt, wie viel Aggression in der Haltung des Vaters steckte. Dem Ausmaß an väterlicher direkter oder indirekter Aggression können wir unter Umständen nur gerecht werden, wenn wir umfassend die ganze gebunkerte Wut zum Ausdruck kommen lassen. Ab einem bestimmten Ausmaß ist dieser Ausdruck handgreiflich. Manchmal will er töten und vernichten. Das darf in der Fantasie, im geschützten Raum der Therapie sein. Denn nur dieser ganz große Wutimpuls kann dann zeigen, wie viel dem Patienten angetan wurde. Es wurde nicht die Aggression des Patienten angeschaut, sondern die Aggression des Vaters, der wiederum die Aggression seines Schicksals hinzugefügt hat. Ebenso kann die Wut auf die Mutter oder einen Lehrer oder mobbende Altersgenossen betrachtet werden.

Manchmal kippt mitten in der Wutexposition die Emotion ins Traurige. Viel Schmerz und viel Weinen entsteht. Die Fähigkeit zum Wütendsein und die Bereitschaft, sich zu wehren, geht verloren. Das ist in Ordnung und kein Misslingen der Exposition. Es ist wiederum die Wahrheit, die Wahrheit der Beziehung, die der Patient zu Vater oder Mutter hat. Der Patient wird mittendrin wieder der liebende Sohn, der Sohn, der sich die liebevolle Beziehung zum Vater so sehr wünscht und den es traurig macht, dass es diese nicht gab und nicht gibt. Was ist passiert, dass die Emotion gekippt ist? Der Patient konnte mit seinem Gefühl nicht beim negativen Aspekt des Vaters bleiben. Er konnte positiven und negativen Aspekt nicht mehr trennen. Er hatte den ganzen Vater mit seinen beiden Seiten als Gegenüber und sein großes Bedürfnis ließ ihn zum positiven Aspekt schwenken. Das darf sein und die Wutexposition kann ein anderes Mal fortgeführt werden.

Nicht alle Patienten fühlen sich nach der Wutexposition befreit und kraftvoll. Zumindest kommt bei einigen ein Wermutstropfen hinzu: Sie werden traurig, Tränen kommen. »Es macht mich traurig, dass es in unserer Beziehung so weit kommen musste, dass ich so große Wut auf meinen Vater haben muss. Die Wut ist schon richtig. Aber ich hätte mir etwas ganz anderes gewünscht.« Das ist das Stichwort für die Einleitung der bereits beschriebenen »Ideale-Eltern-Übung«, in der der Patient in einer Imagination oder in der Gruppe im Rollenspiel erleben kann, wie schön und erfüllend es sich anfühlt, die Eltern zu haben, die damals gebraucht worden wären.

6.2.2.4 Selbstbehauptung und Selbstwirksamkeit

Solang ein Mensch abhängig ist und sich nicht selbst helfen kann, muss er sein Haupt vor dem Mächtigeren beugen. Das scheint das Schicksal vieler Menschen zu sein. Manchen fällt das leicht. Sie haben keinen Stolz, der sie daran hindert. Andere sind klug, sie verbiegen sich nicht dauerhaft, sondern beugen sich vorübergehend, so lang es sein muss. Innerlich bleiben sie sich treu: »Je plie, mais je ne romps pas!« (»Ich beuge mich, aber ich breche nicht.« Jean de La Fontaine, *Fables de La Fontaine*, aus der Fabel »Le Chêne et le Roseau« – dt.: »Die Eiche und der Schilf«). Erst das Brechen wäre eine unwiderrufliche Verunstaltung der ursprünglichen Gestalt, was allerdings bei so manchem passiert. Manche sind unbeugsam – bis sie doch durch eine gnadenlose Macht gebrochen werden. Ihre Unbeugsamkeit ist allerdings keine vorbildhafte Tugend. Doch hier geraten wir in die Thematik der Ethik und Philosophie und finden in der Dichtung nicht wenige Werke dazu.

Kinder, die Bedingungen ausgesetzt sind, unter denen sie sich von Beginn ihres Lebens an beugen und verbiegen müssen, haben zwei Themen: zum einen ihr Wachstum und ihre Entwicklung und zum anderen ihr emotionales Überleben. Wir haben festgestellt, dass es schwer ist, beide zu verwirklichen und dass, wenn es darauf ankommt, die Entwicklung dem Überleben geopfert werden muss. Erst wenn die von Kindheit an beibehaltene Überlebensregel als Arbeitsmodell gescheitert ist und psychische oder psychosomatische Symptome entstanden und eine ernsthafte Krankheit resultierte, ist eine Änderung notwendig. Die Überlebensregel muss der Erlaubnis gebenden Lebensregel weichen, sodass Entwicklung nachgeholt werden kann:

1. Erlaubnis geben (erlaubende Beziehung und neue Erlaubnis gebende Lebensregel)
2. sich die eigenen vitalen Gefühle wieder zu eigen machen (Emotionsexposition – Wut und Trauer)
3. sich wehren lernen und Selbstwirksamkeit erfahren (Wehrhaftigkeit aufbauen)

Letzteres soll nun genauer betrachtet werden. Ein Kind weiß eigentlich schon im Trotzalter mit zwei Jahren, was es will und was es nicht will. Mit der Entwicklung des PFC zwischen vier und fünf Jahren kann es seinen Willen einsetzen, um ein Ziel zu erreichen. Es kann dafür auf das Ausagieren ungeduldiger Impulse verzichten und auf andere Menschen so einwirken, dass sie gern tun, was es möchte. Es ist auf der DENKEN-Stufe angekommen, auf der es zu diesem Zweck seine Theory of Mind/Theorie des Mentalen einsetzen und metakognitiv erkennen kann, wie es andere dazu bringen kann, an sie gerichtete Wünsche zu erfüllen. In diesem Sinne verwaltet es souverän sich und seine soziale Umwelt. Was aber, wenn zwei solche Individuen aufeinanderstoßen und beide etwas wollen, was nur einer haben kann? Klugerweise beginnen dann Verhandlungen. Wenn sie nicht weiterführen, weil der andere schon alles hat, was er braucht, und durch Verhandlungen nur zu verlieren hat, muss zu anderen Mitteln gegriffen werden. Auf alle Fälle entstehen Unmut, Ärger und Kampfbereitschaft. Dieser Ausdruck von Ärger kann den anderen ängstigen, wodurch er nachgibt. Oder es muss ein Kräftemessen stattfinden, das im günstigen Fall so ausgeht, dass der andere den Kampf verliert, wenn er nicht vorher noch freiwillig preisgibt, was ihm aus Gründen der Gerechtigkeit nicht gehört.

Wer eine selbstunsichere Überlebensregel hat, bekommt bei dem Gedanken an eine Auseinandersetzung Angst und zieht sich kampflos zurück. Zwar mit einem schlechten Gefühl, das ist jedoch nicht so schlimm wie die Angst vor Verlust der Zuneigung beziehungsweise Gegenaggression oder gar Vernichtungsangst.

Die folgenden Abschnitte sind aus Sulz (2017c, S. 236ff.) verändert übernommen.

Kompetentes Sozialverhalten ist der beste Weg zur Erfahrung von Selbstwirksamkeit. Es geht um kompetentes Sozialverhalten in den verschiedensten Situationen. Wenn ein kompetentes Verhalten in einer subjektiv schwierigen Situation nicht gezeigt wird, so kann das drei Gründe haben. Es kann einfach ein Defizit sein, das heißt dass niemals gelernt wurde, wie die betreffende Situation gut gemeistert werden kann, zum Beispiel mangels guter Rollenmodelle. Oder es ist zwar verfügbar, aber soziale Angst verhindert dieses Verhalten. In beiden Fällen ist soziales Kompetenztraining indiziert. Oder eine Regel wie die Überlebensregel, die dieses Verhalten verbietet.

Der schnellste und wirksamste Weg ist, das neue gewünschte Verhalten zu üben, bis es gelingt. Wir müssen uns immer wieder daran erinnern, dass unser Gehirn vielmaliges Üben benötigt, bis feste dauerhafte Verschaltungen der Synapsenübergänge verfügbar sind. Es reicht nicht, wenn der Patient einmal etwas ausprobiert hat und es im Prinzip könnte. Da das neue Verhalten noch lange mit unangenehmen Gefühlen verbunden ist, wird er es automatisch vermeiden. Nur ein systematisches Training ist zielsicher. Am besten folgt man dem Prinzip des Überlernens: Mit dem Üben nicht aufhören, *wenn* es gut gekonnt wird, sondern noch längere Zeit weiterüben, *obwohl* es schon gekonnt wird. Das trägt der neurobiologischen Situation Rechnung, indem nicht nur neue Synapsenverbindungen aufgebaut werden, sondern diese zudem gefestigt werden. Nur wenige Patienten werden ohne systematisches Training von selbst anfangen zu üben, bis sie es können und bis sie es auch »im Schlaf« können.

Das Training kann sich auf einige wenige Situationen beziehen, in denen so lange geübt wird, bis das neue Verhalten nicht nur ausgeübt wurde, sondern bis es auch wirksam und erfolgreich ist. Erfolgreich ist ein Verhalten, wenn das Ziel erreicht und das Anliegen beziehungsweise Bedürfnis befriedigt wurde. Ist das Kompetenzdefizit beziehungsweise die Vermeidung beziehungsweise das Verbot generalisiert, so kann ein umfängliches Training wie das Assertiveness Training Programm (ATP) – ein umfangreiches Training sozialer Kompetenz – (Ullrich & de Muynck 1997, 2003 2006) in Angriff genommen werden. Doch was genau ist eigentlich soziale Kompetenz?

- Auf den anderen zugehen und mit ihm in Kontakt treten können.
- Dem anderen in die Augen schauen können.
- Den anderen ansprechen können.
- Mit fester Stimme flüssig sprechen können.
- Eine aufrechte Körperhaltung einnehmen können.
- Auskunft vom anderen einholen können.
- Einen eigenen Wunsch aussprechen können.
- Eine Forderung stellen können.
- Nein sagen können, Forderung anderer ablehnen können.
- Die eigene Meinung sagen können.
- Kritik aussprechen können.
- Unmut und Ärger des anderen aushalten können.
- Unzufriedenheit und Ärger aussprechen können.
- Lob, Bewunderung annehmen können.
- Bei all dem keine Angst haben.

Ideal ist es, wenn sich in der Therapie gleich mit sozialen Situationen beschäftigt werden kann, die im Rollenspiel analysiert und dann modifiziert werden, und wenn dabei auch gleich die Emotionen und Kognitionen so verändert werden, dass das neue Verhalten erlaubt, ungefährlich, unbedenklich und erfolgversprechend erscheint. Als erstes Übungsbeispiel sollte nicht gerade die symptomauslösende Situation genommen werden, denn diese ist das Top-Item. Der Therapeut einigt sich mit dem Patienten darauf, eine oft wiederkehrende, eher leichtere Situation zu üben. Patient und Therapeut können zunächst gemeinsam einen Blick auf die Selbstunsicherheits-Skala des VDS30 werfen (Tab. 20)

Tab. 20: Selbstunsicherheits-Skala des VDS30 (Sulz 2009)

0 = nicht, 1 = leicht, 2 = mittel, 3 = sehr

0 1 2 3	101 Ich habe Angst, etwas zu tun oder zu sagen, wofür ich kritisiert oder abgelehnt werde. Geschieht dies trotzdem, so trifft mich Kritik wie ein Schlag.
0 1 2 3	102 Ich gehe auf andere Menschen nur zu, wenn ich sicher bin, dass sie mich akzeptieren oder mögen.
0 1 2 3	103 Ich vermeide oft soziale oder berufliche Aktivitäten, bei denen ich mit anderen Menschen Kontakt aufnehmen muss.
0 1 2 3	104 Ich bin in Gesellschaft zurückhaltend, aus Angst, etwas Unpassendes oder Dummes zu sagen oder eine Frage nicht beantworten zu können.
0 1 2 3	105 Ich befürchte vor anderen in Verlegenheit zu geraten, zum Beispiel durch Erröten, Weinen oder Anzeichen von Angst.
0 1 2 3	106 Ich neige dazu, gesellschaftliche Pflichten abzusagen, aus Furcht, ihnen nicht gewachsen zu sein.
0 1 2 3	107 Ich weiß im Gespräch mit unvertrauten Menschen oft nicht, was ich sagen soll.
0 1 2 3	108 Ich traue mich selten, anderen direkt zu sagen, was ich will – aus Angst, dass sie mir dann böse sind.
0 1 2 3	109 Wenn mich etwas ärgert, behalte ich es meist für mich, um Streit zu vermeiden.
0 1 2 3	110 Mir ist es wichtig, dass ich nicht unangenehm auffalle.
	Summe Selbstunsicherheit (SU)

Wenn der Patient auf eine höhere Punktzahl, zum Beispiel zehn Punkte oder mehr (von maximal 30 Punkten), kommt, kann mit einem einfachen Training sozialer Kompetenz begonnen werden. Das kann auf folgende Weise geschehen: Der Therapeut nimmt genau die VDS30-Items als

Grundlage, die Situationen und Verhaltensweisen benennen, zu denen der Patient den Wert 2 oder 3 angekreuzt hat. Dann suchen Patient und Therapeut gemeinsam mögliche Übungssituationen und arbeiten diese systematisch durch, beginnend mit einem Rollenspiel.

Dann wird zu den praktischen Übungen, die der Patient im Alltag durchführen soll, übergegangen. Bei diesen ist folgendes zu beachten:

- Aus den Übungsthemen wird zuerst ein leichteres Thema (damit der Patient erfolgreich sein wird) ausgewählt, das aber nicht unwichtig sein sollte (damit der Patient motiviert ist).
- Es sollte sich dabei um eine Situation handeln, die der Patient selbst herbeiführen kann, da er sonst nach einer Woche berichten wird, dass diese Situation nicht vorkam und er deshalb nicht üben konnte.
- Es sollte eine Situation sein, die oft vorkommt, damit ausreichend Übungseffekt erzielt werden kann.
- Die Übung wird sorgfältig vorbereitet: Vorbesprechung, Rollenspiel, Hausaufgabe.
- Und sie wird ausführlich nachbesprochen: genauer Bericht, konkrete Beurteilung, konstruktives Feedback, Verstärkung soll emotional ankommen.

Eine elementare Vorbereitung ist das Rollenspiel, mit dem einerseits kompetentes Sozialverhalten aufgebaut und andererseits erlebt wird, wie und vor allem, dass es geht. In der Therapiesitzung wird eine zuvor besprochene Situation mit verteilten Rollen gespielt. Meist wird vorher das Drehbuch der Situation festgelegt, sodass jeder Rollenspieler genaue Anweisungen hat, welches Verhalten er als Reaktion worauf und wie zeigen soll. Das Ziel dabei ist es, ein neues Verhalten auszuprobieren und die Erfahrung zu machen, wie sich das in der speziellen Situation oder genau dieser Person gegenüber anfühlt, dass es richtig, erlaubt, ungefährlich ist. Oder es einzuüben als ein Verhalten, das bisher noch nicht gekonnt wurde. Dabei wird folgendermaßen vorgegangen:

a) Genaue Situations- und Verhaltensanalyse.
b) Funktionsanalyse: »Wozu verhielt ich mich bisher so? Welche Nachteile hätte ein neues Verhalten?«
c) Das neue Verhalten genau festlegen.
d) Das Drehbuch der Interaktionskette festlegen.
e) Therapeut und ein vom Therapeuten ausgesuchter Spieler spielen die Situation vor, der Therapeut in der Rolle des Patienten.

f) Kurze Nachbesprechung, die dazu führen soll, dass der Patient sich entscheidet, dieses Verhalten als gute Alternative zu akzeptieren und auszuprobieren.
g) Patient wiederholt seine Rollenbeschreibung, was er wie und wozu macht und worauf er achten wird.
h) Patient und derselbe Spieler spielen nun die Situation vor (im Einzel spielt der Therapeut selbst mit).
i) Therapeut gibt Feedback (als Modell), danach alle Gruppenmitglieder.
j) Falls erforderlich, Wiederholung mit den vorgeschlagenen Veränderungen des Verhaltens, danach wieder Feedback (wie sind die Veränderungen gelungen?).

Auf welche Verhaltensaspekte wird geachtet?

- aufrechte Körperhaltung
- stabiler Stand
- entspannte Muskeln (Schultern, Nacken, unterer Rücken, Gesichtsmuskeln)
- Blickkontakt halten
- Entscheidung zum neuen Verhalten
- genügend laut sprechen
- deutlich sprechen
- die Betonung der Worte mit dem Inhalt in Übereinstimmung bringen
- ablehnende Worte des anderen sind Stichwort für eine Stellungnahme des Patienten
- wenn der andere ausweicht oder ablenkt, immer wieder das eigene Anliegen oder den eigenen Standpunkt wiederholen, eventuell stereotyp
- dem anderen durch Warten auf seine Antwort die Aufgabe geben, eine Lösung zu finden
- auch wenn keine Einigung erzielt werden konnte, dem anderen für das Gespräch danken

Der größte Fehler beim Training sozialer Kompetenz ist, ein neues kompetentes Verhalten nur dreimal zu üben. Oder es nur so lange zu üben, bis es einmal gut gekonnt wird. Dabei wird vergessen, dass es immer noch Überwindung kostete und bewusst und willentlich in Gang gebracht wurde. Wirksam ist das Training nur, wenn so lange geübt wird, bis das neue Verhalten ganz von selbst, ohne es zu merken, auftritt: »Das mache ich ja jetzt schon ganz automatisch!« Der Therapeut kann das Training evaluieren, indem er dem Patienten noch einmal die Selbstunsicherheits-Skala des VDS30 zum Ausfüllen gibt. Weitere Einzelheiten bezüglich des Therapeutenverhaltens, Problemen beim Rollenspiel und Hausaufgaben finden sich bei Sulz (2017c).

Das bis heute umfangreichste evidenzbasierte Training sozialer Kompetenz haben Ullrich und de Muynck (1997, 2003 2006) mit ihrem Assertiveness-Training-Programm (ATP) entwickelt. Viele Patienten mit selbstunsicheren Persönlichkeitszügen benötigen ein Training, das viele Schritte umfasst, wenn wirklich dauerhafte Änderungen erreicht werden sollen. Auch wenn es dem Therapeuten langweilig wird, ist es wichtig, so lange am Ball zu bleiben, bis das neue Verhalten in Fleisch und Blut übergegangen ist.

Selbstbehauptung beinhaltet, dass der Patient in seiner Entwicklung bereits ein denkender Mensch ist, sich also auf der DENKEN-Stufe befindet oder gerade dabei ist, auf diese hochzusteigen. Er fühlt und denkt, dass eine Situation für ihn immer unbefriedigend abläuft oder endet. Er ist unzufrieden damit und möchte das ändern. Er hat ein Ziel, dessen Antizipation ihn zuversichtlich und zufrieden stimmt. Er fühlt sich berechtigt, sich gegen den anderen durchzusetzen und spürt die Erlaubnis, dies zu tun. Er traut sich zu, es zu schaffen, und überwindet seine Rest-Angst, die ihn davon abhalten will. Es ist ihm wichtig, das zu lernen und zu können. Er hat sich von der AFFEKT-Stufe verabschiedet, auf der er sich noch nicht selbst helfen konnte, wo andere für ihn eintreten mussten und das für ihn durchgesetzt haben, was sein berechtigter Wunsch und Anspruch war. Im Selbstbehauptungstraining wird er von therapeutischer Seite in seinem Anliegen und dessen Umsetzung sehr bestärkt und unterstützt, bis er die beglückende Erfahrung seiner Selbstwirksamkeit gemacht hat: »Ich habe es geschafft! Ich kann es. Ich werde es wieder können.«

Das war kognitive Verhaltenstherapie pur. An dieser Stelle ist sie ein wichtiger und kostbarer Bestandteil der MVT. Neues Verhalten in schwierigen Situationen löst intensive Gefühle aus. Diese werden mental auf den konkret erlebbaren situativen Kontext zurückgeführt. Ursache-Wirkungs-Denken wird praktiziert. Die Theory of Mind/Theorie des Mentalen wird bereichert. Es geht noch nicht um Empathie. Es geht vorerst darum, das Verhalten des anderen vorherzusehen und den bestmöglichen Umgang mit diesem Menschen zu finden. Noch egozentrisch auf den eigenen Vorteil bedacht und noch nicht zwischenmenschlich mitfühlend. Das muss und kann noch warten.

6.2.2.5 Metakognitive Problemanalyse und wirksame Problemlösung

Nach dem verhaltensorientierten Training, bei dem es um konkretes Verhalten in konkreten Situationen und damit um Emotions- und Angstexposition ging sowie um die Fähigkeit, seine Affekte zu steuern, folgt das kognitive und metakognitive Vorgehen. Der Patient hat leibhaftig erfahren, dass er durch die Steuerung von Emotionen zu Interaktionsergebnissen gelangt, die er sich wünscht, und das Gelingen dieser Selbstregulation gibt ihm das Gefühl von Selbstwirksamkeit. Nun kann der Therapeut es dem Patienten mehr überlassen, sich einem situativen oder Beziehungsproblem zuerst mental zu nähern, es reflektierend neu zu verstehen und mit geringer Anstrengung neu damit umzugehen. Dieses Vorgehen entstammt der Strategischen Kurzzeitherapie (Sulz 1994, 1995, 2017b, c) und wurde in den letzten Jahren ganz ähnlich von McCullough (z. B. 2007) vorgeschlagen. Der erste Teil seines Therapieprogramms Cognitive Behavioral Analysis System of Psychotherapy (CBASP) konzentriert sich völlig darauf. CBASP wurde an chronisch depressiven Patienten in seiner Wirksamkeit geprüft. Es greift auf die Theorie der Entwicklungsstufen zurück und die Therapie baut darauf auf, dass dem Patienten geholfen wird, zunächst von der AFFEKT- auf die DENKEN- und dann auf die EMPATHIE-Stufe zu gelangen. Auf der einen Stufe kann er sich selbst helfen und auf der nächsten kann er Hilfe annehmen und nutzen.

6.3 Fazit zu Modul 6

Das Mentalisierungsspezifische dieses Kapitels liegt darin, dass die Entwicklungspsychologie des MBT-Ansatzes die konzeptionelle Grundlage der MVT ist. Patienten befinden sich in der Regel zu Beginn der Therapie auf einer prä-mentalen Stufe (hinsichtlich des Umgangs mit ihren wichtigen Beziehungen und mit ihren Gefühlen) – der KÖRPER- oder AFFEKT-Stufe. Therapie will und muss ihre Mentalisierung fördern, sodass sie den Entwicklungsschritt auf die mentale Stufe gehen können. Da die Entwicklung durch sehr belastende bis traumatische Erfahrungen blockiert ist, wird eine Abfolge von Therapieprozessen in der MVT empfohlen: das innere Arbeitsmodell durch ein neues Erlaubnis gebendes Arbeitsmodell ersetzen, danach den Zugang zu den bisher unterdrückten vitalen Gefühlen ermöglichen und schließlich diese steuern und nutzen können im Sinne einer reflektierten Affektivität. So können neue Erfahrungen von Selbstwirksamkeit gemacht werden, die das bisherige Missverhältnis von Abhängigkeit und Autonomie in eine gute Balance bringen helfen.

7 Entwicklung 2

Der Schritt auf die EMPATHIE-Stufe

7.1 Perspektivenwechsel führt zu Empathie und Mitgefühl

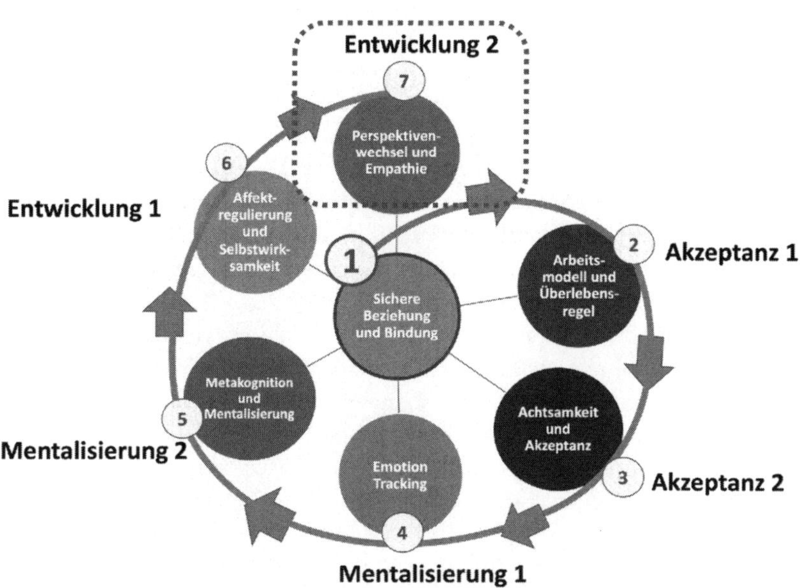

Abb. 37: Entwicklung 2 – Entwicklung auf die EMPATHIE-Stufe (Modul 7 der MVT)

Mehrere Autoren wie zum Beispiel Haidt (2012) und Storch und Kuhl (2013) folgen Piagets (1978, 1995) Unterscheidung von Ansteckung sowie unreifer und reifer Empathie. Reife Empathie setzt folgende Entwicklungsbedingungen beziehungsweise -schritte voraus:

➢ Bindungssicherheit (Fonagy et al. 2008)

- Ich-Andere-Unterscheidung, abgegrenzte Identität (Bischof-Köhler 2010)
- Konkret-logisches Denken, Kausalität in real beobachtbaren Situationen (Piaget 1995)
- Fähigkeit, eigene Impulse zu steuern (Mischel 2004, 2015)
- Theory of Mind (Astington & Jenkins 1995)
- Abstrakt-logisches Denken, Kausalität in nur vergegenwärtigten Kontexten (Oerter 2010)
- Fähigkeit zum Perspektivenwechsel (Haidt 2012)
- Entwicklung vom egozentrischen zum sozialen Selbst (Piaget 1978; Kegan 1986).

Um die Entwicklungsschritte bis zur reifen Empathie beschreiben und diskutieren zu können, wird auf die Stufentheorien von Piaget (1978, 1995) und Kegan (1986) zurückgegriffen. Es handelt sich um den Entwicklungsteil der affektiv-kognitiven Entwicklungstheorie des Verhaltens und Erlebens von Sulz (2012) – der zweite Teil beschreibt kindliche Überlebensstrategien und die Entstehung der im Erwachsenenalter dysfunktional werdenden Überlebensregel/inneres Arbeitsmodell. Die affektiv-kognitive Entwicklungstheorie bezieht die Neurobiologie und die von dieser abgeleiteten Zweiprozesstheorie der menschlichen Psyche (in Teil I Kapitel 1 »Neurobiologie«, Kapitel 2 »Theorien des psychischen Systems« und Kapitel 3 »Entwicklungstheorien«, vgl. Sulz 2017b) sowie die Entwicklung von Grundformen der Angst und die Entwicklung von Grundbedürfnissen ein. Dadurch wird diese Theorie zu einer leicht verständlichen Heuristik für die klinischen Betrachtungen und die praktische Arbeit mit Patienten.

Bei der neuropsychologischen Theorie der Entwicklung geht es also um:

1. Entwicklungspsychologie (die ersten zehn Lebensjahre): Piaget (1978, 1995), Fonagy et al. (2008), Bischof-Köhler (2010), Oerter (2010), Sulz und Höfling (2010)
2. Neurobiologie (limbisches System, PFC, motorisches System, Sprache): Damasio (2000, 2003), Grawe (2004), Sulz (2017b)
3. Zweiprozesstheorie (autonome [implizite] und willkürliche [explizite] Psyche bzw. emotionales versus metakognitives System [Mentalisierung]): Epstein (2003), Sulz (1994, 2017a, b), Grawe (1998, 2004)
4. Bindung und andere Grundbedürfnisse: Bowlby (1975, 1976), Fonagy et al. (2008), Sulz (1994, 2017a, b)

5. Grundformen der Angst: Blanck und Blanck (1991, 1994), Sulz (1994, 2017b)
6. Embodiment (ganzheitliche Betrachtung von Körper und Psyche: der Körper ist in alle psychischen Prozesse einbezogen und sie gehen auch von ihm aus; er ist Teil des psychischen Systems): Tschacher und Storch (2012), Fuchs (2012), Hauke et al. (2016)
7. Dysfunktionale Überlebensregel analog Bowlbys (1975, 1976) innerem Arbeitsmodell (prä-kognitiv bzw. prä-mental): Sulz (1994, 2017b, c)
8. Selbstorganisation des psychischen Systems (Haken & Schiepek 2005) und Konstruktion der Wirklichkeit (Watzlawick 1986): Schiepek und Sulz (2010), Sulz (2017b)

Diese acht Punkte bilden zugleich die wissenschaftliche Grundlage der MVT.

7.1.1 Die Entwicklungsstufen

Es wurde bereits mehrfach der Blick auf die Treppe der Entwicklung geworfen und in Gedanken und mit Gefühlen während des Lesens hinaufgegangen. Weshalb sollte dies jetzt also noch einmal geschehen, wo doch die therapeutische Arbeit schon fast ganz oben angekommen ist? Es fehlt ja im therapeutischen Rahmen nur noch der letzte Schritt: auf die EMPATHIE-Stufe.

Aber genau darum geht es: Sind Therapeut und Patient wirklich auf der DENKEN-Stufe angekommen? Sind deren Errungenschaften zu einem sicher verfügbaren Erlebens- und Verhaltensrepertoire geworden? Sind deren Defizite beseitigt? Ist der Boden, auf dem Patient und Therapeut stehen, also so stabil, dass sie beim nächsten Schritt nicht einbrechen?

In der Verhaltenstherapie steht nur eine begrenzte Anzahl an Therapiesitzungen zur Verfügung und Therapeuten neigen daher dazu, ein wichtiges Lernprinzip zu verletzen: Das Überlernen, das neurobiologisch zwingend notwendig ist, wenn erreicht werden soll, dass ein neues Verhalten, ohne jedes Mal daran denken und sich überwinden zu müssen, ganz selbstverständlich und ganz von selbst auftritt – sodass Therapeuten erst im Nachhinein zufrieden merken, dass es jetzt schon ohne bewusste Steuerung geschieht. Durch das vielmalige Üben im Prozess des Überlernens wird Entwicklung erzielt.

Aus der Perspektive der Entwicklungstherapie ist ein zweiter Fehler noch bedeutender. Training kann viel bewirken, vor allem kurzfristig. Aber der ganze Mensch muss schon so weit sein, den fälligen Schritt tun zu können. Wenn die Sollwerte seines Motivationssystems noch diejenigen der AFFEKT-Stufe sind, geht es ihm vielleicht mit empathischem Verhalten primär noch darum, eine sichere Bindung zu etablieren. Er ist eigentlich noch der impulsive Mensch (aktiv oder gehemmt), der antrainiertes empathisches Verhalten nutzt, um seine Bindungssicherheit im grünen Bereich halten zu können. Dann muss der Therapeut ihm helfen, zuerst den Schritt auf die DENKEN-Stufe zu wagen, um sich abgrenzen zu können, Ärger zu zeigen, sich durchzusetzen. Erst wenn auf diese Weise genügend Selbstwirksamkeitserfahrung entstanden und ein stabiles Selbst aufgebaut ist, kann die Beziehung zum höchsten Gut werden.

Also schiebt der Therapeut dem einfachen Weitergehen auf die nächsthöhere Stufe einen Riegel vor. Er hält inne, vergegenwärtigt sich ein weiteres Mal die Treppe der Entwicklung mit ihren einzelnen Stufen und Stufenübergängen. Er blickt zurück zum Anfang der Therapie. Vor seinem inneren Auge sieht er den Patienten, wie er sich infolge seiner belastenden Kindheitserfahrungen noch unter der Treppe versteckte – zum Beispiel mithilfe selbstunsicherer, dependenter oder zwanghafter Persönlichkeitszüge. Der Therapeut erinnert sich, wie der Patient aus seiner dysfunktionalen Überlebensregel eine neue Erlaubnis gebende Lebensregel machte, die ihm ermöglichte, sich wieder auf die Stufen der Treppe hinaufzubegeben. Wie er sich dann seine vitalen Gefühle wieder aneignete, Begeisterung und Wut wieder haben und zeigen konnte. Und wie er dann den Schritt auf die DENKEN-Stufe ging, Impulse zurückhalten konnte, geduldig werden konnte und so mit anderen Menschen besser umgehen konnte – das erreichte, was er wollte. Wenn er dann lang genug auf dieser Stufe war, kann die nächste »Klippe« erklommen werden.

Es geht aber auch um den Therapeuten selbst. War er wirklich so sorgfältig und hat die zahlreichen stufenspezifischen Defizite fokussiert und dem Patienten geholfen, sie zu überwinden? Hat er sich die Entwicklungsheuristik wirklich so zu eigen gemacht, dass er keine verzichtbaren verhaltenstherapeutischen Abkürzungen genommen hat, mit denen er Gefahr läuft steckenzubleiben? Zum Beispiel Selbstbehauptung geübt, obwohl der Patient Ärger überhaupt noch nicht aushalten konnte? Eine noch vorhandene dependente Überanpassung mit Empathiefähigkeit verwechselt?

Die beiden großen Fallen sind einerseits, dass der Therapeut (weil er vielleicht die eigene Vitalität noch unterdrückt) dem Patienten nicht wirklich geholfen hat, sich seine angeborene Vitalität wieder zurückzuerobern, sodass er seine Gefühle doch noch nicht so zeigt, wie es eine Situation erfordern würde. Andererseits kann es sein, dass der Therapeut ihm nicht wirklich auf die souveräne DENKEN-Stufe geholfen hat und dieser sich somit noch nicht wirksam wehren kann. Beide Fälle benötigen weitere Vorarbeiten, die viel Zeit kosten können, bevor sich der EMPATHIE-Stufe gewidmet werden kann.

Es wurden genügend nachvollziehbare Gründe genannt, die es zumutbar erscheinen lassen, die praktische Schrittabfolge konzeptionell durch folgende Stufenbeschreibungen zu unterlegen.

Es sei allerdings darauf hingewiesen, dass es im Regelfall die abrupte Trennung der Stufen nicht gibt. Nicht selten sind es allmähliche Übergänge, sodass das Bild eines Berghangs mit stetigem Aufsteigen manchmal passender erscheinen mag. In diesem Fall wäre »Phasen« der treffendere Begriff, wenn man nicht das Individuum betrachtet, sondern den statistischen Durchschnitt.

KÖRPER-Stufe – Einverleibende Stufe

Bevor das Gehirn und das periphere Nervensystem sich so weit entwickelt haben, dass die quergestreifte Muskulatur von Armen, Händen, Fingern, Beinen und Füßen Greifen, Heben, Werfen sowie Stehen und Gehen ermöglicht (mit ein bis eineinhalb Jahren), nutzt das Kind seine bereits vorhandene »Ausrüstung«: Augen, Ohren, Geruchs- und Geschmackssinn sowie die Stimme. Haut und Schleimhäute (Atmung, Verdauung) sind wichtige Kontaktbereiche. Perzeption nimmt im Vergleich zur Motorik großen Raum ein. Aufnehmen (Einverleiben) – nicht nur oral – ist ein wichtiger Modus. Das Grundbedürfnis (zentrales Bedürfnis) ist, willkommen zu sein, in seiner Existenz bejaht zu werden, seinen Platz bei Mutter und Vater zu haben. Die Grundform der Angst (zentrale Angst) ist die Vernichtungsangst (das verlieren, was gerade – durch die Geburt – gewonnen wurde). Angstfreiheit entsteht durch die inzwischen vorhandene sichere Bindung zur Mutter. Nur wenn ein Kind zu wenig (quantitatives) oder zu wenig stabiles (qualitatives) Bindungsangebot von den Eltern erhält, arbeitet sein Bindungssystem auf Hochtouren weiter und die notwendigen Entwicklungsschritte (vor allem des Neocortex) werden behindert. Dies entspricht Freuds oraler Phase.

AFFEKT-Stufe – Impulsive Stufe

Im Gehirn ist inzwischen das motorische System ausreichend gereift, wenngleich viele Bewegungen noch unbeholfen wirken. Mit eineinhalb Jahren können motorische Impulse in Gehen und Laufen umgesetzt werden. Das Kind lernt langsam sprechen, aber die Sprache steuert Handlungen zunächst noch nicht. Sie begleitet nur das Handeln. Das Verhalten rührt von Impulsen her, die aus Bedürfnissen oder äußeren Anreizen heraus entstehen. Dort hingehen, wo ein Anreiz ist oder wo ein Bedürfnis befriedigt werden kann. Weggehen von etwas, was Angst macht. Aber auch Angreifen, was wütend macht. Mit der Errungenschaft des Gehens eröffnet sich der Raum für die subjektive Gefahr des Getrenntwerdens von der Mutter, die jedoch bei sicherer Bindung wenig wahrscheinlich erscheint. Trotzdem ist die Grundform der Angst die Trennungsangst (zentrale Angst) und das Grundbedürfnis Geborgenheit sowie Schutz (Sicherheit und Zuverlässigkeit). Die Emotionsregulation wird noch völlig autonom vom limbischen System getätigt (autonome Psyche), während eine bewusste Impulssteuerung (willkürliche Psyche) noch nicht möglich ist. Der PFC ist noch nicht so weit entwickelt. Kausales Denken ist noch nicht möglich, weshalb das kindliche Selbst- und Weltbild noch nicht realitätsgerecht ist. Gedankengänge folgen noch dem Assoziationsprinzip (Ähnliches gehört zusammen). Ohne eine behütende Bezugsperson geht es nicht. Das Selbstwertgefühl speist sich daraus, wie viel Zuwendung (wiederum nicht nur quantitativ) eine Person ihren Bezugspersonen wert ist. Dies entspricht Freuds analer Phase.

DENKEN-Stufe – Souveräne Stufe

Jetzt ist der Neocortex so weit entwickelt, dass differenzierte kognitive Prozesse verfügbar sind. In konkreten Situationen können Ursache und Wirkung erkannt, die zukünftigen Folgen eigenen Verhaltens vorhergesehen werden. Und allmählich bildet sich eine Theory of Mind heraus, die davon ausgeht, dass nicht nur beobachtbare Handlungen berücksichtigt werden, sondern auch Intentionen, Bedürfnisse, Befindlichkeiten und Gefühle, die zu diesen Handlungen führen. Die Theory of Mind enthält sowohl Annahmen bezüglich der Motive der anderen Person als auch bezüglich eigener Gefühle. Mit dem kausalen Denken geht einher, dass Handlung in Bezug auf Wirkung und Effektivität beurteilt wird und dass ein Ziel vorhanden ist, nämlich etwas zu bewirken. Gelingt dies, so entsteht das Gefühl der Selbstwirksamkeit, dem zweiten wichtigen Aspekt des Selbstwerts. Jetzt besteht die Fähigkeit, andere in dem eigenen Sinn zu beeinflussen, damit dies dem eigenen noch überwiegend egozentrischen Anliegen zugutekommt. Kinder können dahingehend erstaunlich schlau sein. Wenn Eltern es geschafft haben, dem Kind seinen Trotz zu lassen, sodass es die Erfahrung von Wirksamkeit machen konnte, können die wertvollen Erfahrungen von Wirksamkeit ausgiebig gemacht werden. Und wenn sie zugleich die notwendigen Grenzen setzen (nicht ärgerlich, sondern wertschätzend und wohlwollend), dann entsteht eine gesunde Souveränität, die zu späterer Selbstständigkeit und Selbstbestimmung hinführen kann. Die Fähigkeit zu abstrakt logischem Denken ist in dieser Altersspanne (drei bis zehn Jahre) noch nicht vorhanden. Auch wenn schon viel soziale Kompetenz vorhanden ist, bleibt das Kind noch egozentrisch, was es auch sein darf, wenn es dabei anderen nicht schadet. Ein gesunder Egoismus ist eine sehr gute Ausgangsbasis für die nachfolgende Entwicklung zum sozialen Wesen. Wer gut für sich selbst sorgen kann, wird offen für die Belange des anderen. Dies entspricht Freuds ödipaler Phase.

EMPATHIE-Stufe – Zwischenmenschliche Stufe

Mit elf Jahren ist die Hirnrinde noch mehr entwickelt: Der PFC ist jetzt zu abstrakt-logischem Denken befähigt. Kausales Denken ist nicht nur hinsichtlich der konkreten realen äußeren Welt möglich, sondern auch bezüglich Vergegenwärtigtem. Damit ist es möglich, die Perspektive der Betrachtungen zu wechseln, sich in den anderen hineinzuversetzen, sodass nicht nur gedanklich nachvollzogen werden kann, wie er fühlt und was er braucht, sondern auch so gefühlt werden kann wie er oder sie. Es bleibt nicht bei einer klugen Theorie des Mentalen beziehungsweise einem Erkennen der Beweggründe des anderen. Vielmehr gelingt jetzt ein Einfühlen in den anderen. Zum kühlen Geist kann sich das warmherzige Verstehen hinzugesellen. Die Fähigkeit zu Empathie und Mitgefühl ist entstanden. Der Mensch hat sich vom egozentrischen zum sozialen Wesen hin entwickelt. Die Beziehung ist ihm wichtiger als sein Ego. Dies entspricht Freuds Latenzphase.

Kegans (1986) Entwicklungskonzept hört hier nicht auf. Auch die zwischenmenschliche Stufe wird im Jugendalter hinter sich gelassen, um die institutionelle Stufe (Normen) zu beschreiten und später im Erwachsenenalter unter günstigen Bedingungen bei der überindividuellen Stufe anzukommen (Werte). Sie sind aber nicht Gegenstand der psychotherapeutischen Arbeit (Sulz 1994, 2017b).

7.1.2 Störungen der Entwicklung durch elterliches Fehlverhalten

Wie wirkt sich elterliches Verhalten auf die Stufenentwicklung aus? Das ist stufenspezifisch. Eine bestimmte Frustration wirkt sich auf einer Stufe nur wenig aus, bewirkt jedoch auf einer anderen große Schäden. Das mit großem Abstand wichtigste Beispiel ist das Bindungsbedürfnis, dessen Frustration im Alter von acht bis 18 Monaten zu einer extrem großen Vulnerabilität bezüglich der Gefahr von Trennung und Alleinsein führen kann. Paradoxerweise ist es genau die Zeitspanne, in der Mütter wieder in den Beruf zurückmöchten (bzw. die Gesellschaft es von ihnen erwartet) und einen Kita-Platz für ihr Kind suchen. In der Forschung gibt es zahlreiche empirische Belege, die zeigen, dass große Störungen des Aufbaus einer sicheren Bindung zur Mutter und zum Vater erhebliche und bis ins Erwachsenenalter hineinreichende Störungen jeglicher Funktionsbereiche der Psyche haben können (vgl. hierzu Sulz 2017b).

Es ist eine Zeit, in der das Kind emotionale Erfahrungen noch nicht kognitiv verarbeiten kann. Die Unmittelbarkeit seiner Erlebnisse bleibt ungedämpft erhalten und wird in einem inneren Arbeitsmodell (Bowlby 1975, 1976) noch verdichtet. Aus diesem entsteht eine wiederum nicht kognitive Überlebensregel (Sulz 1994, 2017a) mit Geboten und Verboten, die das emotionale Überleben des Kindes gewährleisten soll. Sie berücksichtigt Frustrationen, Bedrohungen, Misshandlungen, Vernachlässigungen, Traumatisierungen ebenso wie Verwöhnen und fehlende Limitierungen. Der Preis für das emotionale Überleben ist die Entwicklungsstagnation. Nicht selten wird wider besseres Wissen in einer schwierigen sozialen Situation so gehandelt, wie es in den ersten Kindheitsjahren gelernt wurde und wie es die inzwischen dysfunktional gewordene Überlebensregel noch immer vorgibt. Da sie nicht kognitiv ist, kann sie auch nicht kognitiv umstrukturiert werden. Nur im Rahmen einer tiefen emotionalen Erfahrung sensu Greenberg (vgl. Elliott 2008, Sachse & Sachse 2016) oder Pesso (2008a, b) beziehungsweise durch Emotionsexpositionen (Sulz 2017c, e; vgl. Hauke 2013) und damit verbundener empirischer Hypothesenprüfung (Beck 2004) ist ihre empirische Falsifikation und Modifikation möglich. Eine Überlebensregel kann im Extremfall beinhalten, dass emotionales Überleben nur möglich ist, wenn weder Mitgefühl noch Empathie gezeigt werden. Oder umgekehrt, dass bei einem Peiniger geblieben werden muss. Sie kann auch dazu führen, dass leibliches Sterben und Tod die einzige Möglichkeit sind, dass diese Regel nicht verletzt wird.

7.1.3 Befreiung aus der Entwicklungsstagnation durch eine Erlaubnis gebende Lebensregel

Eine Entwicklungsstufe lässt sich charakterisieren durch:

- Stufenspezifische Bedürfnisse (Grundbedürfnisse):
  - *Ich brauche jetzt* (was ich auf der vorigen Stufe noch nicht gebraucht habe)
  - *Ich brauche noch nicht* (was ich erst auf der nächsten Stufe brauchen werde)
- Stufenspezifische Ängste und Bedrohungen (Grundformen der Angst):
  - *Ich fürchte jetzt* (was mich auf der vorigen Stufe noch nicht ängstigte)
  - *Ich fürchte noch nicht* (was erst auf der nächsten Stufe eine Bedrohung sein wird)
- Stufenspezifische Errungenschaften/Fähigkeiten:
  - *Ich kann jetzt* (was ich auf der vorigen Stufe noch nicht konnte)
  - *Ich kann noch nicht* (was ich erst auf der nächsten Stufe können werde)

Zum Beispiel braucht jemand auf der impulsiven Stufe Schutz, der auf der einverleibenden Stufe selbstverständlich war und nicht verloren werden konnte: die Erfahrung des zuverlässigen Nicht-Getrenntseins, das heißt Geborgenheit, Schutz und Sicherheit. Die Person braucht noch nicht Kontrolle und die Erfahrung von Wirksamkeit. Sie fürchtet Trennung und Alleinsein. Sie fürchtet noch nicht Kontrollverlust und auch Liebesverlust ist noch kein großes Thema. Sie kann jetzt etwas ergreifen, wegwerfen, zu etwas oder jemandem hingehen, von jemandem weggehen, so wie es die Bedürfnisse verlangen. Die Person kann die Folgen des eigenen Handelns noch nicht bedenken oder auch nicht den Beweggrund des Handelns eines anderen Menschen erkennen.

Frustrierendes oder bedrohliches Elternverhalten führt beim impulsiven Kind zur Impulshemmung. Aus einem wilden Kind wird ein braves, aus einem lauten ein stilles, aus einem mutigen Kind ein ängstliches, aus einem frohen ein trauriges oder gar apathisches. Natürlich spielt das angeborene Temperament eine Rolle, es erklärt aber nicht alles. Wenn wir uns die Schrittfolge der kindlichen Entwicklung als Treppe vorstellen, dann ist es für das Kind zu gefährlich, auf dieser Treppe zu bleiben. Es muss sich unter der Treppe verstecken (seine Impulse hemmen). Es wird zum Beispiel ein braves oder ängstliches Kind. Unter der Treppe ist aber keine Entwicklung möglich. Es entsteht ein Entwicklungsloch (Sulz 1994, 2017a). Damit es in diesem Versteck bleibt, benötigt es eine Überlebensregel, die darüber wacht – wie das innere Arbeitsmodell von Bowlby (1976). Diese Regel gebietet zum Beispiel schüchterne Zurückhaltung und verbietet spontane Gefühlsäußerung und Aussprechen eines Bedürfnisses. Dieses Gebot und dieses Verbot ist nötig, damit das in dieser Zeit existenzielle beziehungsweise zentrale Grundbedürfnis bewahrt bleibt und dass die durch die auf dieser Entwicklungsstufe existenzielle beziehungsweise zentrale Grundangst signalisierte Bedrohung verhindert wird: »Nur wenn ich immer still bleibe und wenn ich niemals spontan und laut mein Gefühl zeige oder sage, was ich jetzt brauche, bewahre ich mir Geborgenheit und Schutz und verhindere Trennung und Alleinsein.«

Da emotionales Überleben nur unter der Treppe möglich ist und diese Überlebensregel dem Kind dabei hilft, ist das Zurückkehren auf die Stufe der Impulsivität und Spontaneität auf der Treppe der Entwicklung kein Thema mehr. Schon der Gedanke daran würde große Angst machen. Und diese Angst würde erst recht verhindern, dass impulsives Erleben und Verhalten stattfindet.

Erst wenn sich im Motivationssystem des Kindes (und später des Erwachsenen) eine neue Regel etabliert hat, die aus Verbot und Gebot eine Erlaubnis macht, kann dies gewagt werden. Damit das nicht nur einmal, sondern dauerhaft gelingt, muss also die verbietende und gebietende Überlebensregel durch eine neue Erlaubnis gebende Lebensregel ersetzt werden. Es geht dann nicht mehr um das Überleben, sondern um das Leben. Die Situation ist entschärft.

Eine Systemregel baut jedoch auf einer großen Zahl von Erfahrungen auf, und einmal das Gegenteil dessen tun, was die Überlebensregel verlangt, ist zwar ein wichtiger Schritt, aber nur der erste von hundert. Wie oft muss ein Mensch erleben, dass die Vorhersage seiner neuen Erlaubnis gebenden Lebensregel zutrifft, dass also die Vorhersage seiner im Erwachsenenalter dysfunktional gewordenen Überlebensregel falsch ist? Bei dem einen Menschen können zehnmal ausreichen, bei einem anderen müssen es tausendmal sein.

Wenn wir die gefundene und identifizierte Überlebensregel betrachten, sind wir zunächst ganz in Gedanken und vernünftigen Überlegungen. Unser Erwachsenenverstand sagt, dass die Überlebensregel falsch ist. Diese

Regel ist aber nicht in unserem Neocortex abgespeichert und deshalb kognitiver Umstrukturierung nicht zugänglich. Wir müssen unser Emotionssystem (limbisches System) bemühen. Dies gelingt, indem wir innere Bilder oder äußere Szenen herstellen und unser Körpergedächtnis aktivieren: Embodiment (Hauke 2013). Dann fühlen wir Gebote, Verbote oder die Erlaubnis. Danach stellen sich eventuell intensive Gefühle ein, wenn wir Verbotenes tun (Angst, Schuldgefühl, Scham). Das ist der Punkt, an dem wir verweilen, uns dem betreffenden Gefühl exponieren, ohne zu tun, was es von uns verlangt.

7.1.4 Die impulsiven Errungenschaften zurückgewinnen – Exposition von Emotionen und Bedürfnissen

Eltern schaffen es nur selten, die Überlebensregel ihres Kindes außer Kraft zu setzen, sodass es seine weitere Kindheit mit einer neuen Erlaubnis gebenden Lebensregel verbringen kann. Dazu ist ihr eigenes Leben oder ihre eigene Partnerschaft zu kräfteraubend. Auch in der Therapie von Erwachsenen ist das nicht leicht. Denn es müsste idealerweise dafür gesorgt werden, dass die Vorhersage der dysfunkionalen Überlebensregel in einer künftigen Situation nicht mehr zutrifft. Realistischerweise wird aber immer wieder das von ihr Vorhergesagte zutreffen. Und dann wäre es hilfreich, wenn dies zur Ausnahme von der neuen Erlaubnis gebenden Lebensregel erklärt werden könnte. Gelingt dies, werden im Alltag nur noch Bestätigungen der Lebensregel erwartet und kaum, dass diese Erwartung einmal nicht zutrifft und einen das von der früheren dysfunktionalen Überlebensregel angedrohte Schicksal ereilt, wird dies als Ausnahme erlebt (Ausnahmen bestätigen die Regel).

Bei den ersten Versuchen, das Verbotene zu tun und das Gebotene zu unterlassen, braucht der Patient das Instrument der Emotionsexposition, zum Beispiel AACES: Der metakognitive Rahmen ist das Wissen, dass es sich bei der Emotion um einen Fehlalarm handelt, der immer wieder von der dysfunktionalen Überlebensregel/vom inneren Arbeitsmodell ausgelöst wird:

A Achtsames Wahrnehmen von Angst, Schuldgefühl oder Scham.
A Akzeptieren, dass dieses Gefühl immer noch kommt.
C Commitment: Entscheiden, bei dem neuen Verhalten zu bleiben, auch wenn das Gefühl es unterbinden will.

E Emotionsexposition: Das Gefühl bewusst wahrnehmen, es da sein und größer werden lassen und so lange da sein lassen, bis es sich erschöpft hat und (fast) von selbst verschwindet – während nicht getan wird, was es von einem verlangt, sondern bei dem neuen Verhalten bleiben (das Verbotene tun bzw. das Gebotene nicht tun).

S Selbstbekräftigen, dass es gut und richtig war, sich zu exponieren und das Gegenteil der Überlebensregel zu tun, die zwar immer noch Alarm schlägt, der aber ein Fehlalarm ist.

In der Therapiesitzung als Trockenübung szenisch oder imaginativ ausprobiert, entsteht meist deutlich das Gefühl, das diesen Fehlalarm auslöst beziehungsweise bei dem es sich um dieses handelt, sodass der Patient die Möglichkeit hat, sich diesem zu exponieren. So gerüstet kann er die ersten Versuche in seinem Alltagsleben angehen: Gefühle und Bedürfnisse wahrnehmen, zeigen, ausdrücken, aussprechen.

Wenn Gefühle nicht mehr unterdrückt werden müssen, kann auch wahrgenommen werden, was gebraucht wird. Und wenn Gefühle gezeigt werden dürfen, kann auch kommuniziert werden, welches Bedürfnis Befriedigung braucht. Allein das Äußern kann schon dazu führen, dass andere mir geben wollen, was ich brauche und dass ich nicht mehr meine ewigen und immer gleichen Frustrationen ertragen muss. Der Teufelskreis der Erwartung »Der gibt mir ja doch nicht (oder auch nicht) was ich brauche« kann so manchmal durchbrochen werden.

Das geht in nahen Beziehungen, mit Angehörigen und Freunden, während im Berufsleben emotionaler Austausch jedoch nur mit engen Kollegen alltäglich ist. Wenn allerdings ein Kollege sich so empörend verhält, dass Ärger und Wut entstehen, dann sollte der Ärger nicht zurückgehalten und ihm die für sein Feedback erforderliche Antwort nicht vorenthalten werden.

Erst wenn ausgiebig situationsadäquate, in Art und Intensität stimmige Impulsivität ausprobiert wurde – mit der Erfahrung, dass das anderen zugemutet werden kann und darf und dass die Beziehungen nicht darunter leiden, sondern nicht selten lebendiger und besser werden –, ist der Schritt auf die nächste Stufe der Entwicklung dran. Vielleicht ist der Patient anfangs mit seiner neuen Spontaneität über das Ziel hinausgeschossen und in einige Fettnäpfchen getreten (wofür er sich angemessen entschuldigte) und hat sich so die »impulsiven Hörner« schon etwas abgestoßen. Auf alle Fälle hat er sich seine Vitalität zurückerobert und bringt diese Lebendigkeit in seine Begegnungen und Beziehungen ein. Da er seine Intelligenz während dieses Übens nicht abschalten kann, bleibt es nicht aus, dass er Lehren zieht und sich und seine soziale Umwelt immer mehr erkennt.

7.1.5 Entwicklung auf die nächsthöhere Stufe – Wille, Wirksamkeit und Theory of Mind

Nachdem das Ziel der Emotionsexposition erreicht ist und die Impulshemmung behoben wurde, erfolgt der Schritt auf die souveräne Stufe. Das kann ohne weitere therapeutische Hilfestellung als Selbstorganisation der Psyche geschehen. Denn wir Menschen haben eine angeborene Tendenz zur Weiterentwicklung unserer Psyche, so wie es Erikson (1965) und Rogers (1961) beschrieben haben. In sehr schwierigen Situationen mit wichtigen Bezugspersonen schaffen wir es aber oft noch nicht. Dann übernimmt wieder unser emotionales System das Regiment und greift auf früher bewährte Strategien zurück – und auf die alte Überlebensregel/das innere Arbeitsmodell. Und unser Denken ist nicht mehr kausal, sondern assoziativ. Wir können uns nicht mehr selbst helfen, weil wir die Folgen unseres Handelns nicht logisch vorausdenken können. Da muss aber das kognitive und metakognitive System unseres PFC nicht tatenlos zusehen. Wir können eine konkrete Situation sehr wohl gedanklich erfassen und Ursachen und Folgen von Verhaltensweisen erkennen. Wir müssen nur anfangen kausal zu denken – in dieser schwierigen konkreten Situation, in der die Gefühle von diesem einen konkreten Menschen so intensiv geworden sind. Das trifft besonders auf Menschen zu, die wegen einer psychischen oder psychosomatischen Störung zur Psychotherapie kommen und insbesondere bei chronischen Depressionen, wie McCullough (2007) es beschreibt.

Sulz (2017c, S. 241) schreibt über die Metakognition des Patienten (Situationsanalyse – Reaktionsanalyse – Konsequenz- oder Wirksamkeitsanalyse):

> »Wenn er erkennt, welche unerwünschten Wirkungen (auf andere Menschen und dadurch auf sich selbst) sein bisheriges Verhalten hat, kann er sich zu einem neuen Verhalten entscheiden, das erwünschte Wirkungen hat:
>
> Nur *wenn ich* dem anderen sage, was ich will, gebe ich ihm die Chance, meinen Willen sicher zu berücksichtigen

Nur *wenn ich* dem anderen sage, was ich nicht will, gebe ich ihm die Chance, zu unterlassen, was mich stört, ärgert oder verletzt.

Gedankliches Fazit ist:

Ich kann durch mein Verhalten die *Umwelt beeinflussen.*

Ich kann durch mein Verhalten *zu einem erwünschten Ergebnis* in meiner Umwelt gelangen.

Ich kann durch mein Verhalten so auf meine Umwelt einwirken, dass *aversive Gefühle ausbleiben.*

Ich kann durch mein Verhalten mein bisheriges *Scheitern beenden.* «

Nach diesen systematischen mehrschrittigen Vorbereitungen (Wutexposition) und ersten Entwicklungsschritten (von der impulsiven auf die souveräne Stufe) kann der Schritt auf die zwischenmenschliche Stufe erfolgen, die vom konkret-logischen zum abstrakt-logischen Denken führt. Der Patient hat sich hervorgetraut aus seinem Versteck unter der Treppe der Entwicklung, nachdem er seine dysfunktionale Überlebensregel mit ihren Geboten und Verboten durch eine neue Erlaubnis gebende Lebensregel ersetzen konnte und mithilfe von Wutexposition auf Ungerechtigkeit und Rücksichtslosigkeit, also auf unsoziales Verhalten anderer, reagieren lernte – mit Begleitung und Unterstützung seines Therapeuten. Ohne seine bisherige Impuls- und Aggressionshemmung gelang ihm der Schritt auf die souveräne Stufe, er konnte im souveränen Modus einen gesunden Egoismus entwickeln, der für Rücksicht und Respekt der anderen sorgte und zu dem so wichtigen Gefühl der Selbstwirksamkeit führte.

7.1.6 Entwicklung auf die zwischenmenschliche Stufe – Beziehung, Empathie und Mitgefühl

Jetzt erst sind wir an dem Punkt der Entwicklung und der Therapie angekommen, um den es in diesem Kapitel geht – die Entwicklung von Empathie und Mitgefühl.

Mit der Entwicklung von der souveränen (Wille, Wirksamkeit, Metakognition, Theory of Mind) auf die zwischenmenschliche Stufe kann kausales Denken auch auf der abstrakten Ebene – bezogen auf nur mental Vergegenwärtigtes und nicht real Gesehenes und Geschehenes – erweitert werden. Wenn diese Voraussetzung gegeben ist, kann ebenfalls der Perspektivenwechsel gelingen, durch den aus einem bloßen Erkennen der Motive,

Gefühle und Gedanken des Gegenübers erstmalig ein wirkliches Hineinfühlen und Mitfühlen werden kann.

Bei McCullough (2007) ist das der zweite Teil seiner CBASP, der nach der Situationsanalyse erfolgt. Zwar differenziert er hier ebenso wenig wie Fonagy et al. (2008) bezüglich der souveränen (konkret-logisches Denken) und der zwischenmenschlichen Stufe – beide meinen, dass damit schon die hinreichenden Bedingungen für Empathie geschaffen seien. Aber auch er greift zurück auf die Kindheit, in der Erfahrungen gemacht wurden, die die weitere psychische Entwicklung in Teilbereichen verhinderten, sodass nur eine »partielle Entwicklung« in weitgehend konfliktfreien Lebensbereichen stattfinden konnte. Hier wird sein Vorgehen psychodynamisch. Die Überbleibsel dieser Kindheit sind Übertragungen von Erwartungen bezüglich des heutigen Verhaltens anderer Menschen. Der Patient erwartet, dass sein Vorgesetzter ihn genauso schlecht behandeln wird wie sein Vater früher. Und er versucht sich mit genau dem gleichen Verhalten davor zu schützen, wie er das damals seinem Vater gegenüber machen musste, zum Beispiel nimmt er dem dominanten Chef gegenüber eine unterwürfige Haltung ein. McCullough prüft auch die Patient-Therapeut-Interaktion auf solche Übertragungen und analysiert sie gemeinsam mit dem Patienten. Er hilft dem Patienten so, seine unrealistischen Erwartungen zu korrigieren. Erst nach dieser psychodynamischen Vorarbeit, die die Entwicklungsbarriere beseitigen soll (analog zur Falsifizierung der kindlichen Überlebensregel), wendet er sich dem Aufbau von Empathie zu.

Das weitere Vorgehen ist bei McCulloughs (2007) CBASP und bei Fonagys (Fonagy & Bateman 2008) MBT (= Mentalization Based Therapy) ganz ähnlich und lässt sich unter dem Begriff der Metakognition zusammenfassen. Nicht nur die Gültigkeit von Gedanken (genauer Gedankeninhalte) über das Selbst und über die Welt wie bei Beck (2004) sind Gegenstand der gemeinsamen Analyse von Patient und Therapeut, sondern das Vorgehen wird prozessorientiert, indem über Denkprozesse (und auch das Fühlen und Handeln) reflektiert wird. Dadurch wird die Theory of Mind (Fonagys Theorie des Mentalen) elaboriert. Metakognition ist nun abstraktes Denken und damit ein Denken auf dem Niveau der zwischenmenschlichen Stufe.

Empathie braucht gemäß der affektiv-kognitiven Entwicklungstheorie von Sulz (2012) zweierlei:

1. Abstraktes Denken als Voraussetzung für den Perspektivenwechsel, durch das es gelingt, sich in den anderen hineinzuversetzen.

2. Die Bereitschaft von der bisherigen egozentrischen Maxime zur sozialen, zwischenmenschlichen Maxime überzugehen, vom egozentrischen zum sozialen Wesen zu werden.

Beides kann in der Therapie gefördert werden, nicht einem moralischen Imperativ folgend, sondern aus einem humanitären inneren Impuls heraus. Beim konkreten therapeutischen Vorgehen können wir uns an Piagets (1995) doppelte Definition von Empathie halten: Empathie ist,

a) sich in den anderen hineinzufühlen, sodass seine Bedürfnisse erspürt werden und sein Denken und Handeln verstanden wird, und
b) sich dem anderen gegenüber so zu öffnen und auszudrücken, dass dieser eine Chance hat, sich einzufühlen und zu verstehen, was ich brauche und warum ich etwas fühle.

Der (noch souveräne) Patient ist zu Beginn dieser therapeutischen Arbeit noch egozentrisch (auch aggressionsgehemmte und dependent-freundliche Menschen sind egozentrisch), er ist auf seine Bedürfnisbefriedigung bedacht und interessiert sich noch nicht für die Bedürfnisse des anderen. Es ist ihm noch kein Anliegen, dass es dem anderen gut geht. Sulz (2017c) schlägt deshalb das allgemeine Prinzip der Entwicklungsförderung vor, das für das therapeutische Gespräch hilfreich ist:

- Der Patient muss bei seinem bisherigen (hier souveränen) Denken gestört werden.
- Ihm muss ein Anreiz zum Perspektivenwechsel gegeben werden.
- Er braucht eine sichere Begleitung auf dem neuen Weg zum zwischenmenschlichen Denken.

Welche Implikationen hat Piagets erster Teil der Empathie-Definition (so über die eigenen Gefühle sprechen, dass der andere überhaupt eine Chance hat, sich in den Patienten hineinzuversetzen und Mitgefühl mit ihm zu haben) für die Therapie?

Schon in früheren Etappen der Therapie konnte der Patient üben, über sich zu sprechen, sodass der Therapeut sich in ihn einfühlen und ihn verstehen kann. Das wird jetzt explizit gemacht, indem der Kommunikationsaspekt fokussiert wird. Patient und Therapeut gehen auf die Frage ein: »Welche Aussagen und welchen Ausdruck braucht mein Gegenüber, damit er mich verstehen kann?« Aussage: »Es macht mich sehr traurig, wenn wir uns so wenig sehen.« Ausdruck: Stimme und Gesichtsausdruck müssen diese Traurigkeit spürbar machen. Dazu gehört natürlich auch, dass der Patient über sich spricht und mit seiner Klage nicht dem anderen die Schuld gibt (denn dann wird es für den anderen wichtiger, sich vor diesem Angriff zu schützen, als ihn zu verstehen).

Das konkrete Vorgehen ist bei Sulz (2017c) ausführlich beschrieben. Sulz (2017d) stellt dies beim Umgang mit Depression dar. Sulz und Deckert (2012a, b) sowie Sulz, Sichort-Hebing und Jänsch (2015a, b) stellen im Rahmen des PKP-Konzepts (Psychiatrische Kurz-Psychotherapie) Therapiekarten zur Verfügung, die helfen, diese Interventionen (Üben von empathischem Zuhören und von Sprechen über die eigenen Gefühle) praktisch umzusetzen.

Der zweite Teil von Piagets Empathie-Definition bezieht sich auf empathisches Zuhören, Interesse, Fragen, Perspektivenwechsel und Einfühlen. Auch dieser Teil kann als Metakognitives Training bezeichnet werden:

- häufig üben, die Aufmerksamkeit auf die Belange des Gegenübers zu richten
- sich für das, was im anderen abläuft, oft interessieren
- die Perspektive des Gegenübers einnehmen und sich in den anderen hineinversetzen
- fühlen, was in der Perspektive des Gegenübers gefühlt wird
- wieder zu sich selbst zurückkehren und mithilfe dieser empathischen Erfahrung und der eigenen Theory of Mind Verständnis und Mitgefühl für den anderen entstehen lassen
- mit jeder Empathie-Erfahrung die eigene Theory of Mind weiter ausbauen

Die Gesprächsführung besteht wie bei McCullough (2007) und wie bei der MBT (Fonagy & Bateman 2008) aus Fragen. Durch die Art des Fragens wird der Patient in seinen Bewusstseinsprozessen geführt. Er wird zum metakognitiven Denken hingeleitet. Das Vorgehen geht über das bekannte geleitete Entdecken und über den Sokratischen Dialog der Kognitiven Therapie hinaus, da nicht Denk- und Erlebnisinhalte Gegenstand der gemeinsamen Reflexion sind, sondern wieder die psychischen Prozesse betrachtet werden:

- Was hat er/sie gedacht?
- Was hat er/sie gefühlt?
- Was hat er/sie gebraucht?
- Was hat er/sie gefürchtet?

- Was hat es für ihn/sie bedeutet?
- Was hat ihn/sie letztlich dazu gebracht so zu handeln?
- Was hat ihn/sie gehindert anders zu handeln?
- Was hätten Sie dazu beitragen können, dass die Situation anders verläuft?
- Wie könnten Sie verhindern, dass es überhaupt zu solchen Situationen kommt?

Der Patient eignet sich allmählich den Perspektivenwechsel an, sodass seine Vermutungen immer treffender werden und er ein immer besseres Verständnis für seine Bezugsperson entwickelt. Er ist zwischenmenschlich geworden. Er ist ein Mensch, dem andere Menschen wichtig sind – nicht zur Befriedigung eigener Bedürfnisse, sondern um des Wohlergehens willens anderer. Das konkrete Vorgehen wird von Sulz (2010, 2012, 2017c) ausführlich beschrieben.

»Ich bin schon mein ganzes Leben lang für andere da. Und wer kümmert sich um mich? Wer hat Mitgefühl mit mir?« Diesen Satz bekommen Therapeuten zu hören, wenn zu früh begonnen wurde, den Schritt auf die zwischenmenschliche Stufe zu gehen. In diesem Satz wird deutlich, dass der Patient noch nicht bekam, was er gebraucht hätte: Auf der impulsiven Stufe eine gute emotionale Versorgung mit Befriedigung seiner Grundbedürfnisse (in der therapeutischen Beziehung und in seinen realen Beziehungen), auf der souveränen Stufe die wiederholte Erfahrung, dass er gut für sich selbst sorgen kann und wirksam war und ist, dass seine Bedürfnisse befriedigt werden (in der therapeutischen Beziehung und in seinen realen Beziehungen).

Erst nach dieser zweifachen korrigierenden Beziehungserfahrung kann der Patient sich auf die zwischenmenschliche Stufe begeben, sodass sich sein Blick, sein Ohr und sein Herz dem anderen zuwendet. Für seinen Therapeuten ist nicht so sehr wichtig, welches neue Verhalten er zeigt, sondern viel mehr, ob er wirklich auf dieser Entwicklungsstufe angekommen ist. Und es darf wieder nicht vergessen werden, dass es nicht global um den ganzen Menschen in allen Lebensbereichen und in allen Beziehungen geht, sondern dass der Mensch sich partiell weiterentwickelt hat und der Therapeut es nur mit seinen Entwicklungslöchern (Sulz 1994, 2017a) zu tun hat, also mit den meist recht begrenzten Bereichen, die für ihn so konflikthaft sind, dass er sich in Bezug auf diese nicht weiterentwickeln konnte. Er blieb in seinem Entwicklungsloch stecken beziehungsweise musste sich unter der

Treppe der Entwicklung verstecken, um sich zu schützen, und bekam nicht, was er dringend gebraucht hätte. Geben kann nur, wer etwas bekommen hat. Teilen kann nur, wer etwas besitzt, was er teilen kann.

7.2 Entwicklung auf die EMPATHIE-Stufe

Warum ist es für den Patienten nicht verständlich, dass sein Gegenüber aggressiv reagiert? Was für den Außenstehenden unmittelbar evident ist und jeder ausreichend intelligente Mensch sogleich verstehen müsste, kann der Patient in einer Situation, in der er emotional echauffiert ist, nicht erkennen. Sein Stresssystem blockiert Empathie. Erst recht, wenn der andere der Gegner ist. Deshalb ist es wichtig, dass das therapeutische Vorgehen zugleich die Wirkung hat, seine Gefühle herunterzuregulieren, bis wieder der klarere Verstand einsetzbar ist. Solange die Einschätzung der Situation dazu führt, dass der andere vorsätzlich und ohne Not verletzt hat, blockieren Schmerz und Ärger die Bereitschaft, die Perspektive des anderen einzunehmen. Und solange die Perspektive des anderen nicht eingenommen wird, entstehen weder Verständnis noch Mitgefühl.

Der Therapeut muss schrittweise vorgehen, weil der um sein eigenes emotionales Überleben Kämpfende alle Kraft für sich selbst einsetzen muss. Erst wenn er die Situation und die Beziehung im Griff hat, sich also als selbstwirksam erlebt, ist Empathie kein Luxus mehr. Wer also von der AFFEKT-Stufe kommend auf der DENKEN-Stufe angekommen zunächst seine Emotionen regulieren und gelassen und souverän seinen Blick dem anderen zuwenden kann, wird in Ruhe reflektieren, wie das alles geschehen konnte und welches Verhalten zum besten Ergebnis führt.

Auch wenn wir den Menschen auf der DENKEN-Stufe noch als egozentrisch beschreiben, wird er, wenn er wirklich klug ist, den anderen nicht übervorteilen. Das würde sich später rächen. Er geht mit dem anderen Menschen gut um – nicht diesem zuliebe, sondern weil es für die Beziehung besser ist und weil er von einer guten Beziehung mehr für sich profitiert als von einer schlechten, die dadurch entsteht, dass der andere sich schlecht behandelt und übervorteilt fühlt.

Doch die Klugheit einer metakognitiven Theorie, die erklärt, wie das eigene Verhalten auf andere wirkt und wie sie reagieren werden, erschöpft sich langfristig darin, ständig auf der Hut sein zu müssen, damit der andere beeinflussbar bleibt. Es ist kein Verlass darauf, dass er ohne eigenes Zutun im eigenen Sinne handeln wird. Durch die Fähigkeit der Selbstwirksamkeit gelingt es zwar, Situationen und Menschen weitgehend im Griff zu haben, es bedarf jedoch der laufenden Kontrolle. Es fehlt das emotionale Investment in die Beziehung und die gefühlte Zwischenmenschlichkeit. Erst wenn das Egozentrische losgelassen werden kann und die Befriedigung der Bedürfnisse der Bezugsperson zu einem wirklichen emotionalen Anliegen wurde, entsteht Beziehung, die nicht nur von der Seite des anderen ausgeht.

Was der andere wirklich braucht, kann aber denkend nicht erfasst werden. Hierzu ist die Fähigkeit zur Empathie erforderlich, die erst auf der EMPATHIE-Stufe verfügbar wird. Die eigene egozentrische Perspektive verlassen und sich in den anderen hineinzuversetzen, öffnet die Tür zum Mitfühlen seiner Emotionen und Bedürfnisse. Es gibt Menschen, die noch nicht auf der EMPATHIE-Stufe sind und die trotzdem die Gefühle des Gegenübers mitempfinden. Sie nehmen zum Beispiel die schmerzlichen Gefühle eines gedemütigten Menschen wahr, sie leiden mit, leiden fast so sehr wie er. Dieses Mitleiden ist aber kein Mitfühlen. Es handelt sich um Menschen, die etwa durch Gefühlsansteckung, die schon auf der AFFEKT-Stufe abläuft, also bei noch unabgegrenztem Selbst, mitleiden. Dieses Mitleiden ist aber nicht dasselbe wie Mitleid, denn bei diesem bleibt ein Mensch bei sich und nimmt sich selbst als abgegrenzte Person wahr. Er bleibt noch mehr bei sich als beim Mitgefühl, das aus reifer Empathie erfolgt. Wer Mitgefühl hat, identifiziert sich in dem Moment mit dem anderen und leidet wie er, um sich aber im nächsten Moment bewusst zu sein, dass nicht ihm, sondern dem anderen das Schmerzliche widerfährt. Durch die Empathie kommt es zu einer Erfahrung, die als Erinnerung der Theory of Mind/Theorie des Mentalen hinzugefügt wird. Diese Erinnerung ist nicht rein kognitiv und auch nicht rein affektiv. Sie ist beides zusammen: reflektierte Affektivität. Der Patient weiß zum Beispiel, wie sich das Erleben von Demütigung anfühlt. Zuvor, auf der DENKEN-Stufe hatte er zwar schon die Ursachen von Demütigung metakognitiv erkannt, aber das konkrete Gefühl dieses konkreten Menschen in der konkreten Situation noch nicht mitfühlen können. Er konnte höchstens eine eigene Erinnerung dazu beitragen: »Ja, das kenne ich auch. Mir ging es vor einiger Zeit ganz ähnlich. Das war so …« Es folgt eine Erzählung, die wegführt von dem gerade zur Rede stehenden schmerzlichen Erleben des anderen. Empathie wäre gewesen, dessen Perspektive einzunehmen, mitzufühlen und zu spiegeln: »Oh, das tut Dir sehr weh! Da fühlst Du Dich auf einmal so klein und schutzlos.« Also sich nicht von ihm zu entfernen und zu Eigenem zurückzukehren, sondern sich ihm zu nähern und sich von Eigenem vorübergehend zu entfernen. Das soll nachfolgend an einem Beispiel veranschaulicht werden.

Herr F. ist 35 Jahre alt. Beruflich ist er im mittleren Management tätig. Wichtig ist dabei, dass seine Kollegen gut und gerne mit ihm zusammenarbeiten. Er ist verheiratet und hat eine siebenjährige Tochter. Depressive Symptome entstanden, als seine Frau für ihn völlig überraschend die Ehe aufkündigte. Er sei egoistisch und habe keinen Funken Empathie. Sie hätte immer noch gehofft, dass sich das ändern werde. Aber jetzt sei sie nicht mehr bereit, sich von ihm ausnützen zu lassen. Für ihn brach eine Welt zusammen, denn es ging ihm ganz gut mit seiner Ehe und Familie. Was fehlte, konnte er sich ja woanders holen, zum Beispiel Sex, und weitere kleinere Verzichte fielen ihm nicht schwer. Er war großzügig und machte seiner Frau öfter größere Geschenke, über die sie sich freute. Was hatte er nur falsch gemacht? Auch bei seiner Frau folgte er dem Motto, es ihr so in der Ehe einzurichten, dass es ihr gut geht als Ehefrau und als Mutter. Das ging auch jahrelang gut so und sie hatte wirklich nichts zu klagen. Dadurch konnte er sich seine Freiräume nehmen und seinen Interessen folgen, in dem Bewusstsein, dass er sie gut versorgt hatte. Nun war er aber ratlos und verzweifelt.

Betrachten wir seine Entwicklungsstufe: Er wusste, was er wollte, und er erreichte das auch fast immer – dadurch, dass er sehr klug mit den Menschen umging. Er konnte gut voraussehen, wie andere auf sein Verhalten reagierten und war dadurch sozial erfolgreich und kompetent. Seine Gefühle konnte er gut regulieren, er blieb nicht bei intensiven Gefühlen hängen, die ja nur Lösungen verhinderten. Das einzige Gefühl, das wirklich intensiv werden konnte, war Ärger – dann, wenn ihm etwas nicht gelang oder wenn andere sich einfach nicht steuern und dorthin lotsen ließen, wo er sie hinhaben wollte. Er konnte dann auch nicht nachvollziehen, weshalb sie das nicht wollten.

Es entsteht der Eindruck, dass seine Frau ihn richtig beurteilt, wenn sie ihn Egoist nennt und ihm Empathie abschreibt. Insgesamt hat er es in seiner Entwicklung bis auf die DENKEN-Stufe beziehungsweise Kegans souveräne Stufe geschafft. Es gelang ihm, alles im Griff zu haben und alles unter Kontrolle zu halten. Das angenehmste Gefühl war Freude und Zufriedenheit, wenn ihm etwas gelang und er sich deshalb seiner Sache sicher fühlen konnte. Jetzt ging seiner Depression eine panische Angst vor Kontrollverlust voraus, im Wechsel mit Wutzuständen, in denen er sich seiner Frau zu bemächtigen versuchte.

Vielleicht war es schon zu spät, um seine Ehe zu retten, aber er schaute sich die Szenen seiner Ehe gemeinsam mit seinem Therapeuten immer und immer wieder an – stets mit der Frage, wie es seiner Frau dabei ging, welches Gefühl sie wohl hatte, was sie wirklich brauchte, was ihr Angst machte und was ihre Wut so groß werden ließ. Diese Art der Fragen ermöglichte es ihm zunehmend, sich in seine Frau nicht nur gedanklich, sondern auch fühlend hineinzuversetzen und schließlich Mitgefühl zu empfinden.

Das Vorgehen wurde bereits in Kapitel 5 »Mentalisierung 2« kurz skizziert und soll nun ausführlicher und konkret nachvollziehbar dargelegt werden. Es wird in folgenden Schritten vorgegangen:

1. Entwicklung von Empathiefähigkeit 1 – Wie der Patient über seine Gefühle sprechen kann
2. Entwicklung von Empathiefähigkeit 2 – Was fühlt die Bezugsperson? (Fragen stellen) (wenn der Patient offensichtlich kein Verständnis für seine Bezugsperson hat)

7.2.1 Entwicklung von Empathiefähigkeit 1 – Wie kann der Patient über seine Gefühle sprechen?

Der Therapeut achtet darauf, dass der Patient so mit dem Gegenüber spricht, dass dieser seine Gefühle, Bedürfnisse und Beweggründe auch verstehen kann.

A Vorgehen:

1. Patient berichtet über eine emotional belastende Situation, zum Beispiel *Abwertung durch Partner.*
2. Therapeut fragt nach dem Gefühl in der Situation, zum Beispiel *»verletzt/wütend«.*
3. Therapeut fragt, was zu diesem Gefühl führte (Kontext der Emotion), Antwort des Patienten zum Beispiel: *»…, dass er es so kalt und arrogant gesagt hat, ohne mich anzuschauen.«*
4. Therapeut fasst zusammen, zum Beispiel: *»Die arrogante Art seiner Abwertung hat Sie so verletzt.«*
5. Therapeut fragt, welche Reaktion der Patient stattdessen gebraucht hätte, Antwort zum Beispiel: *»Ich brauche von ihm, dass er mich wertschätzt.«*

6. Therapeut fragt nach dem jetzigen Gefühl, da er nicht die Reaktion bekommen hat, die er gebraucht hätte, Antwort zum Beispiel: »*Das macht mich sehr traurig und tut so weh.*«
7. Therapeut antwortet zum Beispiel: »*Ich kann gut verstehen, dass seine Abwertung Sie verletzt hat und Sie traurig sind, dass Sie keine Wertschätzung bekommen haben.*«

B Der Therapeut sollte bei der Übung folgendes beachten:

1. Er lädt den Patienten ein, sich während des Berichtens die emotional belastende Situation bildlich vorzustellen und sich in der Situation zu sehen.
2. Er fragt: Was für ein Gefühl als Reaktion auf die Frustration ist da? (Wenn er es nicht schon mit Emotion Tracking wahrgenommen und markiert gespiegelt hat.)
3. Der Therapeut versucht herauszufinden, welcher Moment und welcher Aspekt dieses Gefühl ausgelöst hat.
4. Er spricht dann den »kausalen« Zusammenhang aus: Kontext X hat Emotion Y ausgelöst (reflektierte Affektivität).
5. Dann fragt er nach dem Bedürfnis, das er gebraucht hätte, und lässt ihn spüren, wie es sich anfühlt, dieses nicht bekommen zu haben (wenn er es nicht zuvor schon durch seine eigene Empathie mitgefühlt und gespiegelt hat).
6. Nun fragt er nach diesem Gefühl als Reaktion auf das Fehlen und Vermissen des Ersehnten (wenn er es nicht zuvor schon mit Emotion Tracking wahrgenommen und feinfühlig gespiegelt hat).
7. Zum Schluss bekundet und wiederholt der Therapeut sein Mitgefühl und sein Verstehen.

7.2.2 Entwicklung von Empathiefähigkeit 2 – Was fühlt die Bezugsperson? (Fragen stellen)

Der Therapeut lenkt bei der gemeinsamen Betrachtung von Situationen die Aufmerksamkeit des Patienten durch Fragen immer wieder darauf, was die Bezugsperson gefühlt, gedacht, gebraucht und gefürchtet haben könnte. Und auch inwiefern das eigene Verhalten des Patienten darauf Einfluss nahm oder nehmen könnte. Wenn der Patient offensichtlich kein Verständnis für seine Bezugsperson hat, wird folgende Übung durchgeführt:

A Vorgehen: Fragen, was die Bezugsperson fühlt …
Situation: Patient erzählt: ....
Eine Antwort könnte sein: »Ich habe meiner Frau gesagt, dass ich ab jetzt jeden Tag eine Stunde später nach Hause komme, weil ich ins Fitnesscenter gehe.«

Therapeut fragt, was die Bezugsperson gefühlt haben könnte. Patient antwortet: ....
Mögliche Antwort: »Sie hat sich mit den Kindern im Stich gelassen gefühlt.«

Therapeut fragt, was die Bezugsperson gedacht haben könnte. Patient antwortet: ....
Mögliche Antwort: »Dass mir die Familie nicht mehr wichtig ist.«

Therapeut fragt, was die Bezugsperson gebraucht haben könnte. Patient antwortet: ....
Mögliche Antwort: »Dass ich berücksichtige, ob sie mich abends mal früher braucht.«

Therapeut fragt, was die Bezugsperson gefürchtet haben könnte. Patient antwortet: ....
Mögliche Antwort: »Dass der nächste Schritt die Trennung ist.«

B Der Therapeut sollte bei der vorigen Übung folgendes beachten:
Situation: Der Patient berichtet aus verteidigender Perspektive. Er ist mit seinen eigenen Gefühlen und Bedürfnissen so beschäftigt, dass er keinen Sinn dafür hat, wie sich die Bezugsperson in der Situation gefühlt hat. Während der Therapeut die Fragen der vorigen Übung stellt (hier noch einmal aufgegriffen), unterbricht er den Patienten, wenn dieser über anderes spricht.

Therapeut fragt, was die Bezugsperson gefühlt haben könnte. Die erste Antwort des Patienten ist meist eine Fehlinterpretation, sodass der Therapeut helfen und ihm die eventuelle Bedeutung für den anderen nennen muss, zum Beispiel: »Was würde sie fühlen, wenn für sie Ihre berechtigte Kritik zu plötzlich und heftig kam?«

Therapeut fragt, was die Bezugsperson gedacht haben könnte. Auch bei den möglichen Gedanken des Gegenübers muss der Therapeut meist helfen und selbst einen möglichen Gedanken vorschlagen.

Therapeut fragt, was die Bezugsperson gebraucht haben könnte. Obwohl das Bedürfnis der Bezugsperson meist naheliegend ist, merkt man, dass der Patient sich sträubt, sich das bewusst zu machen.

Wieder muss der Therapeut einen Vorschlag machen (vorsichtig in Frageform).

Therapeut fragt, was die Bezugsperson gefürchtet haben könnte. Er fasst zusammen, was die Situation für das Gegenüber bedeutet, und fragt, welche Furcht da wohl aufkommt.

Da der Anspruch nicht nur ist, dem Patienten zu einem neuen Verhalten in einer wichtigen konkreten Situation zu verhelfen, reicht dreimaliges Üben, wie auch schon zuvor erwähnt, nicht aus. Der therapeutische Anspruch ist, dass ein Patient, der sich sicher auf der DENKEN-Stufe befindet, soziale Situationen durch Ursache-Wirkungs-Denken realistisch erfassen kann, Selbstregulation erworben hat und somit seine Affekte gut regulieren kann, nun den Schritt auf die nächsthöhere Stufe, die EMPATHIE-Stufe, zu gehen beginnt. Seiner egozentrischen Perspektive verhaftet, kann er zwar aus der Entfernung schon erkennen, was welche Gefühle beim Gegenüber auslöst und was er wohl braucht, um kooperativ zu bleiben, aber mitfühlen kann er noch nicht.

Ein Gehirn, das relevante Funktionen noch nie praktiziert hat, muss diese immer wieder üben, bis sich auf Synapsenebene feste Verbindungen und Vernetzungen etabliert haben. Hundertmal während der Therapie und tausendemal danach. Das ist der Unterschied zwischen klassischer kognitiver Verhaltenstherapie und Entwicklungstherapie im Sinne einer metakognitiven Verhaltenstherapie beziehungsweise mentalisierungsfördernden Verhaltenstherapie. Erst dann ist ein stabiles Niveau erreicht, das dauerhaft ist und nur in Extremsituationen nicht gehalten werden kann. Erst dann hat Entwicklung stattgefunden, die allerdings nicht selten auch durch kognitive Verhaltenstherapie erreicht wird.

Es geht aber nicht nur um das Können, um die Fähigkeiten der exekutiven Funktionen. Es geht auch um die Entwicklung der Motive. Des ewig Egozentrischen überdrüssig entsteht wieder mehr Sehnsucht nach Beziehung. War die DENKEN-Stufe zugleich die Stufe der Autonomie und Unabhängigkeit von Beziehung, so ist die EMPATHIE-Stufe die Stufe der Zwischenmenschlichkeit, der Beziehungen. Diese benötigt aber das Fundament der Autonomie und der Selbstwirksamkeit, so wie die DENKEN-Stufe das Fundament der sicheren Bindung gebraucht hat.

Auf der EMPATHIE-Stufe können egozentrische Bedürfnisse mit Leichtigkeit hintangestellt werden, weil Beziehung spannender und attraktiver ist als das Ego. Immer nur um sich selbst zu kreisen langweilt. Den anderen zu entdecken und mit ihm eine Beziehung einzugehen, ist aufregend. Die Neugierde treibt zu einer neuen Art von Begegnung an. Es wird nicht nur die Bestätigung eigener Hypothesen, sondern das Unvorhersehbare gesucht. Nun wird das Zusammenfinden, das Teilen, das Umsorgen, das Freude-Bereiten erfüllend. Ohne Entwicklung des motivationalen Bereichs bliebe es bei antrainierter Kommunikationskompetenz eines Einzelwesens, das kein zwischenmenschliches Wesen geworden ist, das nicht mit dem anderen Einzelwesen zu einem zwischenmenschlichen Wesen zusammengewachsen ist. Es geht nicht um das eigene Wohlbefinden, sondern um das gemeinsame.

Fazit: Auf der zwischenmenschlichen Stufe (EMPATHIE-Stufe) angekommen, befindet sich der Patient im zwischenmenschlichen Selbstmodus (EMPATHIE-Selbstmodus).

7.2.3 Der Mentale Selbstmodus (EMPATHIE-Selbstmodus)

Das Selbst kann als Synonym für Psyche verwendet werden, alle psychischen Prozesse und Strukturen betreffend: so wie dieser Mensch ist und wahrnimmt, denkt, fühlt, handelt, wie sein Körperempfinden und -ausdruck ist. Diese Aufzählung würde in der psychodynamischen Psychotherapie eher als »Ich« bezeichnet werden, wenn man noch die Abwehrfunktionen dazu nimmt. Es kommt aber alles hinzu, was die Psyche ausmacht, die Erinnerungen und Motive, Werte, Normen und die unbewussten homöostatischen Regelungen, die diesen Funktionen übergeordnet sind beziehungsweise in deren Dienst sie stehen. Damit sind also nicht die Momentaufnahmen gemeint, sondern sowohl das einmalige, rein situative als auch das permanent wiederkehrende psychische Geschehen, das Allgemeinpsychologische, was ein Mensch mit allen Menschen teilt, und das Individuelle, das so nur bei ihm vorzufinden ist, aufgrund der Einmaligkeit seiner Person und seiner Geschichte inklusive vererbter Dispositionen und Merkmale.

Das zwischenmenschliche Selbst (mentale oder EMPATHIE-Selbst):

- ist Beziehung
- kann empathisch sein
- kann die Perspektive des anderen einnehmen
- kann auf sich selbst mit den Augen des anderen blicken und dabei erleben, was dieser sich vorstellt, was der andere über ihn denkt und fühlt, als Quelle für seine eigenen möglicherweise traurigen Gefühle

- kann gut für den anderen und die Beziehung sorgen
- kann eigene Interessen zurückstellen
- kann tiefgehende und feste (beste) Freundschaften pflegen

Man kann es auch so ausdrücken: »Meine Gefühle werden dadurch bestimmt, wie gut es dir mit mir und mir mit unserer Beziehung geht.« Das heißt nicht der Einzelne, sondern die Beziehung ist das Maß aller Dinge.

Das Konzept des Selbstmodus steht in enger Verbindung mit den Entwicklungsstufen. Es entspricht dem state of mind, wie ihn Mardi Horowitz (siehe Hartkamp 2013) beschrieben hat und auch dem Modus-Konzept der Schematherapie (Faßbinder & Schweiger 2013) sowie dem Ego State (Fritzsche 2013). Jede Entwicklungsstufe entspricht einem Selbstmodus, der wie ein Attraktor (Grawe 1998; Schiepek & Sulz 2010) wirkt, sodass es schwer ist, ihn zu verlassen.

Das erste Merkmal des Selbstmodus ist der typische oder stereotype, auf eine charakteristische Weise wiederkehrende Zustand, der als solcher gut identifizierbar und beschreibbar ist. Unsere Psyche ist immer in irgendeinem Selbstzustand oder Selbstmodus. Die fluktuierenden uncharakteristischen Zustände interessieren uns in diesem Zusammenhang jedoch weniger. Damit bewegen wir uns gedanklich auf einer anderen Ebene als die dimensionale Persönlichkeitsdiagnostik, die von einer prinzipiellen kontinuierlichen Gleichverteilung von Merkmalen ausgeht. Wir erwarten dagegen einen umgrenzten Zustand, der für die Dauer einer Begegnung, eines definierbaren situativen Kontexts anhält und auf die annähernd gleiche Weise in diesem Kontext wiederkehrt (»Ich bin da ein richtiges Kind« oder »Da bin ich genau wie meine Mutter« oder »Da werde ich zum Kaninchen, das von der Schlange hypnotisiert ist«).

Das zweite Merkmal des Selbstmodus ist, dass es nicht um ein einzelnes Verhalten oder eine einzelne Eigenschaft geht, sondern um ein ganzes Bündel von Erlebens- und Verhaltensweisen, die zusammengehören und sich gegenseitig auslösen und aufrechterhalten, ein Cluster. Wer dependent ist, vertritt keine eigene abweichende Meinung, versucht nicht, seinen Wunsch durchzusetzen, ist einverstanden mit dem dominanten anderen, fühlt sich wohl durch dessen Führung etc.

Ein drittes Merkmal des Selbstmodus ist, dass es schwerfällt, aus diesem Zustand herauszukommen, solange der Kontext konstant bleibt. Am besten erklärt diese Veränderungsresistenz das von Grawe (1998; siehe auch Schiepek & Sulz 2010) beschriebene Prinzip des Attraktors. »Attraktor« ist ein

Begriff aus der systemischen Theorie, der anzeigt, dass ein Zustand oder Modus nur gegen erhebliche Widerstände mit viel Energieaufwand geändert werden kann. Das Selbst befindet sich wie eine Kugel in einem Becken mit so hohem Rand, dass es nicht genügend Energie aufbringt, um herauszukommen. Es fällt immer wieder zurück in das Becken.

Und das vierte Selbstmodus-Merkmal ist, dass eine qualitative Änderung beim Wechsel des Selbstmodus erfolgt. Man ist ein anderer Mensch. Die (subjektive) Welt ist eine andere. Die Beziehungen sind anders. Subjekt und Objekt haben sich geändert. Die Welt reagiert anders, analog zur Entwicklung bei Piaget, die durch Akkommodation erfolgt (Piaget 1995; Sulz 2010a).

Hat ein Modus Struktureigenschaften oder ist es die Beschreibung einer Prozessdynamik? Der Wechsel zwischen zwei Selbstmodi ist ein dynamischer Vorgang. Das Verweilen im Selbstmodus ist wie der Aufenthalt in einem Haus, also in einer Struktur. Wir können davon ausgehen, dass der Wechsel dem Prinzip der Selbstorganisation als Homöodynamik folgt, also nicht von einer oberen Regelzentrale gesteuert ist (Schiepek & Sulz 2010). Das Beibehalten des Modus unterliegt dem Prinzip der Selbstregulation und der Homöostase, das Konstanz und Stabilität gewährleisten soll, was am besten durch Schaffung von Strukturen gelingt (Sulz 2010a).

Zusammenfassend lässt sich ein Selbstmodus kennzeichnen als ein umgrenzter wiederkehrender Zustand der Psyche, der phänomenologisch durch stereotype Erlebens- und Verhaltensweisen und funktional durch eine unbewusste strategische homöostatische Funktionalität gekennzeichnet ist, erkennbar an einem Cluster von Prozess- und Strukturmerkmalen, der bei gegebenem Kontext als Kräftefeld nur mit großem Energieaufwand in einen anderen Modus übergehen kann, wobei ein Moduswechsel eine qualitative Änderung von Selbst und Objekt beinhaltet. Ein sekundärer Selbstmodus neigt dazu, allmählich dysfunktional zu werden oder vom primären Selbstmodus in seiner Dominanz gestört zu werden.

Auf jeder Entwicklungsstufe befindet sich der Mensch in einem neuen Selbstmodus, einem (primären) Entwicklungsmodus:

- impulsive Stufe = impulsiver Entwicklungsmodus
- souveräne Stufe = souveräner Entwicklungsmodus
- zwischenmenschliche Stufe = zwischenmenschlichen Entwicklungsmodus

Ein Entwicklungsmodus ist ein *primärer Selbstmodus*, der als solcher entstehen und bestehen kann, wenn es keine massiven Störungen in der emotionalen Entwicklung eines Kindes gibt. Er kann folgendermaßen gekennzeichnet werden:

- freier Zugang zu Bedürfnissen und Gefühlen
- Nebeneinander von schon entwickeltem Können und noch nicht entwickelten Fähigkeiten
- braucht eine verfügbare fördernde und fordernde Umwelt (Bezugspersonen als einbindende Kultur) zum gefahrlosen Erproben neuer Fähigkeiten
- konstante Befriedigung zentraler Bedürfnisse (Bindung, Selbstwert, Autonomie) und Minimierung zentraler Ängste (u. a. Trennung, Liebesverlust)
- milde Frustration von Wünschen, die der Entwicklungsstufe nicht mehr entsprechen oder deren Erfüllung den Anreiz zur Weiterentwicklung nehmen (Verwöhnen)

Ein *sekundärer Selbstmodus* (gehemmter oder impulsiver AFFEKT-Modus) ist dagegen ein Überlebensmodus:

- hilft emotional zu überleben
- permanente stereotype Erlebens- und Verhaltenstendenz
- wird zum dysfunktionalen Persönlichkeitsaspekt
- hält sich streng an dysfunktionale Überlebensregel
- lieber ein Symptom, als die Überlebensregel zu verletzen

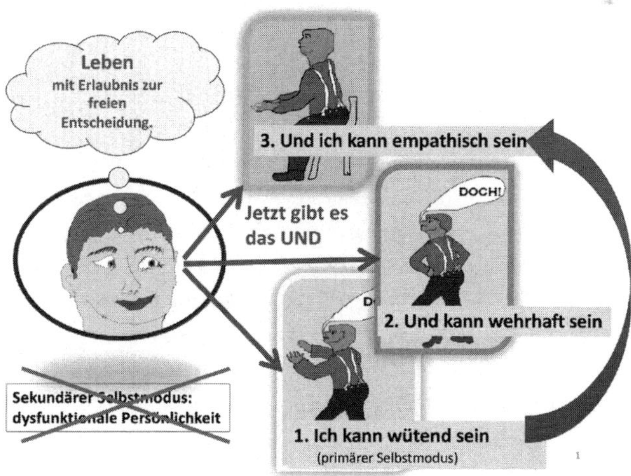

Abb. 38: Der tertiäre Selbstmodus (Mentaler Modus) kann frei entscheiden

Der *tertiäre Selbstmodus* (Mentaler Selbstmodus) entspricht dem reifsten Entwicklungsstand und ist in seinen Entscheidungen frei, hat Wahlmöglichkeiten, kann impulsiv (z. B. wütend, begeistert) oder souverän (klug berechnend, kompetent) oder zwischenmenschlich (empathisch) sein (Abb. 38).

Noch einmal zurück zum Fallbeispiel von Herrn F.: Bei genauerer Betrachtung stellt sich die Frage, warum seine Entwicklung auf dem DENKEN-Niveau stehen geblieben ist. Unter günstigen Bedingungen geht die Entwicklung weiter und erreicht mit dem Erwachsenwerden das Niveau der EMPATHIE. Dies spricht für eine teilweise Abwehrfunktion seiner klugen Selbstständigkeit und Kontrolle über andere Menschen. Seine Angst vor Kontrollverlust weist darauf hin, dass seine Kontrolle ihn gerettet hat. Er ist dadurch nicht mehr abhängig und ausgeliefert. Kontrolle bedeutet auch, dass kein Vertrauen da ist, dass er sich nicht darauf verlassen kann, dass der andere seine Schwächen nicht für sich nutzt und den Spieß umdreht. Er hat ihn im Griff und er ist seiner Willkür ausgeliefert. Also fehlen korrigierende emotionale Erfahrungen, die belegen, dass schwach sein und Schwäche zeigen zu einem guten Miteinander führen und nicht zum Gegenteil. Solche neuen Erfahrungen werden bereits in der therapeutischen Beziehung immer wieder möglich. So kann sich die Angst vor Kontrollverlust allmählich in Vertrauen verwandeln. Ist dies erreicht, gelingt der Perspektivenwechsel deutlich besser: »Mir geht nichts verloren, wenn ich meine Perspektive verlasse und die des anderen einnehme. Was ich dem anderen gebe, gebe ich der Beziehung und damit auch mir.«

7.2.4 Der Stuhl als Platz des anderen Selbstmodus[27]

Zwei Stühle können zwei Seiten des Patienten repräsentieren. Es wird festgelegt, welcher Selbstanteil beziehungsweise welcher Selbstmodus (Sulz & Hoenes 2014) des Patienten zu welchem Stuhl gehört. Je nachdem, was der Patient gerade denkt und fühlt, setzt er sich auf den zugehörigen Stuhl. Er geht in den betreffenden Selbstmodus und dessen Emotion hinein und ist nicht mehr der neben dem Therapeuten sitzende reflektierende Beobachter, sondern spürt den Affekt deutlich. Kaum kommen Gedanken und Gefühle der anderen Seite, setzt sich der Patient auf den anderen Stuhl. Dies geschieht mehrfach während der Übung. Wenn beim Patienten deutlich wird,

27 Dieses Kapitel wurde verändert übernommen aus Sulz (2017c, S. 262ff.).

dass es zwei gegnerische Selbstanteile beziehungsweise Selbstmodi gibt, wobei zum Beispiel der eine auf keinen Fall Schwäche zeigen will und immer alles im Griff haben muss, während der andere sich hilfsbedürftig fühlt und dies auch einer Bezugsperson mitteilen möchte, verstanden werden möchte, können die zwei Stühle der Ort sein, auf dem der Patient mal als der eine, mal als der andere Selbstmodus sitzt und als dieser denkt und fühlt. Beide können ins Gespräch kommen, wodurch meist eine Annäherung und eventuell ein Kontrakt entsteht, in dem vereinbart wird, dass dem schwächeren Selbstmodus mehr Präsenz im Bewusstsein und mehr Auftreten nach außen zugestanden wird. Es kann auch sein, dass die eine Seite kindlich ist, viel Unterstützung und Schutz braucht, und dass die erwachsene Seite durch diese Übung mehr Empathie und Verständnis entwickelt und bereit ist, sich fürsorglich um dieses innere Kind zu kümmern, damit es größer und stärker werden kann. Eine vereinfachte Art des Arbeitens mit Selbstmodi ist, dem Patienten folgendes Denkmodell zu vermitteln:

> »Um in der Kindheit emotional zu überleben, mussten Sie ein ganz anderes Kind werden als das, das Sie eigentlich waren. Sie mussten sich streng an Ihre Überlebensregel halten, die Ihnen viel geholfen hat. Dadurch wurde ein natürlicher Teil Ihres Selbst nicht bewusst gelebt, er wurde aus Ihrem Bewusstsein ferngehalten. Die Folge war, dass er sich nicht weiterentwickeln konnte, bedürftig und ängstlich blieb, angesichts dessen, was ihm widerfuhr, aber es blieb viel Wut zurück, die unterdrückt werden musste. Er konnte sich deshalb nicht weiterentwickeln, nicht erwachsen werden. Die Ursache ist, dass Sie den Kontakt mit ihm verloren haben, weil Sie so sehr auf die durch Ihre Überlebensregel vorgegebene Weise um Ihr emotionales Überleben kämpfen mussten. Manchmal schafft es dieser Selbstzustand ins Bewusstsein zu gelangen, manchmal so sehr, dass Sie ganz erfüllt sind von ihm, ganz so ein Mensch sind. Dann schaffen Sie es eventuell nicht mehr der andere zu bleiben. Es ist, als ob zwei Seelen in Ihrer Brust wohnen oder als ob Sie zu verschiedenen Zeiten zwei verschiedene Menschen wären.
>
> Wer von beiden meist eingesperrt bleibt und nicht ans Tageslicht kommen darf, ist bei jedem Menschen verschieden. Wir können aber gemeinsam versuchen, uns ein Bild von diesem Teil Ihrer Persönlichkeit zu machen. Sie haben mir erzählt, dass Sie bei der letzten Besprechung mit Ihrem Chef von einer Minute auf die andere ein ganz

> anderer Mensch wurden, sich klein, unfähig, verlassen gefühlt haben, selbst schuld, dass das nicht klappte, was der Chef Ihnen vorwarf. Und dass nichts mehr übrig blieb von dem tüchtigen, leistungsorientierten Menschen, der Sie sonst sind.
>
> Sie könnten jetzt mal versuchen, sich ganz in diesen Selbstzustand hineinzuversetzen und ihn zu Wort kommen lassen – alles, was dieser Teil fühlt, denkt und machen möchte, aussprechen. Um die beiden Selbstzustände besser unterscheiden zu können, können wir zwei Stühle nehmen, die wir so hinstellen, dass die beiden ein Gespräch miteinander führen können. Auf welchem Stuhl sitzt dieser sich klein und unfähig fühlende Teil? Ah ja, dann können Sie sich nun auf diesen Stuhl setzen, sobald Sie sich in ihn hineinversetzt haben. Geht das?«

Nun spricht der Patient aus, wie klein er sich fühlt, wie insuffizient und wie dringend er jemanden bräuchte, der ihm jetzt hilft, weil er es nicht allein schafft. Der Therapeut erfragt weitere Aspekte dieses Selbstmodus, damit dieser möglichst plastisch und lebhaft erlebt werden kann. Er kann fragen: »Wie können wir diesen Selbstzustand nennen?« Er sollte darauf achten, dass es keine abwertende oder feindselige Benennung ist. Der Patient könnte sagen »der hilfsbedürftige Hans« oder »der kleine Hans«, sodass seine Bedeutung in die Nähe des Konstrukts des inneren Kindes kommt. Danach fordert der Therapeut den Patienten dazu auf, aufzustehen, einige Schritte im Raum herumzugehen und sich auf den anderen Stuhl zu setzen, sobald er sich wieder als der andere fühlen kann, zum Beispiel: »der fleißige, lebenstüchtige Hans«. Er fragt den Patienten, was er denn am liebsten zum kleinen Hans sagen würde. Da können Sätze entstehen wie: »Wenn es dich nur nicht gäbe – ohne dich käme ich bestens zurecht!« oder »Hab dich nicht so, es gibt doch keinen Grund so zaghaft und ängstlich zu sein!« Nach diesen spontanen ersten Äußerungen fragt der Therapeut den Patienten, ob er auch ein bisschen verstehen kann, wie es dem kleinen Hans geht. Und wie es kam, dass dieser sich so wenig fähig fühlt. Und ob er auch mit ihm fühlen kann. Er soll ihm das jetzt sagen. Zwischendurch muss sich der Patient meist wieder auf den anderen Stuhl setzen, weil Gefühle hochkommen, die zum kleinen Hans gehören. Wenn es zu einem Pro und Kontra auswächst, wird nach jedem Argument nach dem Gefühl gefragt, aus dem heraus dieser Streitgedanke ausgesprochen wurde. Oder der Therapeut bittet, den Stuhl zu wechseln und zu spüren, wie es der anderen Seite geht, wenn so etwas zu ihr gesagt wird (nicht welchen Gedanken sie hat, sondern welches Gefühl).

Nun schiebt der Therapeut den zweiten Teil des Modellkonzepts nach:

> »Sie beide sind ja wie siamesische Zwillinge, keiner kann den anderen zu Hause lassen oder allein aus dem Haus gehen. Sie sind ein Lebensteam und müssen sich absprechen, was Sie bisher nicht gemacht haben. Erst hier kam es zu einem Dialog. Nur wenn Sie diesen Dialog beibehalten, sind Sie ein Team und keine Gegner mehr. Der große Hans nimmt Rücksicht auf den kleinen Hans, wie ein großer Bruder auf den kleinen. Er akzeptiert, dass dieser noch viel braucht und gibt ihm, was er braucht, zum Beispiel Sicherheit, Unterstützung, Verständnis und Wertschätzung. Er macht ihm Mut und sagt ihm, dass er ja dabei ist, dass er schon vieles kann und dass er sich auf ihn verlassen kann. Dass er ihm hilft, dass er sich gut entwickeln kann, erfahren kann, was er schon alles kann und was er nicht kann, er – der große Hans – übernimmt. ›Zu zweit sind wir ein gutes Team, das sich nicht fürchten muss und vieles sehr gut schafft.‹«

Dieses Zusammenwachsen zu einem Team lässt sich im Rollenspiel-Dialog zwischen den beiden Selbstmodi inszenieren und affektiv erlebbar machen. Welche zwei Seelen wohnen in der Brust von Herrn F.? Da ist die kontrollierende Seite, die alles im Griff haben muss und auf diese Weise die Angst vor Kontrollverlust bannt. Und da ist eine andere Seite, die meint, das Misstrauen und die Kontrollverlustangst würden nur verhindern, dass gute Beziehungen entstehen können. Jede Seite bekommt einen Stuhl. Herr F. setzt sich auf den, der seinem momentanen Empfinden entspricht – die steuernde Seite.

T: Wie geht es Ihnen, wenn Sie sich vorstellen, dass Ihre vertrauende Seite Ihnen gegenübersitzt?

P: Mir wäre lieber, es gäbe sie nicht. Wenn ich tun müsste, was sie fordert, bekomme ich Angst.

T: Was verlieren Sie, wenn Sie auf sie eingehen?

P: Dann bestimmen andere über mich, ich brauche dann andere und weiß nie, was sie als Nächstes mit mir vorhaben. Sie haben Macht über mich. Das wäre nicht auszuhalten.

T: Was würde Ihnen Ihre vertrauende Seite antworten? Wollen Sie sich mal auf den anderen Stuhl setzen und ausprobieren, wie sich das anfühlt?

P: Das widerstrebt mir. Da stellen sich mir die Haare auf. Aber ich mache es mal. (wechselt den Stuhl) Das ist mir fremd. Ich würde am liebsten zurück auf meinen Stuhl.

T: Nehmen Sie sich Zeit und versuchen Sie, sich in sie hineinzuversetzen. Wie ist diese Seite, was ist ihr wichtig, was wünscht sie sich?

P: Sie will eine stabile und gute Beziehung haben, will geliebt werden von einem Menschen, den sie liebt.

T: Was könnte sie sagen?

P: Ich habe dieses ständige Misstrauen satt. Damit vergiftest Du Deine Beziehung. Und ich habe diese permanente Kontrolle satt, ständig auf der Hut zu sein. Ich habe schon lange keine schlechten Erfahrungen mit Vertrauen gemacht. Das ist gegenseitig und man kann ruhiger werden.

T: Was brauchen Sie, um bei dieser Seite bleiben zu können? Was würde Ihnen helfen?

P: Ich muss mich jetzt erst mal wieder auf meinen Stuhl setzen. Ich versuche mir vorzustellen, jemanden ganz für mich zu haben, der mir Sicherheit gibt. Das wäre ein alter weiser Mann, der viel Einfluss hat und auf den ich mich verlassen kann. Einen Menschen, der mich an der Hand nimmt, dem ich wirklich vertrauen kann und der sagt: »Ich übernehme die Wachsamkeit und die Kontrolle für Dich. Du kannst Dich mit mir so sicher fühlen, dass niemand etwas gegen Dich tun kann. Nichts Unvorhergesehenes kann passieren. Und ich sorge dafür, dass Deine Mitmenschen absolut vertrauenswürdig sind.«

T: Stellen Sie sich vor, Ihr weiser Mann ist jetzt hier im Zimmer. Würde er neben Ihnen stehen?

P: Ja, hier rechts neben mir.

T: Gelingt Ihnen die Vorstellung? (Patient nickt) Ich leihe ihm jetzt meine Stimme. Wenn ich also spreche, schauen Sie nicht zu mir hin, sondern wenden sich ihm zu: »Ich übernehme die Wachsamkeit und die Kontrolle für Dich. Du kannst Dich mit mir so sicher fühlen, dass niemand etwas gegen Dich tun kann. Nichts Unvorhergesehenes kann passieren. Und ich sorge dafür, dass Deine Mitmenschen absolut vertrauenswürdig sind.«

P: Ah, das entspannt und beruhigt mich. Ich merke es richtig im Körper.

T: Dann gehen Sie doch mit diesem Gefühl auf den Stuhl der vertrauenden Seite. (Patient wechselt den Stuhl)

P: Ich habe jetzt die Kontrolle einfach abgegeben und kümmere mich nicht darum. Ich glaube ihm und bin bereit, mich auf meine Beziehung einzulassen. Ich konzentriere mich auf das Gute, das zwischen uns geschieht, und wappne mich nicht gegen das eventuell gegen mich gerichtete. Ich will einfach vertrauen. Es ist so entlastend, die Zügel nicht mehr pausenlos in der Hand halten zu müssen. Vertrauensvoll in Beziehung sein, spart so viel Kraft. Geliebt werden ohne zu prüfen, was damit bezweckt werden soll.

T: Ich lade Sie ein, die Erfahrung, die sie gerade gemacht haben, sich gut einzuprägen, mit allen Sinnen. Vielleicht wollen Sie täglich einmal Ihren Begleiter in der Vorstellung herholen. Sich vorstellen, dass er jetzt da ist und diese Worte zu Ihnen spricht. Und sich vorstellen, wie Sie diese Worte in sich hineinnehmen können, sodass immer mehr Vertrauen in Ihre Gefühle und in Ihren Körper hineinkommen kann.

Der Patient stimmte dem zu und berichtete, dass er immer öfter die vertrauende Seite sein konnte. Die Kontrollverlustangst wurde seltener. Und andere Menschen gaben ihm das Feedback, dass er neuerdings viel offener in Kontakt gehe. Sie würden diese neue Seite an ihm sehr mögen.

Der Patient muss sich nicht für immer von seiner steuernden Seite verabschieden. Sie ist eine notwendige und wertvolle Errungenschaft der DENKEN-Stufe, die er in der weiteren Entwicklung mitnehmen darf. Es gibt viele Momente, in denen sein DENKEN-Selbstmodus dafür sorgt, dass erfolgreich ist. Und seine neue vertrauende Seite sorgt dafür, dass diese nicht mehr unter egozentrischer Perspektive für Selbstwirksamkeit sorgt, sondern dass Gemeinsamkeit Wert erhält. Dass das Miteinander entstehen kann.

Zum Schluss wird mit dem Patienten vereinbart, die andere Seite des Selbst, also den vertrauenden Selbstmodus, künftig mehr am Leben teilhaben zu lassen, ihn nicht mehr zu unterdrücken oder gar wegzusperren, sodass die steuernde und die vertrauende Seite ein Team werden können, um schließlich diese Teamarbeit im Alltag herzustellen. In den folgenden Therapiestunden wird immer wieder die Stuhlarbeit zu Hilfe genommen, wenn es gilt, besseren Zugang zu einem Selbstmodus zu bekommen und wenn Verhandlungen zwischen den beiden Modi notwendig sind. Statt der bisherigen absoluten Dominanz der steuernden Seite, die durch ihre Kontrolle die Entwicklung auf die EMPATHIE-Stufe boykottierte, ist jetzt die Zeit der Verhandlungen gekommen. Das Zweierteam aus Steuerung und Vertrauen verhandelt, bis eine Balance hergestellt ist. Aus dem »Entweder-oder« (entweder Kontrolle oder durch blindes Vertrauen Ausgeliefertsein) wird allmählich ein »Und«. »Ich weiß, dass ich mich und andere Menschen steuern kann. Und ich weiß, dass ich im Normalfall anderen vertrauen kann und dass mein Vertrauen gute Beziehungen erst möglich macht.« Diese wiederholten Erfahrungen schaffen eine solide Grundlage für den Entwicklungsschritt auf die EMPATHIE-Stufe. Vertrauen macht es möglich, angstfrei die eigene Perspektive zu verlassen und sich in den anderen hineinzuversetzen und mit ihm zu fühlen.

7.2.5 Etablieren des Mentalen (tertiären) Selbstmodus als übergeordnete integrative steuernde Instanz

Das Etablieren eines neuen (mentalen) Selbstmodus, der übergeordnete, integrierende und modulierende Funktion übernimmt, setzt obige Entwicklungsarbeit voraus, wenn es nicht nur ein vorübergehendes Antrainieren sein soll. Dieser Modus kann beschrieben werden als der Empathische, der Soziale, der auf den anderen Menschen Bezogene. Pesso (2008a, b) nennt diesen übergeordneten Selbstmodus Pilot. Schulz von Thun (2001) bezeichnet ihn als Oberhaupt. Er hat den anderen beiden Selbstmodi einiges voraus: Erfahrung, Weitblick, gute Emotionssteuerung, Zeitgefühl, Wertorientierung, Ziele, Wissen, wie die Dinge laufen, Menschenkenntnis (Theory of Mind/Theorie des Mentalen). Eben die Errungenschaften der DENKEN-Stufe. Und wenn auch der zweite Schritt zur EMPATHIE-Stufe geschafft ist, kommt die Fähigkeit zum Perspektivenwechsel und zur Empathie hinzu, also die Fähigkeit, nicht nur Interaktionen kurzfristig optimieren zu können, sondern auch Beziehungen langfristig gestalten und pflegen zu können.

War die Zwei-Stuhl-Technik eine bewährte Methode, um neben dem dominierenden sekundären Selbstmodus auch den unterdrückten primären Modus ins Bewusstsein zu heben, so werden jetzt drei Stühle benötigt. Zu den beiden vorhandenen Stühlen wird ein dritter Stuhl für den tertiären Mentalen Selbstmodus gestellt. Die ersten beiden Stühle bleiben leer. Der Therapeut lässt die beiden Selbstmodi miteinander beziehungsweise gegeneinander sprechen und streiten, während der Patient auf dem dritten Stuhl sitzt und zuhört. Immer wieder wird er gefragt, wie sich das aus seiner Meta- oder Vogelperspektive anhört. Was ihm als außenstehendem reflektierenden Beobachter dabei einfällt. Die Fragen des Therapeuten müssen so gestellt werden, dass sie den Patienten in ein metakognitives Denken führen. Das entspricht zum Teil dem zirkulären Fragen der Systemischen Therapie: An den Patienten: »Was glauben Sie, wie es dem ›Ersten‹ (primärer Selbstmodus) geht, wenn der ›Zweite‹ (sekundärer Selbstmodus) sagt: ›Der Erste stört und nervt mich nur. Am liebsten wäre es mir, wenn es ihn nicht gäbe‹?« Es wird aber auch nach Bedürfnissen, Ängsten und der Wut des einen und des anderen gefragt sowie nach den Zielen der beiden, bis die Funktionalität der Modi deutlich wird. Die gemeinsame Reflexion von Therapeut und dem »Dritten« (tertiärer Selbstmodus) nähert sich allmählich einer Lösung zweiter Ordnung nach Watzlawick et al. (1974) und Watzlawick (1986): Aus dem »Entweder-oder« wird ein »Und«. Der Mentale Selbstmodus hat die beiden konflikthaften prä-mentalen Selbstmodi integriert.

Das könnte bei Herrn F. so ähnlich stattfinden. Perspektive Herr F.: »Wenn ich so mit Ihnen zusammen hier sitze und auf die beiden Stühle gegenüber schaue, also aus mir heraustrete – ich erinnere mich an die Achtsamkeitsübung »Ich bin nicht mein Gefühl, ich habe es« – dann wird deutlich, wie sehr die Angst meinen kontrollierenden Selbstmodus bestimmte und wie das Vertrauen den anderen Selbstmodus angstfrei sein lässt. In meiner Beobachter-Warte sehe ich, dass das rechte Maß an Steuerung im rechten Moment und die Bereitschaft, sich vertrauend der Beziehung hinzugeben, in ganz vielen Momenten ein gutes Gleichgewicht herstellen kann. Der kontrollierende Modus musste ja immer so egozentrisch bleiben, wie es mir meine Frau vorgeworfen hat. Der vertrauende Modus hilft mir, mich – zumindest im Nachhinein – in meine Frau hineinzuversetzen und das Mitgefühl zu haben, das ihr so sehr fehlte. Wir treffen uns ja jede Woche noch – vielleicht kommen wir wieder zusammen.«

Herr F. hat diese Betrachtungen auf dem mentalen Niveau angestellt. Er hat die Position des tertiären Selbstmodus eingenommen und dessen integrierende Wirkung ausgedrückt. Durch Drei-Stuhl-Übungen mit dem Selbstmodus wird der entwicklungspsychologische Ansatz noch einmal deutlich bereichert (siehe auch Sulz & Hoenes 2014; Hoenes et al. 2014).

7.2.6 Empathische Kommunikation – Königsweg zur guten Beziehung

Der reife mentale Selbstmodus kann und muss sich im Beziehungsgeschehen bewähren. Reicht die Selbstwirksamkeit für eine ausgewogene Befriedigung beider Interessen? Reicht die Empathiefähigkeit für eine feinfühlige Beziehungspflege? Ständig gibt es Situationen, in denen man im Streit stecken bleiben und sich aufreiben kann. Ständig bedürfen diese einer reflektierten Affektivität und einer elaborierten Theory of Mind/Theorie des Mentalen. Das kann mit der Übung »Empathische Kommunikation« erprobt werden.

Empathische Kommunikation 1: Über sich selbst so sprechen, dass der andere empathisch sein kann

Bei dieser Übung geht es darum, aus dem Teufelskreis normaler Streitigkeiten auszusteigen, indem nicht mehr das gesagt wird, was zur Eskalation durch neue Frustration und neue Verletzung führt, sondern das zu sagen, was Verständnis erzeugt und Bereitschaft signalisiert, dem anderen Gutes zukommen zu lassen. Diese erste Variante bezieht sich auf einen Streit, bei dem man selbst frustriert und verletzt wurde und nun am liebsten heftig dagegen vorgehen würde, seine Wut rauslassen und dem anderen irgendwie auch weh tun möchte. Das Wut-Gefühl wird jedoch nicht rausgelassen, sondern stattdessen wird, etwas distanziert davon, darüber gesprochen. Dadurch ist man nicht mehr das wütende angreifende Gegenüber für den anderen, sondern nur noch der Berichterstatter, der mitteilt, was erlebt wurde, welche Gefühle entstanden, was der Auslöser dieser Gefühle war. Dies führt dazu, dass der andere nicht in den AFFEKT-Selbstmodus muss, um kämpfen zu können, sondern im mentalen Selbstmodus bleiben kann, der erkennen und verstehen will.

Außer dem situativen Kontext, der das Gefühl auslöste, wird auch noch das Bedürfnis genannt, das da war und das Befriedigung gebraucht hätte. Das bringt die Chance des Mitfühlens, wenn es nicht vorwurfsvoll ausgesprochen wird. Genau das macht den Unterschied: Ich sollte mit meinem Gefühl bei dem sein, worüber ich gerade spreche. Spreche ich über mein Bedürfnis nach Verständnis und darüber, dass ich das brauchen würde, sollte mein Gegenüber mir das anmerken. Meine Stimme und mein Gesichtsausdruck sollten dies zeigen. Wenn ich aber noch voll Ärger bin und sage, dass ich Verständnis gebraucht hätte, und mein Ausdruck reiner Vorwurf ist, wird vom anderen keine Empathie kommen. Nur wenn nonverbaler und verbaler Ausdruck übereinstimmen, wird das Richtige aus meiner Botschaft herausgelesen. Im Zweifelsfall nimmt der andere nur meine nonverbale Botschaft auf – Ärger. Er wird sich rechtfertigen oder zum Gegenangriff übergehen. Deshalb gilt: Fühlen, was ich sage, und sagen, was ich fühle – im Rahmen der Vorgaben der Empathischen Kommunikation.

Die wesentliche Wende im Gespräch kommt dadurch zustande, dass kein verbitterter Vorwurf geäußert wird, zum Beispiel »Nie hörst Du mir zu!«, sondern eine Bitte. Diese enthält ganz konkret und einfach, welches Verhalten guttun oder erfreuen würde. »Ich möchte Dich bitten, mir zuzuhören und aufmerksam zu sein, wenn wir miteinander sprechen.« Auch hier muss der Tonfall mit dem Inhalt übereinstimmen. An dieser Stelle fällt es vielen sehr schwer, einen authentischen Ausdruck des Bittens nonverbal zu signalisieren, die Stimme wirklich bitten zu lassen. Diese Bitte öffnet das empathische Ohr des anderen und öffnet auch sein Herz, sodass er mitfühlen kann. Durch diese Art der Gefühlskommunikation erhält das Gegenüber die Chance, mitzufühlen und sich dadurch zu bemühen wieder Konsens herzustellen.

Tab. 21: Empathische Kommunikation 1: Über die eigenen Gefühle und Bedürfnisse sprechen

Situation	Ich erzähle Dir die Situation, die heftige Gefühle bei mir auslöste.
	(Erzählen.)
Frustration	Der Umstand/Dein Verhalten ....
	(Was genau war so frustrierend?)
Emotion 1	führte bei mir zu großer/m ....
	(Gefühl spüren und aussprechen.)
Bedürfnis	Das hat mein Bedürfnis nach .... frustriert.
	(Spüren, was vom anderen gebraucht wird, und aussprechen.)
Wunsch, Bitte	Ich bitte Dich, dass Du: ....
	(Welches Verhalten wird vom anderen gewünscht?)
Befriedigung	Das befriedigt mein Bedürfnis nach ....
	(Wie fühlt sich die Befriedigung an?)
Emotion 2	Und ich fühle mich voll ....
	(Freude und Zuneigung/Liebe.)

Tab. 22: Ein Beispiel

Situation	Ich möchte Dir sagen, dass die Situation gestern mit Deiner Mutter mir sehr zu schaffen machte.
	(Erzählen.)
Frustration	Du hast Partei für Deine Mutter ergriffen und sie gegen mich verteidigt.
	(Was genau war so frustrierend?)
Emotion 1	Das hat mich sehr enttäuscht und verletzt. Ich fühlte mich allein gelassen.
	(Gefühl spüren und aussprechen.)
Bedürfnis	Ich hätte gebraucht, dass Du für mich eintrittst und mich unterstützt.
	(Spüren, was vom anderen gebraucht wird, und aussprechen.)
Wunsch, Bitte	Ich bitte Dich, dass Du zu mir hältst.
	(Welches Verhalten wird vom anderen gewünscht?)
Befriedigung	Damit ich spüren kann, dass wir beide zusammengehören und zusammenhalten.
	(Wie fühlt sich die Befriedigung an?)
Emotion 2	Dann fühle ich mich sicher und mit Dir verbunden.
	(Freude und Zuneigung/Liebe.)

Nur wenn jemand meint und fühlt, was er sagt, wirkt sich das auf seinen Tonfall und seine Stimme und idealerweise auch auf seinen Gesichtsausdruck aus, sodass es dem Gegenüber leichter fällt, Empathie zu empfinden.

Empathische Kommunikation 2: Zuhören, sich in den anderen hineinversetzen, mitfühlen

Nun soll die andere Rolle betrachtet werden – die Rolle des empathischen Zuhörers. Auf welche Weise auch immer der Beschwerdeführer sein Anliegen vorbringt, er wird behutsam auf das Gleis der Empathischen Kommunikation geleitet. Das beginnt mit der Einladung, zu erzählen, in welcher Situation der Ärger, die Enttäuschung etc. entstand. Dann wird versucht, zu ergründen, durch welches Verhalten der andere verärgert oder enttäuscht wurde, und es wird benannt, was verstanden wurde. Erst wenn der andere bestätigt, dass es genau dieser Verhaltensaspekt war, der Ärger auslöste, wird sein Gefühl gespiegelt. Es macht gar nichts, wenn es noch einmal wiederholt wird. Der andere kann sich so noch sicherer sein, dass er verstanden wurde. Emotion 1 ist das ursprüngliche Gefühl. Der Patient darf nun hoffen, dass es sich durch das Gespräch verringern oder ändern wird. Daher ist es wichtig, dass das Gefühl wirklich mitfühlend gespiegelt wird. Wenn das kühles und sachliches Feedback ist, kommt es beim Gefühl des anderen nicht an. Er braucht unser Mitgefühl, um von seinem Ärger loszukommen. Noch mehr fühlt er sich verstanden, wenn wir sein Bedürfnis empathisch mitempfinden und es aussprechen. Das ist aber nicht so leicht und bedarf der Übung und einer elaborierten Theory of Mind/Theorie des Mentalen. Eine Bitte nicht als Forderung oder Angriff zu empfinden, fällt wiederum vielen schwer. Sie fühlen sich unter Druck gesetzt und machen zu. Da ist das Wiederholen des Wortes »Bitte« eine Hilfe. »Du hast mich gebeten« eröffnet die Freiheit, darauf einzugehen oder auch nicht. Kein Druck. Die Bitte muss nicht erfüllt werden. Auch das wiederholende Aussprechen des Bedürfnisses des anderen ist ein Eisbrecher. Wenn das richtige Bedürfnis angesprochen wurde, ist das ein »click of closure« (Pesso 2008a, b) für den anderen. Für ihn ist es, als ob das Bedürfnis in diesem Moment befriedigt wird. Und wenn dann noch die richtige Vermutung folgt, auf welche Weise sich das gut anfühlen würde, damit der Zuhörer an diesem guten Gefühl teilhaben kann. Da das auch Therapeuten recht schwerfällt, können sie es nicht direkt von ihren Patienten erwarten und diese stattdessen nur dazu einladen, es zu probieren, bis sie es können, und ihnen versprechen, dass mit jedem Treffer ihre Beziehung besser wird.

Tab. 23: Empathische Kommunikation 2: Einfühlsam zuhören und Verständnis zeigen

Situation	Beschreib' mir doch die Situation, die Dein heftiges Gefühl auslöste.
	(Zuhören.)
Frustration	Der Umstand/mein Verhalten .... hat Dich so frustriert
	(In den anderen hineinversetzen.)
Emotion 1	und führte bei Dir zu einem Gefühl großer/m ....
	(Empathie empfinden.)
Bedürfnis	Denn das hat Dein Bedürfnis nach .... frustriert.
	(Verstehen.)
Wunsch, Bitte	Du hättest Dir gewünscht, dass ich: .... und Du hast mich darum gebeten.
	(Mitfühlen.)

Befriedigung	Das hätte Dein Bedürfnis nach .... befriedigt.
	(Validieren.)
Emotion 2	Dann hättest Du Dich unterstützt und mit mir verbunden gefühlt
	(Validieren.)

Tab. 24: Ein Beispiel

Situation	Erzähle mir doch, wie der Streit mit meiner Mutter gestern für Dich war.
	(Zuhören.)
Frustration	Du hast es so erlebt, dass ich ganz zu meiner Mutter halte.
	(In den anderen hineinversetzen.)
Emotion 1	Das hat Dich sehr enttäuscht und Du hast Dich im Stich gelassen gefühlt.
	(Empathie empfinden.)
Bedürfnis	Du hättest gebraucht, dass ich zu Dir stehe.
	(Verstehen.)
Wunsch, Bitte	Und Du hättest Dir gewünscht, dass ich das meiner Mutter zeige.
	(Mitfühlen.)
Befriedigung	Das hätte Dein Bedürfnis, dass ich zu Dir stehe, befriedigt.
	(Validieren.)
Emotion 2	Dann hättest Du Dich unterstützt und mit mir verbunden gefühlt.
	(Validieren.)

In einem normalen Streitgespräch wird meist nur an der Oberfläche der Gefühle und Bedürfnisse scharmützelt. Die tieferen Ebenen werden nicht angesprochen, auch nicht, weil man sich dadurch mehr der Gefahr weiterer Verletzungen aussetzen würde. In der Empathischen Kommunikation verhindert die Kommunikationsregel solche Verletzungen und lädt zur Selbstöffnung ein. Die Waffen, mit denen man den anderen bisher verletzt hat, werden aus der Hand gelegt und die Hände zum Willkommensgruß geöffnet.

7.3 Fazit zu Modul 7

Das Mentalisierungsspezifische dieses Kapitels liegt darin, dass die Entwicklungsförderung im Sinne der MBT-Entwicklungspsychologie weitergeführt wird, um eine weitere Stufe der Mentalisierung zu »erklimmen«: die EMPATHIE-Stufe. Nach dem Denken und Überlegen, wie es dem anderen wohl geht, kommt das in ihn Hineinfühlen, das Mitgefühl. Nun gelingt der Perspektivenwechsel wirklich. Damit erst findet der Wandel des Menschen von einem egozentrischen in ein soziales Wesen statt und seine Beziehungsfähigkeit hat das erforderliche Niveau erreicht, um langfristig gute Beziehungen haben zu können.

Teil IV

Wissenschaftliche Studien: Evaluation der Wirksamkeit

1 Wissenschaftliche Untersuchung der Konstrukte und Interventionen der MVT (SKT, SBT, PKP und SJT)[28]

Mentalisierungsfördernde Verhaltenstherapie (MVT) ist keine direkte Erweiterung der Mentalisierungsfördernden Therapie (MBT) (Fonagy et al. 2008). Sie ist eine Erweiterung der Strategisch-Behavioralen Therapie (SBT) um den Aspekt der gezielten Mentalisierungsförderung. Sie hat zu den Modulen der SBT zwei Module hinzugefügt: Emotion Tracking und Metakognition-Mentalisierung. Dafür wurden die zwei bisherigen Module Symptomtherapie und Fertigkeiten Training ausgelagert und sind zentrale Bausteine der Psychiatrisch-Psychologischen Kurz-Psychotherapie (PKP) geworden. Sowohl SBT (Hebing 2011) als auch PKP (Sulz 2020; Kaufmayer & Sulz 2018; Peters & Sulz 2018) wurden in empirischen Studien hinsichtlich ihrer Wirksamkeit evaluiert. Über Wirksamkeitsnachweise von Emotion Tracking berichtet Sulz (2022a, b). Das Modul Metakognition-Mentalisierung wird derzeit in einer Studie untersucht. Hier sei kurz auf die bislang vorliegende Forschung eingegangen (vgl. auch Sulz 2014a–c; Sulz et al. 2011).

In mehreren empirischen Studien wurden verschiedene Aspekte der MVT untersucht. Es ging zunächst um die Beforschung biografischer Faktoren mit dem Verhaltensdiagnostiksystem (Gräff-Rudolph 1998). Diese Forschungsergebnisse wurden von Schönwald (2015) bestätigt und in einer sorgfältigen Studie erweitert. Sie beschäftigte sich mit der Frage, inwieweit bestimmte Variablen aus der Biografie von Patienten als determinierende Einflussgrößen für die Entstehung einer psychischen Störung identifiziert werden können. Dazu wurden die Aussagen von 100 Patienten

28 Verändert und erweitert aus: Sulz, S.K.D. (2014c). Wissenschaftliche Untersuchungen der Konstrukte, Konzepte und Interventionen des Strategischen Therapieansatzes (SKT, SBT, PKP und SJT). *Psychotherapie in Psychiatrie, Psychotherapeutischer Medizin und Klinischer Psychologie, 19*(2), 339–363.

einer psychotherapeutischen Ambulanz zu 67 Kernvariablen des Fragebogens zur Lebens- und Krankheitsgeschichte (VDS1) von Sulz (1999) einer qualitativen Inhaltsanalyse unterzogen. Die qualitative Auswertung ergab über alle Kategorien hinweg ein hohes Ausmaß an Belastungen in der Kindheit der Patienten: Befriedigung und Frustration der Bindungsbedürfnisse und anderer zentraler Bedürfnisse durch die primären Bezugspersonen, zentrale Angst- und Wutformen, Entwicklungsniveau, Eltern-Kind-Beziehung, Qualität der Beziehung der Eltern untereinander, Ausmaß an psychischer und sozialer Belastung der Eltern, Beziehungsqualität zu Geschwistern, Interaktionserfahrungen mit Erwachsenen und Gleichaltrigen in der Kindheit, elterlicher Ausdruck von Gefühlen, Art der Gefühle und Umgang der Patienten mit Gefühlen in der Kindheit, elterliche Reaktion auf die Gefühle des Kindes, Umgang der Eltern mit Leistungserwartungen, belastende Lebensereignisse. Die Patienten der Stichprobe weisen bezüglich aller genannten Faktoren ein deutlich erhöhtes Ausmaß an Belastungen auf, die als Hinweise für das Vorliegen eines unsicheren Bindungsstils gelten und darüber die Entstehung psychischer Störungen determinieren. Die Häufigkeitsverteilung bezüglich der Angaben über Belastungen zu den einzelnen Variablen liegt zwischen 70 und 100%. Es liegen eindeutige Hinweise auf Erfahrungen von körperlichem und emotionalem Missbrauch in der Kindheit der Patienten vor, wie psychische und physische Vernachlässigung, körperliche und sexuelle Gewalt. Die Patienten beschreiben mit einer Häufigkeit von nahezu 100% gravierende aktuelle Beeinträchtigungen hinsichtlich Emotionsregulation, der Gestaltung interpersoneller Beziehungen und im Leistungsbereich. Es ist daher davon auszugehen, dass ein Zusammenhang zwischen Art und Ausmaß sowie subjektivem Erleben dieser Belastungen und der Entwicklung der jeweiligen psychischen Erkrankung bei den Patienten der vorliegenden Stichprobe besteht.

Hebing (2011) berichtet über eine Studie zur Wirksamkeit der Strategisch-Behavioralen Therapie (SBT) (Sulz & Hauke 2009). Es handelte sich um eine Ad hoc Stichprobe. Ausschlusskriterien sind: Krankheiten, bei denen keine Psychotherapie indiziert ist (z.B. akute Alkoholabhängigkeit, Demenz, akute Psychose). In der Therapiegruppe waren 106 Patienten, in der Wartelistenkontrollgruppe 94 Patienten. Die Therapie erbrachte eine hochsignifikante Verbesserung der Symptomatik (VDS14) bei großer Effektstärke. Auch dysfunktionale Persönlichkeitszüge (VDS30) verringerten sich hochsignifikant bei großer Effektstärke. Bei den Patienten dieser Therapiestudie wurde eine Analyse zur Identifizierung des inneren Arbeitsmodells bzw. der impliziten dysfunktionalen Überlebensregel durchgeführt, die inhaltsanalytisch untersucht wurde. Zudem wurde mit einer Funktionsanalyse die individuelle Reaktionskette bis zur Symptombildung erarbeitet und anschließend ebenfalls inhaltsanalytisch untersucht. Die Verbindung von Schema- und Funktionsanalyse zu einem individuellen Störungsmodell ergab einen hohen Erklärungswert. Die Reaktionskette wird wesentlich durch das innere Arbeitsmodell (Bowlby 1975)/die Überlebensregel gesteuert. Der primäre Handlungsimpuls in der symptomauslösenden Situation verstößt gegen das innere Arbeitsmodell/die individuelle Überlebensregel, wird unterdrückt und stattdessen erfolgt eine Handlung, die das innere Arbeitsmodell/die Überlebensregel erlaubt. Die gezielte therapeutische Änderung des inneren Arbeitsmodells/der Überlebensregel und ihres Einflusses auf Erleben und Verhalten war möglich. Es liegen sehr gute Effektstärken vor.

In einem sehr hohen Prozentsatz der untersuchten Fälle verursachte die das Symptom auslösende Situation eine sehr große Frustration und die primäre Emotion war Wut (Sulz et al. 2011). Der reflexhaft aus der primären Emotion entstehende Handlungsimpuls war bei den meisten Patienten eine wehrhafte Handlung bzw. ein Angriff, der reflexhaft auf das Gefühl der Wut folgte.

Wenn dieser erste Impuls zwar dem Ausmaß der Wut und Empörung über das Verhalten des anderen entspricht, aber situationsunangemessen ist, sollten ihn möglichst alle Menschen unterdrücken. Teilweise war es so, aber in der Mehrheit der Fälle war der erste Handlungsentwurf angemessen.

Unabhängig von der Situationsangemessenheit des primären wehrhaften Handelns kam es an dieser Stelle der Reaktionskette zu einem Konflikt mit dem inneren Arbeitsmodell/der Überlebensregel, die erhebliche negative Konsequenzen eines wehrhaften Verhaltens vorhersagt. Am häufigsten wurde der Entzug der Zuneigung (Liebesverlust, Ablehnung) und Trennung und Alleinsein befürchtet. Diese Patienten haben auf ihre Befürchtung hin aufgegeben, sich zu wehren.

Die beiden Studien zur PKP (Kaufmayer & Sulz 2018; Peters & Sulz 2018) sind für die MVT bedeutsam, weil bei PKP das zweite Modul der MVT systematisch eingesetzt wird.

Kaufmayer und Sulz (2018) untersuchten die Wirksamkeit der Psychiatrischen Kurz-Psychotherapie (PKP) bei depressiven Patienten. Sowohl die Prüfung, ob eine Kurzzeittherapie in der Depressionsbehandlung ausreichend ist, als auch die Untersuchung der differenziellen Wirksamkeit der therapeutischen Maßnahmen war Gegenstand dieser naturalistischen Studie. Eine Gruppe der depressiven Patienten einer Psychotherapie-Ambulanz kam den derzeitigen Wartezeiten entsprechend sechs Monate lang in eine Wartelistenkontrollgruppe. Die zweite Gruppe wurde sofort mit der Psychiatrischen Kurz-Psychotherapie (PKP) behandelt. Diese geht von der Annahme aus, dass Depression die Funktion hat, Gefühle zu vermeiden. PKP führt folglich Emotions-Expositionen bezüglich Freude, Angst, Wut und Trauer durch. Damit die Expositionen wirksam werden (dürfen), wird die dysfunktionale Überlebensregel durch eine Erlaubnis gebende Lebensregel ersetzt bzw. das innere Arbeitsmodell (Bowlby 1975) in realistischer Weise in eine Theorie des Mentalen eingefügt. Das Vorgehen ist durch Therapiekarten vorgezeichnet, wird jedoch individualisiert. Die Patienten erhielten Erhaltungstherapie mit sechs vierwöchentlichen Sitzungen. Es zeigten sich hochsignifikante Veränderungen bezüglich Symptomatik, Funktionsniveau und dem Umgang mit Emotionen. Die Effektstärken waren gut bis sehr gut. Es zeigte sich eine hochsignifikante Reduktion der Depressivität beim BDI und bei der Depressions-Skala des VDS14 nach 24 wöchentlichen Sitzungen. Dieses Ergebnis bleibt erhalten nach weiteren sechs monatlichen Sitzungen (Erhaltungstherapie). Es bestand ein hochsignifikanter Unterschied zur Warteliste nach 24 wöchentlichen Sitzungen (GLM). Das Globale Funktionsniveau (GAF) zeigte ebenfalls hochsignifikante Effekte, die während der Erhaltungsphase erhalten blieben mit der Tendenz zu weiterem leichten Anstieg. Dagegen kam es bei der Wartelistenkontrollgruppe zu keinen signifikanten Verbesserungen. Auch die Differenzierung von gebesserten und gesundeten Patienten zeigte die große Wirksamkeit. Ergebnis war, dass die überwiegende Mehrheit der Patienten keine Umwandlung in eine Langzeittherapie benötigten. Nach einer sechsmonatigen Katamnese blieben die Erfolge stabil.

Auch in der Studie von Peters und Sulz (2018) wird die Funktion der Depression als Vermeidung intensiver Emotionen (Freude, Angst, Ärger, Trauer) und affektiver Handlungen verstanden, die durch negative Verstärkung aufrechterhalten wird (Verhindern eines aversiven Ereignisses). Die affektive Dysregulation wird als Folge der dysfunktionalen Überlebensregel/des inneren Arbeitsmodells nach Bowlby (1975) betrachtet. Die kognitiv-emotive Behandlungsstrategie besteht darin, die Depression durch Emotionen nach dem Prinzip der Exposition zu ersetzen. In der Folge lernt der Patient durch kognitive Selbststeuerung und kompetente Interaktions- und Beziehungsgestaltung, mit diesen Emotionen funktionaler umzugehen. Methodisches Kernstück bilden Therapiekarten, die für den Therapeuten alle notwendigen Informationen beinhalten (Vorderseite: was getan wird; Rückseite: was zu beachten ist). Es kommen nur empirisch bewährte Interventionen der Depressionstherapie zur Anwendung. Verglichen wurden zwei Gruppen: eine Kurzzeittherapiegruppe (n = 77) mit 24 wöchentlichen Sitzungen (Akuttherapie) und sechs monatlichen Sitzungen (Erhaltungstherapie) und eine Langzeittherapiegruppe (n = 79) mit 44 wöchentlichen Sitzungen. Die Ergebnisse zeigen, dass die Strategie der Emotionsexposition bereits nach 24 Stunden ein Wirkungsplateau erreicht, das bis zur 44. Stunde nicht signifikant ansteigt. Daraus ergibt sich die Empfehlung eines kurzen und emotionsexponierenden Behandlungsregimes.

Algermissen und Rösser (2021) wandten das SBT-PKP-Konzept in der stationären Depressions-Behandlung an: Die Ergebnisse einer wissenschaftlichen Evaluation (n = 1.196) dieses innovativen Therapiekonzeptes in der Klinik für Psychiatrie, Psychotherapie und Psychosomatik am Klinikum Braunschweig erlauben eine positive Bilanz. Das Therapiekonzept ist effektiv, ressourcenschonend und erfährt eine hohe Akzeptanz bei den Patienten. Es zeigte sich, dass ein positives Therapieergebnis mit der Reduktion der handlungssteuernden Wirkung der Überlebensregel (inneres Arbeitsmodell) korreliert. In Kooperation mit einer Psychiatrischen Institutsambulanz oder niedergelassenen Psychotherapeuten sind sektorübergreifende Behandlungspfade planbar. Eine katamnestische Untersuchung nach mehr als drei Monaten in der Mehrzahl der untersuchten Fälle (n = 136) liefert Hinweise darauf, dass die Therapieergebnisse der stationären Depressionsbehandlung konsistent sind.

Liwowsky et al. (2014) haben eine ambulante SBT-Gruppentherapie für depressive Patienten entwickelt, die nach einem stationären Aufenthalt durchgeführt wurde. Es gingen 64 Patienten aus acht Gruppentherapie-Durchläufen (je acht Teilnehmer) in die Studie ein. Alle litten unter einer Depression, 30 unter einer mittelschweren und 23 unter einer schweren depressiven Episode. Bei etwas mehr als einem Drittel der Patienten lag eine oder mehrere Persönlichkeitsstörungen vor. Über 80% der Patienten berichten über eine frühe Traumatisierung. Im Vergleich mit den Werten vor Beginn der Gruppentherapie waren die Patienten nach der Behandlung in allen klinischen Skalen und Werten hinsichtlich ihrer depressiven Symptomatik deutlich gebessert, mit keinen bis sehr leichten Symptomen. Die subjektive Lebensqualität nahm signifikant zu. Die Resilienzwerte waren nach der Therapie hochsignifikant gestiegen. Der Umgang mit Bedürfnissen, Ängsten und Wut wurde dadurch funktionaler, dass das ursprüngliche innere Arbeitsmodell nach Bowlby (1975) bzw. die dysfunktionale Überlebensregel nach Sulz (1994) zu einer neuen Erlaubnis gebenden Lebensregel wurde. Positive Emotionen nahmen zu, der Umgang mit Emotionen allgemein wurde signifikant funktionaler. Die Nachher-Werte näherten sich signifikant der bereits erwähnten »Normalstichprobe« an. Insgesamt erbrachte die Studie sehr positive Ergebnisse bezüglich Feasability und Effectiveness.

In der Studie von Graßl (2013) wurde ein Vergleich zwischen impliziten (SBT) und expliziten Änderungsstrategien (KVT) durchgeführt. Bei der Hälfte der Patienten wurden KVT-Interventionen angewandt, die sich auf die Verhaltensebene konzentrierten und zugleich störungsspezifische Elemente enthielten. Bei der zweiten Patientengruppe wurden SBT-Interventionen eingesetzt, die anstrebten, auf der Motivationsebene Änderungen zu erzielen. Die Therapien erfolgten im ambulanten Versorgungsbereich im Kurzzeittherapie-Modus (wöchentliche bis 14-tägige Sitzungen) und einem Katamnesezeitraum von sechs Monaten. Es ergaben signifikante Unterschiede zwischen den beiden Gruppen, so beim Ausmaß von Trait-Angst (VDS28) insgesamt und bei Trennungsangst. Diese werden als wichtige Motivatoren für vermeidendes Verhalten in zwischenmenschlichen Beziehungen betrachtet. Die Analyse von Ressourcen und Defiziten (RDR) in den wichtigsten Bereichen der Persönlichkeit (Steuerungsfähigkeit, Konfliktbewältigung, Beziehungsfähigkeit etc.) ergab eine signifikant größere Zunahme an Ressourcen bei SBT. Zudem konnte diese Gruppe signifikant mehr Umweltressourcen aufbauen. Bezüglich psychopathologischer Auffälligkeiten, die mit der Symptomliste VDS90 erfasst wurden, gab es keine signifikanten Gruppenunterschiede. Bei beiden Gruppen kam es zu einer hochsignifikanten Besserung der Symptome. Lediglich bei aufgestauter Aggressivität kam es bei der SBT-Gruppe zu signifikant größerem Rückgang. Das mit dem VDS48 gemessene affektiv-kognitive Verständnis für sich, die eigene Biografie und die eigenen Eltern (Mentalisierungsfähigkeit) nahm bei der SBT-Gruppe ebenfalls signifikant mehr zu als in der KVT-Gruppe. Auch die Veränderung des Erlebens und Verhaltens (VEV) war bei der SBT-Gruppe, die an der Veränderung der dysfunktionalen Überlebensregel (inneres Arbeitsmodell) arbeitete, signifikant größer.

Hoys Studie (2014) ging von der theoretischen Perspektive der Entwicklungstheorie Piagets und deren Weiterentwicklung durch Kegan sowie neueren entwicklungstherapeutischen Ansätzen (Sulz 2006; McCullough 2007) aus. Er setzte das SBT-Entwicklungs-Modul zur gezielten Entwicklungsförderung ein. Hierzu wurden 53 Psychotherapie-Patienten, die sich in verhaltenstherapeutischer Behandlung befanden, in zwei Experimentalgruppen geteilt. Eine Gruppe wurde kognitiv-verhaltenstherapeutisch behandelt (KVT, n = 26). Die zweite Gruppe erhielt im Rahmen eines strategisch-behavioralen Gesamtkonzepts (SBT) besagte entwicklungsfördernde Anwendung. Diagnostisch waren die Patienten entweder einer depressiven (n = 28) oder einer Angsterkrankung zuzuordnen (n = 25). Es handelt sich um eine Feldstudie, in der nicht so viele Faktoren konstant gehalten oder kontrolliert werden können, wie in einem randomisierten Design. Ohne Selektion wurden zuerst 27 Patienten in die Kontrollgruppe aufgenommen, die kognitiv-verhaltenstherapeutisch behandelt wurden. Erst wenn diese KVT-Gruppe voll war, wurden wiederum unselektiert die nächsten 26 Patienten der Interventions-/Entwicklungs-Gruppe (SBT) zugeteilt. Hauptergebnis ist, dass die Anwendung des SBT-Entwicklungsmoduls statt klassisch verhaltenstherapeutischer Interventionen (KVT) zu mindestens ebenso gutem Therapieergebnis führt wie die reguläre Verhaltenstherapie. Tendenzweise schneidet die Entwicklungsgruppe in fast allen Variablen besser ab, was sich aber nicht bei allen Variablen statistisch sichern ließ. Vor allem gelang der intendierte Schritt auf die souveräne (DENKEN-Stufe) und zwischenmenschliche (EMPATHIE-) Stufe mit dem SBT-Entwicklungsmodul signifikant besser. Hoy konnte damit zeigen, dass es wirksame Alternativen zum kognitiv-verhaltenstherapeutischen Vorgehen in Psychotherapien gibt, die zudem hoffen lassen, dass nachhaltigere Änderungen erzielbar sind (»Entwicklung ist nachhaltiger als Lernen«). Diese neue Hypothese bedarf allerdings künftiger empirischer Forschung.

Schließlich wurde in den Studien von Richter-Benedikt (2021), Peukert und Sedlacek (2021) sowie Sedlacek und Peukert (2021) die Übertragung des SBT-Konzepts auf die Behandlung von Jugendlichen untersucht: Strategische Jugendtherapie (SJT).

Mit der Studie von Richter-Benedikt (2021) sollte ein therapeutisches Konzept evaluiert werden, das das Entwicklungsalter adoleszenter Patienten im besonderen Maße berücksichtigt und mit einem entwicklungsspezifischen integrativ-verhaltenstherapeutischen Angebot beantwortet. Gleichwohl ist diese Studie angesichts der geringen Stichprobengröße als eine Pilotstudie zu betrachten, die die differenzielle Wirksamkeit der SJT richtungsweisend beurteilen sollte. Die Wirksamkeit der SJT wurde dabei anhand jugendlicher Patienten mit multiplen Diagnosen unter klinisch repräsentativen Bedingungen überprüft. Zu diesem Zweck wurde eine Behandlungsgruppe (n = 14) mit einer Wartegruppe (n = 16) in einer Reihe von Variablen zu zwei Messzeitpunkten (vor und nach Therapie bzw. nach sechsmonatiger Wartezeit) verglichen. Die Effekte der SJT-spezifischen Interventionen, die die Behandlungsgruppe im Vergleich zur Therapie-Kontrollgruppe erzielte, wurden mittels Varianz- und Kovarianzanalysen berechnet. Die statistische Überprüfung erfolgte dabei auf einem zweiseitigen Signifikanzniveau von 5%. Es zeigte sich in den erhobenen Symptommaßen sowohl im Selbst- als auch im Fremdurteil hierbei eine hohe Wirksamkeit der SJT in der untersuchten Patientenstichprobe mit Effektgrößen bis 0.8. Der Einfluss der dysfunktionalen Überlebensregel (inneres Arbeitsmodell) nahm ab und es konnte eine realitätsgerechtere Theory of Mind (Theorie des Mentalen) entstehen.

Die Studie von Sedlacek und Peukert (2021) basiert auf der affektiv-kognitiven Entwicklungstheorie nach Sulz (1994, 2017a, b). Die Münchner Wirksamkeitsstudie zur Strategischen Jugendlichentherapie wurde in zwei Phasen erhoben. Die Datensätze aus beiden Stichproben wurden zu einem Datensatz zusammengefasst (n = 78). Nach statistischer Überprüfung wurden keine Hinweise gefunden, dass die Zusammenlegung der beiden Stichproben zu einem Datensatz einen verzerrenden Effekt auf die Stichprobenmerkmale und die Fragestellung der Studie haben könnte. Die Studie prüfte die allgemeine Wirksamkeit der SJT mithilfe der Messinstrumente YSR, CBCL, ILK und FSKN anhand eines Eigenkontrollgruppendesigns (quasi-experimentelle Studie) im teilstationären Setting bei Jugendlichen mit internalisierenden Störungen. Die Ergebnisse der Evaluationsstudie liefern unter anderem sehr hohe Effektstärken bei der Symptomreduktion (YSR, CBCL) sowie bei der Verbesserung der Lebensqualität (ILK) und der untersuchten Selbstkonzeptanteile (FSKN). Es wurde deutlich, dass das innere Arbeitsmodell (die dysfunktionale Überlebensregel) zunehmend zu einer Erlaubnis gebenden Lebensregel werden konnte.

In Peukert und Sedlacek (2021) beschreiben die beiden Autorinnen den zweiten Teil der spezifischen Wirksamkeitsstudie zur SJT: Erstens inwieweit durch die Behandlung dysfunktionale Strategien der Jugendlichen (inneres Arbeitsmodell bzw. dysfunktionale Überlebensregel) im Umgang mit zwischenmenschlichen Bedürfnissen (Zugehörigkeit, Autonomie, Homöostase) sowie mit Angst- und Wuttendenzen reduziert und zweitens frustrierende Verhaltensweisen der Eltern abgebaut werden konnten. Aufgrund der hohen Datenmenge wurden für die Bedürfnisse, Angst- und Wuttendenzen der Jugendlichen die jeweils drei auffälligsten Regulationsstrategien ausgewählt. Bei den frustrierenden Verhaltensweisen der Eltern waren es die jeweils zwei zentralen Bedürfnisfrustrationen in Bezug auf Zugehörigkeit, Autonomie und Homöostase. Bei der Studie handelt es sich um ein Eigenkontrollgruppendesign. Die Ergebnisse belegen eine signifikante Reduktion der jeweils drei zentralen Strategien im Umgang der Jugendlichen mit ihren Bedürfnissen, Angst- und Wuttendenzen. Bei den Eltern konnte eine signifikante Reduktion ihres frustrierenden Verhaltens gegenüber den jugendlichen Bedürfnissen nach Zugehörigkeit, Autonomie und Homöostase teilweise erreicht werden. Alle Ergebnisse wurden mit hohen Effektstärken und einem überdauernden Therapieeffekt von sechs Monaten erzielt.

Es liegen bislang keine klinischen Studien zur Wirksamkeit der neuen Module der MVT vor. Es kann jedoch über Effekte des Emotion Tracking (Mentalisierungsmodul 1) nach deren Einsatz in Selbsterfahrungsgruppen berichtet werden, bei denen es zu signifikanten Verbesserungen der Mentalisierungsfähigkeit und der Theory of Mind kam (Sulz 2022a, b).

Studie 1

Für diese Pilotstudie (Sulz 2022a) wurde eine relativ kleine, nicht klinische Stichprobe (n = 36) gewählt. Insgesamt wurden vier Selbsterfahrungsworkshops durchgeführt (19 Studenten [5. bis 8. Semester des Pädagogik-Studiums] und 17 Psychotherapeuten in Ausbildung [tiefenpsychologisch und verhaltenstherapeutisch]). Insgesamt kann man feststellen, dass sich durchgehend signifikante Zusammenhänge zwischen Beziehungs-, Emotions- und Körperwahrnehmung und dem frustrierenden Elternverhalten, den zentralen Bedürfnissen und der Emotionsanalyse ergeben haben. Das bedeutet, dass sich bei denjenigen Probanden, die vorher über negative Ausgangssituationen wie zum Beispiel viel Angstgefühl oder größere Frustration der Bedürfnisse nach Zugehörigkeit, Autonomie und Homöostase berichteten, ihr Bewusstseinsgrad über die Persönlichkeitsentwicklung, die Gefühle, die Beziehungen und den Körper verbessern konnte.

Studie 2

In der zweiten Studie (Sulz 2022b) ging es um die Evaluation des Konzepts der Gruppen-Selbsterfahrung (Sulz 2015) mit der Methode des Emotion

Tracking. Die Gruppe hatte innerhalb von 12 Monaten 75 Doppelstunden Emotion Tracking (Gruppengröße war neun). In dieser Studie wurden die Daten bei drei Selbsterfahrungsgruppen vor und nach der einjährigen Selbsterfahrung erhoben. Vollständige Daten lagen bei 20 Teilnehmern vor. Es handelte sich um Ärztinnen und Ärzte in psychotherapeutischer Weiterbildung.

Ein Ziel der Selbsterfahrung war unter anderem, die dysfunktionalen Anteile der Persönlichkeit zu reduzieren. Trotz der kleinen Stichprobe zeigten sich mehrere signifikante Änderungen, die die Vermutung nahelegen, dass hier möglicherweise eine Verbesserung gelingen kann.

Beim Emotion Tracking konnte oft eine verbietende oder gebietende Stimme identifiziert werden, die die Einhaltung der Gebote und Verbote der kindlichen Überlebensregel überwachte und Angst und Schuldgefühle machte, wenn vitale Impulse sich rührten. Schützende Figuren als Vorboten Erlaubnis gebender idealer Eltern halfen, ihre Wirkung zu minimieren (Pesso 2008). Dadurch gelang es immer öfter, sich vom Korsett der altgewohnten dysfunktionalen Persönlichkeitszüge zu befreien.

Es wurde einiger Aufwand betrieben, um die individuelle persönliche dysfunktionale Überlebensregel für alle Gruppenteilnehmer zu finden. Die Hypothese war, dass sie falsche Vorhersagen bezüglich der Folgen eigenen Verhaltens macht, indem sie prophezeit, dass ein Abweichen von ihren Geboten und Verboten zu höchst aversiven Reaktionen von Bezugspersonen führen wird.

Zur Evaluation wurde gefragt, wie wahr subjektiv die Überlebensregel ist, wie sehr sie das eigene Verhalten bestimmt, wie groß die Angst wird, wenn das Gegenteil getan wird, wie oft gegen sie gehandelt wird, wie stark ein Schuldgefühl auftritt, wenn gegen sie gehandelt wurde, und wie oft es gelingt, gegen sie zu handeln.

Bei jedem Aspekt des Impacts ergaben sich signifikante Änderungen. Ganz ähnliche Ergebnisse erzielte die klinische Studie von Hebing (2011), bei der der VDS35 erstmals angewandt wurde.

Folgende Ergebnisse wurden erzielt: Zu Beginn gab es deutlich dysfunktionale Persönlichkeitszüge, die sich im Lauf der Selbsterfahrung signifikant besserten: Selbstunsicherheit, Dependenz, Zwanghaftigkeit, passive Aggressivität, Histrionie, emotionale Instabilität und Neurotizismus (Gesamtwert). Der Impact des inneren Arbeitsmodells/der Überlebensregel war anfangs sehr groß, reduzierte sich aber auf signifikante Weise (die Überlebensregel wurde als weniger wahr empfunden und bestimmte weniger das Verhalten). Bei der Theory of Mind und Mentalisierung entstand ein Zugewinn an Wahrnehmung, Erkennen, Empathie und Akzeptanz bezüglich der eigenen Person und anderen Menschen. Psychische Symptome waren gering, verbesserten sich nochmals bezüglich Angst, Depression und psychosomatischen Symptomen. Insgesamt war das Ergebnis der Evaluation ermutigend, wenngleich es sich hier um keine wissenschaftlich belastbaren Daten und Ergebnisse handelt. Deshalb wurde diesen Fragen in einer weiteren Studie noch einmal nachgegangen.

Studie 3

In dieser Studie (Sulz 2022b) ging es zusätzlich darum, auch die biografischen Determinanten miteinzubeziehen. Die Stichprobe bestand aus 50 Teilnehmern mehrerer SBT-Selbsterfahrungsgruppen. Ärzte absolvierten 140 Stunden und Psychologen 120 Stunden Gruppenselbsterfahrung, verteilt über ein Jahr. Es handelte sich um Mehrtagesblöcke im Umfang von zweieinhalb bis vier Tage.

Folgende Ergebnisse wurden erzielt: Frustrierendes Elternverhalten kam in der Kindheit der Teilnehmer sehr häufig vor, es fehlten besonders Wertschätzung und ein Gegenüber und es wurden zu oft Schuldgefühle gemacht mit Auswirkungen auf heutige Bedürfnisse. Am häufigsten fehlte bei den Zugehörigkeitsbedürfnissen (Abhängigkeitsbedürfnisse) Verständnis und Wertschätzung von den Eltern, auch ein Mangel an Aufmerksamkeit und Geborgenheit wurde häufig genannt (vgl. Abb. 12). Bei den Autonomie- (oder Selbst- bzw. Differenzierungsbedürfnissen) fehlt ein Gegenüber zur Auseinandersetzung und Selbstbestimmung. Eltern gewährten auch zu wenig Körperkontakt und waren zu selten ein hilfreiches Vorbild.

Zudem interessierten die dysfunktionalen Persönlichkeits-Stile. Die VDS30-Skalen Selbstunsicherheit, Zwanghaftigkeit und Histrionie sind am stärksten ausgeprägt und es besteht ein hoher Neurotizismuswert. Bei folgenden Persönlichkeitszügen nahm der Grad der Dysfunktionalität ab: Selbstunsicherheit, Zwanghaftigkeit, emotionale Instabilität. Zudem war der Neurotizismuswert (Gesamtwert) nachher signifikant niedriger (t-Werte 5% Niveau).

Bei der Untersuchung der Dysfunktionalität der Emotionsregulation (VDS32) ergab sich Folgendes: Es gibt zahlreiche Formen der emotionalen Dysregulation – am häufigsten Emotionsvermeidung (Ich lasse mir nichts anmerken, ich passe auf, dass ich nicht in so eine Situation komme, ich lenke mich ab, ich habe das Gefühl nur ganz schwach, mein Gefühl geht in eine Stimmung über). Beim t-Test für abhängige Stichproben verfehlte der Mittelwertsunterschied knapp die 5%-Signifikanzhürde. Das heißt die Emotionsregulation zeigte eine knapp nicht signifikante Verbesserung.

Der Einfluss der dysfunktionalen Überlebensregel/des inneren Arbeitsmodells zeigte ähnliche Tendenzen wie in Studie 2. Zu Beginn der Selbsterfahrung wurde sie in großem Ausmaß für wahr gehalten und bestimmte das Verhalten in schwierigen Situationen wichtigen Menschen gegenüber (Abb. 17). Es gelang nur schwer, dagegen zu handeln. Dies änderte sich im Lauf der Selbsterfahrung signifikant (t-Test für abhängige Stichproben).

Die Kennzeichen einer funktionalen Theory of Mind wurden mit dem VDS48-Fragebogen näherungsweise erfasst: Metakognitive Entwicklung und Mentalisierung. Das bewusste Wahrnehmen von Körper, Gefühlen und Bedürfnissen, Erkennen der Gebote und Verbote der kindlichen Überlebensregel (inneres Arbeitsmodell), Verstehen der biografischen Bedingungen und Akzeptieren der eigenen Person und der Bezugspersonen (u.a. Eltern) nahm zu (Abb. 18). Da direkt nach den Änderungen gefragt wurde, gab es keinen Vorher-Nachher-Vergleich. Psychische und psychosomatische Symptome waren gering ausgeprägt (sehr leichte Angstsymptome, Depressionssymptome kommen vor), wobei auch hier signifikante Änderungen auftraten.

Fazit dieser drei Studien: Da bei Selbsterfahrung stets nur sehr kleine Stichproben vorliegen, kann man als Scientist Practioner zwar Signifikanztests bei der Evaluation der eigenen Tätigkeit anwenden. Sie geben dann grobe Hinweise, erfüllen jedoch niemals die Kriterien wissenschaftlicher Studien. Ziel war, die Teilnehmer auf ein höheres Niveau der Reflexion psychischer Prozesse und Zusammenhänge zu heben. Das heißt zusätzlich zu den Praxisseminaren therapeutische Grundkompetenzen durch Lernen am Therapeutenmodell und Üben in Kleingruppen zu erwerben. Vor allem sollte eine elaborierte Theory of Mind (Metakognition, Mentalisierung) und Empathiefähigkeit entstehen. Voraussetzung dafür ist die Änderung des inneren Arbeitsmodells/der dysfunktionalen Überlebensregel.

Zusammenfassende Übersicht

Mentalisierungsfördernde Verhaltenstherapie (MVT) ist eine relativ junge Variante Mentalisierungsfördernder Therapien (Abb. 39). Wenn wir den Mentalisierungsansatz als Brücke unter anderem zwischen Tiefenpsychologie und Verhaltenstherapie betrachten, so ist die genauere Benennung die eines Brückenkopfs von psychodynamischer Seite aus. Den Brückenkopf von verhaltenstherapeutischer Seite aus muss die Verhaltenstherapie bauen. Aus beidem geht dann die Brücke hervor.

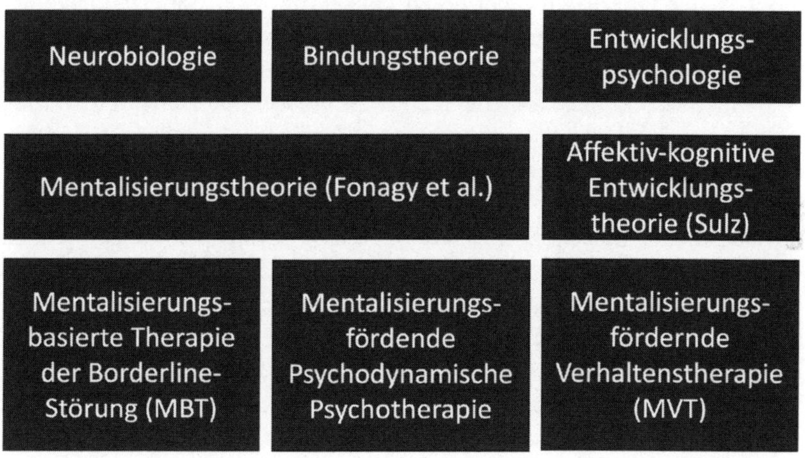

Abb. 39: Säulen Mentalisierungsfördernder Therapien

MVT bleibt Verhaltenstherapie. In diesem Buch wurde der Schwerpunkt auf die Besonderheiten der Mentalisierungsförderung gelegt und nicht das Gesamte dieser Variante der Verhaltenstherapie dargestellt. Selbstverständlichen und zugleich wichtigen Bausteinen und Etappen einer Verhaltenstherapie wurde deshalb kein Kapitel gewidmet. Sonst wäre ein Lehrbuch daraus geworden.[29]

Es sei hier kurz aufgezeigt, wie sich der mentalisierungsfördernde verhaltenstherapeutische Brückenkopf (MVT) aus der kognitiven Verhaltenstherapie (KVT) entwickelt hat. Bereits 1994 begann Sulz (1994, 2017a–c) mit dem Brückenbau, indem er die Strategische Kurzzeittherapie (SKT) vorstellte, die der KVT folgende Aspekte hinzufügte:

- Entwicklungspsychologie (Piaget 1995; Kegan 1986)
- Kybernetik 2. Ordnung (Watzlawick et al. 1974; Watzlawick 1986)
- Emotionsregulation (Linehan 1996, 2016a, b)
- Konstruktion der Wirklichkeit (Watzlawick 1986)

Für die SKT war es wichtig, die wenige Zeit der Therapie so sinnvoll wie möglich zu nutzen. Also stand die Symptomtherapie an erster Stelle (Säule 1). Geriet die Therapie ins Stocken, kam ein Skills Training hinzu (Säule 2). Und wenn innere Widerstände im Sinne eines inneren Arbeitsmodells/der Überlebensregel deren Anwendung verhinderten, erfolgte eine motivationale Klärung (Säule 3), um dann wieder zur Symptomtherapie zurückzukehren.

Beim Betrachten eines Therapieverlaufs muss unterschieden werden zwischen den Inhalten der Therapie und der Therapiesitzungen, also den Themen, die angesprochen und bearbeitet werden, und dem Prozess, also dem, was oft unbewusst beim Patienten oder in der therapeutischen Beziehung abläuft. Selbst wenn es in der Therapie nicht explizit angesprochen wird, laufen 20 Schritte ab – die meisten entsprechen empirisch gesicherten Wirkungsfaktoren, die über das Ergebnis der Behandlung mitentscheiden (Grawe 1998; Orlinsky et al. 2013). Die 20 prozessualen Schritte von Psychotherapien (Sulz 2017c, S. 54ff.) sind:

1. Aufbau von Hoffnung und Glauben (Erwartung von Therapieerfolg)
2. Aufbau einer förderlichen therapeutischen Beziehung (Bedürfnisbefriedigung mit dem Ziel des Wohlbefindens und des Freisetzens von Ressourcen)
3. Aufbau von Therapiemotivation
4. Herstellen tiefer emotionaler Erfahrung (Exposition)
5. Korrektur der emotional-kognitiven Bewertungen
6. Herstellen von Akzeptanz

29 Zum dazugehörigen zweibändigen Lehrbuch der Verhaltenstherapie siehe Sulz (2017b, c).

7. Ressourcenmobilisierung
8. Herstellen einer Änderungsbereitschaft und -entscheidung
9. Loslassen, Abschied, Trauer
10. Überwinden der Angst vor Veränderung
11. Veränderung des Verhaltens und Erlebens
12. Erfahrung von Selbstwirksamkeit
13. Umgang mit Niederlagen
14. Automatisierung des neuen Verhaltens und Erlebens
15. Generalisierung des neuen Verhaltens und Erlebens
16. Selbstmanagement des Verhaltens und Erlebens
17. Bahnung weiterer Selbstentwicklung
18. Abschied, Trauer, Trennung
19. Die Zeit nach der Therapie
20. Die Zukunft

Diese Schritte können in 20 Therapiesitzungen ablaufen oder auch in 60 Sitzungen. Für länger andauernde Therapien wurde das SKT-Konzept zum SBT-Konzept (SBT = Strategisch-Behaviorale Therapie) erweitert (Sulz 2009a, 2010e, 2014b, c; Sulz & Hauke 2009). Hier wurde der Bindungsforschung und dem Achtsamkeitsprinzip und später auch dem Embodiment (Hauke & Spreemann 2012) erstmals ein zentraler Stellenwert eingeräumt.

Die sechs Kernstrategien und Arbeitsmodule der SBT sind:

1. Sichere Bindungsbeziehung gestalten
2. Von der verbietenden und gebietenden Überlebensregel zur Erlaubnis gebenden Lebensregel
3. Achtsamkeit und Akzeptanz
4. Symptomtherapie
5. Fertigkeiten inkl. Emotionsregulationstraining
6. Entwicklung von der AFFEKT-, über die DENKEN- auf die EMPATHIE-Stufe

Die MVT ist eine aktuelle Weiterentwicklung der SBT in Richtung Psychodynamische Therapien mit der Verwendung des Mentalisierungsansatzes (Fonagy et al. 2008; Allen & Fonagy 2009) als Brückenkopf für die Brücke zwischen beiden Therapieverfahren. Sie hat sieben Kernstrategien, die sich nach dem Beziehungsaufbau drei Arbeitsthemen zuordnen lassen (Abb. 40).

Tab. 25: Die sieben Module der MVT

Beziehung	1 sichere Bindung
Akzeptanz 1	2 vom inneren Arbeitsmodell/Überlebensregel zur Erlaubnis gebenden Lebensregel
Akzeptanz 2	3 Achtsamkeit und Akzeptanz
Mentalisierung 1	4 Emotion Tracking – Zu den Gefühlen finden
Mentalisierung 2	5 Metakognitions- und Mentalisierungsförderung
Entwicklung 1	6 Selbstwirksamkeit auf der DENKEN-Stufe
Entwicklung 2	7 Empathie auf der EMPATHIE-Stufe

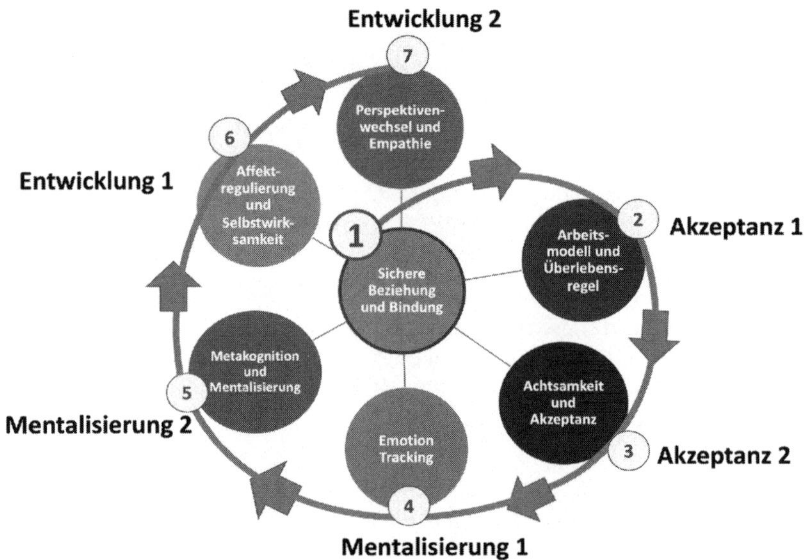

Abb. 40: Die sieben Module (Kernstrategien) der MVT

Neu ist die systematische Ausarbeitung der Module 4 bis 7. Damit liegt der Schwerpunkt der Therapie nun auf der Mentalisierungsförderung und der Entwicklung. Mentalisierungsförderung erfolgt in zwei Schritten: zuerst durch das Emotion Tracking zum Gefühl finden und dann von der Emotion zur Reflexion der Affekte – hin zu einer Theory of Mind/Theorie des Mentalen, die hinter einem Verhalten die durch Gefühle angestoßenen Intentionen und Bedürfnisse eines Menschen erkennen lässt und so zu einer befriedigenden Beziehungsgestaltung führen kann. Der erste Entwicklungsschritt bezieht sich auf den Schritt von der AFFEKT-Stufe, in der noch die Emotionen regieren und eine Bezugsperson deren Steuerung übernehmen muss, auf die DENKEN-Stufe mit der Fähigkeit zu kausalem Denken, Zielorientierung und der Fähigkeit, Probleme zu lösen und dadurch Selbstwirksamkeit zu erleben. In einer Langzeittherapie kann auch der zweite Entwicklungsschritt (von der DENKEN- auf die EMPATHIE-Stufe) therapeutisch begleitet werden. Bei diesem Schritt geht nun die Beziehung vor – das Selbst geht in ihr auf, es gelingt, sich in den anderen hineinzuversetzen und Mitgefühl mit ihm zu haben. Selbstinteressen können ohne Mühe hintangestellt werden.

Idealtypisch ist der inhaltlich-thematische Ablauf einer Mentalisierungsfördernden Verhaltenstherapie so:

a) Kennenlernen des Patienten

Mit einer willkommen heißenden warmherzigen Haltung, die dem Patienten viel Raum gibt, Sicherheit in der Therapiebeziehung erzeugen, sodass sichere Bindung entstehen kann. Das Ziel ist es, Sicherheit in der Beziehung zu erleben.

b) Aufnehmen der psychischen Beschwerden und des Befunds

Was und so viel der Patient von sich aus dem Therapeuten anvertrauen möchte, mitfühlend entgegennehmen, sodass es guttut, die große Last abgeladen zu haben. Das Ziel ist es, Vertrauen entstehen zu lassen.

c) Exploration symptomauslösendes Ereignis

Die äußeren Umstände, die beteiligten Personen, deren Verhalten, dessen Bedeutung, die eigene emotionale Antwort angesichts unbefriedigter Bedürfnisse ins Bewusstsein heben und reflektierend festhalten. Das Ziel ist Mentalisierung (reflektierte Affektivität).

d) Exploration gegenwärtige Lebensgestaltung

Den Hintergrund des gegenwärtigen Lebens beleuchten, sodass der Therapeut diesem wie in einem inneren Kino zuschauen kann. Das Ziel ist, das innere Bild des Therapeuten dem des Patienten anzugleichen.

e) Exploration gegenwärtige Beziehungsgestaltung

Hören der Schilderung, Sehen der somatischen Marker, Mitfühlen der Emotion, markiertes Spiegeln des Gefühls, Benennen des gefühlsauslösenden Kontexts, Aussprechen, welches zentrale Bedürfnis frustriert wurde und was wirklich gebraucht worden wäre. Das Ziel ist, das Beziehungsgeschehen weitgehend zu erfassen, zu verstehen und die emotionale Not auf einen großen Mangel an Bedürfnisbefriedigung zurückführen zu können.

f) Systematischer Befund und ICD-Diagnose

Sowohl sachlich als auch in der Tiefe verstehend die Krankheit benennen. Den Patienten bitten, sein Verständnis auszusprechen. Das Ziel ist, auf mentaler Ebene die Krankheit mit krankheitsspezifischen Symptomen, mit Auslöser und Ursache erfassen und kommunizieren zu können.

g) Erheben der Krankengeschichte

Der Patient berichtet von allen bisherigen Krankheiten und der Therapeut erforscht deren Auslöser. Das Ziel ist es, den Menschen kennenzulernen – was ihn jeweils wodurch und wie krank gemacht hat.

h) Biografische Anamnese

Der Therapeut lädt den Patienten ein, seine Lebensgeschichte chronologisch zu berichten. Empathisch geht er auf emotional Bedeutsames ein, erfasst die Gefühle von damals und die Gefühle während des jetzigen Erinnerns.

i) Bedingungs- und Verhaltensanalyse

Jetzt kommt noch deutlicher der Übergang vom affektiven Erleben zum mentalen Verstehen. Der Patient wird durch Fragen zu kausalem Denken angeregt, sowohl bezüglich der Erklärung der Verursachung von Verhalten, von Intentionen, die das Verhalten auslösen, als auch der (nachträglichen) Vorhersehbarkeit von Folgen des Verhaltens – des eigenen und dem der anderen. Das Ziel ist es, zu verstehen, warum und vor allem wozu das Symptom/die Krankheit von der Psyche erfunden wurde – als bestmögliche Lösung des aktuellen Problems.

j) Zielanalyse

Dem Patienten wird zuerst noch einmal geholfen zu erspüren, worin die Not seines Lebens und seiner Beziehungen besteht, welchen Mangel er erleiden muss und welche Kompetenzen ihm fehlen. Er wird dabei empathisch vom Therapeuten begleitet. Daraus ergibt sich, welche Ziele der Patient hat, wovon er weg und wohin er möchte. Gemeinsam werden seine Zielvorstellungen durch geleitete Imagination der Zielerreichung mit den entstehenden Gefühlen der

Zufriedenheit, des Glücks und des Angekommenseins affirmiert. Das Ziel ist, dass der Patient für sich attraktive Ziele festhält.

k) Therapieplan und -vertrag

Die Attraktivität der Ziele vor Augen, kann der Patient sagen, was er tun möchte und wie bereit er zu diesen Schritten ist. Das Ziel ist, dass nicht nur der Therapeut einen Therapieplan im Kopf beziehungsweise auf dem Papier hat, sondern dass sich beide einige sind, welche Schritte der Patient gehen wird.

l) Achtsamkeit – Emotionswahrnehmung

Dem Patienten wird gezeigt, wie er regelmäßig Achtsamkeit üben kann. Deren große Bedeutung als Königspforte zur bewussten Emotionswahrnehmung wird allein durch das große Interesse des Therapeuten spürbar. Das Ziel ist, dass der Patient die Achtsamkeitsübungen in seinen Alltag einbaut und jeden Tag 20 Minuten übt.

m) Schemaanalyse: Inneres Arbeitsmodell und Überlebensregel

Ein wichtiges Extrakt des umfangreichen Narrativs ist das innere Arbeitsmodell nach Bowlby, das wir Überlebensregel nennen. Gemeinsam mit dem Patienten wird diese Regel formuliert, die sein bisheriges Leben bestimmt hat und ihn zur jetzigen Erkrankung hinführte. Es wird bereits mit dem Gegenstück begonnen: das Formulieren einer neuen Erlaubnis gebenden Lebensregel, die die bevorstehende therapeutische Arbeit erheblich erleichtert.

n) Symptomanalyse – Reaktionskette

Das innere Arbeitsmodell/die Überlebensregel hat eine kompetente Affektsteuerung verhindert, das lässt sich am besten an der Rekonstruktion der Reaktionskette zum Symptom nachvollziehen. Das Ziel ist es, dass der Patient nicht mehr dem Automatismus seiner Affekte, Impulse und deren rigoroser Blockade ausgesetzt ist, indem das Verständnis seines inneren Arbeitsmodells/der Überlebensregel ihm dabei hilft, seine Emotionen metakognitiv zu regulieren.

o) Symptomspezifische Interventionen

Bei den störungsspezifischen Interventionen wird im Rahmen der Leitlinien und der empirischen Befunde zur Evidenzbasierung verblieben. Es werden diejenigen Interventionen in den Therapieplan übernommen, deren Wirksamkeit nachgewiesen ist.

p) Skills Training – Aufbau von sozialer und emotionaler Kompetenz

Kompetenzen, die wegen der Verbote der Überlebensregel nie eingesetzt werden durften, müssen erst übend aufgebaut werden: Training sozialer Kompetenz, Emotionsregulationstraining, Genusstraining, Kommunikationstraining.

q) Expositionstherapie

Zweifache Exposition: 1. Gefühle, die bisher so schwach waren, dass sie nicht handlungsleitend werden konnten und 2. Gefühle, die bisher so stark waren, dass sie kompetentes Sozialverhalten verhindert haben. Das Ziel ist, zu lernen, Gefühle dafür zu nutzen, dass soziale Beziehungen aufgebaut und erhalten werden können und dass die Lebensgestaltung zufrieden macht.

r) Umgang mit Beziehungen – Kommunikationskompetenz

Auf der zunehmend besseren Affektsteuerung aufbauend, kann nun der metakognitive zur Mentalisierung führende Aspekt der persönlichen Entwicklung in den Vordergrund treten: Elaborierung einer Theory of Mind/Theorie des Mentalen, die Bedürfnisse und Befürchtungen anderer einbezieht und hilft, einen guten Umgang damit zu erreichen. Das Ziel ist zweierlei: 1. durch Perspektivenwechsel sich in den anderen hineinversetzen und mitfühlen zu können und 2. seine Gefühle so deutlich kommunizieren zu können, dass der andere eine Chance hat, empathisch zu sein und die eigenen Bedürfnisse zu berücksichtigen.

s) Übergang zu Selbstmanagement

Der Patient wird nicht mehr be-handelt, da er nun selbst handelt, sodass sich der Therapeut auf die Position des Zuhörers und Dialogpartners zurückzieht.

Das sind typisch verhaltenstherapeutische Überschriften mit überwiegend mentalisierungsfördernden Inhalten. Tabelle 26 zeigt in der zweiten und dritten Spalte nochmals den Schritt zur MVT.

Tab. 26: Aufbau und Ablauf der MVT

Tabelle	Verhaltenstherapie	Wird zur MVT durch:	Wie ist die Gesprächsführung in der MVT?
Erstgespräch	Kennenlernen des Patienten	Erste Begegnung und Beziehungsbeginn. Ziel ist die hinreichend gute Passform für eine sichere Bindung.	Mit einer willkommen heißenden warmherzigen Haltung, die dem Patienten viel Raum gibt, Sicherheit in der Therapiebeziehung zu erzeugen, sodass sichere Bindung entstehen kann. Das Ziel ist es, Sicherheit in der Beziehung erleben.
	Aufnehmen der psychischen Beschwerden und des Befunds	Empathisches und kundiges Anhören der Beschwerden und Probleme.	Was und so viel der Patient von sich aus dem Therapeuten anvertrauen möchte, mitfühlend entgegennehmen, sodass es guttut, die große Last abgeladen zu haben. Das Ziel ist es, Vertrauen entstehen zu lassen.
	Exploration symptomauslösendes Ereignis	Interessiertes Erfragen der genauen Umstände der Symptombildung.	Die äußeren Umstände, die beteiligten Personen, deren Verhalten, dessen Bedeutung, die eigene emotionale Antwort angesichts unbefriedigter Bedürfnisse ins Bewusstsein heben und reflektierend festhalten. Das Ziel ist Mentalisierung (reflektierte Affektivität).
	Exploration gegenwärtige Lebensgestaltung	Erzählen lassen, bis ein plastisches inneres Bild des gegenwärtigen Lebens entsteht.	Den Hintergrund des gegenwärtigen Lebens beleuchten, sodass der Therapeut diesem wie in einem inneren Kino zuschauen kann. Das Ziel ist, das innere Bild des Therapeuten dem des Patienten anzugleichen.

Tabelle	Verhaltenstherapie	Wird zur MVT durch:	Wie ist die Gesprächsführung in der MVT?
	Exploration gegenwärtige Beziehungsgestaltung	Nachempfinden des Soll und Habens der Beziehungen.	Hören der Schilderung, Sehen der somatischen Marker, Mitfühlen der Emotion, markiertes Spiegeln des Gefühls, Benennen des gefühlauslösenden Kontexts, Aussprechen, welches zentrale Bedürfnis frustriert wurde und was wirklich gebraucht worden wäre. Das Ziel ist, das Beziehungsgeschehen weitgehend zu erfassen, zu verstehen und die emotionale Not auf einen großen Mangel an Bedürfnisbefriedigung zurückführen zu können.
Zweitgespräch	Systematischer Befund und ICD-Diagnose	Gemeinsames Verständnis der Erkrankung anstreben.	Sowohl sachlich als auch in der Tiefe verstehend die Krankheit benennen. Den Patienten bitten, sein Verständnis auszusprechen. Das Ziel ist, auf mentaler Ebene die Krankheit mit krankheitsspezifischen Symptomen, mit Auslöser und Ursache erfassen und kommunizieren zu können.
	Erheben der Krankengeschichte	Weiter ausholen: Welche Krankheiten kamen früher wann und wodurch ausgelöst vor?	Der Patient berichtet von allen bisherigen Krankheiten und der Therapeut erforscht deren Auslöser. Das Ziel ist es, den Menschen kennenzulernen – was ihn jeweils wodurch und wie krank gemacht hat.
	Biografische Anamnese	Das gesamte Leben von Geburt an bis heute.	Der Therapeut lädt den Patienten ein, seine Lebensgeschichte chronologisch zu berichten. Empathisch geht er auf emotional Bedeutsames ein, erfasst die Gefühle von damals und die Gefühle während des jetzigen Erinnerns.

Tabelle	Verhaltenstherapie	Wird zur MVT durch:	Wie ist die Gesprächsführung in der MVT?
Drittgespräch	Bedingungs- und Verhaltensanalyse	Gemeinsames Erforschen und Ergründen der Zusammenhänge und Ursachen.	Jetzt kommt noch deutlicher der Übergang vom affektiven Erleben zum mentalen Verstehen. Der Patient wird durch Fragen zu kausalem Denken angeregt, sowohl bezüglich der Erklärung der Verursachung von Verhalten, von Intentionen, die das Verhalten auslösen, als auch der (nachträglichen) Vorhersehbarkeit von Folgen des Verhaltens – des eigenen und dem der anderen. Das Ziel ist es, zu verstehen, warum und vor allem wozu das Symptom/die Krankheit von der Psyche erfunden wurde – als bestmögliche Lösung des aktuellen Problems.
Viertgespräch	Zielanalyse	Wohin möchte der Patient kommen?	Dem Patienten wird zuerst noch einmal geholfen zu erspüren, worin die Not seines Lebens und seiner Beziehungen besteht, welchen Mangel er erleiden muss und welche Kompetenzen ihm fehlen. Er wird dabei empathisch vom Therapeuten begleitet. Daraus ergibt sich, welche Ziele der Patient hat, wovon er weg und wohin er möchte. Gemeinsam werden seine Zielvorstellungen durch geleitete Imagination der Zielerreichung mit den entstehenden Gefühlen der Zufriedenheit, des Glücks und des Angekommenseins affirmiert. Das Ziel ist, dass der Patient für sich attraktive Ziele festhält.

Tabelle	Verhaltenstherapie	Wird zur MVT durch:	Wie ist die Gesprächsführung in der MVT?
Fünftge-spräch	Therapieplan und -vertrag	Was möchte der Patient durch die Therapie erreichen?	Die Attraktivität der Ziele vor Augen, kann der Patient sagen, was er tun möchte und wie bereit er zu diesen Schritten ist. Das Ziel ist, dass nicht nur der Therapeut einen Therapieplan im Kopf beziehungsweise auf dem Papier hat, sondern dass sich beide einige sind, welche Schritte der Patient gehen wird.
1 Erste Therapie-gespräche	Achtsamkeit – Emotionswahrnehmung	Der Patient eignet sich eine möglichst umfassende Emotionswahrnehmung an.	Dem Patienten wird gezeigt, wie er regelmäßig Achtsamkeit üben kann. Deren große Bedeutung als Königspforte zur bewussten Emotionswahrnehmung wird allein durch das große Interesse des Therapeuten spürbar. Das Ziel ist, dass der Patient die Achtsamkeitsübungen in seinen Alltag einbaut und jeden Tag 20 Minuten übt.
2 Weitere Therapie-gespräche	Schemaanalyse: Inneres Arbeitsmodell und Überlebensregel	Das innere Arbeitsmodell/die dysfunktionale Überlebensregel werden identifiziert.	Ein wichtiges Extrakt des umfangreichen Narrativs ist das innere Arbeitsmodell nach Bowlby, das wir Überlebensregel nennen. Gemeinsam mit dem Patienten wird diese Regel formuliert, die sein bisheriges Leben bestimmt hat und ihn zur jetzigen Erkrankung hinführte. Es wird bereits mit dem Gegenstück begonnen: das Formulieren einer neuen Erlaubnis gebenden Lebensregel, die die bevorstehende therapeutische Arbeit erheblich erleichtert.

Tabelle	Verhaltenstherapie	Wird zur MVT durch:	Wie ist die Gesprächsführung in der MVT?
3 Weitere Therapiegespräche	Symptomanalyse – Reaktionskette	Die Reaktionskette als Kaskade emotionaler Prozesse vom situativen Auslöser zum Auftreten des Symptoms wird analysiert und der entscheidende Einfluss der dysfunktionalen Überlebensregel offenbart.	Das innere Arbeitsmodell/die Überlebensregel hat eine kompetente Affektsteuerung verhindert, das lässt sich am besten an der Rekonstruktion der Reaktionskette zum Symptom nachvollziehen. Das Ziel ist es, dass der Patient nicht mehr dem Automatismus seiner Affekte, Impulse und deren rigoroser Blockade ausgesetzt ist, indem das Verständnis seines inneren Arbeitsmodells/der Überlebensregel ihm dabei hilft, seine Emotionen metakognitiv zu regulieren.
4 Weitere Therapiegespräche	Symptomspezifische Interventionen	Der Therapeut setzt die evidenzbasierten Interventionen störungsspezifisch ein.	Bei den störungsspezifischen Interventionen wird im Rahmen der Leitlinien und der empirischen Befunde zur Evidenzbasierung verblieben. Es werden diejenigen Interventionen in den Therapieplan übernommen, deren Wirksamkeit nachgewiesen ist.
5 Weitere Therapiegespräche	Skills Training – Aufbau von sozialer und emotionaler Kompetenz	Anders als im Rahmen psychodynamischer Therapien wird das oftmalige Üben bislang kaum oder nicht genutzter Fertigkeiten auch im Mentalisierungsfördernden Ansatz kognitiv-behavioraler Therapie beibehalten.	Kompetenzen, die wegen der Verbote der Überlebensregel nie eingesetzt werden durften, müssen erst übend aufgebaut werden: Training sozialer Kompetenz, Emotionsregulationstraining, Genusstraining, Kommunikationstraining.

Tabelle	Verhaltenstherapie	Wird zur MVT durch:	Wie ist die Gesprächsführung in der MVT?
6 Weitere Therapie-gespräche	Expositionstherapie	Expositionstherapie ist die unmittelbarste Anwendung der Verknüpfung von Affektwahrnehmung und Affektmodulierung hin zu tiefer emotionaler Erfahrung im Sinne einer reflektierten Affektivität.	Zweifache Exposition: 1. Gefühle, die bisher so schwach waren, dass sie nicht handlungsleitend werden konnten und 2. Gefühle, die bisher so stark waren, dass sie kompetentes Sozialverhalten verhindert haben. Das Ziel ist, zu lernen, Gefühle dafür zu nutzen, dass soziale Beziehungen aufgebaut und erhalten werden können und dass die Lebensgestaltung zufrieden macht.
7 Weitere Therapie-gespräche	Umgang mit Beziehungen – Kommunikationskompetenz	Hier kommt das entwicklungspsychologische Konzept der Entwicklungsstufen zur Anwendung. Nachdem der Schritt von der prä-mentalen AFFEKT-Stufe auf die erste mentale (DENKEN-)Stufe erfolgte, auf der kausales Denken zu wirksamem Handeln und der Erfahrung von Selbstwirksamkeit führte, ist jetzt der Schritt auf die nächsthöhere EMPATHIE-Stufe dran. Mit der Fähigkeit zu abstrakt-logischem Denken gelingt der Perspektivenwechsel, sodass der Patient sich in einen anderen Menschen fühlend hineinversetzen kann.	Auf der zunehmend besseren Affektsteuerung aufbauend, kann nun der metakognitive zur Mentalisierung führende Aspekt der persönlichen Entwicklung in den Vordergrund treten: Elaborierung einer Theory of Mind/Theorie des Mentalen, die Bedürfnisse und Befürchtungen anderer einbezieht und hilft, einen guten Umgang damit zu erreichen. Das Ziel ist zweierlei: 1. durch Perspektivenwechsel sich in den anderen hineinversetzen und mitfühlen zu können und 2. seine Gefühle so deutlich kommunizieren zu können, dass der andere eine Chance hat, empathisch zu sein und die eigenen Bedürfnisse zu berücksichtigen.

Tabelle	Verhaltenstherapie	Wird zur MVT durch:	Wie ist die Gesprächsführung in der MVT?
8 Weitere Therapie-gespräche	Übergang zu Selbst-management	Der informierte kompetente und entwickelte Patient geht mit selbstständigem Denken und Handeln aus der Therapie hervor. Er ist auf der mentalen Ebene angekommen, die befriedigende Beziehungen ermöglicht.	Der Patient wird nicht mehr behandelt, da er nun selbst handelt, sodass sich der Therapeut auf die Position des Zuhörers und Dialogpartners zurückzieht.

Die Interventionen an sich sind nicht neu, sondern gehören zum evidenzbasierten Repertoire der Verhaltenstherapie, das im Lehrbuch *Gute Verhaltenstherapie lernen und beherrschen* umfassend beschrieben wird (vgl. Sulz 2017b, c). Das Besondere ist die Perspektive, aus der auf den Patienten geblickt wird. Dieser Blickwinkel ist geprägt durch die Bindungsforschung und den Mentalisierungsansatz, sodass die Bedeutung der therapeutischen Beziehung in der Realisierung sicherer Bindung und Bindungsfähigkeit und die Bedeutung der emotionalen, kognitiven und Beziehungs-Entwicklung in dem Entwicklungsschritt vom Prä-Mentalen zum Mentalen gesehen wird – mit dem Ergebnis von Selbstwirksamkeit und Empathiefähigkeit.

Wo sind nun die sieben prozessualen Kernstrategien/Module in diesem inhaltlich-thematischen Therapieverlauf verborgen? Dies lässt sich anhand von Tabelle 27 veranschaulichen.

Tab. 27: Zuordnung von Therapiesitzungen, Diagnose- und Therapiethemen zu den Kernstrategien und Modulen der MVT

	Diagnostik	**MVT Kernstrategien – Module**	
Erstgespräch	Kennenlernen des Patienten	Beziehung	1 sichere Bindung
	Aufnehmen der psychischen Beschwerden und des Befunds		
	Exploration symptomauslösendes Ereignis		
	Exploration gegenwärtige Lebensgestaltung		
	Exploration gegenwärtige Beziehungsgestaltung		
Zweitgespräch	Systematischer Befund und ICD-Diagnose		
	Erheben der Krankengeschichte		
	Biografische Anamnese		
Drittgespräch	Bedingungs- und Verhaltensanalyse		
Viertgespräch	Zielanalyse		
Fünftgespräch	Therapieplan und -vertrag		
	Therapie		
1 Erste Therapiegespräche	Schemaanalyse: Inneres Arbeitsmodell und Überlebensregel	Akzeptanz 1	2 Überlebensregel
2 Weitere Therapiegespräche	Achtsamkeit – Emotionswahrnehmung	Akzeptanz 2	3 Achtsamkeit
3 Weitere Therapiegespräche	Symptomanalyse – Reaktionskette		
4 Weitere Therapiegespräche	Symptomspezifische Interventionen		
5 Weitere Therapiegespräche	Skills Training – Aufbau von sozialer und emotionaler Kompetenz	Mentalisierung 1	4 Emotion Tracking

6 Weitere Therapiegespräche	Expositionstherapie	Mentalisierung 2	5 Metakognition
7 Weitere Therapiegespräche	Umgang mit Beziehungen – Kommunikationskompetenz	Entwicklung 1	6 Selbstwirksamkeit
8 Weitere Therapiegespräche	Übergang zu Selbstmanagement	Entwicklung 2	7 Empathie

Während also die inhaltlichen Themen in den Sitzungen weitergeführt werden (zuerst Befund, Anamnese, Bedingungs- und Zielanalyse, Therapieplan, danach Symptomtherapie, Fertigkeitentraining, Emotionsexpositionen und Umgang mit Beziehungen), werden parallel (zum guten Teil anhand des sich durch diese Inhalte ergebenden Arbeitsmaterials) Akzeptanz, Mentalisierung und Entwicklung gefördert (rechte Spalte in Tab. 27, siehe auch Abb. 5). Die linke Spalte ist Verhaltenstherapie, die rechte Spalte ist der Brückenkopf zu den Psychodynamischen Therapien: die Mentalisierungsfördernde Verhaltenstherapie. Mit Verhaltenstherapie meinen wir seit etwa 1970 nicht mehr die völlige Konzentration auf das Handeln. Kognitionen und Emotionen sowie körperliche Reaktionen, die noch kein Handeln sind, gehören zwingend dazu, da sie die Intention zum Handeln ergeben. 20 Jahre später begann die dritte Welle der Verhaltenstherapie, die diese zunächst in Richtung humanistische Therapien und später auch in Tiefenpsychologische Richtung erweiterte (ACT [= Acceptance and Commitment Therapy], DBT, CBASP, Schematherapie und in Deutschland die SKT und die SBT). Brückenkopffunktion kann jedoch nur ein Ansatz haben, der in seiner Konstruktion mit dem Brückenkopf am anderen Ufer korrespondiert. Der Brückenkopf am anderen Ufer ist der Mentalisierungsansatz (hier vor allem MBT), der auf Bindungstheorie, Psychoanalyse und der Entwicklungstheorie von Piaget (1995) aufbaut. Wie in diesem Buch dargestellt, sind Bindungstheorie und Piagets Entwicklungspsychologie auch die Basis von MVT. Ihre drei Grundprinzipien sind Akzeptanz, Mentalisierung und Entwicklung. Damit ist die Brücke begehbar.

Abschließend sei auf die praktische Ergänzung zu diesem Buch verwiesen: Mit *Heilung und Wachstum der verletzten Seele. Praxisleitfaden Mentalisierungsfördernde Verhaltenstherapie* vermittelt Serge K.D. Sulz einen praktischen Zugang und konkrete Hilfestellung zur Umsetzung der anspruchsvollen Therapiekonzepte der Mentalisierungsfördernden Verhaltenstherapie. Das Buch erscheint im Frühjahr 2022 im Psychosozial-Verlag.

Literatur

Adolphs, R., Damasio, H., Tranel, D., Cooper, G. & Damasio, A. (2000). A Role for Somatosensory Cortices in the Visual Recognition of Emotion as Revealed by 3-D Lesion Mapping. *J Neurosci, 20*, 2683–2690.

Alexander, F. & French, T. M. (1946). *Psychoanalytic therapy*. New York: Ronald Press.

Algermissen, C. & Rösser, N. (2001). Als kombinierte Gruppen- und Einzeltherapie in Psychiatrischen Kliniken – Konsistente Therapieffekte. *Psychotherapie, 26*(2), 73–90.

Allen, J. G. (2008). Mentalizing as a Conceptual Bridge from Psychodynamic to Cognitive-Behavioral Therapy. *European Psychotherapy, 8*, 103–122.

Allen, J. G. (2010). Mentalisierung als konzeptionelle Brücke zwischen psychodynamischen und kognitiven Verhaltenstherapien. In J. Holmes (Hrsg.), *Psychoanalytische Therapie – Neue Paradigmen und alte Weisheit* (S. 93–114). München: CIP-Medien.

Allen J. G. & Fonagy, P. (2009). *Mentalisierungsgestützte Therapie*. Stuttgart: Klett-Cotta

Arbeitskreis OPD (Hrsg.). (2009). *Operationalisierte Psychodynamische Diagnostik OPD-2*. 2. Aufl. Bern: Huber.

Astington, J. & Jenkins, J. M. (1995). Theory of mind development and social understanding. *Cognition and Emotion, 9*, 151–165.

Bachg, M. (2005). Microtracking in Pesso Boyden System Psychomotor: Brückenglied zwischen verbaler und körper-orientierter Psychotherapie. In S. Sulz, L. Schenker & C. Schricker (Hrsg.), *Die Psychotherapie entdeckt den Körper – oder Keine Psychotherapie ohne Körperarbeit?* (S. 375–394). München: CIP-Medien.

Bandura, A. (1977). *Social learning theory*. New York: Prentic Hall.

Baron-Cohen, S., Leslie, A. & Frith, U. (1985). Does the autistic child have a »theory of mind«? *Cognition, 21*, 37–46.

Barth, D. (2017). Affektregulation und Mentalisierung. *Psychotherapie, 22*(1), 18–36.

Bauer, J. (2002). *Das Gedächtnis des Körpers. Wie Beziehungen und Lebensstile unsere Gene steuern*. Frankfurt a. M.: Eichborn.

Bauer, J. (2015). *Selbststeuerung: Die Wiederentdeckung des freien Willens*. München: Blessing-Verlag.

Beck, A. T. (1976). *Cognitive therapy and the emotional disorders*. New York: Haper & Row.

Beck, A. T. (1979). *Wahrnehmung der Wirklichkeit und Neurose*. München: Pfeiffer.

Bekkering, H., Wohlschlager, A. & Gattis, M. (2000). Imitation is goal-directed. *Q J Exp Psychol, 53A*, 153–164.

Benjamin, L. S. (2001). *Interpersonelle Diagnose und Therapie von Persönlichkeitsstörungen*. München: CIP-Medien.

Benjamin, L. S. (2006). *Interpersonal Reconstructive Therapy: An Integrative, Personality-*

Based Treatment for Complex Cases: Promoting Change in Nonresponders. New York: Guilford.

Bion, W.R. (1962). *Learning from Experience*. London: Tavistock.

Bischof, N. (1995). *Struktur und Bedeutung. Eine Einführung in die Systemtheorie*. Bern: Huber.

Bischof, N. (2001). *Das Rätsel Ödipus. Die biologischen Wurzeln des Urkonflikts zwischen Intimität und Autonomie*. 5. Aufl. München: Piper.

Bischof, N. (2008). *Psychologie: ein Grundkurs für Anspruchsvolle*. Stuttgart: Kohlhammer.

Bischof-Köhler, D. (2010). Kognition, Motivation und Emotion in der Frühen Kindheit und im Vorschulalter. In S. Sulz & S. Höfling (Hrsg.), *Und er entwickelt sich doch – Entwicklung als Therapie* (S. 3–44). München: CIP-Medien.

Bischof-Köhler, D. (2011). *Soziale Entwicklung in Kindheit und Jugend*. Stuttgart: Kohlhammer.

Blair, R.J., Morris, J., Frith, C., Perrett, D. & Dolan, R. (1999). Dissociable neural responses to facial expressions of sadness and anger. *Brain, 122*, 883–893.

Blanck, G. & Blanck, R. (1981). *Angewandte Ich-Psychologie*. Stuttgart: Klett-Cotta.

Blanck, G. & Blanck, R. (1991). *Angewandte Ich-Psychologie. Teil 1*. Stuttgart: Klett-Cotta.

Blanck, G. & Blanck, R. (1994). *Ich-Psychologie II*. Stuttgart: Klett-Cotta.

Bohus, M. & Wolf-Arehult, M. (2012). *Interaktives Skillstraining für Borderline-Patienten: Das Therapeutenmanual*. Stuttgart: Schattauer.

Bolm, T. (2010). Mentalisieren und Mentalization-Based Treatment (MBT). *Psychotherapie, 15*(1), 58–63.

Bowlby, J. (1975). *Bindung. Eine Analyse der Mutter-Kind-Beziehung*. München: Kindler.

Bowlby, J. (1976). *Trennung. Psychische Schäden als Folgen der Trennung von Mutter und Kind*. München: Kindler.

Buchholz, M.B. (2020). Seeing the Situational Gestalt – Movement in Therapeutic Spaces. *GESTALT THEORY, 42*(2), 101–132. DOI 10.2478/gth-2020-0011

Carr, L., Iacobini, M., Dubeau, M.C., Mazziotti, J.C. & Lenzi, G.L. (2003). Neural mechanisms of empathy in humans: a relay from neural systems for imitation to limbic areas. *Proc Natl Acad Sci USA, 100*, 497–502.

Clements, W.A. & Perner, J. (2001). When actions really do speak louder than words? But only implicitly: young children's understanding of false belief in action. *Br J Dev Psychol, 19*, 413–432.

Cohen, N.J. & Squire, L.R. (1980). Preserved learning and retention of pattern-analyzing skills in amnesia. Dissociation of knowing how and knowing what. *Science, 210*, 207–209.

Collins, N. & Read, S.J. (1994). Representations of attachment: The structure and function of working models. In K. Bartholomew & D. Perlman (Hrsg.), *Advances in Personal Relationships. Attachment Process in Adulthood. Vol. 5* (S. 53–90). London: Kingsley.

Damasio A.R. (1995). *Descartes' Irrtum – Fühlen, Denken und das menschliche Gehirn*. München: List.

Damasio A.R. (2000). *Ich fühle, also bin ich. Die Entschlüsselung des Bewusstseins*. München: List.

Damasio, A.R. (2003). *Der Spinoza-Effekt. Wie Gefühle unser Leben bestimmen*. München: List.

De la Fontaine, J. & Grimm, J. (2009). *Fables/Fabeln*. Franösisch/Deutsch. Ditzingen: Reclam.

Denham, S.A., Zoller, D. & Couchoud, E.A. (1994). Socialization of preschoolers' emotion understanding. *Developmental Psychology, 30*, 928–936.

Diez Grieser, M.T. & Müller, R. (2018). *Mentalisieren mit Kindern und Jugendlichen*. Erschienen in der Reihe »Mentalisieren in Klinik und Praxis«, hrsg. v. U. Schultz-Venrath. Stuttgart: Klett-Cotta.

Dolan, R.J. (1999). On the neurology of morals. *Nature Neuroscience, 2*, 927–929.

Downing, G. (2004). Von der Säuglingsforschung zur Körpertherapie. Vortrag auf der CIP-Tagung 14.5.2004: Die Psychotherapie entdeckt den Körper. Wolf-Ferrari-Haus, Ottobrunn bei München.

Dührssen, A. (1995). *Dynamische Psychotherapie. Ein Leitfaden für den tiefenpsychologisch orientierten Umgang mit Patienten*. 2. Aufl. Göttingen: Vandenhoeck & Ruprecht.

Ehlert, U. (2010). Psychosomatische Krankheitslehre: Verhaltensmedizinisches Modell. In W. Hiller, E. Leibing, F. Leichsenring & S.K.D. Sulz (Hrsg.), *Wissenschaftliche Grundlagen der Psychotherapie. Lehrbuch der Psychotherapie Band 1* (2. Aufl.; S. 103–108). München: CIP-Medien.

Eichenbaum, H. & Cohen, N.J. (2001). *From Conditioning to Conscious Recollection. Memory Systems of the Brain*. Oxford: Oxford University Press.

Elliot, R., Watson, J.C., Goldman, R.N. & Greenberg, L.S. (2008). *Praxishandbuch der Emotionsfokussierten Therapie*. München: CIP-Medien.

Ellis, A. (1962). *Reason and emotion in psychotherapy*. New York: Lyle Stuart.

English, F. (1986). Transaktionsanalyse und existentielle Verhaltensmusteranalyse. In S. Sulz (Hrsg.), *Verständnis und Therapie der Depression* (S. 219–244). München: Ernst Reinhardt.

Epstein, S. (2003). Cognitive-experiential self-theory of personality. In T. Millon & M.J. Lerner (Hrsg.), *Comprehensive Handbook of Psychology, Volume 5: Personality and Social Psychology* (S. 159–184). Hoboken, NJ: Wiley & Sons.

Erikson, E. (1965). *Kindheit und Gesellschaft*. Stuttgart: Klett-Cotta.

Faßbinder, E. & Schweiger, U. (2013). Das schematherapeutische Modusmodell. *Psychotherapie, 18*(2), 123–143.

Fiegenbaum, W., Freitag, M. & Frank, B. (1992a). Konfrontative Behandlung: Erfolg ohne Akzeptanz in der Praxis. *Verhaltenstherapie, 2*, 1–17.

Fiegenbaum, W., Freitag, M. & Frank, B. (1992b). Kognitive Vorbereitung auf Reizkonfrontationstherapien. In J. Margraf & H. Brengelmann (Hrsg.), *Die Therapeut-Patient-Beziehung in der Verhaltenstherapie* (S. 89–108). München: Röttger.

Fischer-Bartelmann, B. (2000). *Einführung in Pesso Boyden System Psychomotor. Text und Bilder von Albert Pesso*. Deutsche unveröffentlichte Übersetzung, durchgesehen und autorisiert durch Lowijs Perquin.

Flavell, J.H. (2011). *Social Cognitive Development: Frontiers and Possible Futures*. New York: Cambridge University Press.

Flavell, J., Green, F.L. & Flavell, E.R. (1986). Development of knowledge about the appearance-reality distinction. *Monographs of the Society for Research in Child Development, 51* (Serial 212, 1).

Fonagy, P. (1997). Attachment and theory of mind: Overlapping constructs? *Association for Child Psychology and Psychiatry, Occasional Papers, 14*, 31–40.

Fonagy, P. & Bateman, A. (2008). Attachment, Mentalization and Borderline-Personality. *European Psychotherapy, 8*, 35–48.

Fonagy, P., Gergely, G., Jurist, E.L. & Target, M. (2008). *Affektregulierung, Mentalisierung und die Entwicklung des Selbst*. 3. Aufl. Stuttgart: Klett-Cotta.

Fonagy, P., Steele, H., Moran, G., Steele, M. & Higgitt, A. (1991). The capacity for understanding mental states: The reflective self in parent and child and its significance for security of attachment. *Infant Mental Health Journal, 13*, 200–217.

Förstl, H. (2002). Biologische Korrelate psychotherapeutischer Interventionen. *Psychotherapie, 7*, 184–188.

Förstl, H. (Hrsg.). (2007). *Theory of Mind. Neurobiologie und Psychologie sozialen Verhaltens*. Springer: Berlin.

Frank, J.D. (1961). *Persuasion and healing*. 2. Aufl. Baltimore: John Hopkins University Press.

Freud, S. (2001). *Gesammelte Werke. 18 Bände*. Frankfurt: Fischer.

Fritzsche, K. (2013). Einführung in die Ego State Therapie. *Psychotherapie, 18*(2), 74–91.

Fuchs, T. (2012). Die verkörperte Psyche: ein Paradigma für Psychiatrie und Psychotherapie. In S. Sulz & T. Bronisch (Hrsg.), *Körper und Entwicklung in der Psychotherapie – Embodiment* (S. 15–28). München: CIP-Medien.

Fürstenau, P. (1994). *Entwicklungsförderung durch Therapie. Grundlagen psychoanalytisch-systemischer Psychotherapie*. 2. Aufl. München: Pfeiffer.

Fürstenau, P. (1998). *Esoterische Psychoanalyse, Exoterische Psychoanalyse und die Rolle des Therapeuten in der lösungsorientierten psychoanalytisch-systemischen kurz- und mittelfristigen Psychotherapie*. München: CIP-Medien.

Gendlin, E.T. (1998). *Focusing-orientierte Psychotherapie. Ein Handbuch der erlebensbezogenen Methode*. München: Pfeiffer.

Gergely, G. & Watson, J. (1999). Early social-emotional development: Contingency perception and the social biofeedback model. In P. Rochat (Hrsg.), *Early Social Cognition: Understanding Others in the First Months of Life* (S. 101–136). Hillsdale: Lawrence Erlbaum.

Gigerenzer, G. (2008). *Bauchentscheidungen: Die Intelligenz des Unbewussten und die Macht der Intuition*. Hannover: Goldmann.

Gilbert, D. (2006). *Ins Glück stolpern. Über die Unvorhersehbarkeit dessen, was wir uns am meisten wünschen*. München: Riemann.

Gilbert, P. (2010). *Compassion Focused Therapy: Distinctive Features*. London: Routledge.

Gilbert, P. (2013). *Compassion Focused Therapy*. Paderborn Junfermann.

Gilbert, P. (2014). The origins and nature of compassion focused therapy. *British Journal of Clinical Psychology, 53*, 6–41.

Gilbert, P. & Choden, R. (2014). *Mitgefühl: Wie wir Mitgefühl nutzen können, um Glück und Selbstakzeptanz zu entwickeln und es uns wohl sein lassen*. Freiburg: Arbor-Verlag.

Gollwitzer, P., Gawrilow, C. & Oettingen, G. (2010). The Power of Planning: Self-Control by Effective Goal-Striving. In R.R. Hassin, K. Ochsner & Y. Trope (Hrsg.), *Self Control in Society, Mind, and Brain* (S. 279–298). New York: Oxford University Press.

Gräff, C. (2009). Die verlorene Aggression bei aggressionsgehemmten Menschen. *Psychotherapie, 14*, 82–91.

Gräff-Rudolph, U. (1998). *Lebensgeschichte und Persönlichkeit. Eine empirische Untersuchung des Anamnesefragebogens und der Persönlichkeitsskalen des Verhaltensdiagnostiksystems VDS*. Med. Dissertation LMU München.

Gräff-Rudolph, U. & Sulz, S.K.D. (2017). Entwicklung reifer Empathie durch Entwicklung auf die zwischenmenschliche Stufe – bei Patienten. *Psychotherapie, 22*(2), 59–74.

Gräff-Rudolph, U. & Sulz, S. K. D. (2019). Strategische Gruppentherapie – eine mentalisierungsbasierte Gruppen-Verhaltenstherapie. *Psychotherapie, 24*(1), 33–72.

Graßl, S. (2013). *Analyse Impliziter und Expliziter Prozessfaktoren. Eine empirische Studie zur Relevanz beider Faktoren bei der Strategisch-Behavioralen Therapie SBT*. München: CIP-Medien.

Grawe, K. (1998). *Psychologische Therapie*. Göttingen: Hogrefe.

Grawe, K. (2004). *Neuropsychotherapie*. Göttingen: Hogrefe.

Grawe, K., Donati, R. & Bernauer, F. (1994). *Psychotherapie im Wandel. Von der Konfession zur Profession*. Göttingen: Hogrefe.

Grawe, K., Donati, R. & Bernauer, F. (1995). *Psychotherapie im Wandel. Von der Konfession zur Profession*. 4. Aufl. Göttingen: Hogrefe.

Greenberg, L. (2000). Von der Kognition zur Emotion in der Psychotherapie. In S. Sulz & G. Lenz (Hrsg.), *Von der Kognition zur Emotion. Psychotherapie mit Gefühlen* (S. 77–110). München: CIP-Medien.

Greenberg, L. (Hrsg.). (2007). EFT. Emotion Focused Therapy. *European Psychotherapy, 7*, 19–39.

Greenberg, L. S., Rice, L. & Elliott, R. (1993). *Facilitating emotional change: The moment to moment process*. New York: Guilford.

Haggard, P. & Eimer, M. (1999). On the relation between brain potentials and the awareness of voluntary movements. *Exp Brain Res, 126*, 128–133.

Haidt, J. (2012). *The righteous mind: Why good people are divided by politics and religion*. New York: Pantheon Books.

Haken, H. & Schiepek, G. (2005). *Synergetik in der Psychologie. Selbstorganisation verstehen und gestalten*. Göttingen: Hogrefe.

Hartkamp, N. (2013). States of Mind – mentale Zustände. Mentale Zustände und ihre Steuerung im psychotherapeutischen Prozess. *Psychotherapie, 18*(2), 65–73.

Hartung, J. & Schulte, D. (1991). Anregung eines handlungsorientierten Kontrollmodus im Therapieprozeß. In D. Schulte (Hrsg.), *Therapeutische Entscheidungen* (S. 107–132). Göttingen: Hogrefe.

Hauke, G. (2001). Persönliche Werte. *Psychotherapie, 6*(1), 5–28.

Hauke, G. (2009a). Vom bedürfnis- zum wertorientierten Menschen. In S. Sulz & G. Hauke (Hrsg.), *Strategisch-Behaviorale Therapie SBT. Theorie und Praxis eines innovativen Ansatzes* (S. 58–92). München: CIP-Medien.

Hauke, G. (2009b). Selbstregulation und Achtsamkeit. In S. Sulz & G. Hauke (Hrsg.), *Strategisch-Behaviorale Therapie SBT. Theorie und Praxis eines innovativen Ansatzes* (S. 93–123). München: CIP-Medien.

Hauke, G. (2010). Strategisch-Behaviorale Therapie (SBT): Von der Bindungserfahrung zur Strategie der Therapie. *Psychotherapie, 15*(1), 75–97.

Hauke, G. (2013). *Strategisch-Behaviorale Therapie (SBT). Emotionale Überlebensstrategien – Werte – Embodiment*. Berlin: Springer.

Hauke, G. & Dall'Orcchio, M. (2015). *Emotionale Aktivierungstherapie. Embodimenttechniken im Emotionalen Feld*. Stuttgart: Schattauer.

Hauke, G., Lohr, C. & Pietrzak, T. (2016). Moving the mind: Embodied Cognition in Cognitive Behavioural Therapy (CBT). *European Psychotherapy, 13*, 154–178.

Hauke, G. & Spreemann, J. (2012). Wie der Körper bei der Arbeit mit Emotionen hilft. Embodiment in der Strategisch-Behavioralen Therapie (SBT). *Psychotherapie, 17*(2), 268–278.

Hauke, G. & Sulz, S. (2006). A 3rd Wave Therapy in Europe: Strategic Brief Therapy. *European Psychotherapy, 6*.

Hautzinger, M. (2013). *Kognitive Verhaltenstherapie bei Depressionen*. Weinheim: Beltz.

Hayes, S. & Batten, S.V. (2000). Acceptance and Commitment Therapy: ACT – A radical behavioral approach. *European Psychotherapy, 1*, 2–9.

Hebing, M. (2011). *Die Wirksamkeit der Strategisch-Behavioralen Therapie in der ambulanten Psychotherapie – eine Analyse prozessualer und outcome-evaluativer Variablen*. Dissertation Katholische Universität Eichstätt-Ingolstadt. München: CIP-Medien.

Hoenes, A., Gräff-Rudolph, U., Richter-Benedikt, A.J., Sichort-Hebing, M., Backmund-Abedinpour, S. & Sulz, S.K.D. (2014). Entwicklung als Therapie – Therapiemodul der Strategisch-Behavioralen Therapie (SBT). *Psychotherapie in Psychiatrie, Psychotherapeutischer Medizin und Klinischer Psychologie, 19*(2), 167–189.

Hoenes, A., Richter-Benedikt, A.J., Sichort-Hebing, M., Gräff-Rudolph, U. & Sulz, S.K.D. (2014). Das Selbstmoduskonzept in der Strategisch-Behavioralen Therapie – vom dysfunktionalen sekundären Selbstmodus zum reifen tertiären Selbstmodus. *Psychotherapie in Psychiatrie, Psychotherapeutischer Medizin und Klinischer Psychologie, 19*(2), 190–215.

Holodynski, M. (2006). *Emotionen – Entwicklung und Regulation*. Berlin: Springer.

Hoy, V.U. (2014). *Evaluation des strategisch-behavioralen Therapiemoduls »Entwicklung als Therapie« sowie deren Implikation für die Gesundheitspädagogik. Möglichkeiten der Spezifikation des Konzepts der Strategischen Kurzzeittherapie (SKT) auf Einzelfälle zur Optimierung individueller Therapieprozesse und -ergebnisse*. München: CIP-Medien.

Jacobson, N.S. & Christensen, A. (1996). *Integrative Couple Therapy. Promoting Acceptance and Change*. New York: Norton.

Jenkins, J. & Astington, J.W. (1996). Cognitive factors and family structure associated with the theory of mind development in young children. *Developmental Psychology, 32*, 70–78.

Kabat-Zinn, J. (1996). *Gesund durch Meditation. Das große Buch der Selbstheilung*. München: Barth.

Kabat-Zinn, J. (2013). *Gesund durch Meditation: Das große Buch der Selbstheilung mit MBSR*. München: Knaur.

Kandel, E.R. (1999). Biology and the future of psychoanalysis. A new intellectual framework for psychiatry revisited. *American Journal of Psychiatry, 156*, 505–524.

Kanfer, F.H. (2000). Self-management therapy: orchestration of basic components for individual clients. *European Psychotherapy, 1*, 10–14.

Kanfer, F.H., Reinecker, H. & Schmelzer, D. (1996). *Selbstmanagementtherapie*. 2. überarb. Aufl. Berlin: Springer.

Kaufmayer, T. & Sulz, S.K.D. (2018). Allgemeine und differentielle Wirksamkeit der Psych. Kurz-Psychotherapie PKP zur Behandlung depressiver Erkrankungen – eine empirische Studie im ambulanten Setting. *Psychotherapie, 23*(1), 113–133.

Kegan, R. (1986). *Die Entwicklungsstufen des Selbst. Fortschritte und Krisen im menschlichen Leben*. München: Kindler.

Kelly, G. (1955). *The Psychology of Personal Constructs. Vol. I & II*. New York: Norton.

Kirsch, H., Brockmann, J. & Taubner, S. (2021). *Praxis des Mentalisierens*. Stuttgart: Klett-Cotta.

Kirsch, H., Brockmann, J. & Taubner, S. (2022). *Mentalisieren in der psychodynamischen und psychoanalytischen Praxis*. Stuttgart: Klett-Cotta.

Kohlberg, L. (1984). *The psychology of moral development*. New York: Harper & Row.

Kohlenberg, R.J., Tsai, M., Parker, C.R., Bollling, M.Y. & Kanter, J.W. (2000). Focusing on the client-therapist interaction. Functional Psychotherapy: A behavioral approach. *European Psychotherapy, 1*, 21–31.

Koós, O., Gergely, G., Gervai, J. & Tóth, I. (2000). The role of infant-generated stimulus contingencies I affect regulation and the development of attachment security. Vortrag gehalten auf der 12th Biennial International Conference on Infant Studies, Brighton, UK.

Kuhl, J. (2001). *Motivation und Persönlichkeit. Interaktionen psychischer Systeme*. Göttingen: Hogrefe.

Lane, R.D. & Schwartz, G.E. (1987). Levels of Emotional Awareness: A Cognitive-Developmental Theory and Its Application to Psychopathology. *Am J Psychiatry, 144*(2), 133–143.

Lazarus, A. (1978). *Multimodale Verhaltenstherapie*. Frankfurt a.M.: Fachbuchhandlung für Psychologie.

Lazarus, R. (1999). *Stress and Emotion*. New York: Free Association Books.

LeDoux, J. (1998). *Das Netz der Gefühle*. München: Hanser.

LeDoux, J. (2001). *Das Netz der Gefühle*. München: dtv.

Leslie, A.M. (2000). ›Theory of Mind‹ as a mechanism of selective attention. In M.S. Gazzangia (Hrsg.), *The New Cognitive Neurosciences* (S. 1235–1247). Cambridge, Massachusetts: The MIT Press.

Libet, B. (1978). Neuronal vs. subjective timing for a conscious sensory experience. In P.A. Buser & A. Rougeul-Buser (Hrsg.), *Cerebral correlates of conscious experience* (S. 69–82). Amsterdam: Elsevier.

Linden, M. & Hautzinger, M. (2021). *Verhaltenstherapiemanual für Erwachsene*. 9. Aufl. Berlin: Springer.

Linehan, M. (1996). *Dialektisch-Behaviorale Therapie der Borderline-Persönlichkeitsstörung*. München: CIP-Medien.

Linehan, M. (2016a). *Handbuch der Dialektisch-Behavioralen Therapie zur Behandlung aller psychischen Störungen. Band 1: DBT Skills Training Manual*. 2. Aufl. München: CIP-Medien.

Linehan, M. (2016b). *Handbuch der Dialektisch-Behavioralen Therapie zur Behandlung aller psychischen Störungen. Band 2: DBT Arbeitsbuch mit Handouts und Arbeitsblättern für TherapeutInnen und PatientInnen*. München: CIP-Medien.

Liotti, G. & Reda, M. (1981). Some epistemological remarks on behavior therapy, cognitive therapy and psychoanalysis. *Cognitive Therapy and Research, 5*(3), 231–236.

Liwowsky, I., Mergl, R. & Padberg, F. (2014). SBT-Depressionstherapie in und mit der Gruppe – Konzeption und Evaluation im stationär-psychiatrischen Setting. In S.K.D. Sulz (Hrsg.), *Strategische Therapien: SKT, SBT, SJT, PKP – Forschung – Entwicklung – Praxis* (S. 106–121). München: CIP-Medien.

Lockl, K., Schwarz, S. & Schneider, W. (2004). Sprache und Theory of Mind: Eine Längsschnittstudie bei Drei- bis Vierjährigen. *Zeitschrift für Entwicklungspsychologie und Pädagogische Psychologie, 36*, 207–220.

Lorenz, K. (1963). *Das sogenannte Böse. Zur Naturgeschichte der Aggression*. Wien: Dr. G. Borotha-Schoeler Verlag.

Luria, A.R. (1961). Experimentelle Analyse der Entwicklung willensmäßiger Handlungen bei Kindern. In J.C. Brengelmann & H.P. David (Hrsg.), *Perspektiven der Persönlichkeitsforschung*. Bern: Huber.

Main, M. (1997). Attachment narrative and attachment across the lifespan. Vortrag gehalten auf dem Fall Meeting of the APA, New York.

Marcia, J.E. (1980). Identity in Adolscence. In J. Adelson (Hrsg.), *Handbook of Adolescent Psychology* (S. 159–187). New York: Wiley.

McClure, S.M., Laibson, D.I., Loewenstein, G. & Cohen, J.D. (2004). Separate Neural Systems Value Immediate and Delayerd Monetary Rewards. *Science, 306*, 503–507.

McCullough, J. (2007). *Therapie von Chronischer Depression mit dem Cognitive Behavioral Analysis System of Psychotherapy (CBASP) – Trainingsmanual*. München: CIP-Medien.

Mischel, W. (2004). Toward an integrative science of the person (Prefatory Chapter). *Annual Review of Psychology, 55*, 1–22.

Mischel, W. (2015). *Der Marshmallow-Test*. München: Siedler-Verlag.

Mischel, W. (1972). Toward a cognitive social learning reconceptualization of personality. *Psychological Review, 79*, 433–453.

Mischel, W. & Shoda, Y. (1995). A cognitive affective system theory of personality: reconceptualizing situations, dispositions, dynamics, and invariance in personality structure. *Psychol. Rev., 102*, 246–68.

Noam, G. (1988). The theory of biography and transformation: Foundation for clinical-developmental therapy. In S.R. Shirk (Hrsg.), *Cognitive development and child psychotherapy*. New York: Plenum.

Noam, G., Chandler, M. & LaLonde, C. (1995). Clinical Developmental Psychology: Constructivism and Social Cognition in the Study of Psychological Dysfunction. In D. Cicchetti & D. Cohen (Hrsg.), *Handbook of Developmental Psychopathology 1* (S. 424–464). New York: Wiley.

Noll-Hussong, M. (2015). Zur Neurobiologie der Hysterie – ein Update für 2015. *Psychotherapie, 20*(1), 65–74.

Norcross, J.C. (Hrsg.). (2002). *Psychotherapy relationships that work*. 2. Aufl. New York: Oxford University Press.

Oerter, R. (2010). Kognitive Entwicklung in der schulischen Kindheit und im Jugendalter. In S. Sulz & S. Höfling (Hrsg.), *Und er entwickelt sich doch – Entwicklung als Therapie* (S. 45–70). München: CIP-Medien.

Orlinsky, D.E. (2013). Die psychotherapeutische Beziehung, das persönliche Leben und die moderne Kultur. In H. Znoj (Hrsg.), *Die Kunst und Wissenschaft in der Psychotherapie* (S. 219–234). Unter Mitarbeit von T. Berger. Göttingen: Hogrefe.

Orlinsky, D.E., Ronnestad, M.H. & Willutzki, U. (2004). Fifty Years of Psychotherapy Process-Outcome Research: Continuity and Change. In M.J. Lambert (Hrsg.), *Bergin and Garfield's Handbook of Psychotherapy and Behavior Change* (5. Aufl., S. 307–389). New York: Wiley.

Orlinsky, D.E., Ronnestadt, M.H. & Willutzki, U. (2013). 50 Jahre Prozess-Outcome-Forschung: Kontinuität und Wandel. In A.E. Bergin & S.L. Garfield (Hrsg.), *Handbuch der Psychotherapie und Verhaltensmodifikation* (6. Aufl., S. 307–389). Tübingen: dgvt-Verlag.

Panksepp, J. (1998). *Affective Neuroscience*. New York: Oxford University Press.

Panksepp, J. (2004). *Affective Neuroscience. The Foundations of Human and Animal Emotions*. New York: Oxford University Press.

Papousek, H. & Papousek, M. (1987). Intuitive parenting: A dialectic counterpart to the infants' integrative competence. In J.D. Osofsky (Hrsg.), *Handbook of infant development* (S. 669–720). New York: Wiley.

Perquin, L. & Howe, L. (2008). Die Übung der idealen Eltern. In A. Pesso & L. Perquin (Hrsg.), *Die Bühnen des Bewusstseins* (S. 137–150). München: CIP-Medien.

Pesso, A. (1969). *Movement in Psychotherapy. Psychomotor technique and training*. New York: New York University Press.

Pesso, A. (2008a). Werden wer wir wirklich sind. In A. Pesso & L. Perquin (Hrsg.), *Die Bühnen des Bewusstseins. Oder: Werden, wer wir wirklich sind* (S. 43–60). München: CIP-Medien.

Pesso, A. (2008b). Die Bühnen des Bewusstseins. In A. Pesso & L. Perquin (Hrsg.), *Die Bühnen des Bewusstseins. Oder: Werden, wer wir wirklich sind* (S. 61–72). München: CIP-Medien.

Pesso, A. & Perquin, L. (Hrsg.). (2008). *Die Bühnen des Bewusstseins. Oder: Werden, wer wir wirklich sind. PBSP – ein ressourcenorientierter, neurobiologisch fundierter Ansatz der Körper-, Emotions- und Familientherapie*. München: CIP-Medien.

Pesso, A. & Pesso-Boyden, D. (1994). *Introduction to Pesso Boyden System Psychomotor*. Franklin: PS Press.

Peters, M. & Sulz, S.K.D. (2018). Wirksamkeit der Psychiatrischen Kurz-Psychotherapie (PKP) – Ist Kurzzeittherapie der Depression einer Langzeittherapie ebenbürtig? Eine vergleichende Studie. *Psychotherapie, 23*(1), 151–164.

Peukert, S. & Sedlacek, F. (2021). Wirksamkeitsstudie, Teil 2: Ergebnisse zur spezifischen Wirksamkeit der Strategischen Jugendlichentherapie (SJT). *Psychotherapie, 26*(1), 83–102.

Piaget, J. (1978). *Das Weltbild des Kindes*. München: dtv.

Piaget, J. (1995). *Intelligenz und Affektivität in der Entwicklung des Kindes*. Frankfurt: Suhrkamp.

Piaget, J. & Inhelder, B. (1980). *Von der Logik des Kindes zur Logik des Heranwachsenden. Essay über die Ausformung der formal-operativen Strukturen*. Stuttgart: Klett-Cotta.

Pinker, S. (2016). *Gewalt: Eine neue Geschichte der Menschheit*. 2. Aufl. Frankfurt: Fischer.

Povinelli, D.J. & Simon, B.B. (1998). Young children's understanding of briefly versus extremely delayed images of the self: Emergence of the autobiographical stance. *Developmental Psychology, 34*, 188–194.

Premack, D. & Woodruff, G. (1978). Does the chimpanzee have a theory of mind? *Behavioral and Brain Sciences, 1*, 515–526.

Pritzel, M., Brand, M. & Markowitsch, H.J. (2003). *Gehirn und Verhalten. Ein Grundkurs in physiologischer Psychologie*. Heidelberg: Spektrum.

Raichle, M.E. (2010). Two Views of Brain Function. *Trends in Cognitive Science, 14*(4), 180–190.

Reinecker, H., Lakatos, A. & Kaimer, P. (2010). Lern- und verhaltenspsychologische Krankheitslehre. In W. Hiller, E. Leibing, F. Leichsenring & S.K.D. Sulz (Hrsg.), *Wissenschaftliche Grundlagen der Psychotherapie. Lehrbuch der Psychotherapie Band 1* (2. Aufl.; S. 63–82). München: CIP-Medien.

Richter, G., Richter, J. & Bollow, K. (2000). Cognitive dysfunctions and depressivity. Complexity as a problem in psychological depression research. *European Psychotherapy, 1*, 53–70.

Richter-Benedikt, A.J. (2015). *Die Wirksamkeit der Strategisch-Behavioralen Jugendthera-*

pie in der ambulanten Psychotherapie Jugendlicher. Dissertation Katholische Universität Eichstätt-Ingolstadt. München: CIP-Medien.

Richter-Benedikt, A.J. (2021). Konzeption und Evaluation eines integrativ-verhaltenstherapeutischen Ansatzes im kombinierten Einzel- und Gruppensetting zur psychotherapeutischen Behandlung von Jugendlichen. *Psychotherapie, 26*(1), 35–64.

Rizzolatti, G., Fadiga, L., Fogassi, L. & Gallese, V. (1999). Resonance behaviors and mirror neurons. *Arch Ital Biol, 137*, 85–100.

Rogers, C.R. (1961). *On Becoming a Person*. Boston: Houghton Mifflin.

Rogers, C.R. (1989). *The Carl Rogers Reader*. Hrsg. v.H. Kirschenbaum & V.L. Henderson. Boston: Houghton Mifflin.

Rottländer, P. (2020). *Mentalisieren mit Paaren*. Erschienen in der Reihe »Mentalisieren in Klinik und Praxis«, hrsg. v. U. Schultz-Venrath. Stuttgart: Klett-Cotta.

Sachse, R. (1992). *Zielorientierte Gesprächstherapie*. Göttingen: Hogrefe.

Sachse, R. & Sachse, M. (2016). *Grundlagen klärungsorientierter Psychotherapie*. Göttingen: Hogrefe.

Sampson, H. & Weiss, J. (1986). Testing hypotheses: the approach of the Mount Zion Psychotherapy Research Group. In L.S. Greenberg & W. Pinsof (Hrsg.), *The psychotherapeutic process: a research handbook*. New York: Guilford.

Sämann, P.G., Wehrle, R., Hoehn, D., Spoormaker, V.I., Peters, H., Tully, C., Holsboer, F. & Czisch, M. (2011). Development of the brain's default mode network from wakefulness to slow wave sleep. *Cerebral Cortex, 21*(9), 2082–2093.

Schiepek, G. & Sulz, S.K.D. (2010). Selbstorganisation und Entwicklung. In S.K.D. Sulz & S. Höfling (Hrsg.), *Und er entwickelt sich doch …* (S. 147–168). München: CIP-Medien.

Schmidt-Atzert, L. & Ströhm, W. (1983). Ein Beitrag zur Taxonomie der Emotionswörter. *Psychologische Beiträge, 25*, 126–141.

Schönwald, S. (2015). *Biographische Determinanten der Disposition zu psychischer Erkrankung*. München: CIP-Medien.

Schore, A.N.L. (2009). *Affektregulation und die Reorganisation des Selbst*. Stuttgart: Klett-Cotta.

Schore, A.N.L. (2012a). Bindung und die rechtshemisphärische Regulation. In E. Rass (Hrsg.), *Alan Schore: Schaltstellen der Entwicklung* (S. 87–110). Stuttgart: Klett-Cotta.

Schore, A.N.L. (2012b). Die frühe Überich-Entwicklung: Das Auftauchen von Scham und die narzisstische Affektregulierung in der Übungsphase. In E. Rass (Hrsg.), *Alan Schore: Schaltstellen der Entwicklung* (S. 37–86). Stuttgart: Klett-Cotta.

Schrenker, L. (2008). *Pesso-Therapie. Das Wissen zur Heilung liegt in uns*. Stuttgart: Klett-Cotta.

Schulte, D. (1996). *Therapieplanung*. Göttingen: Hogrefe.

Schultz-Venrath, U. (2015). *Lehrbuch Mentalisieren: Psychotherapien wirksam gestalten*. Stuttgart: Klett-Cotta.

Schultz-Venrath, U. (2021). *Mentalisieren des Körpers*. Erschienen in der Reihe »Mentalisieren in Klinik und Praxis«, hrsg. v. U. Schultz-Venrath. Stuttgart: Klett-Cotta.

Schultz-Venrath, U. & Felsberger, H. (2016). *Mentalisieren in Gruppen*. Erschienen in der Reihe »Mentalisieren in Klinik und Praxis«, hrsg. v. U. Schultz-Venrath. Stuttgart: Klett-Cotta.

Schulz von Thun, F. (2001). *Miteinander reden 1 – Störungen und Klärungen*. Sonderausgabe. Reinbek: Rowohlt.

Schwarze, R. (2005). Konzentrative Bewegungstherapie bei ich-strukturellen frühen Störungen. In S. Sulz, L. Schrenker & C. Schricker (Hrsg.), *Die Psychotherapie entdeckt den Körper. Oder: Keine Psychotherapie ohne Körperarbeit* (S. 199–216). München: CIP-Medien.

Sedlacek, F. & Peukert, S. (2021). Die Münchner Wirksamkeitsstudie, Teil 1: Ergebnisse zur allgemeinen Wirksamkeit der Strategischen Jugendlichentherapie (SJT). *Psychotherapie, 26*(1), 65–82.

Seidenfuß, B. (2010). Wie der Mensch sich selbst in den Griff bekommt. Jean Piaget und Peter Fonagy als komplementäre Denker der kognitiv-emotionalen und psychosozialen Entwicklung. In S. Sulz & S. Höfling (Hrsg.), *Und er entwickelt sich doch – Entwicklung als Therapie* (S. 133–146). München: CIP-Medien.

Slipp, S. (1973). The symbiotic survival pattern: A relational theory of schizophrenia. *Family Process, 12*, 377–398.

Sodian, B. (2007). Entwicklung der Theory of Mind in der Kindheit. In H. Förstl (Hrsg.), *Theory of Mind. Neurobiologie und Psychologie sozialen Verhaltens* (S. 44–56). Springer: Berlin.

Sowell, E. R., Trauner, D. A., Gamst, A. & Jernigan, T. L. (2002). Development of cortical and subcortical brain structures in childhood and adolescence: A structural MRI study. *Developmental Medicine and Child Neurology, 44*(1), 4–16.

Sroufe, L. A. (1996). *Emotional Development: The Organization of Emotional Life in the Early Years*. New York: Cambridge University Press.

Staun, L. (2017). *Mentalisieren bei Depressionen*. Erschienen in der Reihe »Mentalisieren in Klinik und Praxis«, hrsg. v. U. Schultz-Venrath. Stuttgart: Klett-Cotta.

Stern, D. (1992). *Die Lebenserfahrung des Säuglings*. Stuttgart: Klett-Cotta.

Stone, V., Baron-Cohen, S. & Knight, R. (1998). Frontal Lobe Contributions to Theory of Mind. *Journal of cognitive neuroscience, 10*(1), 640–656.

Storch, M., Cantieni, B., Hüther, G. & Tschacher, W. (2010). *Embodiment. Die Wechselwirkung von Körper und Psyche verstehen und nutzen*. 2. Aufl. Bern: Huber.

Storch, M. & Krause, F. (2002). *Selbstmanagement – ressourcenorientiert. Grundlagen und Trainingsmanual für die Arbeit mit dem Züricher Ressourcen Modell (ZRM)*. Bern: Huber.

Storch, M. & Kuhl, J. (2013). *Die Kraft aus dem Selbst*. Bern: Huber.

Strüber, N. (2016). *Die erste Bindung: Wie Eltern die Entwicklung des kindlichen Gehirns prägen*. Stuttgart: Klett-Cotta.

Subic-Wrana, C., Thomas, W., Huber, M. & Köhle, K. (2001). Levels of Emotional Awareness Scale (LEAS). Die deutsche Version eines neuen Alexithymietests. *Psychotherapeut, 46*, 176–181.

Sulz, S.K.D. (1986). Eine Methode zur Erfassung des Körperbildes: »Mein Körper« als kognitives Konzept in einem Bedeutungsraum. In F. Lamprecht (Hrsg.), *Spezialisierung und Integration in Psychosomatik und Psychotherapie. Deutsches Kollegium für psychosomatische Medizin, 6.–8. März 1986* (S. 215–221). Berlin: Springer.

Sulz, S.K.D. (1987). *Verhaltenstherapie in der Psychiatrie*. Stuttgart: Thieme

Sulz, S. K. D. (1994). *Strategische Kurzzeittherapie*. München: CIP-Medien.

Sulz, S. K. D. (1995). *Praxismanual zur Strategischen Kurzzeittherapie*. München: CIP-Medien.

Sulz, S. K. D. (1996). *Als Sisyphus seinen Stein losließ oder: Verlieben ist verrückt! Ein psy-*

chologisches Lesebuch über menschliche Überlebensformen und individuelle Entwicklungschancen. München: CIP-Medien.

Sulz, S.K.D. (1998a). Eine kognitiv-affektive Entwicklungstheorie als theoretische Grundlegung psychotherapeutischen Handelns. In ders. (Hrsg.), *Das Therapiebuch. Kognitiv-Behaviorale Psychotherapie in Psychiatrie, Psychotherapeutischer Medizin und Klinischer Psychologie. Ein Überblick über praktizierte Psychotherapie und ein Einblick in die Praxis erfahrener Psychotherapeuten* (S. 2–26). München: CIP-Medien.

Sulz, S.K.D. (1998b). Praxis der Strategischen Kurzzeittherapie. Wirksame Schritte zur Symptomreduktion, zur Persönlichkeitsentwicklung und zur funktionalen Beziehungsentwicklung. In ders. (Hrsg.), *Kurz-Psychotherapien. Wege in die Zukunft der Psychotherapie* (S. 173–194). München: CIP-Medien.

Sulz, S.K.D. (1998c). Entspannung durch Progressive Muskelrelaxation. In ders. (Hrsg.), *Das Therapiebuch* (S. 236–247). München: CIP-Medien.

Sulz, S.K.D. (1999). Histrionische Persönlichkeitsstörung – Verständnis und Therapie. In H. Katschnig, U. Demal, G. Lenz & P. Berger (Hrsg.), *Die extrovertierten Persönlichkeitsstörungen. Borderline, Histrionische, Narzißtische und Antisoziale Lebensstrategien* (S. 37–53). Wien: Facultas.

Sulz, S.K.D. (2000a). Lernen, mit Gefühlen umzugehen – Training der Emotionsregulation. In S.K.D. Sulz & G. Lenz (Hrsg.), *Von der Kognition zur Emotion. Psychotherapie mit Gefühlen* (S. 407–448). München: CIP-Medien.

Sulz, S.K.D. (2000b). Emotion, Kognition und Verhalten – zur homöostatischen Funktion der Emotionen und zu ihrer Bedeutung bei der Symptombildung. In S.K.D. Sulz & G. Lenz (Hrsg.), *Von der Kognition zur Emotion. Psychotherapie mit Gefühlen* (S. 5–75). München: CIP-Medien.

Sulz, S.K.D. (2000c). Strategische Paar-Entwicklung. In ders. (Hrsg.), *Paartherapien. Von unglücklichen Verstrickungen zu befreiter Beziehung* (S. 129–187). München: CIP-Medien.

Sulz, S.K.D. (2001). *Von der Strategie des Symptoms zur Strategie der Therapie*. München: CIP-Medien.

Sulz, S.K.D. (2004). Strategische Paar-Entwicklung. In ders. (Hrsg.), *Paartherapien* (2. Aufl., S. 129–187). München: CIP-Medien.

Sulz, S.K.D. (2005). Gehirn, Emotion und Körper. In S.K.D. Sulz, L. Schrenker & C. Schricker (Hrsg.), *Die Psychotherapie entdeckt den Körper- oder: Keine Psychotherapie ohne Körperarbeit?* (S. 3–23). München: CIP-Medien.

Sulz, S.K.D. (2006). Dialektische Entwicklung in der Borderline-Therapie – eine Kasuistik. In M. Reicherzer & S. Kraemer (Hrsg.), *Psychotherapie für die Praxis: Borderline-Störung. Störungsspezifische Behandlungskonzepte* (S. 79–101). München: CIP-Medien.

Sulz, S.K.D. (2007). Entwicklung als Therapie – von Piagets Entwicklungstheorie zu McCulloughs CBASP und zur Strategischen Kurzzeittherapie. *Psychotherapie in Psychiatrie, Psychotherapeutischer Medizin und Klinischer Psychologie, 12*(1), 60–76.

Sulz, S.K.D. (2008). *VDS Verhaltensdiagnostik-Materialmappe. Das komplette Verhaltensdiagnostiksystem VDS als Kopiervorlage – Fragebögen und Interviewleitfäden mit Auswertungsanleitungen*. München: CIP-Medien.

Sulz, S.K.D. (2009a). Von der Strategie des Symptoms zur Strategie der Therapie: Selbstregulation und -organisation als Therapieprinzip. In S.K.D. Sulz & G. Hauke (Hrsg.), *Strategisch-Behaviorale Therapie SBT – Theorie und Praxis eines innovativen Psychotherapieansatzes* (S. 1–37). München: CIP-Medien.

Sulz, S. K. D. (2009b). *Praxismanual zur Strategischen Entwicklung des Selbst und der Beziehungen. Experimentierbuch mit einem 25-Wochenprogramm und 34 Experimenten.* München: CIP-Medien.

Sulz, S. K. D. (2009c). Das Verhaltensdiagnostiksystem VDS – eine umfassende Systematik vom Erstgespräch bis zur Katamnese. *Verhaltenstherapie und Verhaltensmedizin, 30*(1), 89–108.

Sulz, S. K. D. (2010a). Piagets Theorie der affektiven Entwicklung des Menschen – Entwicklung affektiver, kognitiver und Interaktionsschemata. In S. Sulz & S. Höfling (Hrsg.), *Und er entwickelt sich doch – Entwicklung als Therapie* (S. 117–132). München: CIP-Medien.

Sulz, S. K. D. (2010b). Strategische Entwicklung. Therapiemodul der Strategisch-Behavioralen Therapie (SBT). In S. K. D. Sulz & S. Höfling (Hrsg.), *… und er entwickelt sich doch! Entwicklung durch Psychotherapie* (S. 191–224). München: CIP-Medien.

Sulz, S. K. D. (2011a). *Therapiebuch III – Von der Strategie des Symptoms zur Strategie der Therapie.* München: CIP-Medien.

Sulz, S. K. D. (2011b). Einführung in das Verhaltensdiagnostiksystem VDS – Diagnostik für die Psychotherapie. *Psychotherapie in Psychiatrie, Psychotherapeutischer Medizin und Klinischer Psychologie, 16*(1), 79–91.

Sulz, S. K. D. (2012). Grundkurs und Praxisleitfaden: Therapiedurchführung in Klinik und Praxis. PKP-Handbuch. München: CIP-Medien.

Sulz, S. K. D. (2013a). Entwicklungspsychologische Grundlagen der Verhaltenstherapie. In A. Batra, R. Wassmann & G. Buchkremer (Hrsg.), *Verhaltenstherapie. Grundlagen, Methoden, Anwendungsgebiete* (S. 46–49). Stuttgart: Thieme.

Sulz, S. K. D. (2013b). *VDS Verhaltensdiagnostik- und Therapieplanungsmappe.* 2. Aufl. München: CIP-Medien.

Sulz, S. K. D. (Hrsg.). (2014a). *Strategische Therapien: SKT, SBT, SJT, PKP – Forschung – Entwicklung – Praxis.* München: CIP-Medien.

Sulz, S. K. D. (2014b). Störungs-, Therapie- und Gesundheitstheorie der Strategischen Therapien (SKT, SBT, SJT, PKP). Von der Strategie des Symptoms zur Strategie der Therapie. In S. Sulz (Hrsg.), *Strategische Therapien: SKT, SBT, SJT, PKP – Forschung – Entwicklung – Praxis* (S. 27–63). München: CIP-Medien.

Sulz, S. K. D. (2014c). Wissenschaftliche Untersuchungen der Konstrukte, Konzepte und Interventionen des Strategischen Therapieansatzes (SKT, SBT, PKP und SJT). *Psychotherapie in Psychiatrie, Psychotherapeutischer Medizin und Klinischer Psychologie, 19*(2), 339–363.

Sulz, S. K. D. (2014d). Vier Kernstrategien der Emotionstherapie: Emotionsregulationstraining -Emotions-Exposition – Emotion Tracking – Metakognitiv-mentalisierende Reflexion von Gefühlen. *Psychotherapie in Psychiatrie, Psychotherapeutischer Medizin und Klinischer Psychologie, 19*(2), 122–144.

Sulz, S. K. D. (2015). Emotionsregulationstraining. In M. Linden & M. Hautzinger (Hrsg.), *Verhaltenstherapiemanual* (S. 111–116). Berlin: Springer.

Sulz, S. K. D. (2017a). *Gute Kurzzeittherapie in 12 plus 12 Stunden. Für PsychotherapeutInnen, die sich in Kurzzeittherapie einarbeiten wollen.* München: CIP-Medien.

Sulz, S. K. D. (2017b). *Gute Verhaltenstherapie lernen und beherrschen – Band 1: Verhaltenstherapie-Wissen: So gelangen Sie zu einem tiefen Verständnis des Menschen und seiner Symptome.* München:CiP-Medien.

Sulz, S.K.D. (2017c). *Gute Verhaltenstherapie lernen und beherrschen – Band 2: Verhaltenstherapie-Praxis: Alles was Sie für eine gute Therapie brauchen*. München: CIP-Medien.

Sulz, S.K.D. (2017d). *Verhaltensdiagnostik und Fallkonzeption. Bericht an den Gutachter*. Gießen: Psychosozial-Verlag.

Sulz, S.K.D. (2018). Interaktionsbezogene Fallarbeit (IFA) als Entwicklung. *Psychotherapie, 23*(2), 8–21.

Sulz, S.K.D. (2020). *Kurz-Psychotherapie mit Sprechstundenkarten. Wirksame Interventionen bei Depression, Angst- und Zwangserkrankungen, Alkoholabhängigkeit und chronischem Schmerz*. Gießen: Psychosozial-Verlag.

Sulz, S.K.D. (2021). *Mit Gefühlen umgehen. Praxis der Emotionsregulation in der Psychotherapie*. Gießen: Psychosozial-Verlag.

Sulz, S.K.D. (2022a, in Vorb.). Die Emotion Tracking-Studie 1 zur Wirksamkeit von PBSP®-Interventionen. In M. Bachg & S.K.D. Sulz (Hrsg.), *Bühnen des Bewusstseins – Die Pesso-Therapie. Anwendung, Entwicklung, Wirksamkeit*. Gießen: Psychosozial-Verlag.

Sulz, S.K.D. (2022b, in Vorb.). Zur Effektivität von PBSP-Interventionen in der Verhaltenstherapie. Emotion Tracking als emotive Gesprächsführung. In M. Bachg & S.K.D. Sulz (Hrsg.), *Bühnen des Bewusstseins – Die Pesso-Therapie. Anwendung, Entwicklung, Wirksamkeit*. Gießen: Psychosozial-Verlag.

Sulz, S.K.D. & Becker, S. (2008). Diagnose der Emotions- und Beziehungsentwicklung. Weiterentwicklung der VDS31-Entwicklungsskalen und Erprobung eines standardisierten Interviews. *Psychotherapie in Psychiatrie, Psychotherapeutischer Medizin und Klinischer Psychologie, 13*(1), 28–36.

Sulz, S.K.D. & Deckert, B. (2012a). *Psychotherapiekarten für die Praxis. Depression. PKP-Handbuch*. München: CIP-Medien.

Sulz, S.K.D. & Deckert, B. (2012b). *Psychotherapiekarten für die Praxis. Depression. PKP-Therapiekarten*. München: CIP-Medien.

Sulz, S.K.D. & Gräff-Rudolph, U. (2017). Entwicklung der Fähigkeit und Bereitschaft zur Empathie – bei PsychotherapeutInnen. *Psychotherapie, 22*(2), 24–44.

Sulz, S.K.D., Gräff-Rudolph, U., Hebing, M., Hauke, G., Hoenes, A. & Richter-Benedikt, A. (2009). Erlebnisorientierte Schemaänderung – zwei Ansätze zur wirksamen Bearbeitung dysfunktionaler Schemata. *Psychotherapie in Psychiatrie, Psychotherapeutischer Medizin und Klinischer Psychologie, 14*(2), 201–214.

Sulz, S.K.D., Gräff-Rudolph, U., Hebing, M., Hoenes, A. & Richter-Benedikt, A.J. (2012). Die Rolle der Angst bei der Symptomentstehung und im Therapieprozess. *Psychotherapie in Psychiatrie, Psychotherapeutischer Medizin und Klinischer Psychologie, 17*(1), 157–164.

Sulz, S.K.D., Gräff-Rudolph, U., Hoenes, A., Richter-Benedikt, A.J. & Sichort-Hebing, M. (2013). Spieler, Gegenspieler und der neue Regisseur: Primärer versus sekundärer Selbstmodus und die Entwicklung des tertiären Selbstmodus in der Therapie. *Psychotherapie in Psychiatrie, Psychotherapeutischer Medizin und Klinischer Psychologie, 18*(2), 38–64.

Sulz, S.K.D., Gräff-Rudolph, U. & Jakob, C. (1998). Persönlichkeit und Persönlichkeitsstörung. Eine empirische Untersuchung der VDS-Persönlichkeitsskalen. *Psychotherapie in Psychiatrie, Psychotherapeutischer Medizin und Klinischer Psychologie, 3*(1), 46–56.

Sulz, S.K.D. & Hauke, G. (2009). *Strategisch-Behaviorale Therapie SBT – Theorie und Praxis eines innovativen Psychotherapieansatzes*. München: CIP-Medien.

Sulz, S.K.D., Hauke, G., Kress, B. & Graf, C. (2013). Mit den Emotionen gehen. Anleitung für Strategisches Change Coaching. *OrganisationsEntwicklung, 32*(3), 36–43.

Sulz, S.K.D., Heiss, D., Linke, S., Nützel, A., Hebing, M. & Hauke, G. (2011). Schemaanalyse und Funktionsanalyse in der Verhaltensdiagnostik: Eine empirische Studie zu Überlebensregel und Reaktionskette zum Symptom. *Psychotherapie in Psychiatrie, Psychotherapeutischer Medizin und Klinischer Psychologie, 16*(1), 143–157.

Sulz, S.K.D. & Hoenes, A. (2014). »Ich liebe Dich« – »Ich mich auch« – Strategische Psychotherapie des narzisstischen Selbstmodus. *Psychotherapie, 19*(1), 107–124.

Sulz, S.K.D & Höfling, S. (Hrsg.). (2010). *Und er entwickelt sich doch – Entwicklung als Therapie*. München: CIP-Medien.

Sulz, S.K.D. & Lenz, G. (Hrsg.). (2000). *Von der Kognition zur Emotion. Psychotherapie mit Gefühlen*. München: CIP-Medien.

Sulz, S.K.D. & Milch, W. (Hrsg.). (2012). *Mentalisierungs- und Bindungsentwicklung in psychodynamischen und behavioralen Therapien. Die Essenz wirksamer Psychotherapie*. München: CIP-Medien.

Sulz, S.K.D., Richter-Benedikt, A.J. & Hebing, M. (2012). Mentalisierung und Metakognitionen als Entwicklungs- und Therapieparadigma in der Strategisch-Behavioralen Therapie. In S.K.D. Sulz & W. Milch (Hrsg.), *Mentalisierungs- und Bindungsentwicklung in psychodynamischen und behavioralen Therapien. Die Essenz wirksamer Psychotherapie* (S. 133–149). München: CIP-Medien.

Sulz, S.K.D. & Schmalhofer, R.M. (2010). Emotionsdiagnostik in der Psychotherapie – die Messung des Emotionserlebens und der Emotionsregulation mit der VDS32-Emotionsanalyse. *Psychotherapie in Psychiatrie, Psychotherapeutischer Medizin und Klinischer Psychologie, 15*(2), 184–192.

Sulz, S.K.D., Schrenker, L. & Schricker, C. (Hrsg.). (2005). *Die Psychotherapie entdeckt den Körper. Oder: Keine Psychotherapie ohne Körperarbeit*. München: CIP-Medien.

Sulz, S., Sichort-Hebing, M. & Jänsch, P. (2015a). *Psychotherapiekarten für die Praxis Angst & Zwang. PKP-Handbuch*. München: CIP-Medien.

Sulz, S., Sichort-Hebing, M. & Jänsch, P. (2015b). *Psychotherapiekarten für die Praxis Angst & Zwang. Therapiekarten*. München: CIP-Medien.

Sulz, S.K.D. & Sulz, J. (2005a). *Emotionen. Gefühle erkennen, verstehen und handhaben*. München: CIP-Medien.

Sulz, S.K.D. & Sulz, J. (2005b). *EAF – Emotionsanalyse-Fragebogen (VDS32 Emotionsanalyse). PSYNDEX Tests Info*. München: CIP-Medien.

Sulz, S.K.D. & Theßen, L. (1999). Entwicklung und Persönlichkeit. Die VDS-Entwicklungsskalen zur Diagnose der emotionalen und Beziehungsentwicklung. *Psychotherapie in Psychiatrie, Psychotherapeutischer Medizin und Klinischer Psychologie, 4*(1), 32–45.

Sulz, S. & Tins, A. (2000). Qualitative Analysis of Satisfaction and Frustration of Basic Needs in Childhood – an Empirical Study. *European Psychotherapy, 1*, 81–98.

Taubner, S. (2015). *Konzept Mentalisieren: Eine Einführung in Forschung und Praxis*. Gießen: Psychosozial-Verlag.

Taubner, S., Fonagy, P. & Bateman, A.W. (2019). *Mentalisierungsbasierte Therapie*. Göttingen: Hogrefe.

Thich Nhat Hanh (2013). *Achtsam arbeiten, achtsam leben: Der buddhistische Weg zu einem erfüllten Tag*. München: Barth.

Tomasello, M., Carpenter, M., Call, J., Behne, T. & Moll, H. (2005). Understanding and sharing intentions: The origins of cultural cognition. *Behavioral and Brain Science, 28,* 675–735.

Tschacher, W. & Storch, M. (2012). Die Bedeutung von Embodiment für die Psychologie und Psychotherapie. *Psychotherapie, 17*(2), 259–267.

Ullrich, R. & de Muynck, R. (1997). *ATP: Einübung von Selbstvertrauen, Grundwerk.* Stuttgart: Klett-Cotta.

Ullrich R. & de Muynck, R. (2003). *ATP3: Einübung von Selbstvertrauen und kommunikative Problemlösung – Anwendung in Freundeskreis, Arbeit und Familie.* Stuttgart: Klett-Cotta.

Ullrich R. & de Muynck, R. (2006). *ATP2: Einübung von Selbstvertrauen, Grundkurs.* Stuttgart: Klett-Cotta.

Volkart, R. & Walser Zalunardo, B. (2000). Patient's nonverbal reactions after therapeutic interventions: a pilot study based on Control-Mastery Theory of the psychotherapeutic process. *European Psychotherapy, 1*(1), 71–80.

von Weizsäcker, V. (1986). *Der Gestaltkreis. Theorie der Einheit von Wahrnehmen und Bewegen.* 5. Aufl. Stuttgart: Thieme.

Vozzola, E.C. (2014). *Moral Development. Theory and Applications.* Hove: Routledge.

Wagner-Link, A. (2002). Anti-Stress-Training. In S. Sulz (Hrsg.), *Das Therapiebuch. Kognitiv-Behaviorale Psychotherapie* (S. 248–266). München: CIP-Medien.

Wagner-Link, A. (2010). *Verhaltenstraining zur Stressbewältigung: Arbeitsbuch für Therapeuten und Trainer.* Stuttgart: Klett-Cotta.

Watzlawick, P. (1986). *Die erfundene Wirklichkeit. Wie wissen wir, was wir zu wissen glauben.* München: Piper.

Watzlawick, P., Weakland, J.H. & Fisch, R. (1974). *Lösungen. Zur Theorie und Praxis menschlichen Wandels.* 2. Aufl. Bern: Huber.

Weiss, J., Sampson, H. & The Mount Zion Psychotherapy Research Group (1986). *The psychoanalytic process: Theory clinical observation, and research.* New York: Guilford.

Wells, A. (2011). *Metakognitive Therapie bei Angststörungen und Depression.* Weinheim: Beltz.

Werner, H. & Kaplan, B. (1963). *Symbol Formation: An Organismic-Developmental Approach to Language and the Expression of Thought.* New York: Wiley.

Wimmer, H. & Perner, J. (1983). Beliefs about beliefs: Representation and constraining function of wrong beliefs in young children's understanding of deception. *Cognition, 13,* 103–128.

Winnicott, D.W. (1993). Die Spiegelfunktion von Mutter und Familie in der kindlichen Entwicklung. In ders., *Vom Spiel zur Kreativität* (S. 128–135). Stuttgart: Klett-Cotta.

Woolfolk, R. & Allen, L.A. (2013). *Wirksame Behandlung von somatoformen Störungen und Somatisierungsstörungen.* München: CIP-Medien.

Xu, J., Vik, A., Groote, I.R., Lagopoulos, J., Holen, A., Ellingsen, O., Håberg, A.K. & Davanger, S. (2014). Nondirective meditation activates default mode network and areas associated with memory retrieval and emotional processing. *Frontiers in Human Neuroscience, 8*(89), 79–88.